5€

Atwood/MacKay

Neurophysiologie

Neurophysiologie

Text-/Bild-Manual

Harold L. Atwood
William A. MacKay

Deutsche Übersetzung und Bearbeitung

Jörg Walden
Otto W. Witte

Schattauer Stuttgart – New York 1994

Harold L. Atwood, Ph. D.
Professor and Chairman
Department of Physiology
University of Toronto
Toronto, Ontario, Canada

W. A. MacKay, Ph. D.
Associate Professor
Department of Physiology
University of Toronto
Toronto, Ontario, Canada

Priv.-Doz. Dr. med. Dipl.-Psych. Jörg Walden
Psychiatrische Universitätsklinik
Hauptstraße 5
79104 Freiburg

Priv.-Doz. Dr. med. Otto W. Witte
Neurologische Universitätsklinik
Moorenstraße 5
40225 Düsseldorf

Titel der amerikanischen Originalausgabe:

Essentials of Neurophysiology
B. C. Decker Inc.
Toronto, Philadelphia

Die Deutsche Bibliothek – CIP-Einheitsaufnahme

Atwood, Harold L.:
Neurophysiologie : Text-/Bild-Manual / Harold L. Atwood ; William A. MacKay. Dt. Übers. und Bearb. Jörg Walden ; Otto W. Witte. – Stuttgart ; New York : Schattauer, 1994
Einheitssacht.: Essentials of neurophysiology <dt.>
ISBN 3-7945-1416-5
NE: MacKay, William A.:; Walden, Jörg [Bearb.]

Printed in Germany

Satz, Druck und Einband: Mayr Miesbach, Druck und Verlag GmbH,
Am Windfeld 15, D-83714 Miesbach, Germany

ISBN 3-7945-1416-5

Vorwort zur deutschen Ausgabe

Das vorliegende Text-/Bild-Manual liefert einen Überblick über die Grundlagen der Neurophysiologie. Bei diesem Studienbuch handelt es sich um die leicht modifizierte Fassung des bewährten amerikanischen Kompendiums von Atwood/MacKay »Essentials of Neurophysiology«. Dieses Studienbuch kann und soll kein Ersatz für genügend vorhandene ausführliche Lehrbücher sein, sondern der raschen und kompakten Informationsvermittlung mit Hilfe von Text-Bild-Lehreinheiten dienen.

Die Übersetzer danken dem Schattauer Verlag, insbesondere Frau Christine von Busch-Hartwig und Herrn Dipl.-Psych. Dr. med. Wulf Bertram, für die Unterstützung bei der Bearbeitung des Bandes.

Freiburg und Düsseldorf
im Herbst 1993

Jörg Walden
Otto W. Witte

Inhaltsverzeichnis

1

Das Zentralnervensystem und die Nervenzellen

1.1. Die einzelnen Komponenten des Zentralnervensystems

Die **Nervenzellen** (Neurone) dienen der Aufnahme, der Weiterleitung und der Verarbeitung von Information. Neurone, die zum Zentralnervensystem führen, werden afferente Neurone, diejenigen, die vom Zentralnervensystem wegführen, efferente Neurone genannt.
Neben den Neuronen gibt es im zentralen und peripheren Nervensystem **Gliazellen**, welche eine Stütz-, Nähr- und Phagozytosefunktion ausüben. Oligodendrozyten liefern die Myelinscheiden für Nervenzellen im Zentralnervensystem. Im peripheren Nervensystem übernehmen Schwann-Zellen diese Funktion. Astrozyten stützen und trennen Neurone und Kapillaren (s. 5.1).

Blut-Hirn-Schranke: Hierunter versteht man eine Grenzschicht zwischen dem Zentralnervensystem und den Gefäßen (s. 1.2).
Sensorische Rezeptoren: Es handelt sich um spezialisierte Neurone, die für spezifische Reize empfindlich sind und je nach Art des zu registrierenden Reizes z.B. als Chemo-, Photo-, Thermo-, Schmerzrezeptor etc. bezeichnet werden.
Effektoren: Dies sind spezialisierte Zellen im Erfolgsorgan, die von Neuronen des Zentralnervensystems innerviert werden. Sie lösen eine Reaktion des Erfolgsorgans aus. Klassische Beispiele sind die quergestreifte und die glatte Muskulatur.

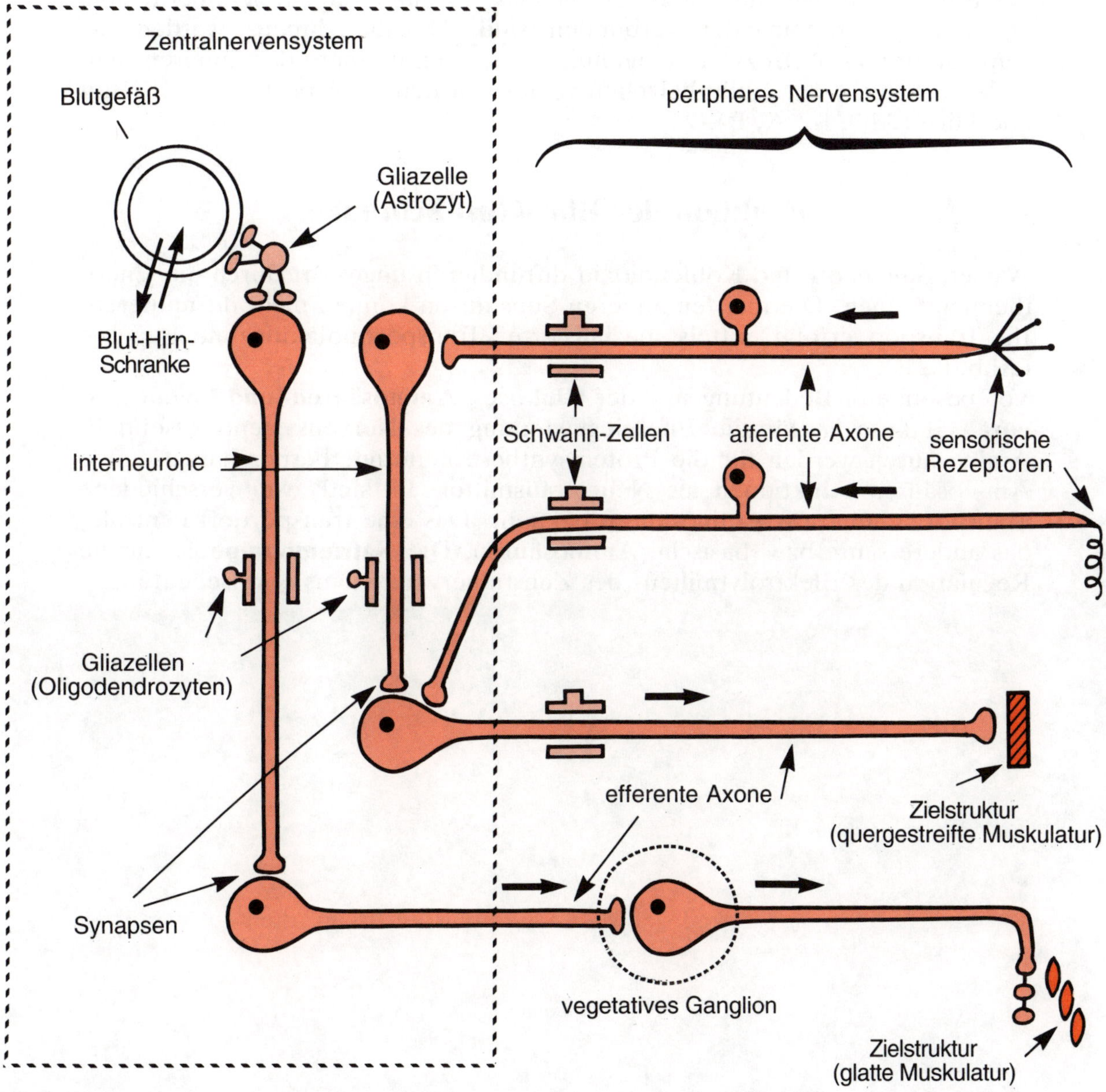

Abb. 1.1 Funktioneller Aufbau des Nervensystems.

1.2. Die Blut-Hirn-Schranke

Das Zentralnervensystem ist vom übrigen Organismus durch die Blut-Hirn-Schranke getrennt. Diese wird von den Kapillaren des Gehirns gebildet. Die Gehirnkapillaren sind mit Endothelzellen ausgekleidet, die durch impermeable *tight-junctions* miteinander verbunden sind. Darüber hinaus werden die Kapillaren von Astrozyten eingehüllt. Die Membranen der inneren und äußeren Schicht der Endothelzellen regulieren den Transport zwischen Blut und Hirn (Abb. 1.2 A, B).

Funktion der Blut-Hirn-Schranke

Wasser, Sauerstoff und Kohlendioxid diffundieren ungestört durch die Endothelmembranen. Die meisten anderen Substanzen können nicht diffundieren. Ihr Transport erfolgt mittels spezialisierter Transportmoleküle und Pumpen (Abb. 1.2B).

Von besonderer Bedeutung sind der **Glukose-, Aminosäuren- und Ionentransport**. Glukose ist für die Energiegewinnung des Nervensystems essentiell. Aminosäuren werden für die Proteinsynthese benötigt. Ferner haben einige Aminosäuren Funktionen als Neurotransmitter. Es sind zwei verschiedene Transportsysteme für Aminosäuren bekannt. Das eine transportiert neutrale, das andere saure bzw. basische Aminosäuren. Die **Natriumpumpe** ist für die Regulation des Elektrolytmilieus des Zentralnervensystems von Bedeutung.

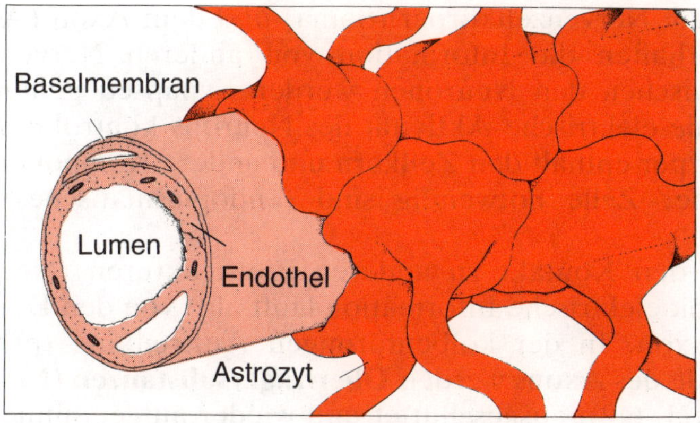

Abb. 1.2A Gehirnkapillare (nach: Goldstein GW, Betz AL. The blood-brain barrier. Sci Am 1986; 255: 77).

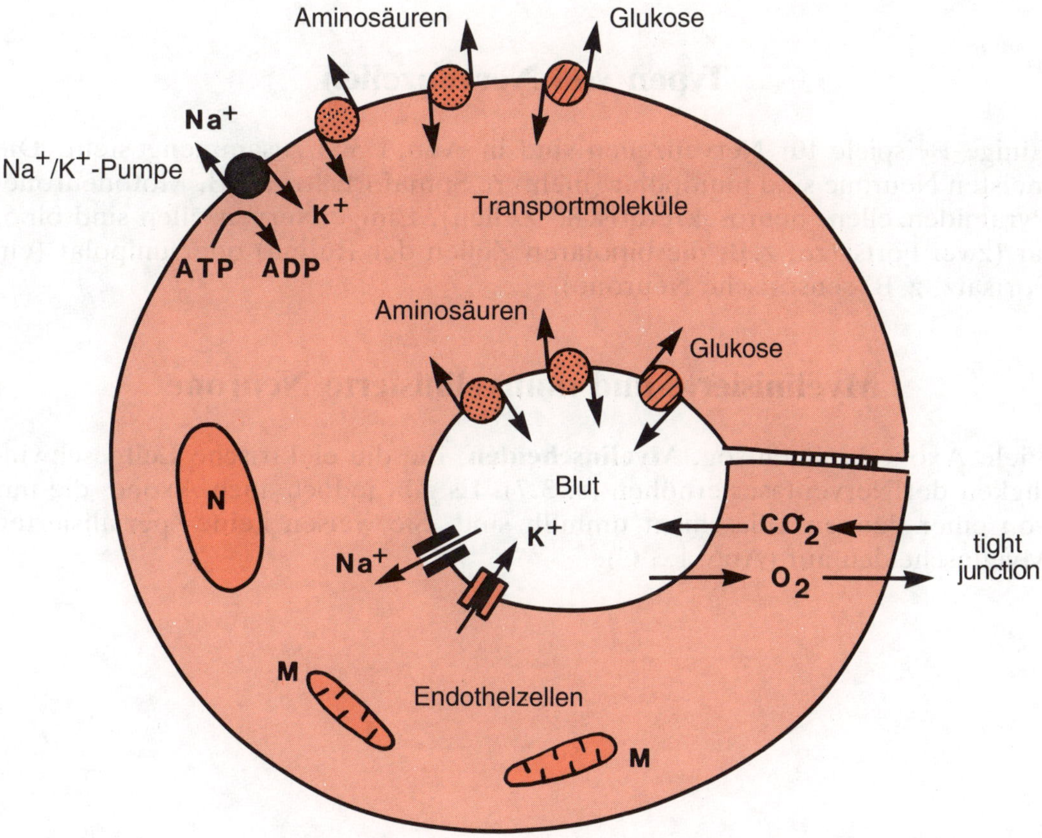

Abb. 1.2B Austausch an der Endothelmembran. N = Zellkern, M = Mitochondrien.

1.3. Struktur der Nervenzellen

Sowohl anatomisch als auch funktionell besteht ein Neuron aus drei Einheiten: den Dendriten, dem Nervenzellkörper (Soma) und dem Axon (Abb. 1.3 A). Die Dendriten erhalten die Information von anderen Nervenzellen. Die Kontaktstellen zwischen den Neuronen werden Synapsen genannt (s. 6.1). Über diese wird die elektrische Aktivität des Neurons kontrolliert.
Der Nervenzellkörper enthält den Zellkern und andere Komponenten, die für die Versorgung der Zelle notwendig sind (endoplasmatisches Retikulum, Golgi-Apparat).
Das Axon bildet den Kontakt zu anderen Zielstrukturen (Neuronen oder Effektoren). Die bioelektrische Information läuft also von den Dendriten über das Soma zum Axon. In der kolbenförmigen Auftreibung (präsynaptische Endigung) am Ende des Axons werden **Überträgersubstanzen** (Neurotransmitter) gespeichert (vgl. 6.2), ausgeschüttet und wieder aufgenommen.
Innerhalb einer Nervenzelle breitet sich das elektrische Signal normalerweise von den Dendriten zu den Axonterminalien hin aus. Lage im Zentralnervensystem und synaptische Kontakte mit anderen Nervenzellen bestimmen die Eigenschaft jeder Nervenzelle.

Typen von Nervenzellen

Einige Beispiele für Nervenzellen sind in Abb. 1.3 B zusammengestellt. Die meisten Neurone sind multipolar (mehrere Somafortsätze, z. B. Motoneurone, Pyramidenzellen, neurosekretorische Zellen). Einige Nervenzellen sind bipolar (zwei Fortsätze, z. B. die bipolaren Zellen der Retina) oder unipolar (ein Fortsatz, z. B. sensorische Neurone).

Myelinisierte und unmyelinisierte Neurone

Viele Axone besitzen sog. **Myelinscheiden**, die die elektrische Leitgeschwindigkeit der Nervenfaser erhöhen (s. 3.7). Es gibt jedoch auch Axone, die nur von einer dünnen Gliaschicht umhüllt sind. Sie weisen keine spezialisierten Myelinscheiden auf (Abb. 1.3 C).

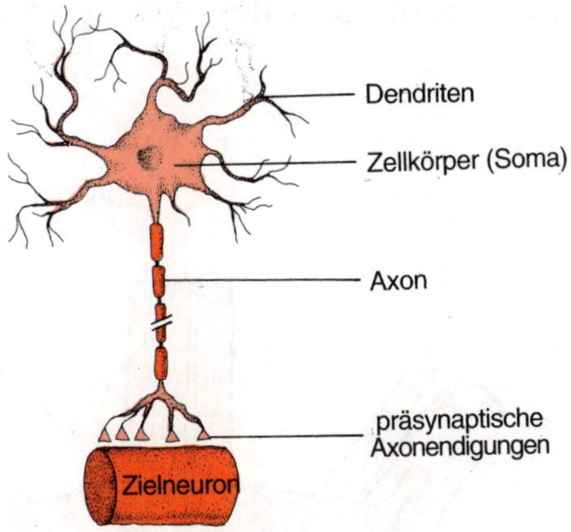

Abb. 1.3A Funktioneller Aufbau eines Neurons.

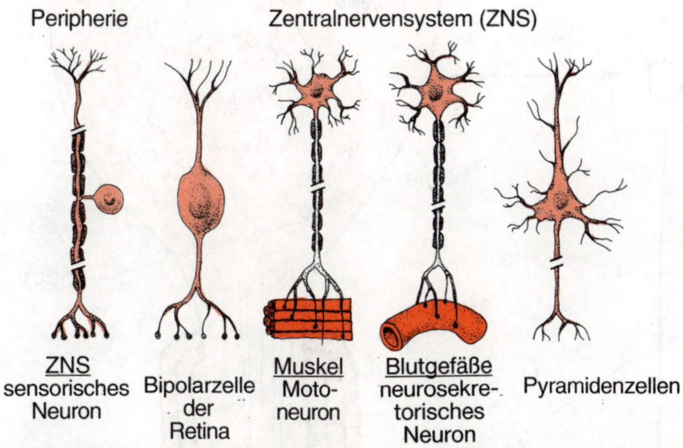

Abb. 1.3B Unterschiedliche Nervenzelltypen (nach: Kandel ER, Schwartz JH. Principles of neural science. New York: Elsevier 1985; 23).

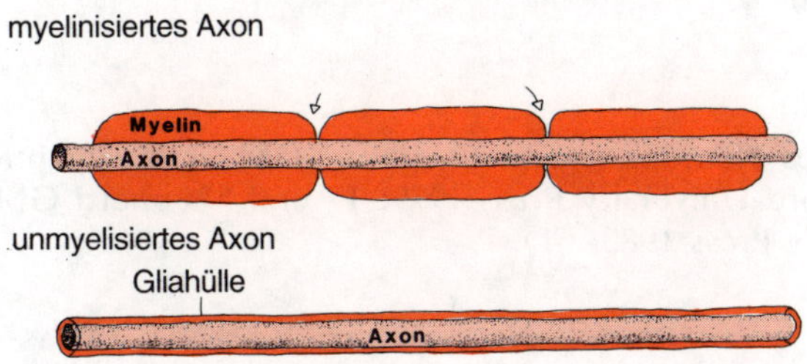

Abb. 1.3C Axone mit und ohne Myelinscheide.

1.4. Zelluläre Komponenten der Nervenzellen

Die Funktion einer Nervenzelle ist entscheidend von der Oberflächenmembran sowie der Aktivität des Zellkerns und der zytoplasmatischen Komponenten abhängig (Abb. 1.4 A)

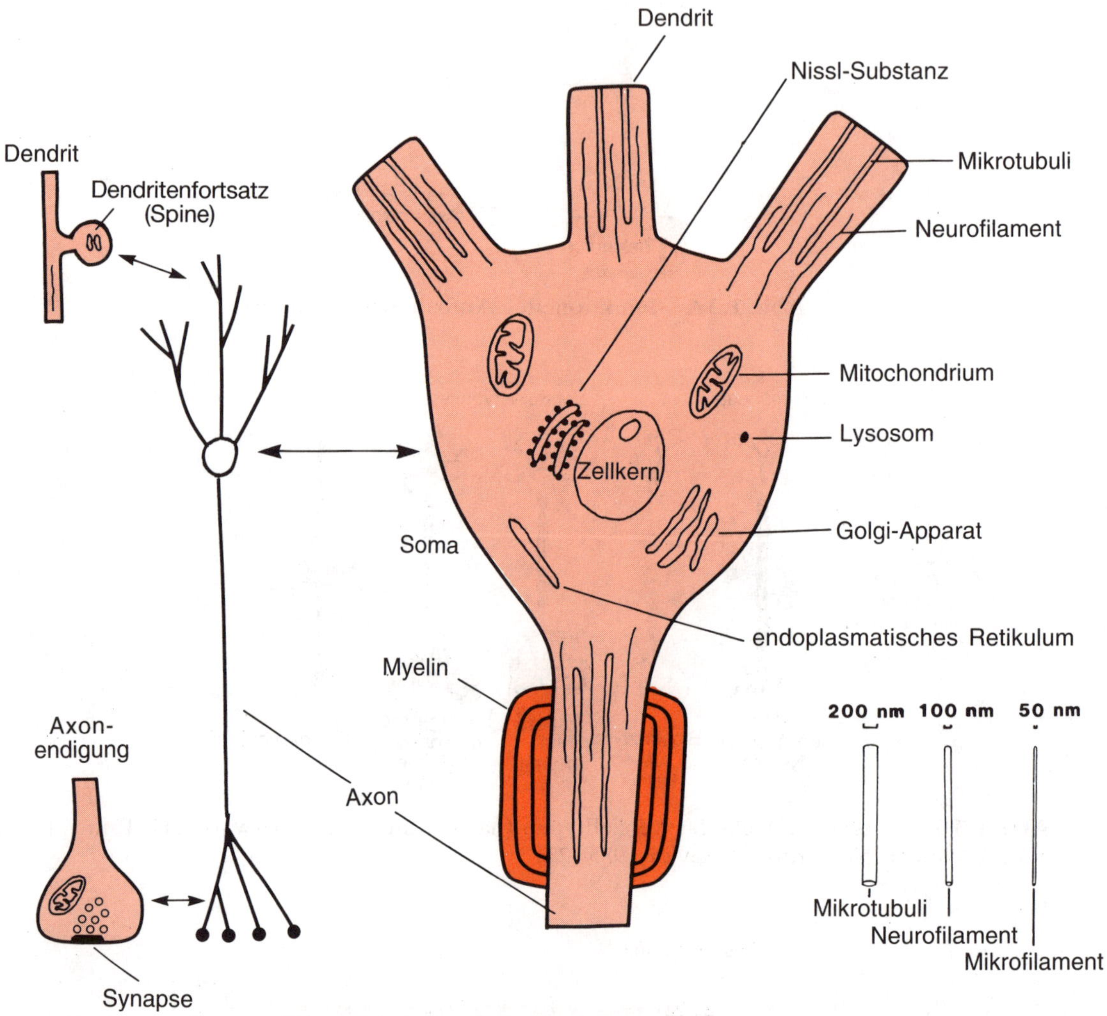

Abb. 1.4 A Aufbau des Neurons (nach: Shepherd GM. The synaptic organization of the brain. New York: Oxford University Press 1979; 17 und Shepherd GM. Neurobiology. New York: Oxford University Press 1983; 61).

Die neuronale Membran (Abb. 1.4 B)

Die Oberflächenmembran besteht aus einer Lipiddoppelschicht, in die Proteine und Kohlenhydrate eingelagert sind (Abb. 1.4 B). Ein Teil der Proteine ist in der Membran frei beweglich, ein anderer Teil wird durch Filamente fest an einem Ort gehalten. Hierdurch entsteht eine regionale Spezialisierung der Membran. Die Lipiddoppelschicht verhindert den Nettofluß von Wasser, Ionen und Proteinen über die Membran hinaus. Die Membranproteine können Kanäle für Ionen bilden, Transportsysteme für spezifische Moleküle darstellen oder Rezeptorfunktionen ausüben.
Die Kohlenhydrate sind Teile von Glykoproteinen, die in den Extrazellulärraum reichen. Sie bilden eine dünne Oberflächenstruktur der Membran (sog. Glykokalix). Die Glykoproteine dienen als Anheftungs- oder Erkennungsmoleküle für einen spezifischen Zellkontakt.

Der Zellkern

Die Bedeutung des Zellkerns besteht darin, die Synthese spezifischer Proteine zu kontrollieren. Hier ist das genetische Material (DNA) gespeichert.

Das Neuroplasma

Das Zytoplasma der Neurone (Neuroplasma) enthält verschiedene Organellen:

Mitochondrien: Die Mitochondrien sind für den aeroben Metabolismus zuständig. Sie produzieren das energiereiche Adenosintriphosphat (ATP) mit Hilfe der Enzyme des Zitronensäurezyklus. ATP wird durch Oxydation von Pyruvat produziert, das von der Glukose abstammt. Neurone sind extrem abhängig von der Versorgung mit Sauerstoff und Glukose.
Darüber hinaus sind Mitochondrien Speicher für Kalziumionen (Ca^{2+}).

Glattes endoplasmatisches Retikulum (s-ER): Das s-ER dient der Speicherung von Ca^{2+}-Ionen sowie dem axoplasmatischen Transport.
Das s-ER puffert Ca^{2+} und hält den intrazellulären Ca^{2+}-Gehalt auf etwa 0,1 µmol/l. Eine andauernde Erhöhung der intrazellulären Ca^{2+}-Konzentration führt schließlich zum Zelltod.

Golgi-Apparat: Der Golgi-Apparat enthält Proteine, die in das Neuroplasma abgegeben werden sollen.

Ribosomen: Sie bestehen aus Proteinen und RNA aus dem Zellkern. Ansammlungen von Ribosomen nennt man Polyribosomen.

Rauhes endoplasmatisches Retikulum (r-ER): Die Membran ist mit Ribosomen besetzt, die Exportproteine bilden.

Nissl-Substanz: Dies ist eine Ansammlung von r-ER und Polyribosomen in der Nähe des Zellkerns.

Lysosomen: Sie enthalten hydrolytische Enzyme, die Abfallprodukte der Zelle abbauen.

Mikrotubuli, Neuro- und **Mikrofilamente:** Mikrotubuli bestehen aus dem Protein Tubulin und weiteren Proteinen. Sie dienen dem axonalen Transport sowie der Regulierung der Struktur neuronaler Prozesse.
Die Neurofilamente sind für die Form der Neurone von Bedeutung. Die Mikrofilamente regulieren die Bewegung von Molekülen in der Membran und bilden einen Teil des Zytoskeletts, das die Bewegung intrazellulärer Organellen reguliert.

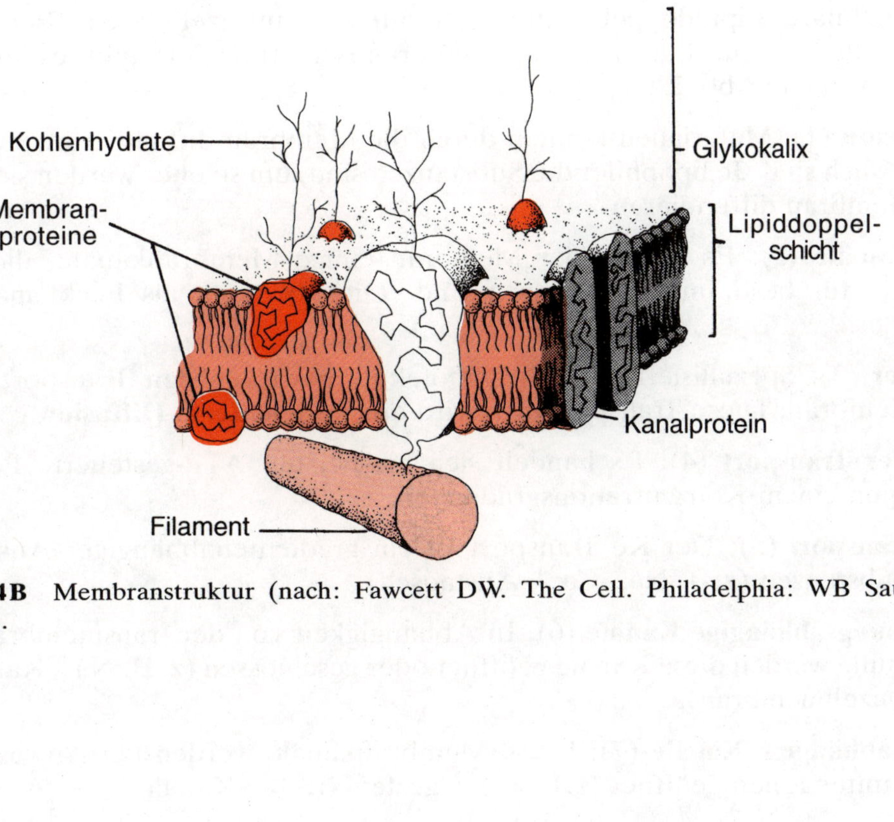

Abb. 1.4B Membranstruktur (nach: Fawcett DW. The Cell. Philadelphia: WB Saunders 1981; 5).

2

Membraneigenschaften

2.1. Transmembranöse Bewegungen

Die zelluläre Lipiddoppelmembran trennt den intrazellulären Raum vom Extrazellulärraum. Für den transmembranösen Transport gibt es mehrere Mechanismen (Abb. 2.1):

Diffusion (1): Materialien können durch die Membran diffundieren, wenn sie lipidlöslich sind. Je lipophiler die Substanzen sind, um so eher werden sie durch die Membran diffundieren.

Leckkanäle (2): Es gibt in der Membran einige Membrankanäle, die nicht selektiv für bestimmte Substanzen sind. Diese werden als Leckkanäle bezeichnet.

Carrier (3): Spezialisierte Membranmoleküle bewirken den Transport durch die Membran. Diese Transportform wird auch **erleichterte Diffusion** genannt.

Aktiver Transport (4): Es handelt sich hierbei um ATP-gesteuerte Pumpen entgegen einem Konzentrationsgradienten.

Ko-Transport (5): Der Ko-Transport ist ein gradientenabhängiger Austausch von Substanzen (z. B. Na^{+}-Ca^{2+}-Austausch).

Spannungsabhängige Kanäle (6): In Abhängigkeit von der transmembranösen Spannung werden diese Kanäle geöffnet oder geschlossen (z. B. Na^{+}-Kanal der Nervenzellmembran).

Ionenabhängige Kanäle (7): Diese Membrankanäle werden bei Anwesenheit bestimmter Ionen geöffnet (z. B. Ca^{2+}-gesteuerte K^{+}-Kanäle).

Ligandengesteuerte Kanäle (8): Diese Membrankanäle werden durch Transmitter geöffnet oder geschlossen und befinden sich im Bereich von Synapsen.

Second-messenger-gesteuerte Kanäle (9): Intrazelluläre *Second-messenger*-Moleküle bewirken die Öffnung dieser Kanäle.

Pinozytose und Exozytose (10): Es handelt sich um die Aufnahme und Abgabe von Substanzen mit Hilfe von Vesikeln. Hierfür wird Energie benötigt.

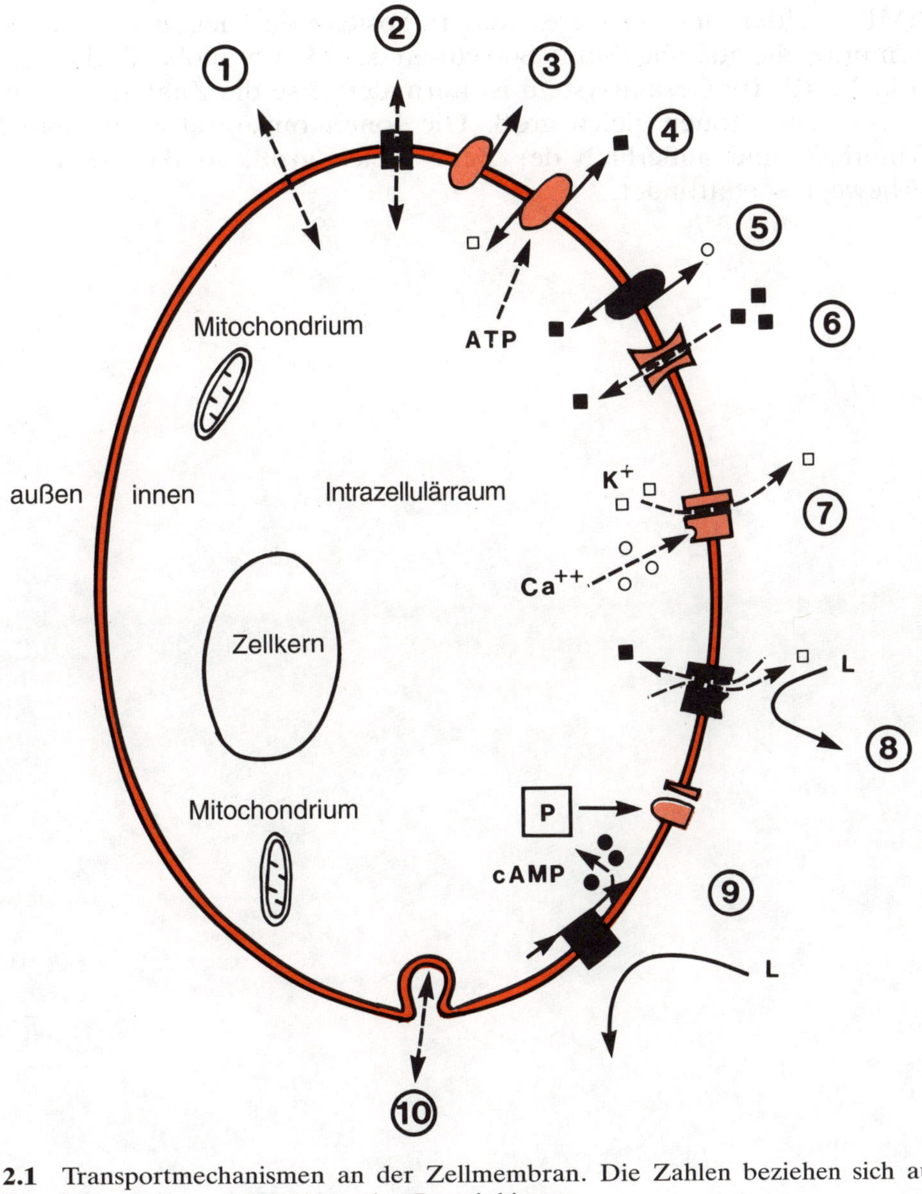

Abb. 2.1 Transportmechanismen an der Zellmembran. Die Zahlen beziehen sich auf den Text, L = Ligand. P = cAMP-abhängige Proteinkinase.

2.2. Membranpotential

Das Ruhemembranpotential (RMP) wird gemessen, indem eine feine Glasmikroelektrode in die Nervenzelle eingestochen wird (Abb. 2.2 A). Ein angeschlossenes Voltmeter zeigt dann eine Membranspannung von etwa –60 mV bis –90 mV an. Dieser Wert schwankt in Abhängigkeit von den einzelnen Nervenzelltypen.

Das RMP resultiert aus einer Trennung in positive und negative Ladungen an der Membran, die auf eine dünne Schicht an der Membranoberfläche begrenzt ist (Abb. 2.2 B). Im Gesamtsystem ist normalerweise die Zahl an negativ und positiv geladenen Ionen gleich groß. Die Ionenkonzentrationen beim RMP sind innerhalb und außerhalb der Zelle gleich groß, so daß keine Netto-Wasserbewegung stattfindet.

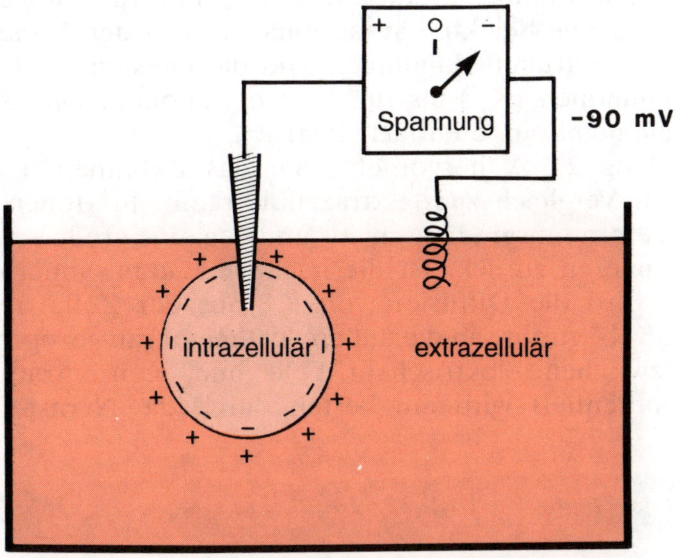

Abb. 2.2 A Messung des Membranpotentials.

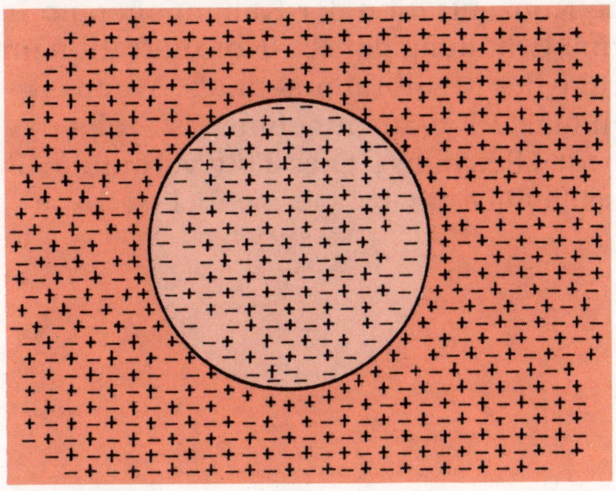

Abb. 2.2 B Ladungstrennung (nach: Kandel ER, Schwartz JH. Principles of neural science. New York: Elsevier 1985; 50).

2.3. Membranpotential und selektive Permeabilität

Ionen in Lösungen sind von unterschiedlicher Größe und besitzen unterschiedliche Ladungen. Bestimmte Membrankanäle sind für einige Ionensorten selektiv permeabel. Die Selektivität ist abhängig von den Kanal- und Ioneneigenschaften. Unter Ruhebedingungen sind die meisten Zellen stärker permeabel für Kaliumionen (K^+) als für andere Kationen. Dies führt zur Entstehung des Ruhemembranpotentials (RMP).
Wie aus Abbildung 2.3 A hervorgeht, hat das Zellinnere eine hohe K^+-Konzentration im Vergleich zum Extrazellulärraum. K^+-Ionen strömen entlang dieses Konzentrationsgradienten aus und negative große Ionen (Proteine) bleiben im Zellinneren zurück. Ist die negative Ladung innerhalb der Zelle groß genug, so wird die Diffusion von K^+ aus der Zelle heraus dadurch ausgeglichen, daß K^+ zurück an die äußere Zellmembran gezogen wird. Dieses Gleichgewicht zwischen elektrischem Feld und Konzentrationsgradienten (Gleichgewichtspotential) wird am besten durch die **Nernst-Gleichung** beschrieben:

$$E\ (\mathrm{mV}) = -61 \log c_i/c_o$$

E = transmembranöses elektrisches Potential bei 37° C
c_i bzw. c_o = intra- und extrazelluläre K^+-Konzentration
Die Nernst-Gleichung sagt vorher, daß sich die transmembranöse Spannung ändert, wenn sich die Konzentration der Kaliumionen im Intra- oder Extrazellulärraum ändert. Eine Erhöhung der K^+-Konzentration im Extrazellulärraum führt zur Verminderung des Membranpotentials. Wenn $c_i = c_o$, müßte E gleich 0 sein. Wie der Abbildung 2.3 B zu entnehmen ist, folgt das Membranpotential nicht exakt der Nernst-Gleichung. Dies läßt vermuten, daß die Nervenzellmembran nicht ausschließlich für K^+ permeabel ist.

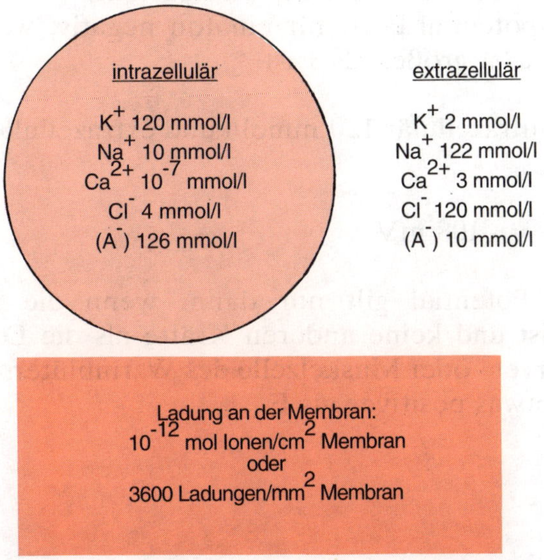

Abb. 2.3A Ionenverteilung an einer Nervenzelle.

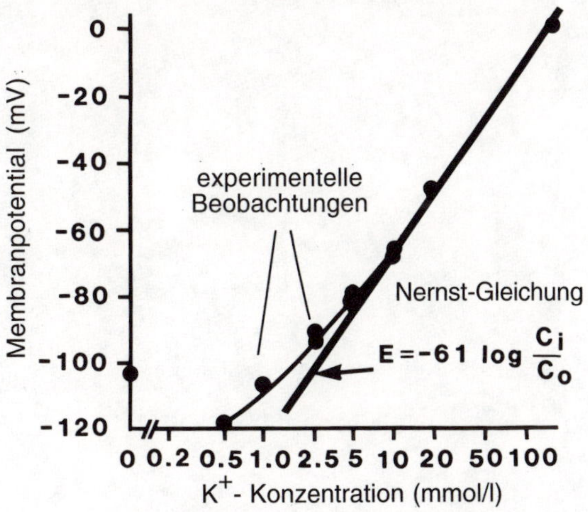

Abb. 2.3B Nernst-Gleichung und experimentelle Beobachtungen.

2.4. Gleichgewichtspotential für Ionen

Das Gleichgewichtspotential für eine bestimmte Ionensorte ist durch das Gleichgewicht zwischen elektrischem Feld und Konzentrationsgradient bestimmt. Typische Gleichgewichtspotentiale für Kalium-, Natrium-, Chlorid- und Kalziumionen sind in Abbildung 2.4 dargestellt.
Das Gleichgewichtspotential E ist für ein Ion negativ, wenn es sich um ein Kation handelt und c_i/c_o größer als 1 ist.

Beispiel: Wenn K^+ intrazellulär 120 mmol/l und extrazellulär 2 mmol/l beträgt, dann ergibt sich:

$E_K = -61 \log 120/2 = -108$ mV

Dieses berechnete Potential gilt nur dann, wenn die Membran selektiv permeabel für K^+ ist und keine anderen Kräfte als die Diffusion eine Rolle spielen. In einer Nerven- oder Muskelzelle des Warmblüters ist das RMP in der Nähe von E_{Cl} und etwas positiver als E_K.

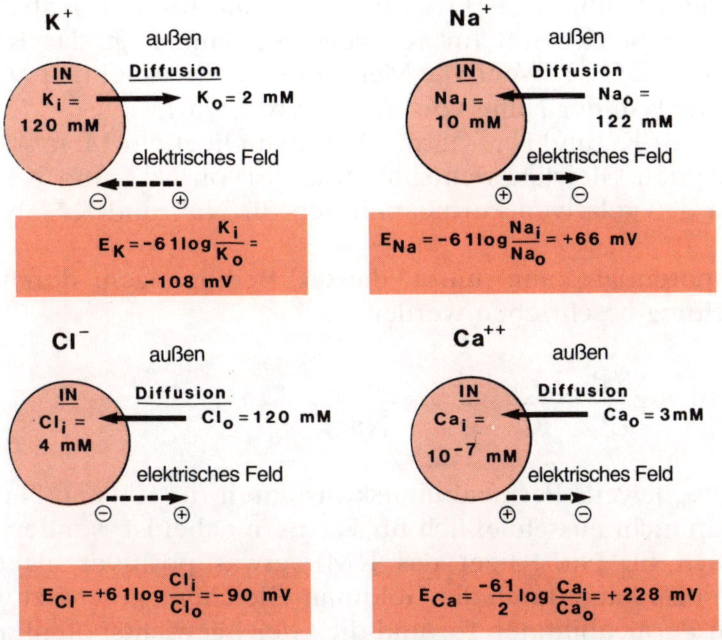

Abb. 2.4 A Gleichgewicht zwischen elektrischem Feld und Konzentrationsgradienten.

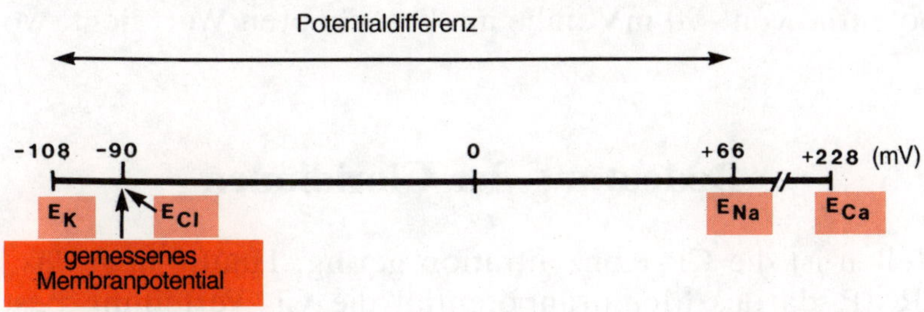

Abb. 2.4 B Typisches Gleichgewichtspotential für Ionen.

2.5. Beeinflussung des Membranpotentials durch Ionenströme

Das Membranpotential entspricht nur dann dem Gleichgewichtspotential für ein Ion, wenn die Membran selektiv für dieses eine Ion permeabel ist. Wenn beispielsweise eine Selektivität für K^+ vorliegt, dann liegt das RMP in der Nähe von E_K (Abb. 2.5/1.). Wenn die Membran für Na^+ selektiv permeabel ist, dann liegt das RMP in der Nähe von E_{Na} (Abb. 2.5/5.).
Ist die Membran für K^+ und Na^+ permeabel, dann liegt das Membranpotential zwischen den beiden Gleichgewichtspotentialen (von Na^+ und K^+), und der Wert hängt von den relativen Permeabilitäten für Na^+ und K^+ ab (Abb. 2.5/2.-4.).
Das Membranpotential kann unter diesen Bedingungen durch die sog. **Goldman-Gleichung** beschrieben werden:

$$E_m\ (mV) = -61 \log \frac{(P_K \cdot K_i + P_{Na} \cdot Na_i)}{(P_K \cdot K_o + P_{Na} \cdot Na_o)}$$

wobei P_K und P_{Na} jeweils Permeabilitätskonstanten für K^+ und Na^+ sind.
Da die Membran nicht ausschließlich für K^+ permeabel ist, sondern zu einem kleinen Teil auch für Na^+, liegt das RMP etwas positiver als E_K. Diese Abweichung von E_K kann durch die Goldman-Gleichung geschätzt werden, da sie die relativen Permeabilitäten für und die Gleichgewichtspotentiale von K^+ und Na^+ berücksichtigt. Als allgemeine Regel gilt, daß das Membranpotential dem Gleichgewichtspotential des Ions entspricht, für das die Membran am besten durchlässig ist. Aus Abbildung 2.5/2. geht hervor, daß das gemessene Membranpotential von –90 mV nahe am berechneten Wert liegt, wobei $P_{Na} = 0{,}01\ P_K$.

Bedeutung der Cloridionen

In vielen Zellen ist die Cl^--Konzentration gering. Häufig liegt das E_{Cl} in der Nähe des RMP, da das Membranpotential die Cl^--Verteilung bestimmt. Im Gegensatz dazu ist die intrazelluläre K^+-Konzentration hoch, was im wesentlichen durch die Na^+-K^+-Pumpe bewirkt wird. Chlorid wird in den meisten Nerven- und Muskelzellen nicht aktiv gepumpt.
Es konnte experimentell bestimmt werden, daß eine Änderung der extrazellulären Cl^--Konzentration nur eine vorübergehende Änderung des Membranpotentials verursacht, und die Veränderung von Na^+ oder Ca^{2+} hat über einen weiten Bereich keinen Effekt auf das Membranpotential. Der bedeutendste Beitrag zum Ruhemembranpotential liegt also in dem K^+-Gradienten. Cl^- spielt dabei in den meisten Zellen eine untergeordnete Rolle.

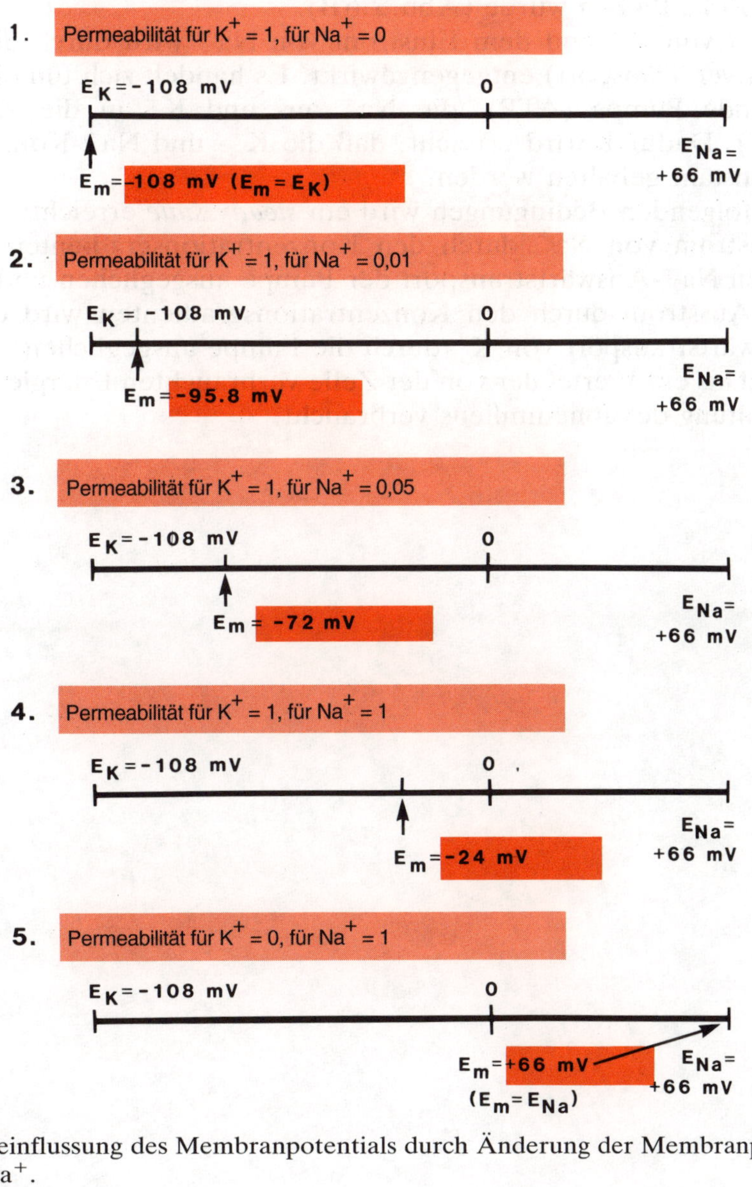

Abb. 2.5 Beeinflussung des Membranpotentials durch Änderung der Membranpermeabilität für K^+ und Na^+.

2.6. Die Bedeutung des aktiven Transports

Wie aus der Abbildung 2.6 hervorgeht, ist das durch Diffusion bestimmte Membranpotential nicht ausreichend negativ, um einen K^+-Verlust aus der Zelle zu verhindern. Außerdem ist es sehr viel negativer als E_{Na}, so daß Na^+ sowohl aufgrund der elektrostatischen Anziehungskraft als auch durch Diffusion in die Zelle fließen würde (Abb. 2.6B).
Dem Verlust von K^+ und dem Einstrom von Na^+ wird durch die Natriumpumpe (aktiver Transport) entgegengewirkt. Es handelt sich um eine energieverbrauchende Pumpe (ATP), die Na^+ aus und K^+ in die Zelle schafft (Abb. 2.6C). Dadurch wird erreicht, daß die K^+- und Na^+-Konzentrationen beinahe konstant gehalten werden.
Unter den folgenden Bedingungen wird ein *steady state* erreicht:

- Der Einstrom von Na^+ durch den Konzentrationsgradienten wird exakt durch den Na^+-Auswärtstransport der Pumpe ausgeglichen und
- der K^+-Ausstrom durch den Konzentrationsgradienten wird exakt durch den Einwärtstransport von K^+ durch die Pumpe ausgeglichen.

Ein Zehntel bis ein Viertel der von der Zelle verbrauchten Energie wird für die Konstanthaltung des Ionenmilieus verbraucht.

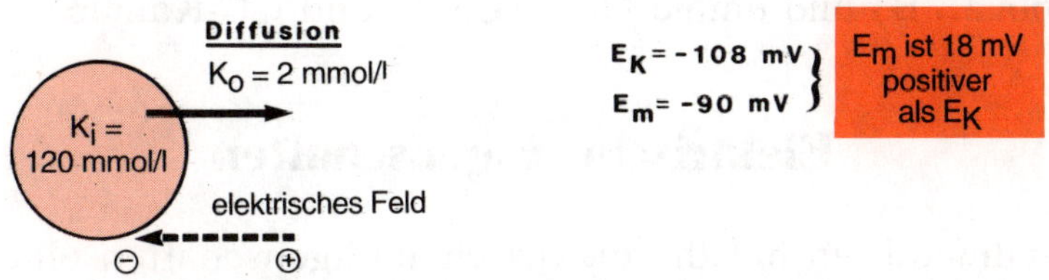

Abb. 2.6A K^+-Leckstrom aus der Zelle.

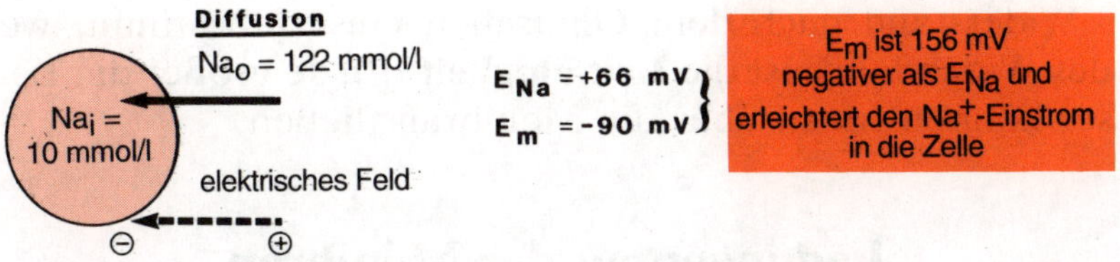

Abb. 2.6B Na^+-Leckstrom in die Zelle.

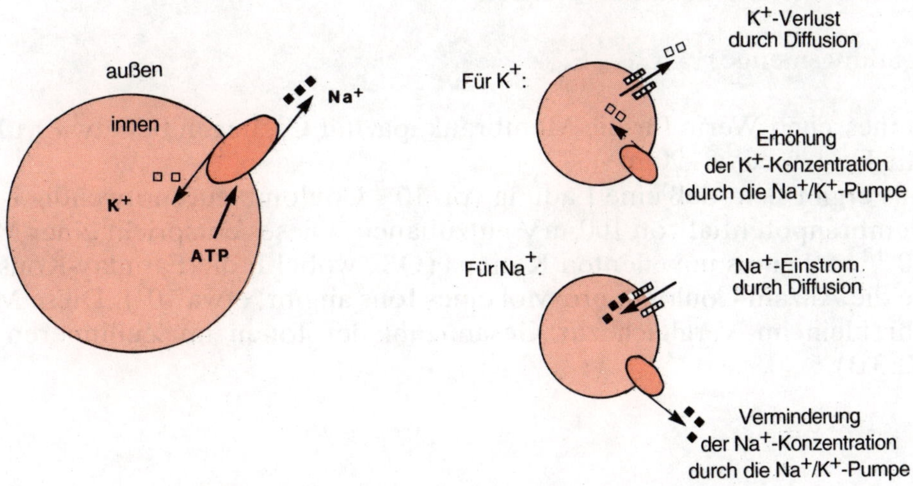

Abb. 2.6C Die ausgleichende Rolle der Na^+-Pumpe.

2.7. Elektrische Modelle der Nervenzellmembran

Membrankanäle

Bestimmte in die Membran eingelagerte Proteine bilden Tunnel für den Durchstrom von Wasser und Ionen (Abb. 2.7 A). So gibt es eine Reihe von K^+-Kanälen (Abb. 2.7 B) und einige Na^+-, Ca^{2+}- und Cl^--Kanäle.

Elektrische Eigenschaften

Die Nervenzellmembran hat die elektrischen Eigenschaften eines **Kondensators**, der elektrische Ladungen speichern kann. Als Modell für die Lipidstruktur kann deshalb ein Kondensator C_m dienen. Da die Ionenkanäle die Ionenbewegungen durch ihre Größe und Ladung begrenzen, können die Kanäle durch einen **elektrischen Widerstand** (R_{ion}) beschrieben werden (Abb. 2.7). Durch die Messung eines Ionenstroms an der Membran kann der elektrische Widerstand nach dem Ohmschen Gesetz bestimmt werden. Der Kehrwert des Widerstands ist die **Leitfähigkeit** (g). Je größer die Leitfähigkeit, um so besser können Ionen über die Membran fließen.

Ladungen an der Membran

Die zum Aufbau des Membranpotentials benötigte Ladungsmenge kann durch folgende Gleichung bestimmt werden:

$$Q \text{ (Ladungsmenge)} = C_m \cdot E_m$$

Die gemessenen Werte für die Membrankapazität C_m liegen bei etwa 1 μF/cm^2 und für E_m bei etwa –90 mV.
Hieraus ergibt sich, daß eine Ladung von 10^{-7} Coulomb/cm^2 notwendig ist, um ein Membranpotential von 100 mV aufzubauen. Dieses entspricht einer Menge von 10^{-12} mol eines univalenten Kations (Q/F, wobei F die Faraday-Konstante ist, die die Anzahl Coulomb pro Mol eines Ions angibt, etwa 10^5). Diese Menge ist sehr klein im Vergleich zur Gesamtzahl der Ionen im Zellinneren (vgl. Abb. 2.3 B).

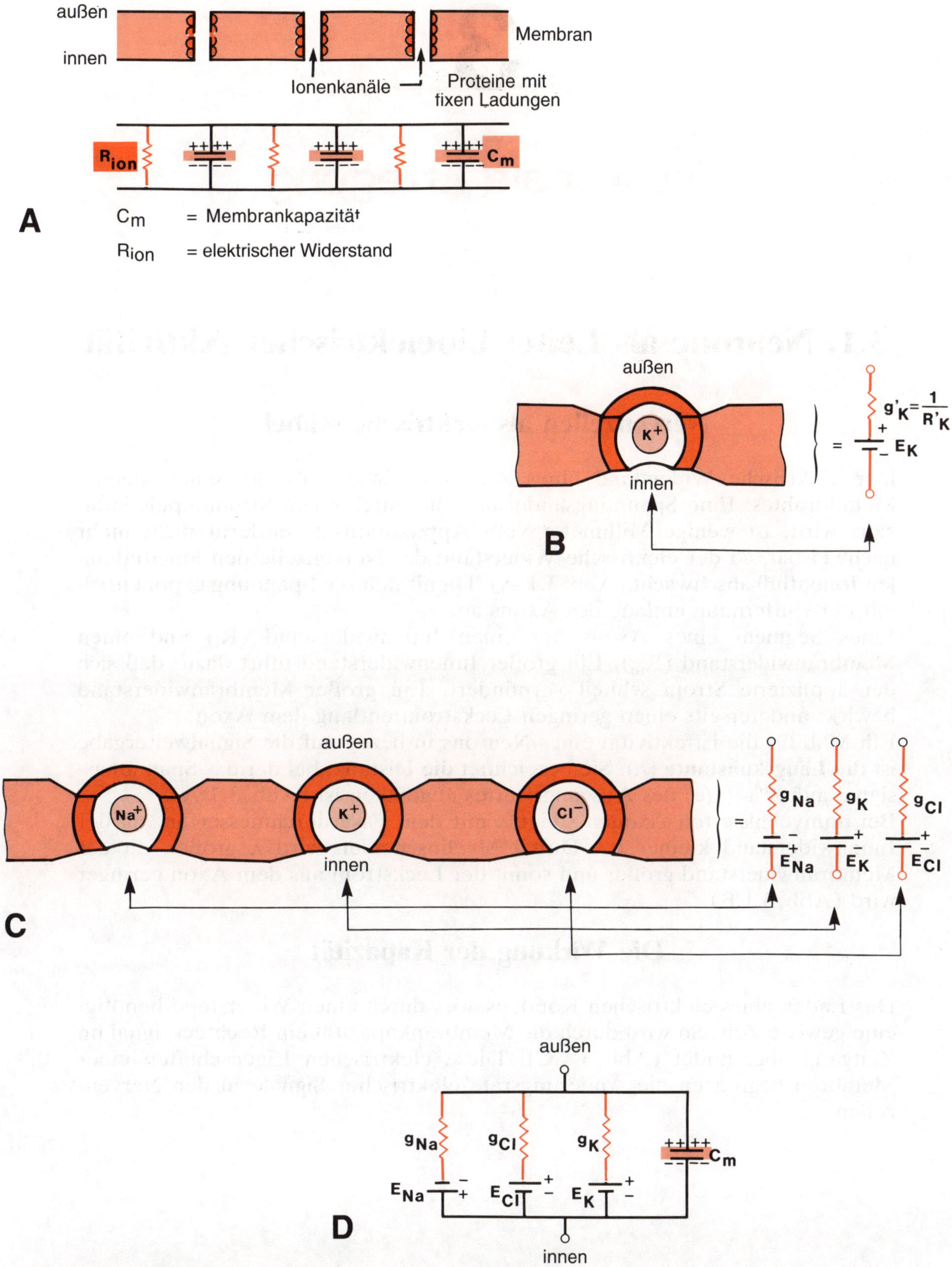

Abb. 2.7 A-D Ionenkanäle und ihre elektrischen Äquivalente (B+C nach: Kandel ER, Schwartz JH. Principles of neural science. New York: Elsevier 1985; 61, 62).

3

Neuronale Erregung

3.1. Neurone als Leiter bioelektrischer Aktivität

Nervenzellen als elektrische Kabel

Der elektrische Widerstand eines Axons ist höher als der eines kleinen Metalldrahtes. Eine Spannungsänderung, die durch einen Stromimpuls induziert wird, ist wenige Millimeter vom Applikationsort entfernt nicht mehr nachweisbar, da der elektrische Widerstand der Nervenzelle den longitudinalen Ionenfluß abschwächt (Abb. 3.1 A). Damit fällt die Spannung exponentiell mit der Entfernung entlang des Axons ab.
Jedes Segment eines Axons hat einen Innenwiderstand (R_i) und einen Membranwiderstand (R_m). Ein großer Innenwiderstand führt dazu, daß sich der applizierte Strom schnell vermindert. Ein großer Membranwiderstand bewirkt andererseits einen geringen Leckstrom entlang dem Axon.
Ein Maß für die Effektivität eines Neurons in bezug auf die Signalweitergabe ist die **Längskonstante** (λ). Sie bezeichnet die Distanz, bei der das Spannungssignal auf 37% (1/e) des Ausgangswertes abgefallen ist (Abb. 3.1 A).
Bei unmyelinisierten Axonen steigt λ mit dem Faserdurchmesser an, da der Innenwiderstand kleiner ist. Durch Myelinscheiden wird λ größer, da der Membranwiderstand größer und somit der Leckstrom aus dem Axon geringer wird (Abb. 3.1 B).

Die Wirkung der Kapazität

Das Laden eines elektrischen Kondensators durch einen Widerstand benötigt eine gewisse Zeit. So wird durch die Membrankapazität ein Rechtecksignal im Zeitgang abgerundet (Abb. 3.1 C). Diese elektrischen Eigenschaften einer Membran begrenzen die Änderungsrate elektrischer Signale in den Nervenzellen.

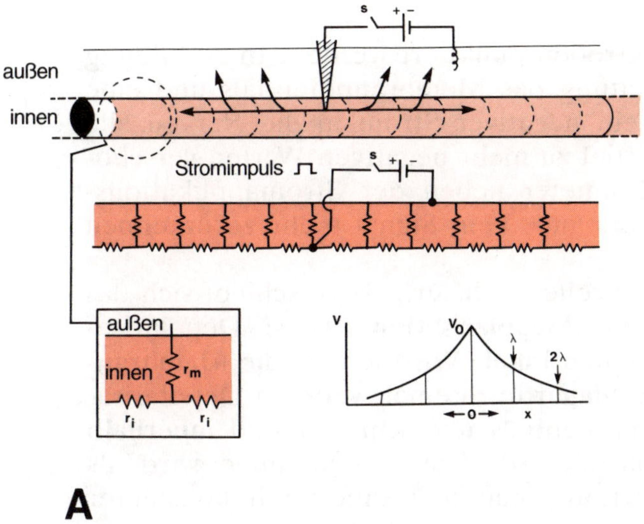

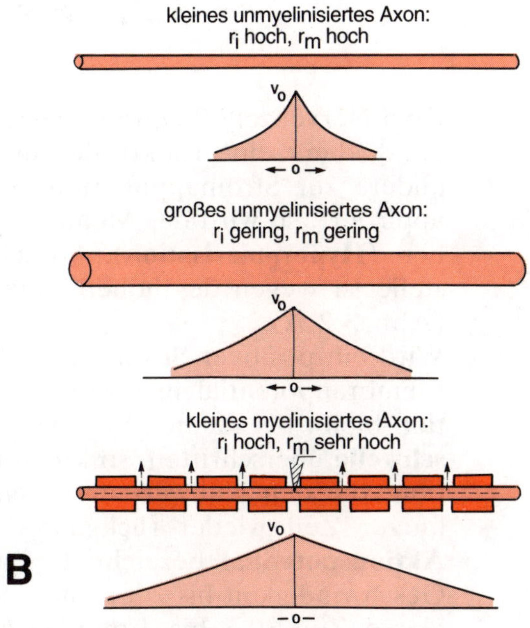

Abb. 3.1 A Widerstandselemente eines Neurons (nach: Kuffler SW, Nicholls JG, Martin AR. From neuron to brain. Sunderland, MA: Sinauer Associates Inc 1984; 169).

Abb. 3.1 B Wirkungen von Axongröße und Myelin auf die Ausbreitung elektrischer Aktivität.

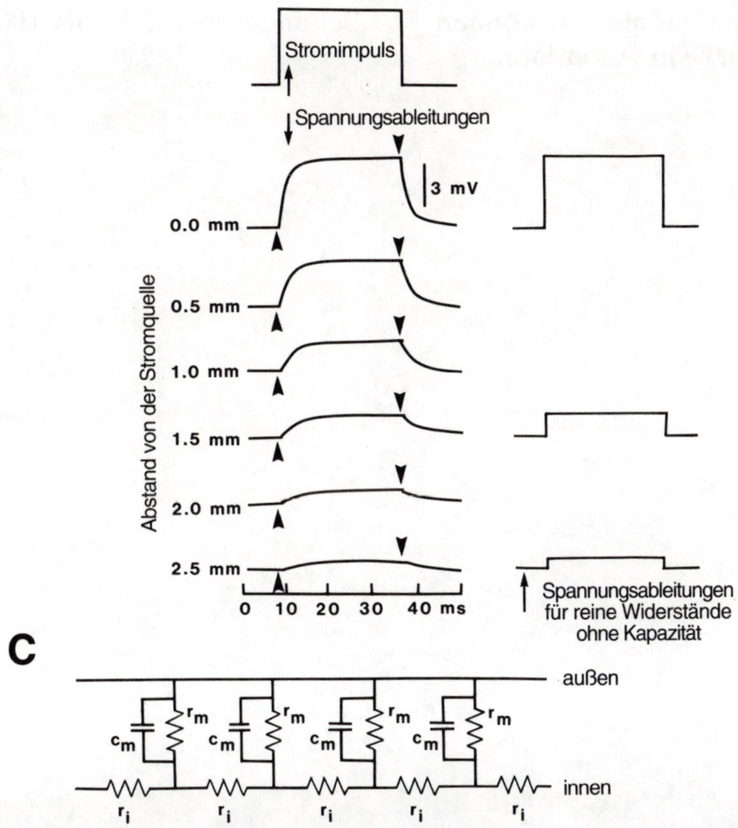

Abb. 3.1 C Wirkungen kapazitiver Eigenschaften eines Neurons (nach: Hodgkin AL, Rushton WAH. The electrical constants of a crustacean nerve fibre. Proc R Soc Lond [Series B] 1946; 133: 462).

3.2. Das Aktionspotential

Eine Nervenzelle kann mit Mikroelektroden punktiert werden. In Abbildung 3.2 A dient eine Elektrode zur Ableitung des Membranpotentials und eine andere zur Stromapplikation. Wird ein negativer Strom in die Nervenzelle appliziert, so wird das Membranpotential zu mehr negativen Werten verschoben (**Hyperpolarisation**). Wenige Millimeter neben der Stromapplikationsstelle ist wegen des hohen Innenwiderstands kein Signal mehr zu erkennen (Abb. 3.2 A).

Wird ein positiver Strom in die Nervenzelle appliziert, so verschiebt sich das Membranpotential in positive Richtung (**Depolarisation**). Diese Depolarisation bleibt bei kleinen Stromapplikationen lokal. Wird jedoch die **Membranschwelle** überschritten, so kommt es schlagartig zu einer weiteren Depolarisation, die den Nullwert des Membranpotentials überschreitet und innerhalb kurzer Zeit wieder rückgängig gemacht wird. Dieses Phänomen wird als **Aktionspotential** bezeichnet. Das Aktionspotential wandert mit konstanter Geschwindigkeit bis zum Ende des Axons (Abb. 3.2 A).

Kurze Zeit (0,5 bis 1 ms) nach dem Aktionspotential kann kein weiteres Aktionspotential erzeugt werden (**absolute Refraktärperiode**). Nach dieser Zeit kann innerhalb von 0,5 bis 2 ms grundsätzlich wieder ein Aktionspotential entstehen, das dann jedoch eine kleinere Amplitude aufweist (**relative Refraktärperiode**). Die absolute und relative Refraktärperiode sind in Abbildung 3.2 B demonstriert. Die relative Refraktärperiode begrenzt die Frequenz der Aktionspotentiale. So können pro Sekunde etwa 500 bis 1000 Aktionspotentiale über ein Axon laufen.

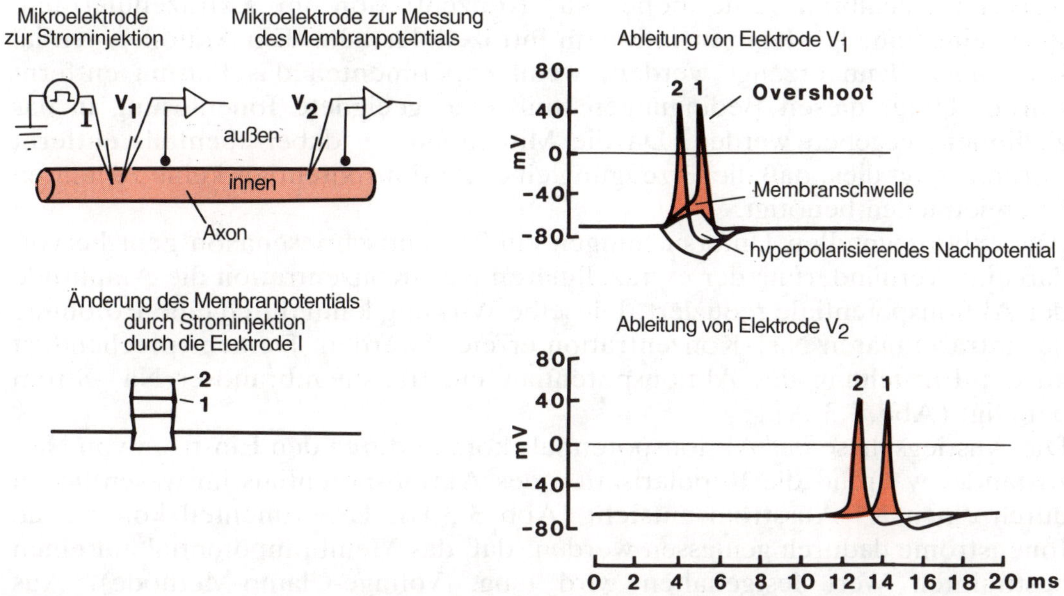

Abb. 3.2A Unter- und überschwellige Reize (nach: Kuffler SW, Nicholls JG, Martin AR. From neuron to brain. Sunderland, MA: Sinauer Associates Inc 1984; 104).

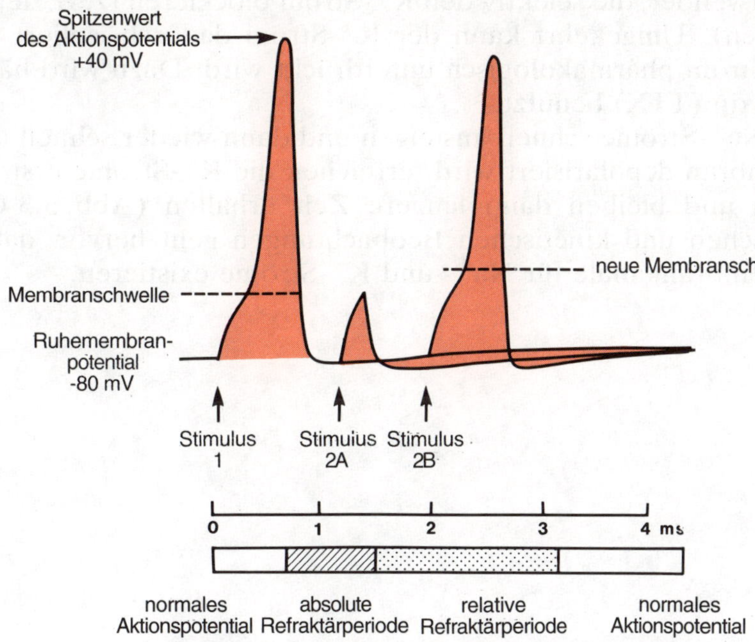

Abb. 3.2B Schwelle und Refraktärperiode.

3.3. Die Entstehung des Aktionspotentials

Voraussetzung für die Entstehung des Aktionspotentials ist eine intakte Nervenzellmembran, eine hohe Na^+-Konzentration im Extrazellulärraum sowie eine hohe K^+-Konzentration im Intrazellulärraum. Ein Aktionspotential kann auch dann erzeugt werden, wenn experimentell das Plasma entfernt wurde. Unter diesen Bedingungen muß eine geeignete Ionenlösung in das Zellinnere gegeben werden. Da die Mitochondrien dabei ebenfalls entfernt werden, zeigt dies, daß die Erzeugung eines Aktionspotentials keine zellulären Energiequellen benötigt.
Aus experimentellen Untersuchungen am Tintenfischriesenaxon geht hervor, daß eine Verminderung der extrazellulären Na^+-Konzentration die Amplitude der Aktionspotentiale reduziert. Dieselbe Wirkung kann durch eine Erhöhung der intrazellulären Na^+-Konzentration erreicht werden. Dementsprechend ist an der Entstehung des Aktionspotentials ein transmembranöser Na^+-Strom beteiligt (Abb. 3.3 A).
Die Anstiegsphase des Aktionspotentials kommt durch den Einstrom von Na^+ zustande, während die Repolarisation des Aktionspotentials im wesentlichen durch einen K^+-Ausstrom entsteht (Abb. 3.3 B). Experimentell können die Ionenströme dadurch gemessen werden, daß das Membranpotential auf einen bestimmten Wert festgehalten wird (sog. Voltage-Clamp-Methode). Aus Abbildung 3.3 C ist zu erkennen, daß bei einer Depolarisation ein initialer Na^+-Einwärtsstrom entsteht, der von einem K^+-Ausstrom gefolgt wird.

Um den Na^+-Einstrom isoliert messen zu können, werden experimentell häufig Substanzen verwendet, die selektiv den K^+-Strom blockieren (z. B. Tetraethylammoniumionen). Umgekehrt kann der K^+-Strom dadurch isoliert werden, daß der Na^+-Strom pharmakologisch unterdrückt wird. Dazu wird häufig das Gift Tetrodotoxin (TTX) benutzt.
Während die Na^+-Ströme schnell ansteigen und dann wieder schnell abfallen, wenn die Membran depolarisiert wird, erreichen die K^+-Ströme erst langsam das Maximum und bleiben dann längere Zeit erhalten (Abb. 3.3 C). Aus pharmakologischen und kinetischen Beobachtungen geht hervor, daß unterschiedliche Membrankanäle für Na^+- und K^+-Ströme existieren.

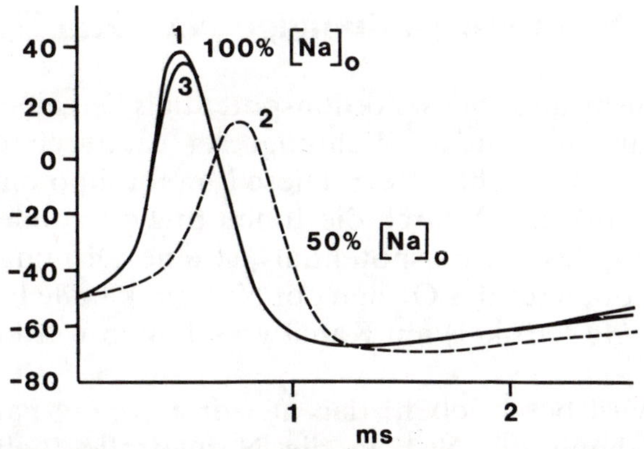

Abb. 3.3A Einfluß einer Reduktion der extrazellulären Na^+-Konzentration auf das Aktionspotential (nach: Hodgkin AL, Katz B. The effect of sodium ions on the electrical activity of the giant axon of the squid. J Physiol 1949; 108: 48).

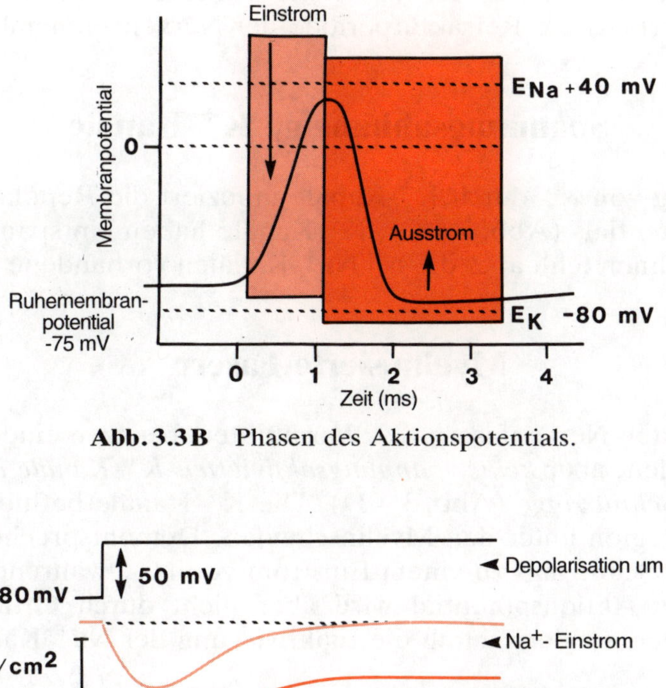

Abb. 3.3B Phasen des Aktionspotentials.

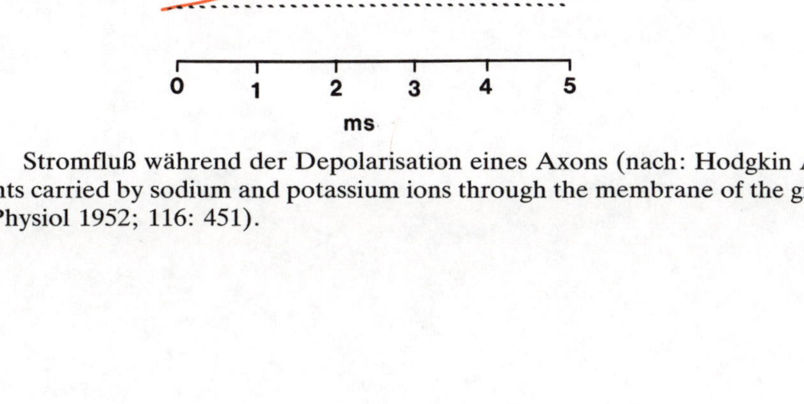

Abb. 3.3C Stromfluß während der Depolarisation eines Axons (nach: Hodgkin AL, Huxley AF. Currents carried by sodium and potassium ions through the membrane of the giant axon of Loligo. J Physiol 1952; 116: 451).

3.4. Membrankanäle für das Aktionspotential

Spannungsabhängige Na^+-Kanäle

Der Reiz zur Auslösung eines Aktionspotentials ist eine Verschiebung des Membranpotentials in positive Richtung, sei es durch einen elektrischen, mechanischen oder chemischen Reiz. Diese Membranpotentialänderung öffnet schließlich Membrankanäle, durch die Ionen fließen können.
Für die Entstehung des Aktionspotentials ist eine Öffnung von Na^+-Kanälen notwendig. Ein Modell für das Öffnen der Natriumkanäle besagt, daß geladene Partikel (sog. *Gating*-Partikel) am Kanal verschoben werden (Abb. 3.4 A und Abb. 3.4 B).
In dem Modell wird beschrieben, daß alle drei *Gating*-Partikel ihre Stellung ändern müssen, damit die Na^+ in die Nervenzelle fließen können. Neue Messungen deuten darauf hin, daß eine Einwärtsdrehung negativ geladener Partikel oder eine Auswärtsdrehung positiv geladener Partikel die Öffnung der Membrankanäle bewirkt.
Nach der Öffnung des Membrankanals kommt es zur Verschiebung anderer geladener Teilchen, die den Kanal wieder schließen (**Inaktivierung**). Diese Inaktivierung erklärt die Refraktärperiode der Nervenzellmembran (s. 3.2).

Spannungsabhängige K^+-Kanäle

Die Wanderung von K^+ durch K^+-Kanäle induziert die Repolarisationsphase des Aktionspotentials (Abb. 3.4 C). K^+-Kanäle haben ein spannungsaktiviertes Tor (*gate*), ihnen fehlt aber die bei Na^+-Kanälen vorhandene Inaktivierung.

Myelinisierte Fasern

Die myelinisierten Nervenfasern des Warmblüters besitzen eine große Anzahl von Na^+-Kanälen, aber *keine spannungsaktivierten K^+-Kanäle im Bereich der Ranvierschen Schnürringe* (Abb. 3.4 D). Die K^+-Kanäle befinden sich in der internodalen Region unter den Myelinscheiden. Dementsprechend kommt es im Bereich des Schürrings zu einem Einstrom von Na^+ während des Aktionspotentials. Das Aktionspotential wird aber nicht durch Öffnung von K^+-Kanälen beendet, sondern durch die Inaktivierung der Na^+-Kanäle.

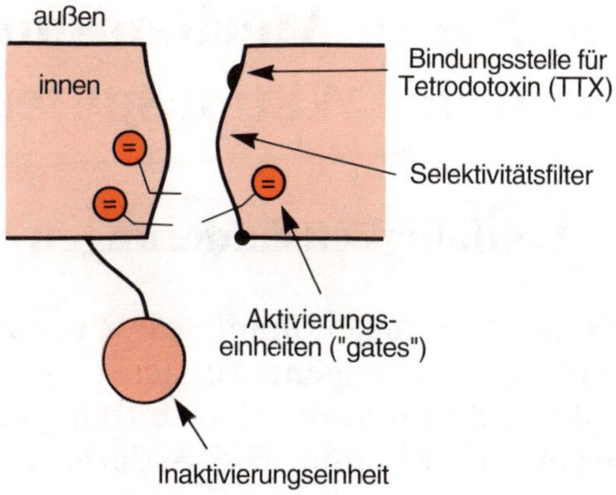

Abb. 3.4A Na^+-Kanal.

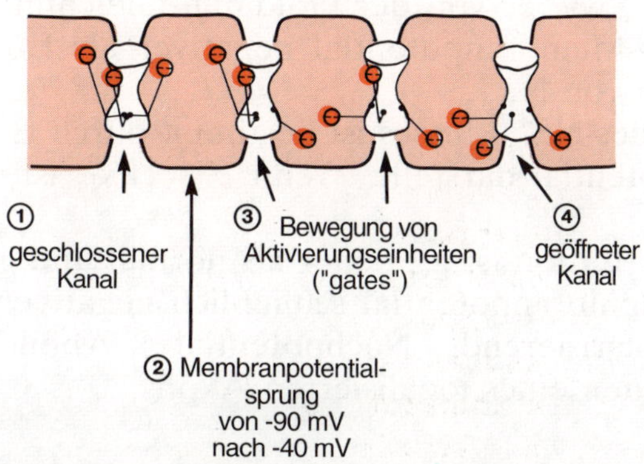

Abb. 3.4B Einzelne Schritte in der Öffnung des Na^+-Kanals (nach: Armstrong CM. Sodium channels and gating currents. Physiol Rev 1981; 61: 652).

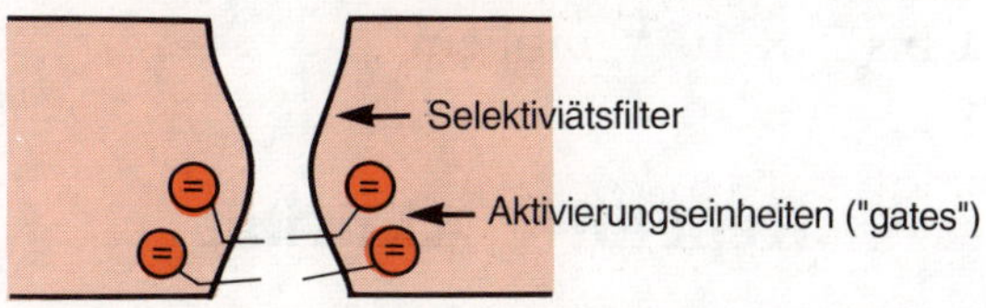

Abb. 3.4C Spannungsabhängiger K^+-Kanal.

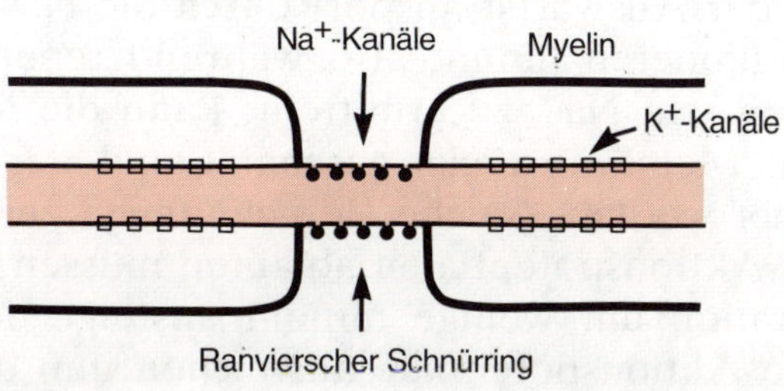

Abb. 3.4D Lokalisation von Na^+- und K^+-Kanälen im myelinisierten Axon.

3.5. Ionale Mechanismen während des Aktionspotentials

Leitfähigkeitsänderungen

Während eines Aktionspotentials kommt es zu einer charakteristischen Sequenz von Leitfähigkeitsänderungen: zunächst ist die Na^+-Leitfähigkeit (g_{Na}) gesteigert, anschließend nimmt die K^+-Leitfähigkeit (g_K) zu. Dies ist für ein unmyelinisiertes Axon in Abbildung 3.5 A dargestellt.

Membranpotentialänderungen

Wenn g_{Na} ansteigt, nähert sich das Membranpotential dem Na^+-Gleichgewichtspotential (E_{Na}), wie es von der Goldman-Gleichung vorausgesagt wird (s. 2.5). Solange das Membranpotential negativer als E_{Na} ist, kommt es zu einem Einwärtsstrom von Na^+.

Die treibende Kraft des Na^+-Flusses ist bestimmt durch $E - E_{Na}$, wobei E das aktuelle Membranpotential darstellt. Wenn $E = E_{Na}$ ist, findet kein Ionenstrom statt.

Während der Repolarisation ist g_K höher als normal und g_{Na} wird inaktiviert. Dadurch wird das Membranpotential schließlich negativer als unter Ruhebedingungen (»hyperpolarisierendes Nachpotential«). Abbildung 3.5 C zeigt die relativen Leitfähigkeiten eines idealisierten Axons.

Ionenaustausch

Um den Nettoeinstrom von Na^+ zu berechnen, kann die Ladungsmenge während eines Aktionspotentials aus dem Wert der Membrankapazität (s. 2.7) berechnet werden. Dabei errechnet sich für ein großes markscheidenloses Axon ein Wert von 1 bis 2×10^{-12} mol/cm^2.

Repetitive Aktivität

Der Auswärtstransport von Na^+ durch die Na^+-Pumpe läuft mit einer maximalen Rate von 50×10^{-12} mol/cm^2/s ab, während der Einstrom während des Aktionspotentials mit einer Spitzenrate von 10000×10^{-12} mol/cm^2/s erfolgt. Dementsprechend ist der Na^+-Einwärtsstrom während des Aktionspotentials größer als der Auswärtstransport durch die Na^+-Pumpe. Die Na^+-Konzentration im Zellinneren nimmt also während repetitiver Aktivität zu. Um die Konzentration von Na^+ zu ermitteln, kann die Membranoberfläche eines repräsentativen Membranstücks geschätzt und der Na^+-Einstrom für dieses Areal berechnet werden. Solche Berechnungen zeigen, daß in großen Zellen Tausende von Aktionspotentialen ablaufen müssen, bevor die intrazelluläre Na^+-Konzentration um wenige mmol/l ansteigt. In kleineren Zellen können schon wenige Aktionspotentiale ausreichen, um die Na^+-Konzentration im Intrazellulärraum stark anzuheben.

Das Ionengleichgewicht wird durch die Na^+-K^+-Pumpe hergestellt. Die Na^+-K^+-Pumpe benötigt Energie, nicht aber die Entstehung des Aktionspotentials. Das Aktionspotential entsteht nur durch die unterschiedlichen Ionengradienten.

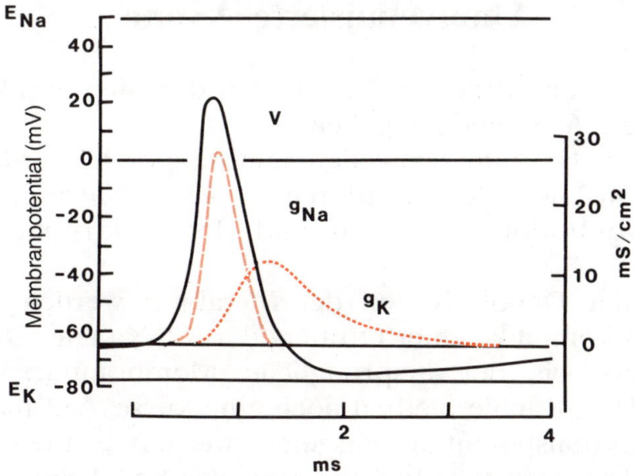

Abb. 3.5 A Leitfähigkeitsänderungen für große unmyelinisierte Axone (nach: Hodgkin AL, Huxley AF. A quantitative description of membrane current and its application to conduction and excitation in nerve. J Physiol 1952; 117: 530).

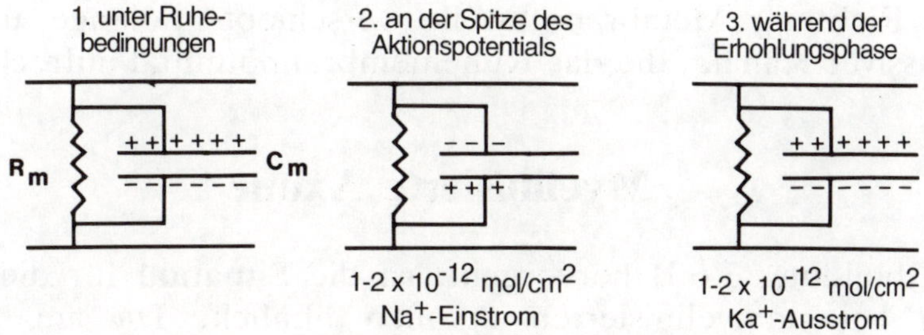

Abb. 3.5 B Ladungsbewegungen in großen unmyelinisierten Axonen.

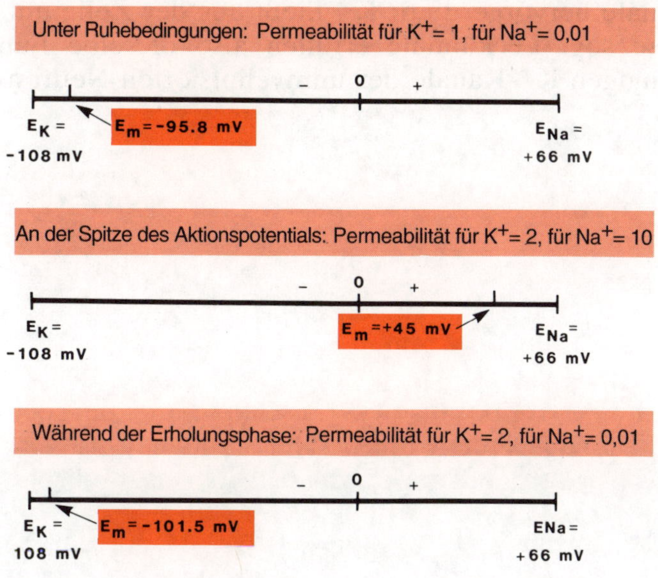

Abb. 3.5 C Membran- und Gleichgewichtspotentiale während eines Aktionspotentials.

3.6. Verhalten der Membrankanäle während des Aktionspotentials

Unmyelinisierte Axone

Die Prozesse, die beim Öffnen und Schließen der Membrankanäle ablaufen, sind in Abbildung 3.6 A wiedergegeben.
Die Depolarisation bis zum Schwellenmembranpotential öffnet viele spannungsabhängige Na^+-Kanäle. Hierdurch strömen Natriumionen – bedingt durch den Konzentrationsgradienten und das elektrische Feld – in die Neurone.
Bei fortschreitender Depolarisation der Membran werden die Na^+-Kanäle inaktiviert, und es kommt zu einer Öffnung der K^+-Kanäle. Der K^+-Ausstrom überwiegt solange, bis der ursprüngliche Membranpotentialwert wieder erreicht ist. Die Na^+-Kanäle bleiben noch eine kurze Zeit inaktiviert, so daß keine weiteren Aktionspotentiale ausgelöst werden können (**Refraktärzeit**).
Nach der Refraktärzeit wird die Inaktivierung der Na^+-Kanäle aufgehoben, sie bleiben aber geschlossen, bis ein neuer Reiz eintrifft. Die spannungsabhängigen K^+-Kanäle werden nach einem Nervenimpuls relativ langsam geschlossen. Die meisten spannungsabhängigen Kanäle bleiben während des normalen Ruhemembranpotentials geschlossen, bis ein neuer Reiz das Membranpotential in Richtung Membranschwelle verschiebt. Solange überwiegt der Einfluß passiver Kanäle, die das Ruhemembranpotential aufrechterhalten.

Myelinisierte Axone

Wie aus Abbildung 3.6 B hervorgeht, ist die Situation für die Na^+-Kanäle derjenigen bei unmyelinisierten Axonen ähnlich. Da am Ranvierschen Schnürring keine spannungsabhängigen K^+-Kanäle vorhanden sind, wird die Repolarisation zum Ruhemembranpotential mittels Ionenbewegungen durch passive Leckkanäle hervorgerufen: K^+ fließt aus der Zelle und Cl^- strömt in die Zelle. Diese sog. Leckkanäle erfüllen also dieselbe Funktion wie die spannungsabhängigen K^+-Kanäle des unmyelinisierten Neurons.

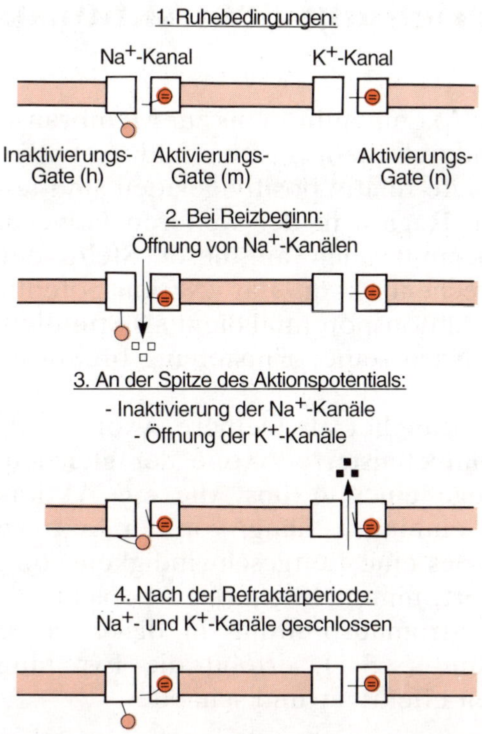

Abb. 3.6A Verhalten der Membrankanäle während eines Aktionspotentials in einem unmyelinisierten Axon.

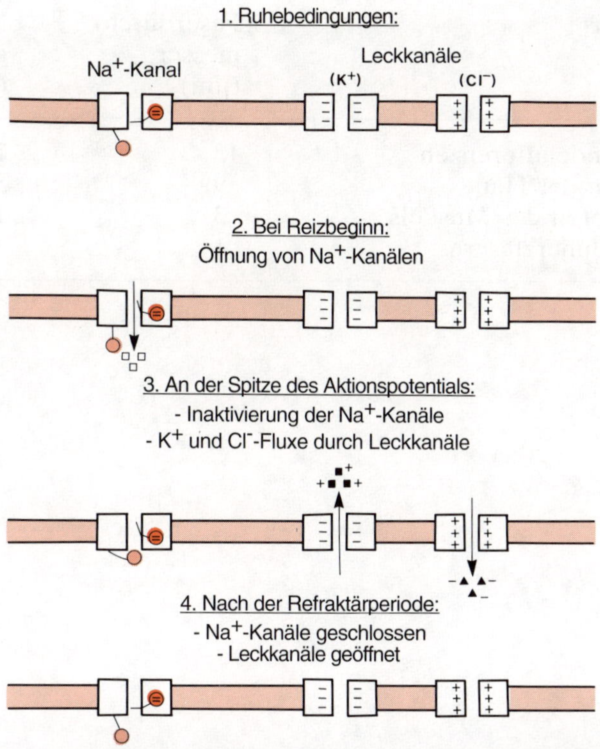

Abb. 3.6B Verhalten von Membrankanälen während eines Aktionspotentials an einem Ranvierschen Schnürring im myelinisierten Axon.

3.7. Weiterleitung des Aktionspotentials

Die Depolarisation der Axonmembran bis zur Membranschwelle bewirkt einen Einstrom von Na^+. Dadurch fließt positive Ladung entlang dem Axon, so daß auch benachbarte Gebiete relativ positiv geladen sind (Abb. 3.7 A, B). Wenn in dieser benachbarten Region in der weiteren Folge die Membranschwelle überschritten wird, beginnt auch an dieser Stelle der regenerative Na^+-Einstrom. Dementsprechend kann das Aktionspotential die Weiterleitung selbst induzieren. Das Aktionspotential dient als Stimulus für die benachbarten Regionen des Axons. Nach seiner Entstehung breitet es sich mit konstanter Geschwindigkeit aus.

Größere Axone leiten schneller als kleinere Axone und myelinisierte Axone leiten schneller als unmyelinisierte Axone der gleichen Dicke (Abb. 3.7 C; Tab. 3.7). Die Teillänge eines Axons, die ein Aktionspotential zu einem bestimmten Zeitpunkt einnimmt, hängt von der Leitungsgeschwindigkeit ab. Ein Aktionspotential, das eine Leitgeschwindigkeit von 100 m/s erreicht und eine Millisekunde dauert, nimmt 10 cm des Axons ein.

Da die longitudinale Stromausbreitung in dickeren Axonen effektiver ist (größere Längskonstante, s. 3.1), erfolgt die Erregungsausbreitung in die benachbarten Regionen effektiver und schneller.

Tab. 3.7 Leitungsgeschwindigkeit und Größe von myelinisierten Axonen der Katze.

Funktion des Axons	Faserdurchmesser (μm)	Mittlere Leitungsgeschwindigkeit (m/s)
Primäre Muskelspindelafferenzen	13	75
Mechanorezeptoren der Haut	9	55
Tiefe Druckrezeptoren des Muskels	3	11
Unmyelinisierte Schmerzfasern	1	1

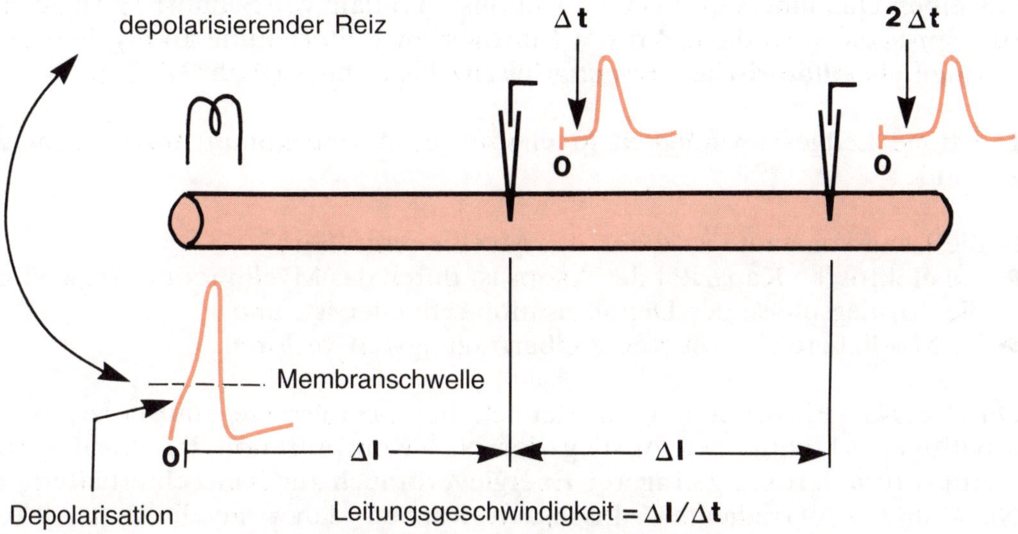

Abb. 3.7A Reiz und Weiterleitung des Aktionspotentials.

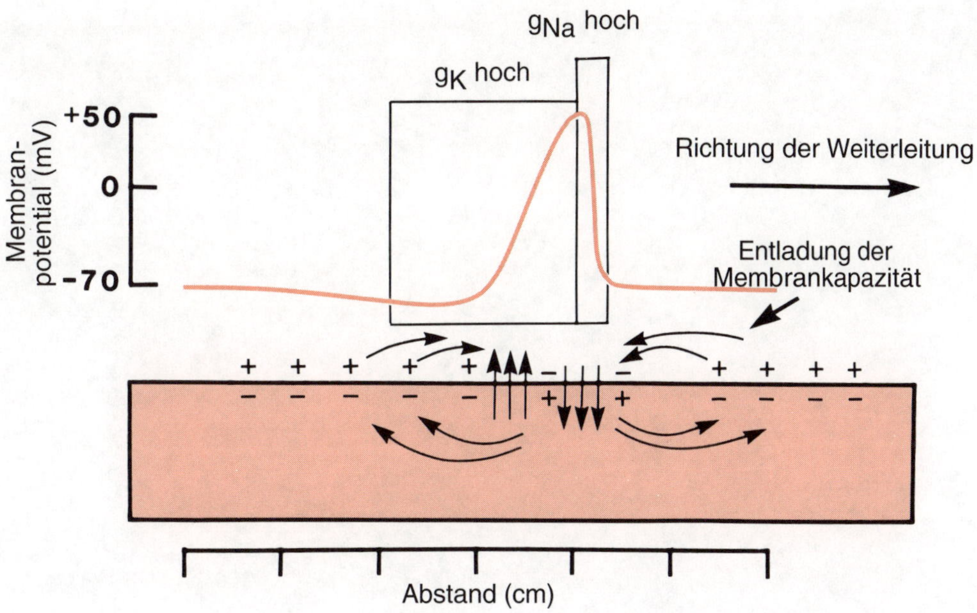

Abb. 3.7B Ausbreitung des Reizstroms vor dem Aktionspotential.

Erregungsleitung in myelinisierten Axonen: Die Na^+-Kanäle sind ausschließlich an den Ranvierschen Schnürringen lokalisiert, so daß die passive Weiterleitung positiver Ladungen direkt zur Depolarisation des nächsten Schnürrings führt. Durch die Myelinscheiden wird ein Ladungsverlust vermieden. (Die Längskonstante myelinisierter Axone ist größer als die unmyelinisierter Axone desselben Durchmessers.) Da die Aktionspotentiale von Schnürring zu Schnürring springen, wird diese Art der Informationsweiterleitung an myelinisierten Axonen als **saltatorische Erregungsleitung** bezeichnet (Abb. 3.7 C).

Die hohe Leitgeschwindigkeit myelinisierter Axone kommt folgendermaßen zustande:

- die Längskonstante ist durch das Myelin vergrößert,
- die elektrische Kapazität des Axons ist durch das Myelin reduziert, wodurch die Anstiegsphase der Depolarisation schneller ist, und
- im Myelinbereich geht wenig Übertragungszeit verloren.

Da der Na^+-Einstrom nur im Bereich der Schnürringe stattfindet, ist bei repetitiver Aktivität der Anstieg der Na^+-Konzentration im Axon gering. Hieraus resultiert ein geringerer Energieverbrauch zur Aufrechterhaltung der Na^+- und K^+-Gradienten. Insgesamt können daher myelinisierte Axone Aktionspotentiale schneller und für längere Zeit leiten als unmyelinisierte Axone derselben Dicke.

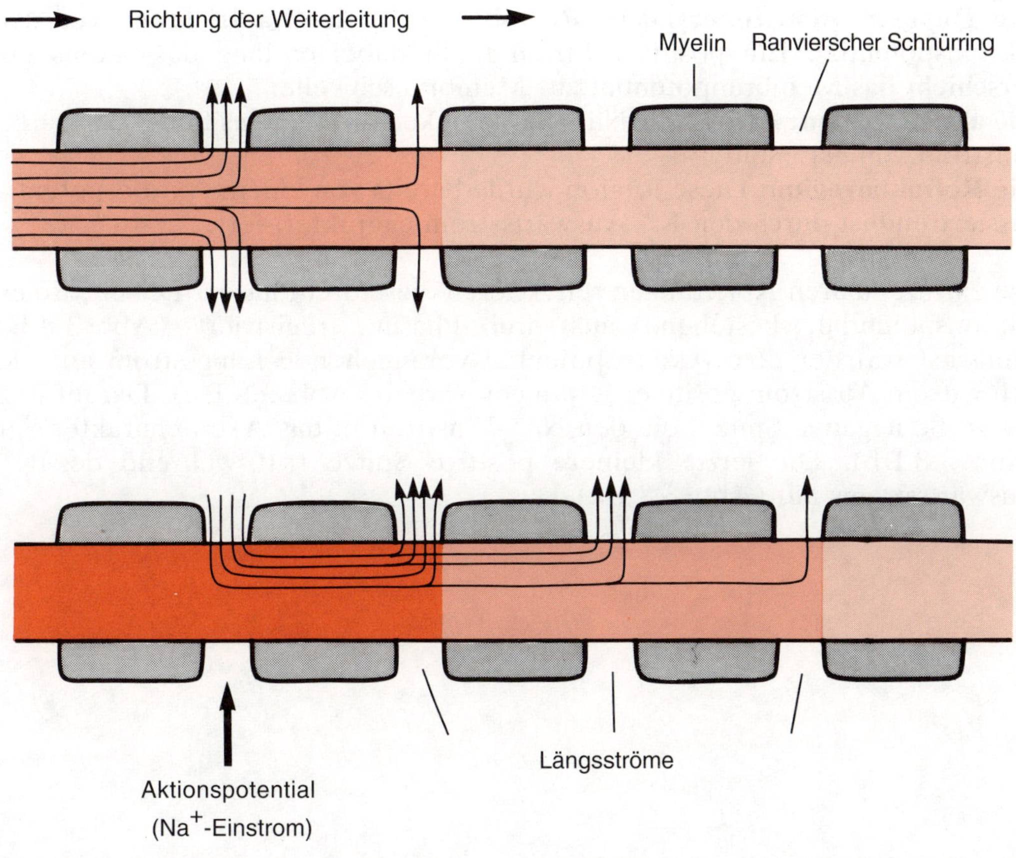

Abb. 3.7C Saltatorische Erregungsleitung in einem myelinisierten Axon (nach: Kuffler SW, Nicholls JG, Martin AR. From neuron to brain. Sunderland, MA: Sinauer Associates Inc 1984; 178).

3.8. Intra- und extrazelluläre Aktionspotentiale

Die Aktionspotentiale im Nervensystem und in Skelettmuskelfasern werden häufig über extrazelluläre Elektroden erfaßt. Die Elektroden durchdringen die Zellmembranen nicht, sondern registrieren kleine Spannungsdifferenzen (oft weniger als 1 mV) in der Nähe der Membranoberfläche, die durch Ströme verursacht werden, die während des Aktionspotentials in die Zelle hinein oder aus der Zelle heraus fließen. An der Axonmembran werden drei Regionen unterschieden (Abb. 3.8):

Die Depolarisationszone: Diese Region liegt in der Laufrichtung vor dem Aktionspotential. Ein positiver Strom fließt dabei entlang des Axons und verschiebt das Membranpotential zur Membranschwelle.
Die aktive Region: Hier ist die Na^+-Leitfähigkeit groß und es findet ein starker Einstrom von Na^+ statt.
Die Refraktärregion: Diese Region wurde bereits von einem Aktionspotential passiert und ist durch den K^+-Auswärtsstrom charakterisiert.

Die extrazellulären Ableitungen reflektieren diese drei Phasen. Dabei wird ein Aktionspotential, bestehend aus drei Phasen, registriert (Abb. 3.8 B). Zunächst tritt der dem Aktionspotential vorangehende Längsstrom auf, der sich wie ein Ausstrom positiver Ladungen verhält (Abb. 3.8 Ba). Darauf folgt die große negative Spitze, die den Na^+-Einstrom in das Axon charakterisiert (Abb. 3.8 Bb). Die letzte kleinere positive Spitze tritt während des K^+-Auswärtsstroms auf (Abb. 3.8 Bc).

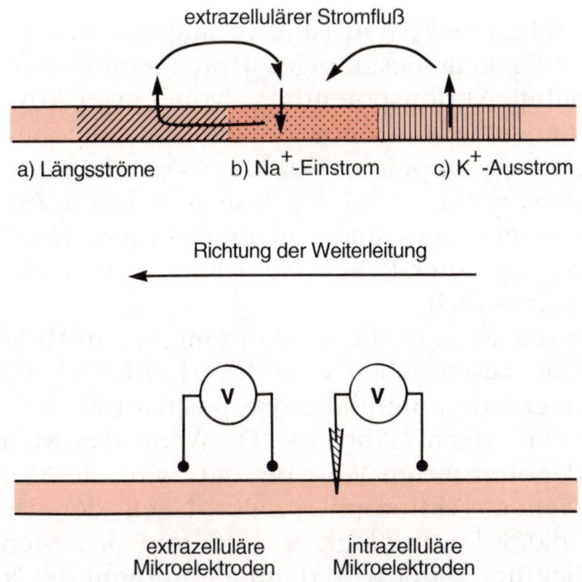

Abb. 3.8 A Extra- und intrazelluläre Ableitung von Aktionspotentialen.

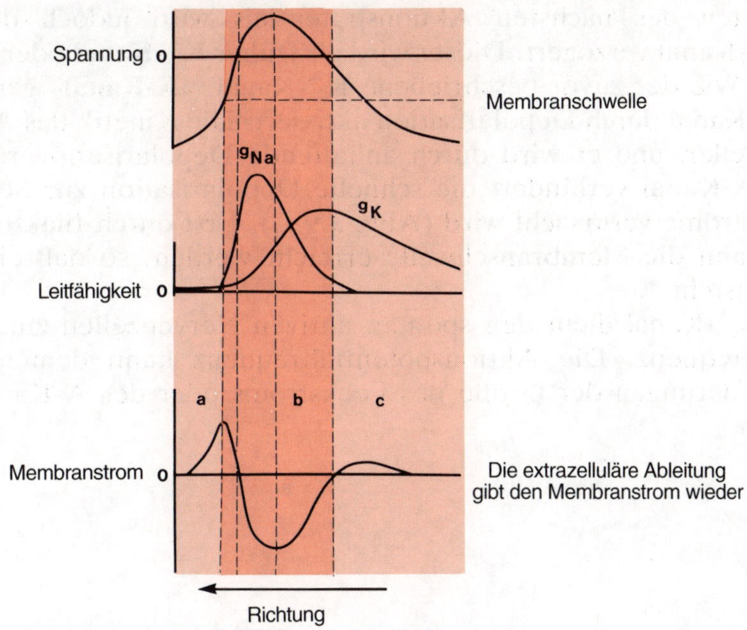

Abb. 3.8 B Membranspannung und Membranstrom (nach: Dudel J. Excitation of nerve and muscle. In: Schmidt RF, ed. Fundamentals of neurophysiology. New York: Springer 1975; 58).

3.9. Spontane Aktivität in Nervenzellen: Regelmäßige Aktivität

Nervenzellen im Zentralnervensystem (und in anderen Organen, z. B. Herz und Darm) weisen häufig kein beständiges Ruhemembranpotential auf. Sie generieren häufig spontan Aktionspotentiale, wobei zwei Muster unterschieden werden. Es handelt sich dann entweder um eine regelmäßige Aktivität (Abb. 3.9 A) oder um eine gruppierte Aktivität (sog. »*bursting*«; s. 3.10).
Die bisher angesprochenen Na^+- und K^+-Kanäle reichen zur Beschreibung dieser spontanen Membranpotentialänderungen nicht aus. Hierfür sind zusätzliche Membrankanäle, die zuerst bei Neuronen von wirbellosen Tieren entdeckt wurden, verantwortlich.
In spontan aktiven Nervenzellen ist die K^+-Leitfähigkeit in Ruhe relativ gering und der **Leckstrom** (im wesentlichen eine Na^+-Leitfähigkeit) relativ hoch. Dadurch ist das Ruhemembranpotential etwas positiver als bei Neuronen, die keine spontane Aktivität zeigen (Abb. 3.9 B). Wenn das Membranpotential sich dann gegen den depolarisierten Wert bewegt, wird die Membranschwelle erreicht und es entstehen Aktionspotentiale. Nach der Beendigung des Aktionspotentials ist die K^+-Leitfähigkeit groß und das Membranpotential wandert in negative Richtung. Hier wird dann aber erneut die Na^+-Leckleitfähigkeit aktiviert, so daß sich der depolarisierende Prozeß wiederholt und schließlich eine Sequenz von spontan auftretenden Aktionspotentialen entsteht.

Das Auftreten des nächsten Aktionspotentials wird jedoch durch einen anderen K^+-Kanal verzögert. Dieser wird als **früher K^+-Kanal** oder »**A-Kanal**« bezeichnet. Wie der zuvor beschriebene K^+-Kanal, »**K-Kanal**« genannt, wird auch der A-Kanal durch Depolarisation aktiviert. Die Kinetik des A-Kanals ist jedoch schneller, und er wird durch anhaltende Depolarisation rasch inaktiviert. Der A-Kanal verhindert die schnelle Depolarisation zur Schwelle, die durch Leckströme verursacht wird (Abb. 3.9 C). Erst durch Inaktivierung des A-Stroms kann die Membranschwelle erreicht werden, so daß ein Aktionspotential entsteht.
Der frühe K^+-Kanal dient den spontan aktiven Nervenzellen zur Reduktion der Impulsfrequenz. Die Aktionspotentialfrequenz kann dementsprechend durch Veränderungen der Größe des Leckstroms oder des A-Kanals modifiziert werden.

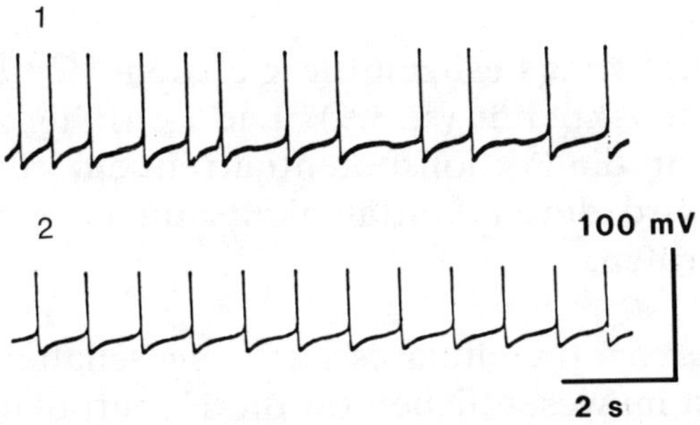

Abb. 3.9 A Spontane Entladung im intakten (1) und isolierten (2) Neuron (nach: Alving BO. Spontaneous activity in isolated somata of Aplysia pacemaker neurons. J Gen Physiol 1968; 51: 35).

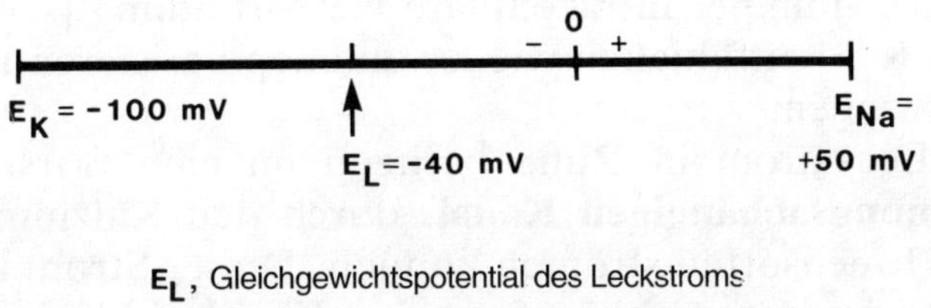

Abb. 3.9 B Der Leckstrom ist in Neuronen, die spontan aktiv sind, groß.

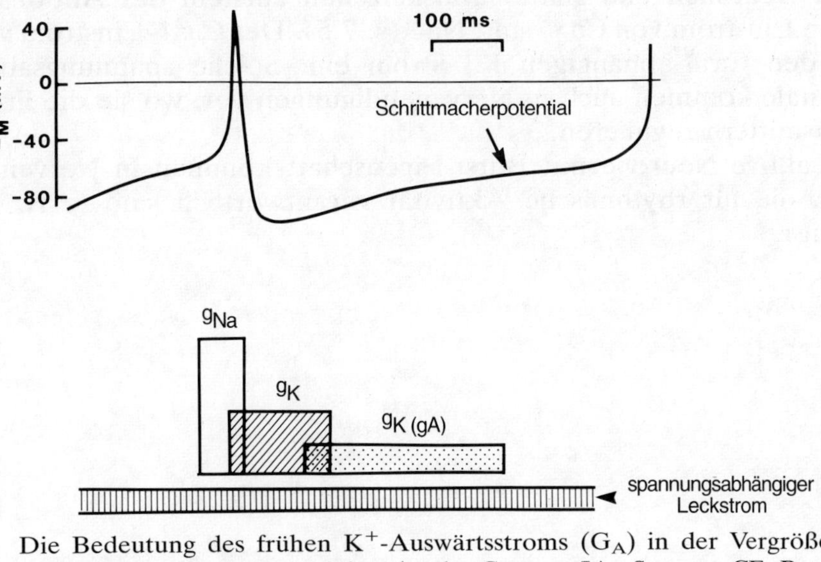

Abb. 3.9 C Die Bedeutung des frühen K^+-Auswärtsstroms (G_A) in der Vergrößerung des Intervalls zwischen den Aktionspotentialen (nach: Connor JA, Stevens CF. Prediction of repetitive firing behaviour from clamp data on an isolated neurone soma. J Physiol 1971; 213: 47).

3.10. Spontane Aktivität in Nervenzellen: Unregelmäßige Aktivität (sog. »*bursting*«)

Neurone mit *Burst*-Aktivität besitzen die gleichen Membrankanäle wie Neurone mit regelmäßiger Aktivität (s. 3.9). Die Leitfähigkeitsänderungen während eines Burst regeln die Aktionspotentialfrequenz. Das Burst-Muster von Aktionspotentialen wird durch Leitfähigkeitsänderungen zusätzlicher Membrankanäle hervorgerufen.

Ein **K^+-Kanal,** der durch intrazelluläres Ca^{2+} angeschaltet wird (**Ca^{2+}-abhängiger K^+-Kanal,** I_C), ist im wesentlichen für die Hyperpolarisation zwischen den Bursts verantwortlich. Aktionspotentiale bewirken den Ca^{2+}-Einstrom in das Neuron, so daß die K^+-Leitfähigkeit ansteigt. Das Membranpotential gleicht sich dem Kaliumgleichgewichtspotential an und wird so auf einem negativen Membranpotential gehalten. Fällt die intrazelluläre Ca^{2+}-Konzentration wieder ab (aktive Ca^{2+}-Pumpe, intrazelluläre Ca^{2+}-Bindung [s. 6.3]), so vermindert sich auch die K^+-Leitfähigkeit wieder und depolarisierende Leitfähigkeitsänderungen überwiegen.
Zusätzlich zum Leckstrom in Ruhe besitzen manche Burst-Neurone einen **langsamen, spannungsabhängigen Kanal**, durch den Kalzium- und Natriumionen oder beide Ionensorten strömen können. Dieser Strom überwiegt, wenn die Leitfähigkeit des Ca^{2+}-abhängigen K^+-Kanals absinkt und führt zur Depolarisation.
Der Ca^{2+}-Einstrom in die Zelle erfolgt im wesentlichen durch **spannungsabhängige Ca^{2+}-Kanäle**, die sich nach Depolarisation der Zelle öffnen. In manchen Neuronen und glatten Muskelzellen entsteht das Aktionspotential durch den Einstrom von Ca^{2+} statt Na^+ (s. 7.5). Der Ca^{2+}-Einstrom wiederum schaltet den Ca^{2+}-abhängigen K^+-Strom ein. Solche spannungsabhängigen Ca^{2+}-Kanäle kommen auch in Nervenendigungen vor, wo sie die Freisetzung von Transmittern regulieren.
Spontan aktive Neurone mit Burst-Eigenschaft kommen in Nervenzellsystemen vor, die für rhythmische Aktivität verantwortlich sind (z. B. Atmung, Bewegung).

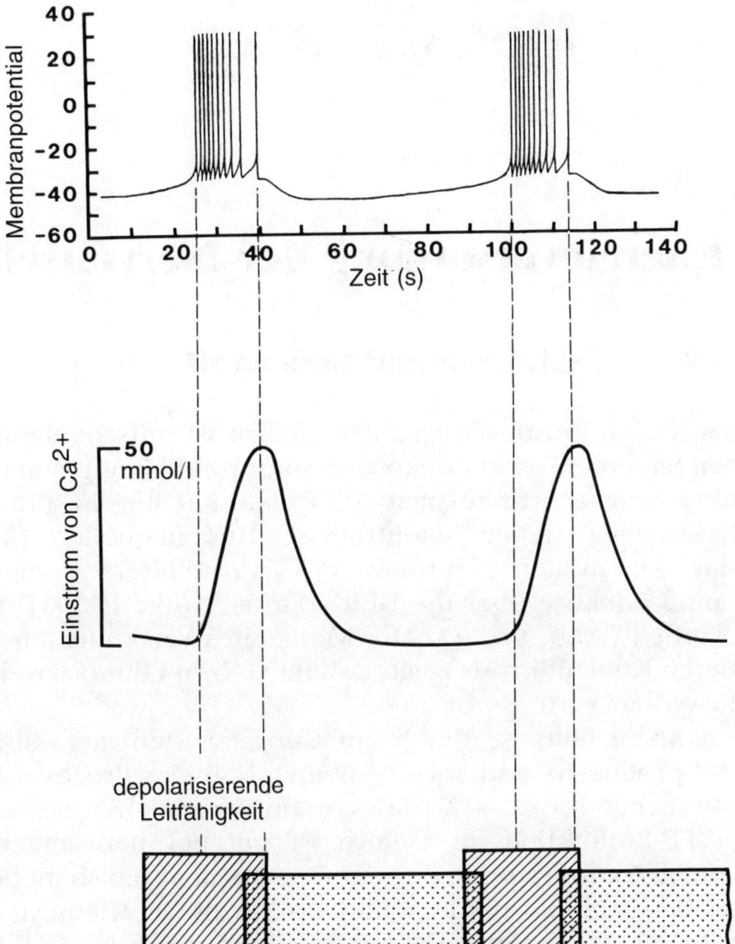

Abb. 3.10 Spontan auftretende Gruppen (»bursts«) von Aktionspotentialen (nach: Smith SJ. The mechanisms of bursting pacemaker activity in neurons of the molluse Tritonia diomedia. Ph. D. thesis, University of Washington, Seattle, Washington 1978).

4

Molekulare und intrazelluläre Mechanismen

4.1. Energieversorgung der Nervenzellen

Glukose und Sauerstoff

Das Nervengewebe und insbesondere das Gehirn ist entscheidend von einer kontinuierlichen Sauerstoff- und Glukoseversorgung abhängig, um die energiereichen Produkte Adenosintriphosphat (ATP) und Kreatinphosphat herzustellen. Diese Substanzen stellen unmittelbare Energiequellen für zelluläre Reaktionen dar. Da in den Neuronen des Warmblüters wenig Glykogen enthalten ist, muß Glukose über die Blutbahn durch die Blut-Hirn-Schranke transportiert werden (Abb. 4.1 A). Die Menge des verbrauchten Sauerstoffs und des gebildeten Kohlendioxids zeigt, daß im Gehirn Glukose weitgehend zu Kohlendioxid oxydiert wird.

Die Neurone nehmen Glukose durch ein *Carrier*-System auf. Innerhalb der Zelle wird ATP produziert und sofort für metabolische Prozesse verwendet. Ein Hauptverbraucher (etwa 40% des Gesamtverbrauchs) ist die Na^+-K^+-Pumpe. Die ATP-Produktion im Gehirn ist mit der neuronalen Aktivität verknüpft: Je mehr Aktionspotentiale generiert werden, um so mehr ATP wird durch die Na^+-K^+-Pumpe gespalten und um so mehr Adenosindiphosphat (ADP) wird gebildet. Wenn der ADP-Spiegel steigt, wird die ATP-Produktion stimuliert und es wird mehr Glukose benötigt.

Regionen des Zentralnervensystems, die stärkere neuronale Aktivität aufweisen, zeigen eine größere Glukoseaufnahme und eine größere lokale Durchblutung. Diese Korrelation zwischen neuronaler Aktivität und Steigerung der regionalen Durchblutung kann mit Hilfe der Positronen-Emissions-Tomographie (PET) erfaßt werden.

Adenosintriphosphat (ATP)

Im Zentralnervensystem wird ATP im wesentlichen aerob gebildet. Der Glykolysemetabolismus ist dagegen weniger effektiv und kann die Hirnfunktion nur für wenige Minuten aufrechterhalten.

Die Na^+-K^+-Pumpe ist eine von vielen ATPasen, die Energie von ATP und sekundär von Kreatinphosphat beziehen. ATPase-Aktivität führt zu ADP-

Produktion; ADP hingegen wird durch enzymatische Reaktionen zu ATP aufgebaut (vgl. Abb. 4.1 B).
Unter Bedingungen eines erhöhten Energieverbrauchs wird Kreatinphosphat zur Bildung von ATP benutzt. Die zellulären ATP-Spiegel bleiben so lange konstant, bis das Kreatinphosphat völlig aufgebraucht ist. Dies kommt im Zentralnervensystem jedoch selten vor.

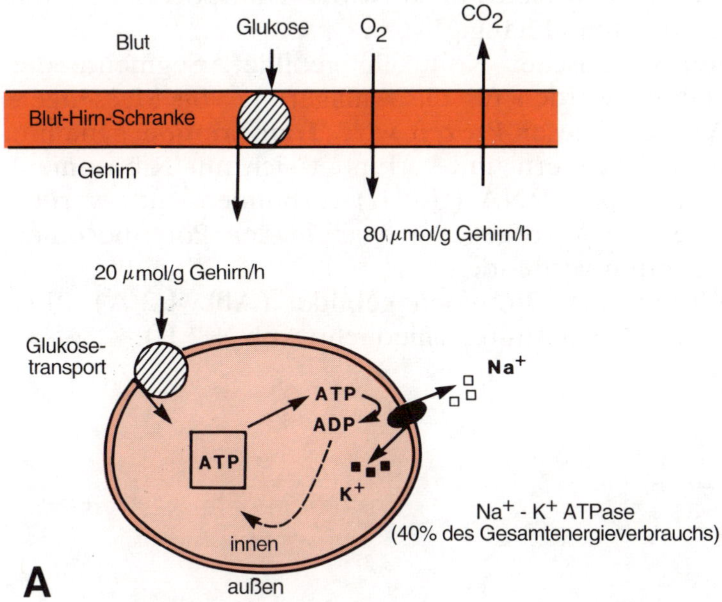

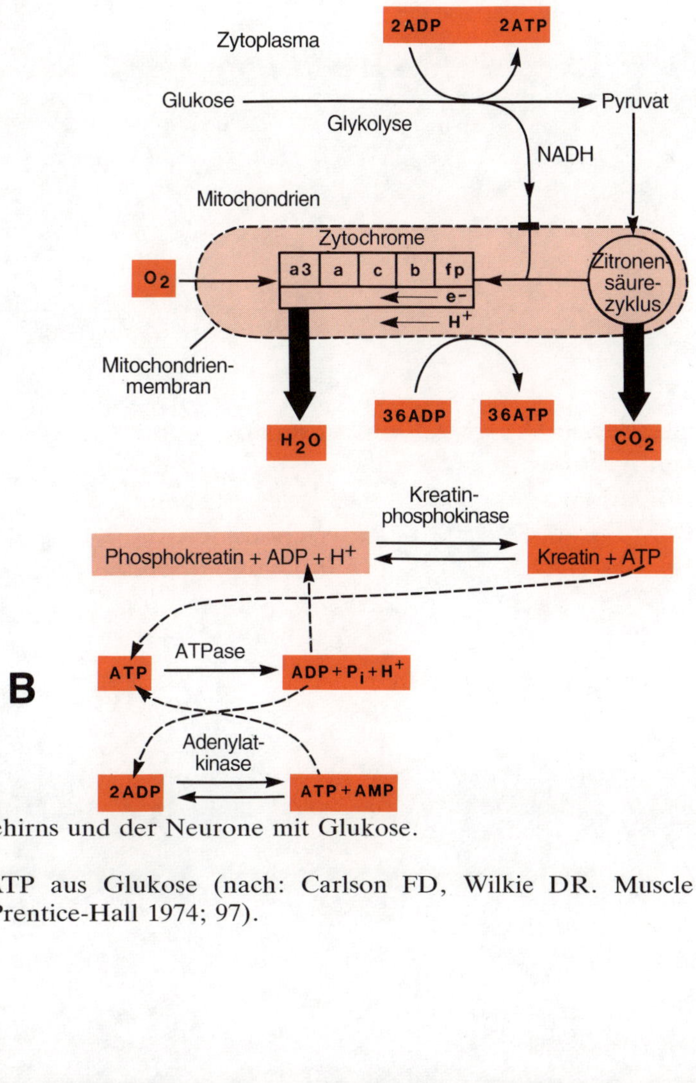

Abb. 4.1 A Versorgung des Gehirns und der Neurone mit Glukose.

Abb. 4.1 B Produktion von ATP aus Glukose (nach: Carlson FD, Wilkie DR. Muscle physiology. Englewood Cliffs: Prentice-Hall 1974; 97).

4.2. Neuronale Proteine

Die Proteinsynthese benötigt als Substrat Aminosäuren, die das Zentralnervensystem über spezifische Transportmechanismen an der Blut-Hirn-Schranke erreichen (s. 1.2). An der neuronalen Membran existieren weitere Transportmechanismen für Aminosäuren. In vielen Fällen ist der Transport dabei vom transmembranösen Na^+-Gradienten abhängig.
Die Proteine werden unter genetischer Kontrolle gebildet. Segmente der Desoxyribonukleinsäure (DNA) werden für die Anlagerung von Messenger-Ribonukleinsäure (mRNA) frei. Dieser Prozeß wird **Transkription** genannt. mRNA verläßt schließlich den Zellkern und verbindet sich mit Ribosomen. Die Aminosäuren, die mit Transport-RNA (tRNA) verbunden sind, werden nach dem Muster, das in der DNA vorgegeben war, in den Polyribosomen (oder Polysomen) zu Peptidketten verbunden.
Insgesamt werden drei Klassen von Proteinen gebildet (Abb. 4.2 A). Ihre Bildungswege und ihre Verteilung sind unterschiedlich (Abb. 4.2 B).

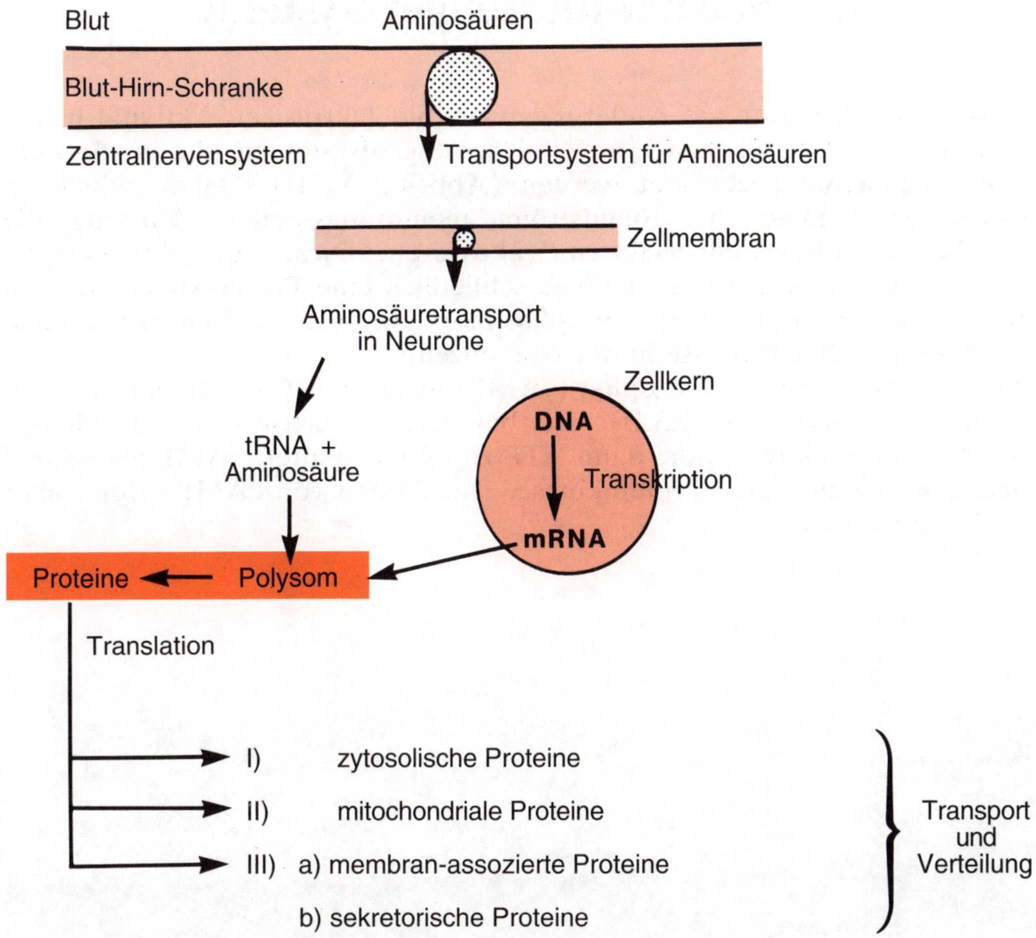

Abb. 4.2A Überblick über den Vorgang der Proteinsynthese.

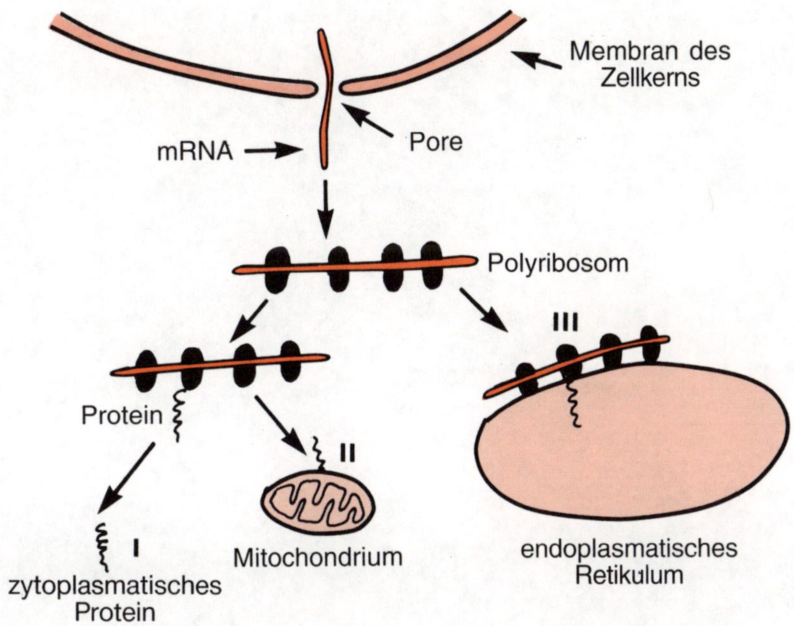

Abb. 4.2B Einzelschritte der Proteinsynthese.

4.3. Second-messenger-Systeme

Die Neurone antworten auf Änderungen der bioelektrischen Aktivität häufig mit Hilfe von spezialisierten intrazellulären Signalsystemen, die als **Second-messenger-Systeme** bezeichnet werden (Abb. 4.3 A, II). Dabei induzieren extrazelluläre Signale oder Ionenströme membranassoziierte Enzyme, die dann die Second-messenger-Systeme aktivieren. Diese Second-messenger-Moleküle aktivieren in weiterer Folge schließlich eine Proteinkinase, die ein Substratprotein phosphoryliert. Das phosphorylierte Protein dient der Regulation physiologischer Prozesse in der Nervenzelle.

Zyklisches Adenosinmonophosphat (cAMP) ist eines der wichtigsten Second-messenger-Systeme (Abb. 4.3 B). Hierbei wird zunächst membranständige Adenylatzyklase aktiviert, die dann ATP zu cAMP spaltet. cAMP als Second messenger stimuliert eine Proteinkinase. Der Abbau von cAMP erfolgt über eine Phosphodiesterase.

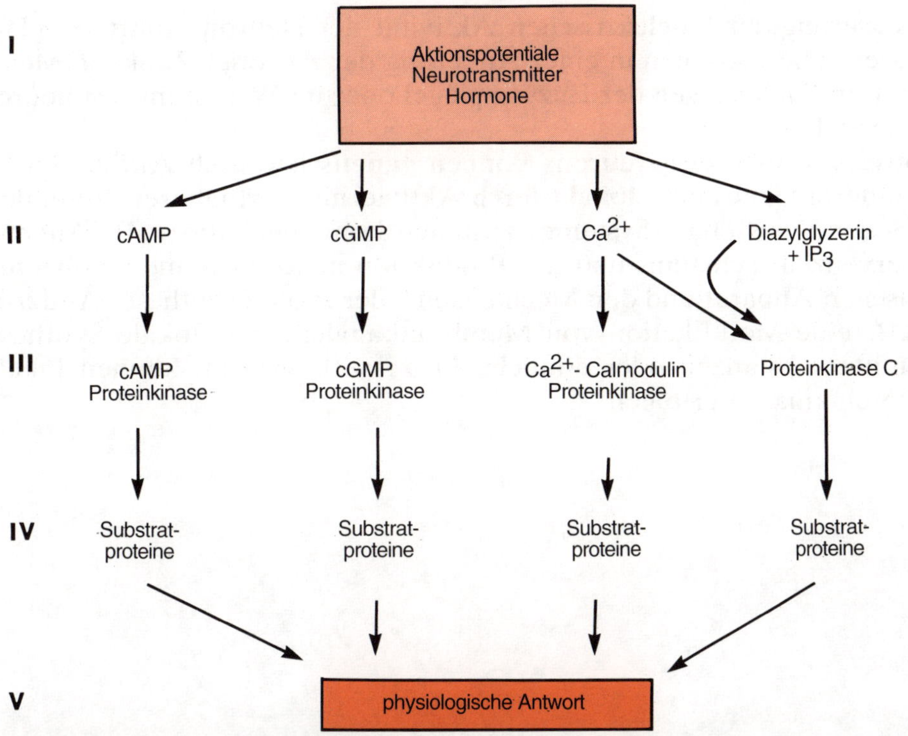

Abb. 4.3 A Allgemeiner Überblick über Second-messenger-Systeme.

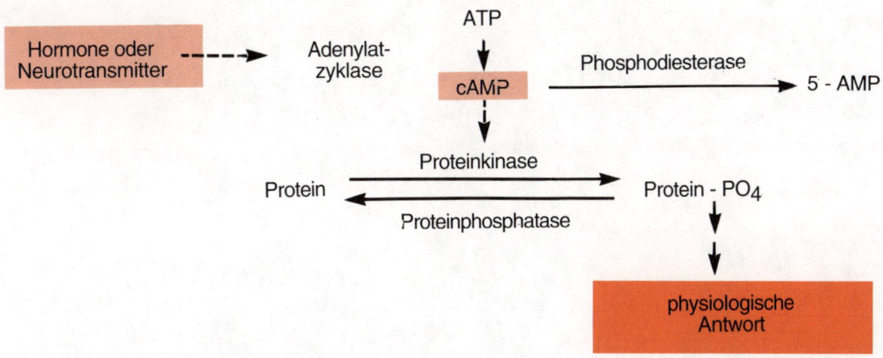

Abb. 4.3 B Zyklisches Adenosinmonophosphat als Second messenger: Proteinphosphorylierung (nach: Greengard P. Phosphorylated proteins as physiological effectors. Science 1978; 199: 147).

4.4. Genetische und lokale Regulation neuronaler Funktionen

Die Änderung der bioelektrischen Aktivität der Neurone führt zu adaptiven Prozessen. Diese können in einer Änderung der Art oder Zahl von Membrankanälen, in Änderungen der Enzymspiegel oder im Wachstum von neuronalen Strukturen bestehen.
Adaptive Prozesse des Neurons können **genetisch** (durch Aktivierung neuer oder anderer Gene) oder **lokal** (durch Aktivierung verfügbarer Proteinkinasen über Second-messenger-Systeme) zustande kommen (Abb. 4.4). Änderungen des Nervenzellwachstums und der Produktion neuer Proteine involvieren den genetischen Apparat und den Mechanismus der Proteinsynthese. Änderungen, die z. B. eine Modifikation von Membrankanälen, eine lokale Synthese von Transmittersubstanzen oder ähnliche Prozesse bewirken, können lokal über die Proteinkinasen erfolgen.

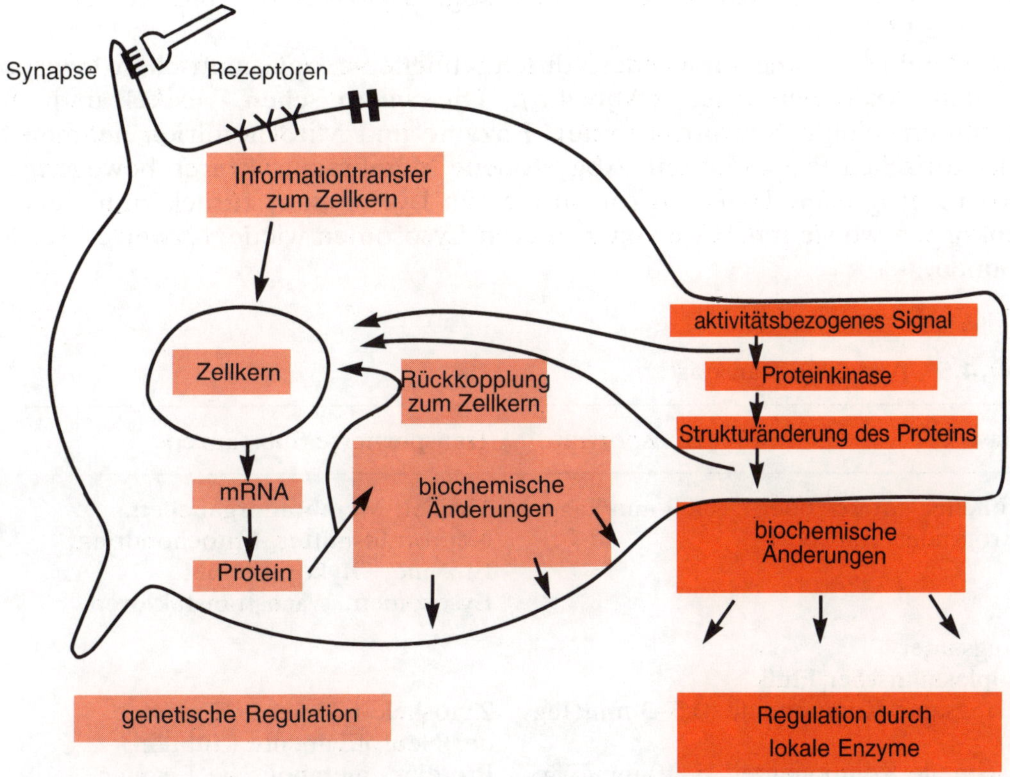

Abb. 4.4 Genetische und lokale Regulation physiologischer Eigenschaften von Neuronen (nach: Atwood HL. Modifiability of single identified neurons in crustaceans. In: Alkon DL, Woody CD, eds. Neural mechanisms of conditioning. New York: Plenum Press 1985; 332).

4.5. Axonaler Transport: Bestandteile und Mechanismen

Die in der Zelle gebildeten Proteine können entlang des Axons transportiert werden (sog. **axonaler Transport**). In Motoneuronen mit langen Axonen können dabei zentimeter- oder sogar meterlange Distanzen zurückgelegt werden.

Der axonale Transport umfaßt schnelle und langsame Komponenten. Zu den schnellen Komponenten gehören Membranorganellen, zu den langsamen Komponenten Strukturproteine (das sog. Zytoskelett) und verschiedene Enzyme (Tab. 4.5).

Die Membranorganellen wandern durch schnellen axoplasmatischen Transport zu den Axonendigungen (Abb. 4.5). Die synaptischen Vesikel und ihre Vorstufen, einige Neurotransmitter, Enzyme und Mitochondrien nehmen an sekretorischen Prozessen teil. Abgestoßene Membranstrukturen bewegen sich durch retrograden Transport (oft in kleinen Lysosomen) zurück zum Nervenzellkörper, wo sie mit Hilfe von größeren Lysosomen wiederverwertet werden können.

Tab. 4.5 Axonaler Transport.

Phase	Transportrate	Transportierte Substanzen
Schneller antero- oder retrograder Transport	400 mm/Tag	Vesikel, Membranorganellen, Neurotransmitter, Mitochondrien, Enzyme, Glykoproteine, Lysosomen, Wachstumsfaktoren
Langsamer axoplasmatischer Fluß		
langsame Komponente	0,5–3 mm/Tag	Zytoskelettelemente, Proteine der Neurofilamente (Tubulin)
schnelle Komponente	5–10 mm/Tag	Proteine, metabolische Enzyme

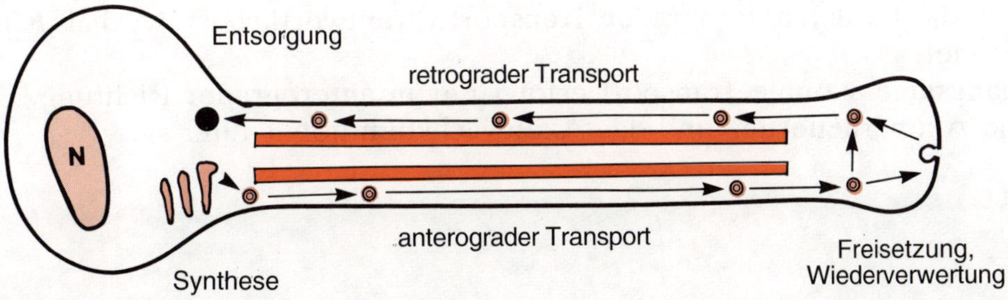

Abb. 4.5 Schneller axoplasmatischer Transport (nach: Kandell ER, Schwartz JH. Principles of neural science. New York: Elsevier 1985; 42).

4.6. Axonaler Transport: Funktioneller Ablauf

Der schnelle axonale Transport kommt durch Mikrotubuli und ein ATP-spaltendes Enzym (eine ATPase) zustande. Diese ATPase ist normalerweise als ein im Axoplasma lösliches Protein vorhanden, es kann sich jedoch mit Mikrotubuli oder Vesikeln verbinden.
Der Nervenzellkörper ist für den axonalen Transport nicht von Bedeutung. Es konnte gezeigt werden, daß ein Axon, das funktionell vom Nervenzellkörper getrennt wurde, ebenfalls Partikel transportieren kann, wenn genügend ATP vorhanden ist.
Neuere Untersuchungen haben gezeigt, daß Transportfilamente, die wahrscheinlich aus Aktin bestehen, an Mikrotubuli und membrangebundenen Vesikeln entlanggleiten. ATP-Spaltung führt dann zu einer Bewegung zwischen Mikrotubuli und Vesikeln (Abb. 4.6). Die Bewegung wird dabei offensichtlich durch eine Konformationsänderung des Transportfilamentes erreicht (s. 7.4 für die Vorgänge am Muskel).
Die Relativbewegung erfolgt nur in eine Richtung entlang der Mikrotubuli. Da jedoch unterschiedliche Transportfilamente an den Mikrotubuli haften, können anterograde und retrograde Bewegungen erfolgen (Abb. 4.6 B). Das Enzym, das für den anterograden Transport verantwortlich ist, wird als **Kinesin** bezeichnet.
Der langsame axonale Transport erfolgt nur in anterograder Richtung. Er ist für die Axonerneuerung und das Axonwachstum notwendig.

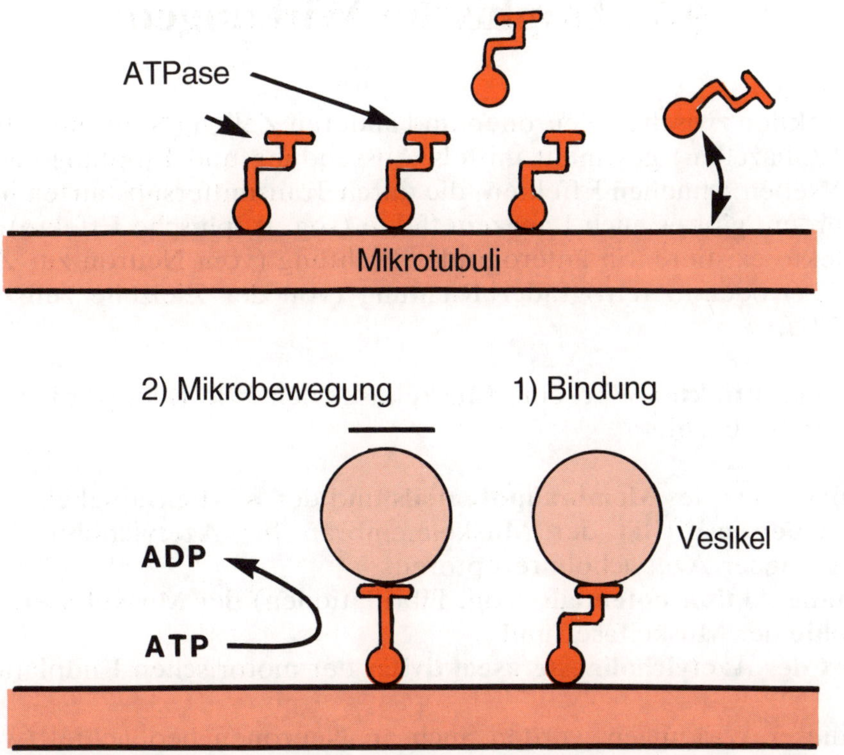

Abb. 4.6 A Wirkung des ATP-spaltenden Enzyms (ATPase) an den Mikrotubuli.

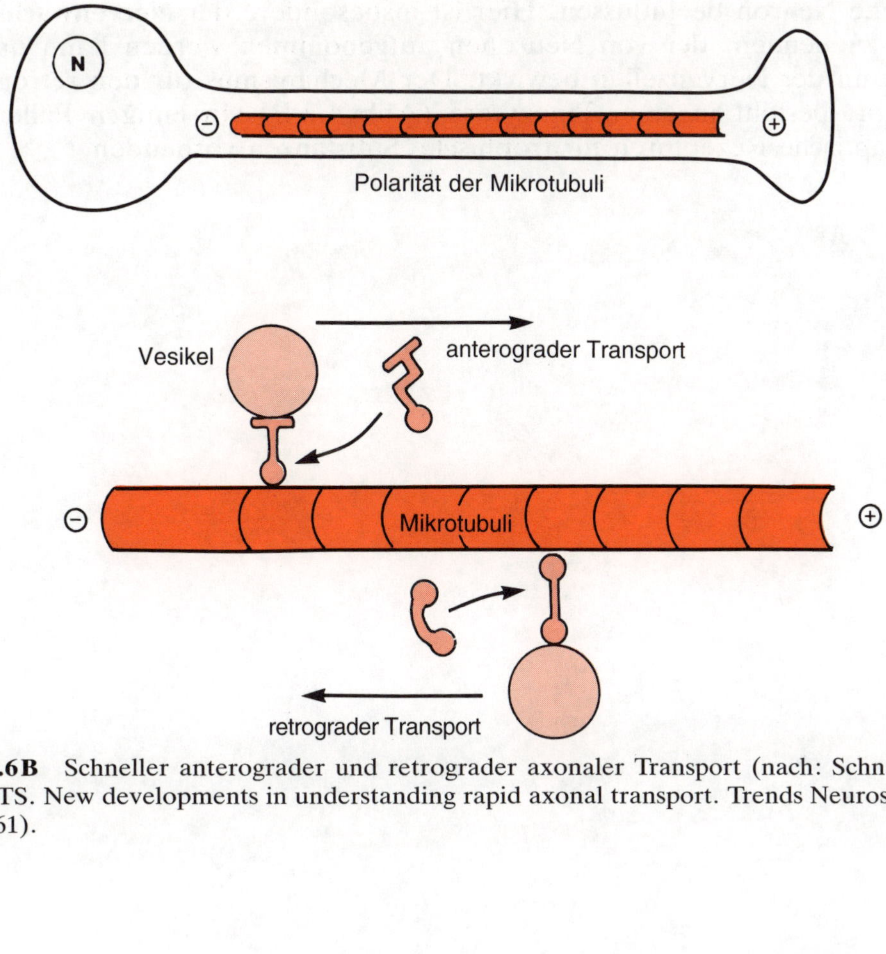

Abb. 4.6 B Schneller anterograder und retrograder axonaler Transport (nach: Schnapp BJ, Reese TS. New developments in understanding rapid axonal transport. Trends Neurosci 1986; 9[4]: 161).

4.7. Trophische Wirkungen

Die Interaktion zwischen Neuronen und anderen Zellen (Neurone, Muskelzellen oder Gliazellen) geschieht mittels Aussendung und Empfang chemischer Signale. Neben schnellen Effekten, die durch Transmittersubstanzen hervorgerufen werden, gibt es auch Langzeiteffekte (sog. trophische Effekte). Trophische Effekte existieren in anterograder Richtung (vom Neuron zur Zielzelle; Abb. 4.7 A) oder in retrograder Richtung (von der Zielzelle zum Neuron; Abb. 4.7 B).

Anterograde Effekte: Wird eine Muskelfaser denerviert, so werden folgende Wirkungen beobachtet:

- ▶ Verminderung des **Membranpotentials** und der K^+-Leitfähigkeit.
- ▶ Eine **Übersensitivität** der Muskelmembran für Azetylcholin durch die Bildung neuer Azetylcholinrezeptoren.
- ▶ **Spontane Aktionspotentiale** (sog. Fibrillationen) der Muskelfaser.
- ▶ **Atrophie** der Muskelfaser und
- ▶ **Verlust der Azetylcholinesteraseaktivität** der motorischen Endplatte.

Einige dieser Wirkungen wurden auch an Neuronen beobachtet, wenn der Kontakt mit anderen Neuronen aufgehoben wurde.

Retrograde Effekte: Es sind viele Fälle bekannt, in denen Zielneurone das sendende Neuron beeinflussen. Hier ist insbesondere der **Nervenwachstumsfaktor** zu nennen, der von Neuronen aufgenommen werden kann und ein Wachstum der Nervenzellen bewirkt. Der Mechanismus für den retrograden Transport besteht in einer Pinozytose (Abb. 4.7 B). In einigen Fällen sind präsynaptische Rezeptoren für trophische Substanzen vorhanden.

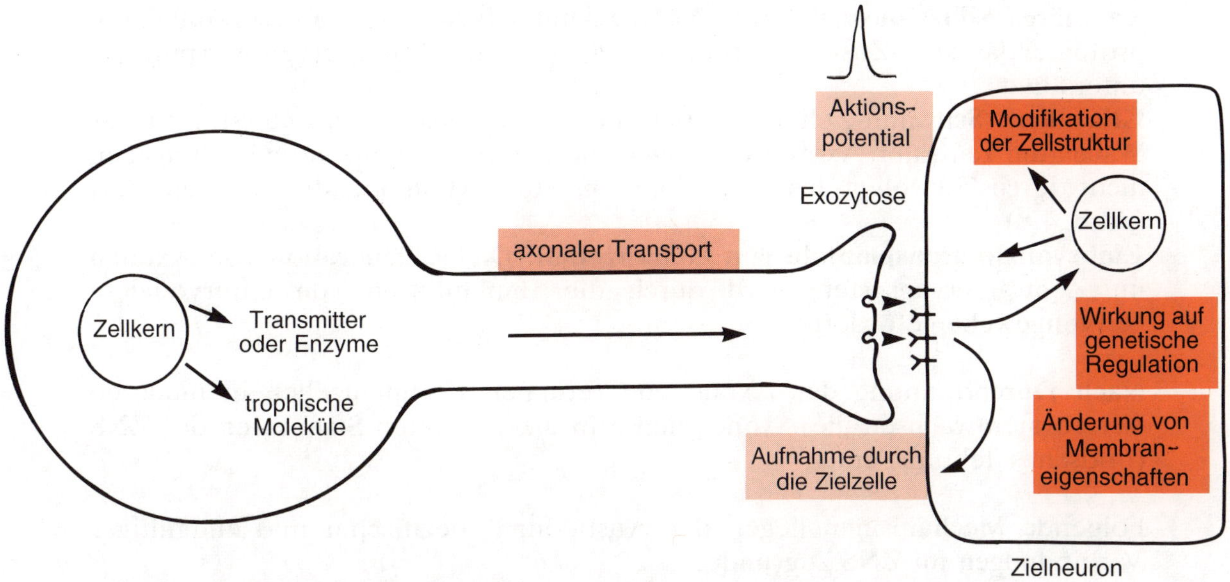

Abb. 4.7 A Trophische Wirkungen von Nervenzellen auf Zielstrukturen.

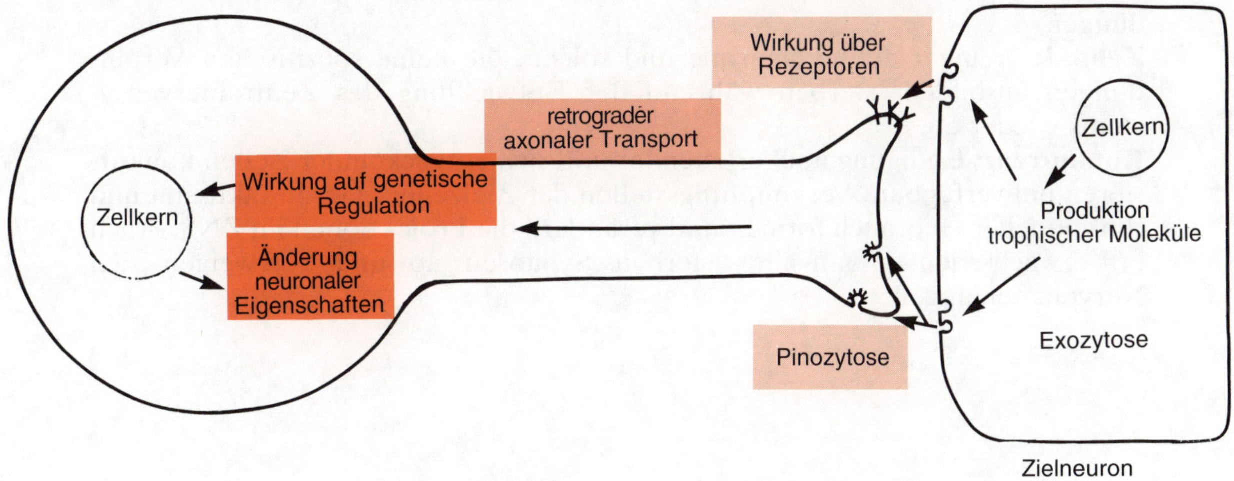

Abb. 4.7 B Trophische Wirkungen der Zielstrukturen auf Nervenzellen.

4.8. Trophische Wirkungen, Nervenwachstum

Nervenwachstumsfaktor: Der Nervenwachstumsfaktor kann von vielen Geweben gewonnen werden. Experimentell bewirkt er das Wachstum von Axonen in der Zellkultur. Antikörper gegen diesen Faktor führen z. B. dazu, daß die Entwicklung des sympathischen Nervensystems verhindert wird.
Zelluläres Adhäsionsmolekül (CAM): Es handelt sich um ein Membranglykoprotein, das die Zusammenführung von Axonen zu Nervenfaserbündeln unterstützt.
Gliazellen: Schwann-Zellen des peripheren Nervensystems unterstützen das Wachstum zentraler Axone; das Wachstum zentraler Neurone wird hingegen nicht durch Gliazellen des Zentralnervensystems (Oligodendroglia) gefördert (Abb. 4.8).
Embryonale Transplantate von Gehirnzellen: Die Regeneration von Axonen im Zentralnervensystem wird durch die Implantation von embryonalem Nervengewebe gefördert.

Nach Durchtrennung der Axone von retinalen Ganglienzellen in niederen Vertebraten wachsen die Axone wieder in die korrekten Strukturen des ZNS (optisches Tektum) ein.

Folgende Mechanismen liegen der Ausbildung spezifischer und endgültiger Verbindungen im ZNS zugrunde:

Zell-Linien: In der Entwicklung sind Zellgruppen genetisch prädisponiert, bestimmte Teile des Gehirns zu bilden.
Wachstum und Führung: Axone werden durch trophische Faktoren geleitet. Zell-Zell-Oberflächeninteraktionen führen zur Bildung spezifischer Verbindungen.
Zelltod: Weniger aktive Neurone und solche, die keine spezifischen Verbindungen ausbilden, sterben während der Entwicklung des Zentralnervensystems wieder ab.
Konkurrenz: Endigungen überlebender und sich entwickelnder Zellen konkurrieren um verfügbare Verknüpfungsstellen der Zielzellen. Gesamtaktivität und funktioneller Gebrauch formen und verändern die Projektionen im ZNS. Auch im erwachsenen Organismus sterben Synapsen ab und verzweigen sich Nervenendigungen.

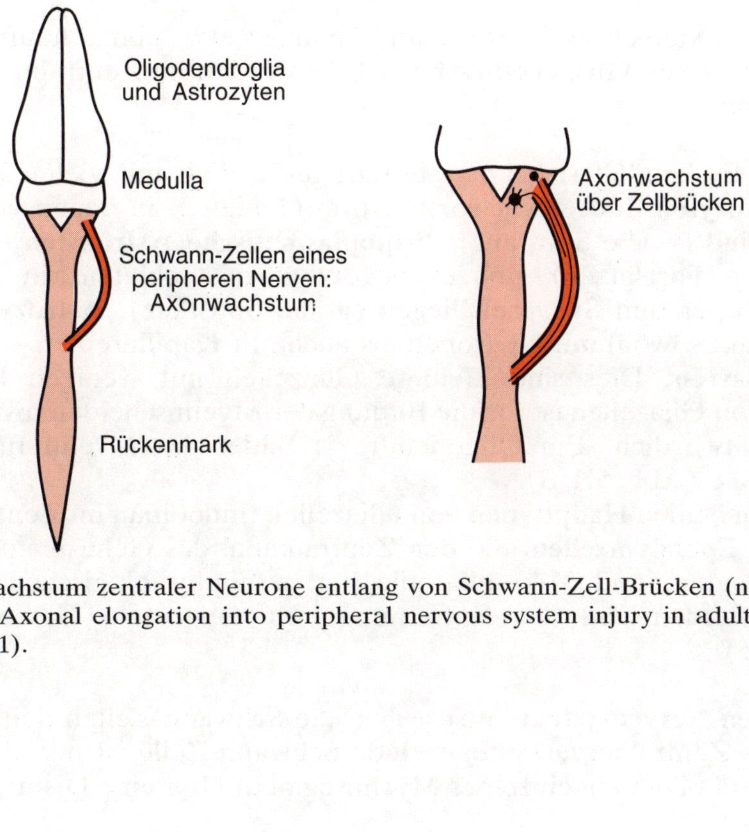

Abb. 4.8 Wachstum zentraler Neurone entlang von Schwann-Zell-Brücken (nach: David S, Aguayo AJ. Axonal elongation into peripheral nervous system injury in adult rats. Science 1981; 214: 931).

5

Gliazellen

5.1. Typen von Gliazellen

Gliazellen sind kleiner als Neurone und kommen etwa 50mal häufiger vor. Folgende Typen von Gliazellen (Abb. 5.1 A) werden im Zentralnervensystem unterschieden:

Astrozyten. Es handelt sich um »sternartige« Zellen mit vielen Fortsätzen. **Fibröse Astrozyten** findet man vor allem in Gebieten, in denen viele Axone vorhanden sind (weiße Substanz). **Protoplasmatische Astrozyten** (mit kürzeren, dickeren Fortsätzen) gibt es bevorzugt in Gebieten, in denen die Nervenzellkörper und Synapsen liegen (graue Substanz). Astrozyten bilden häufig Kontakt sowohl mit Neuronen als auch mit Kapillaren.
Oligodendrozyten. Dies sind kleinere Gliazellen mit wenigen Fortsätzen. Dieser Typ von Gliazellen ist für die Bildung der Myelinscheiden myelinisierter Axone verantwortlich. Ein Oligodendrozyt bildet das Myelin für mehrere zentrale Axone (Abb. 5.1 B).
Neben diesen beiden Haupttypen von Gliazellen findet man im Zentralnervensystem noch **Ependymzellen,** die den Zentralkanal des Gehirns und Rückenmarks auskleiden, und **Mikroglia**, die bei pathophysiologischen Prozessen mobilisiert werden und der Entfernung von zerstörtem Gewebe dienen (Phagozytose).

Im peripheren Nervensystem entsprechen die Schwann-Zellen den Oligodendrozyten des Zentralnervensystems. Jede Schwann-Zelle ist mit einem Axon verbunden und bildet ein einzelnes Myelinsegment über eine Distanz von etwa 1 mm.
Die Myelinscheiden bestehen aus Schwann-Zell-Umhüllungen, die kein Zytoplasma mehr besitzen. Sie enthalten zu 80% Fett und zu 20% Eiweiß.
Unterbrechungen in den Myelinscheiden, wo das Axon direkt mit dem Extrazellulärraum verbunden ist, werden **Ranviersche Schnürringe** genannt. Die myelinisierten Segmente des Axons zwischen zwei Ranvierschen Schnürringen werden **Internodien** genannt.

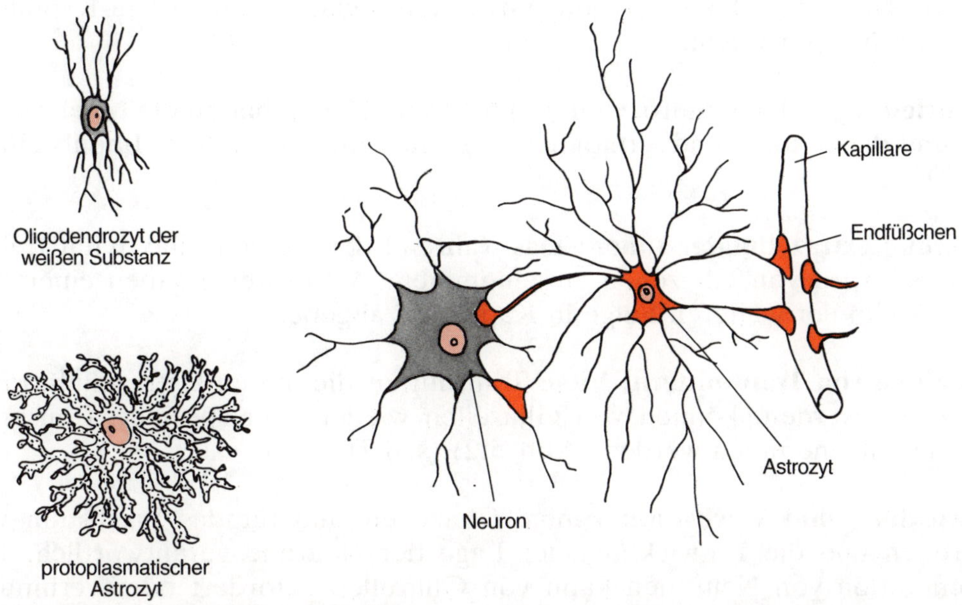

Abb. 5.1 A Typen von Gliazellen (nach: Kandel ER, Schwartz JH. Principles of neural science. New York: Elsevier 1985; 18).

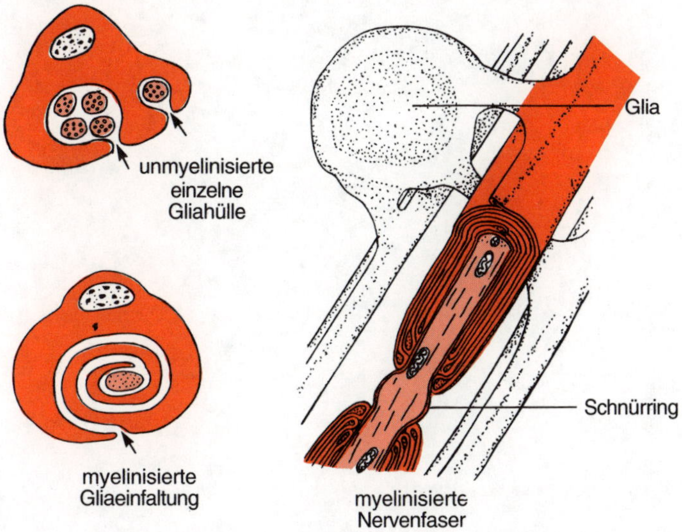

Abb. 5.1 B Beziehung zwischen Glia und Axon (nach: Shepherd GM. Neurobiology. New York: Oxford University Press 1988; 62 und Bunge MB, Bunge RP, Ris H. Ultrastructural study of remyelination in an experimental lesion in adult cat spinal cord. J Biophys Biochem Cytol 1961; 10: 79).

5.2. Funktion der Gliazellen

Strukturbildung: Astrozyten geben den Nervenzellen Halt und trennen Gruppen von Neuronen. Fortsätze von Astrozyten bedecken außerdem Kapillaren im Zentralnervensystem.

Impulsleitung: Oligodendrozyten und Schwann-Zellen bilden die Myelinscheiden um die Axone und ermöglichen damit eine schnellere Impulsleitung (s. 3.7).

Pufferung extrazellulärer Ionen: Das während der Nervenzellaktivität freigesetzte K^+ wird von Gliazellen aufgenommen. Astrozyten können einen Teil dieses K^+ in der weiteren Folge in Kapillaren abgeben.

Aufnahme von Transmittern: Viele Transmitter, die in den Extrazellulärraum abgegeben werden, können von Gliazellen wieder über spezielle Transportsysteme aufgenommen werden (Abb. 5.2) (s. 6.7).

Entwicklung und Wachstum: Einige Gliazellen sind für das Wachstum von Neuronen und die Entwicklung der Lage der Neurone verantwortlich. Die Regeneration von Neuronen kann von Gliazellen gefördert oder verhindert werden (s. 4.8). Schwann-Zellen fördern die Regeneration peripherer Nerven. Eine Proliferation von Gliazellen im Zentralnervensystem kann andererseits die Regeneration von Nervenzellen nach einer Zerstörung verhindern.

Ernährungsfunktion: Gliazellen können Nervenzellen metabolische Substrate liefern.

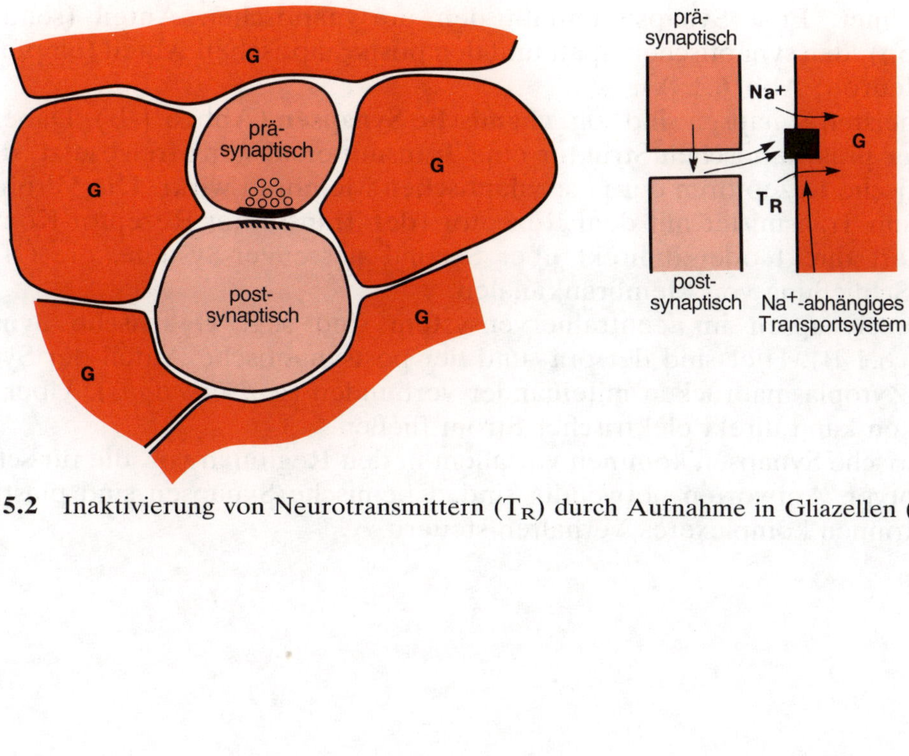

Abb. 5.2 Inaktivierung von Neurotransmittern (T_R) durch Aufnahme in Gliazellen (G).

6

Synapsen

6.1. Synaptische Übertragung

Der Kontaktpunkt zwischen zwei Nervenzellen oder zwischen einer Nervenzelle und einer Zielzelle (wie z. B. einer Muskelfaser) wird als **Synapse** bezeichnet. Eine Synapse umfaßt den präsynaptischen Anteil (sendendes Neuron), den synaptischen Spalt und den postsynaptischen Anteil (empfangendes Neuron; Abb. 6.1 A).

Die meisten Synapsen sind sog. **chemische Synapsen** (Abb. 6.1 B). Dabei wird aus der präsynaptischen Struktur eine Transmittersubstanz freigesetzt, die auf spezifische Rezeptoren der postsynaptischen Membran wirkt. Die Verbindung aus dem Transmitter mit dem Rezeptor (der Transmitter-Rezeptor-Komplex) aktiviert direkt oder indirekt über Second-messenger-Systeme die Öffnung oder Schließung von Membrankanälen.

Einige Synapsen im Zentralnervensystem sind sog. **elektrische Synapsen** (Abb. 6.1 B). Hier sind der prä- und der postsynaptische Anteil der Synapse über Zytoplasmabrücken miteinander verbunden (*gap junctions*). Über diese Brücken kann direkt elektrischer Strom fließen.

Elektrische Synapsen kommen vor allem in den Regionen vor, die für schnelle stereotype Antworten notwendig sind. Chemische Synapsen sind plastischer und können komplexeres Verhalten steuern.

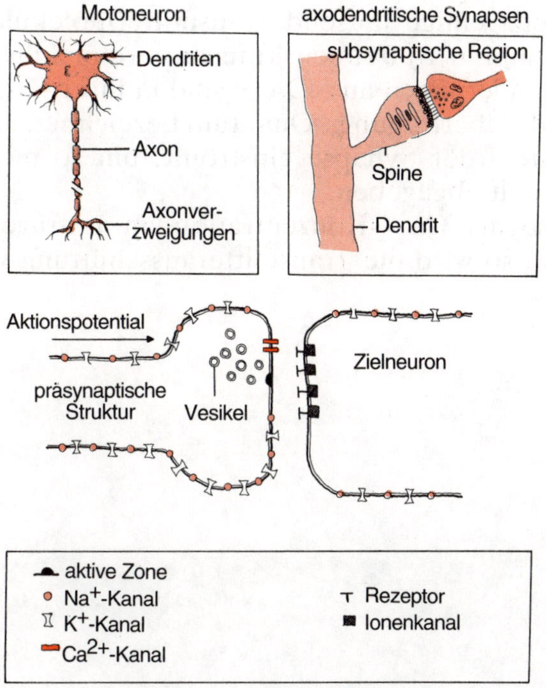

Abb. 6.1A Aufbau von Synapsen.

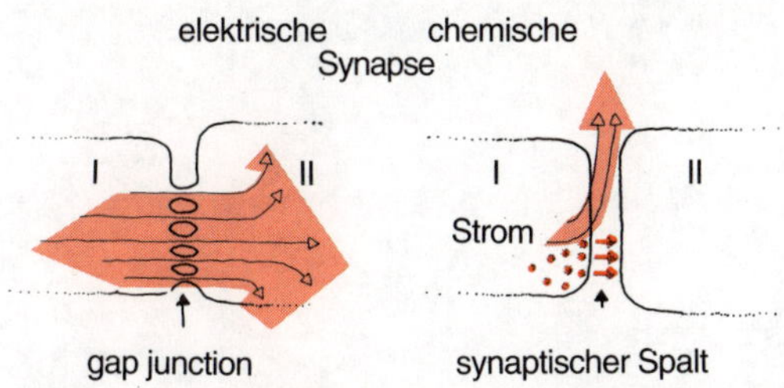

Abb. 6.1B Chemische und elektrische Transmission.

6.2. Die Freisetzung der Transmittersubstanz

Aktionspotentiale, die das Ende eines Axons erreichen, können den synaptischen Spalt weder überqueren noch zurücklaufen (aufgrund der Refraktärzeit). Durch das Aktionspotential wird die präsynaptische Endigung depolarisiert, was in der weiteren Folge einen Ca^{2+}-Einstrom auslöst. Ca^{2+} bewirkt schließlich die Exozytose synaptischer Vesikel in den synaptischen Spalt (Abb. 6.2 A). Jedes exozytotische Ereignis (wahrscheinlich Inhalt eines synaptischen Vesikels) setzt einige tausend Transmittermoleküle frei. Die auf die postsynaptische Membran treffenden Transmittermoleküle lösen kleine elektrische Potentialveränderungen aus. Diese sind in ihrer Größe relativ konstant und werden daher als Übertragungs-Quantum bezeichnet. Je mehr Ca^{2+} in den präsynaptischen Anteil der Synapse einströmt, um so mehr Transmittersubstanz wird in den Spalt abgegeben.

Verringert man also die Ca^{2+}-Konzentration im Extrazellulärmedium oder blockt Ca^{2+}-Kanäle, so wird die Transmitterausschüttung verringert.

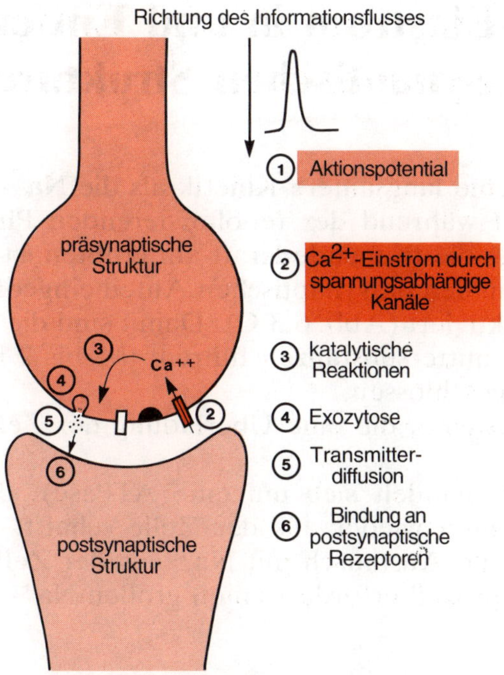

Abb. 6.2 A Ein Aktionspotential löst die Freisetzung eines Neurotransmitters aus.

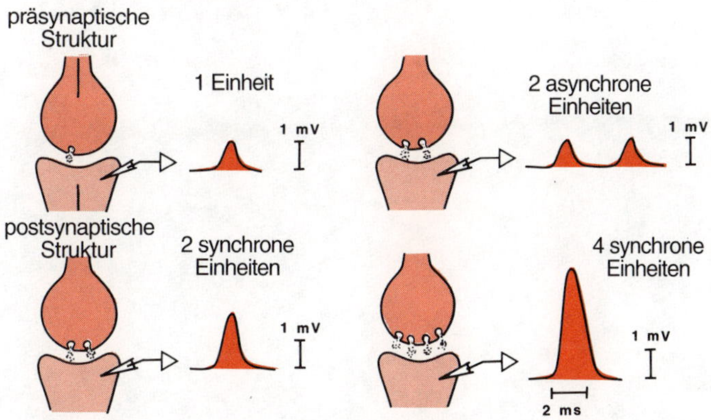

Abb. 6.2 B Jede einzelne Einheit einer Transmitterfreisetzung trägt zum postsynaptischen Potential bei.

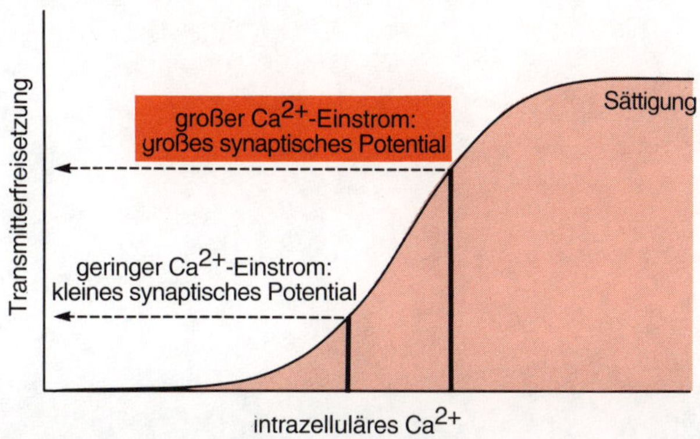

Abb. 6.2 C Abhängigkeit der Transmitterfreisetzung vom präsynaptischen Ca^{2+}-Einstrom (nach: Atwood HL, Wojtowicz JM. Short-term and long-term plasticity and physiological differentiation of crustacean motor synapses. Int Rev Neurobiol 1986; 28: 306).

6.3. Ca^{2+}-Einstrom in und Entfernung aus präsynaptischen Strukturen

Ca^{2+}-Kanäle haben eine langsamere Kinetik als die Na^+-Kanäle. Der größte Ca^{2+}-Einstrom findet während der repolarisierenden Phase des Aktionspotentials statt, weil hier die treibende Kraft am größten ist (Abb. 6.3 A, B).
Wenn Kalziumionen in den präsynaptischen Anteil eingedrungen sind, werden sie schnell wieder inaktiviert (Abb. 6.3 C). Damit sind die Reaktionen, die zur Freisetzung der Transmittersubstanzen führen, 0,5 bis 2 ms nach Ablauf des Aktionspotentials abgeschlossen.
Es existieren zwei Systeme, die eine Überladung der Zelle mit Ca^{2+} verhindern:
eine Ca^{2+}-Pumpe (es handelt sich um eine ATPase), die Ca^{2+} gegen den Konzentrationsgradienten wieder aus der Zelle schafft, und ein Na^+-Ca^{2+}-Austausch, der Ca^{2+} im Austausch mit Na^+ aus der Zelle befördert. Dieser Na^+-Ca^{2+}-Austauschprozeß erfordert einen großen Na^+-Gradienten.

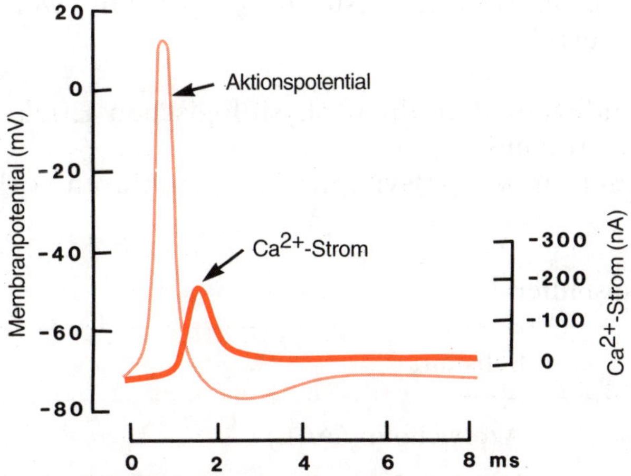

Abb. 6.3A Verhältnis von Aktionspotential und Ca^{2+}-Strom (nach: Llinas R. Calcium in synaptic transmission. Sci Am 1982; 247: 64–5).

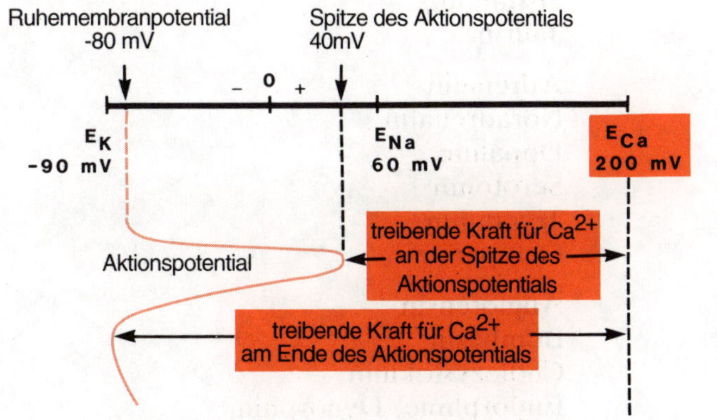

Abb. 6.3B Treibende Kräfte für Ca^{2+}.

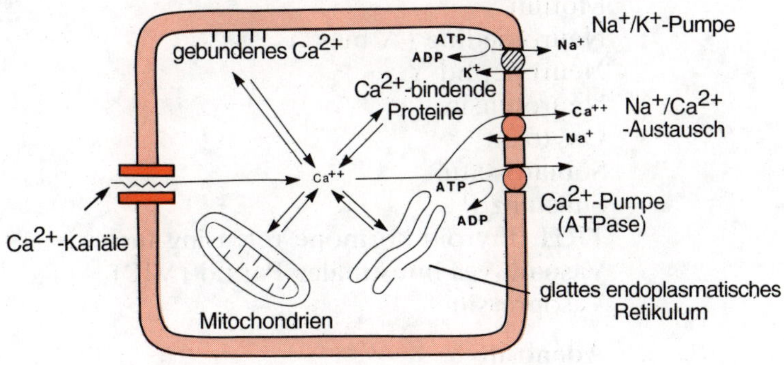

Abb. 6.3C Beeinflussung der intrazellulären Ca^{2+}-Konzentration.

6.4. Identifizierung von Neurotransmittern

Damit eine Substanz als Transmittersubstanz bezeichnet werden kann, müssen folgende Kriterien erfüllt sein:

- ▶ Die Substanz induziert denselben physiologischen Effekt wie die normale synaptische Übertragung.
- ▶ Die Substanz muß in den präsynaptischen Strukturen vorkommen.

Tab. 6.4 Neurotransmitter.

System	Substanz
Cholinerg	Azetylcholin (ACh)
Aminosäuren	Gamma-Aminobuttersäure (GABA) Aspartat Glutamat Glyzin Histamin Taurin
Biogene Amine	Adrenalin Noradrenalin Dopamin Serotonin Tryptamin Octopamin
Peptide	Angiotensin Bombesin Cholezystokinin Endorphine, Dynorphin Karnosin LHRH (luteinizing hormone releasing factor) Methionin, Leukin, Enkephaline Motilin Neuromedine (A bis C) Neuropeptid Y Neurotensin Oxytoxin Somatostatin Substanz P TRH (thyroid hormone releasing factor) Vasoaktives intestinales Peptid (VIP) Vasopressin
Purine	Adenosin Adenosinmonophosphat (AMP) Adenosindiphosphat (ADP) Adenosintriphosphat (APT)

Modifiziert nach Bradford HF. Chemical Neurobiology. New York: WH Freeman, 1986: 157

▶ Die präsynaptische Struktur verfügt über die Enzyme, die die chemische Substanz herstellen.
▶ Die Substanz wird nach Reizung der präsynaptischen Faser in genügend großen Mengen ausgeschüttet, um ein synaptisches Potential im Folgeneuron auszulösen.

Tabelle 6.4 gibt eine Übersicht über bekannte und vermutete Neurotransmitter. Nicht alle der aufgeführten Substanzen erfüllen die genannten vier Kriterien.

Neuromodulatoren: Als Neuromodulatoren bezeichnet man Substanzen, die an der postsynaptischen Membran selbst keine Wirkungen entfalten, die aber die Wirkung eines Neurotransmitters verstärken oder vermindern. Viele Peptide sind Neuromodulatoren. Häufig werden die Neurotransmitter und der Neuromodulator aus demselben Neuron ausgeschüttet.

Wie in Tabelle 6.4 dargestellt ist, gibt es unterschiedliche Substanzgruppen, die als Neurotransmitter wirken können. Peptide werden im Zellkörper gebildet und im Axon zur präsynaptischen Region transportiert. Die meisten anderen Substanzen können in der präsynaptischen Struktur selbst gebildet werden. Hierzu sind Enzyme notwendig, die vom Soma transportiert werden. Zusätzlich werden dann häufig Vorstufen des Transmitters in die präsynaptische Struktur aufgenommen (Abb. 6.4).

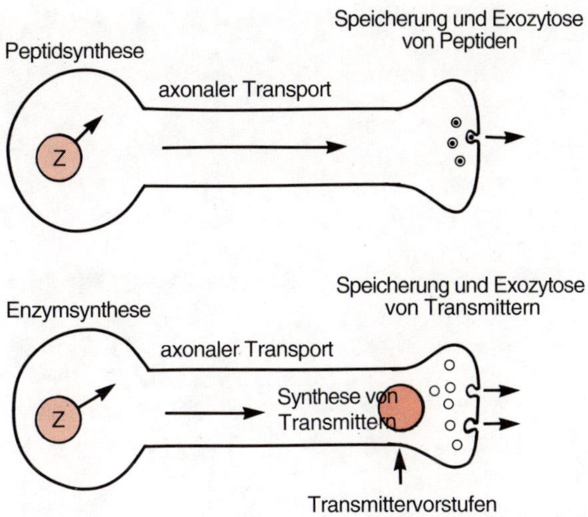

Abb. 6.4 Transport von Peptiden und Enzymen in der Nervenzelle.

6.5. Azetylcholin

Azetylcholin (ACh) wird in den Endigungen des Axons aus Cholin und Azetyl-Coenzym A gebildet. Das katalysierende Enzym ist die Cholin-Azetyltransferase.
Cholin-Azetyltransferase wird in den Neuronen synthetisiert. Azetyl-Coenzym A entsteht aus dem Glukosemetabolismus (über Pyruvat) mit Hilfe mitochondrialer Enzyme. Cholin wird von den Nervenzellen durch spezifische Transportmoleküle aufgenommen. Nachdem ACh freigesetzt worden ist, wird der Transmitter hydrolysiert und ein Teil des entstehenden Cholins kann wieder in die präsynaptischen Strukturen aufgenommen werden (Abb. 6.5).

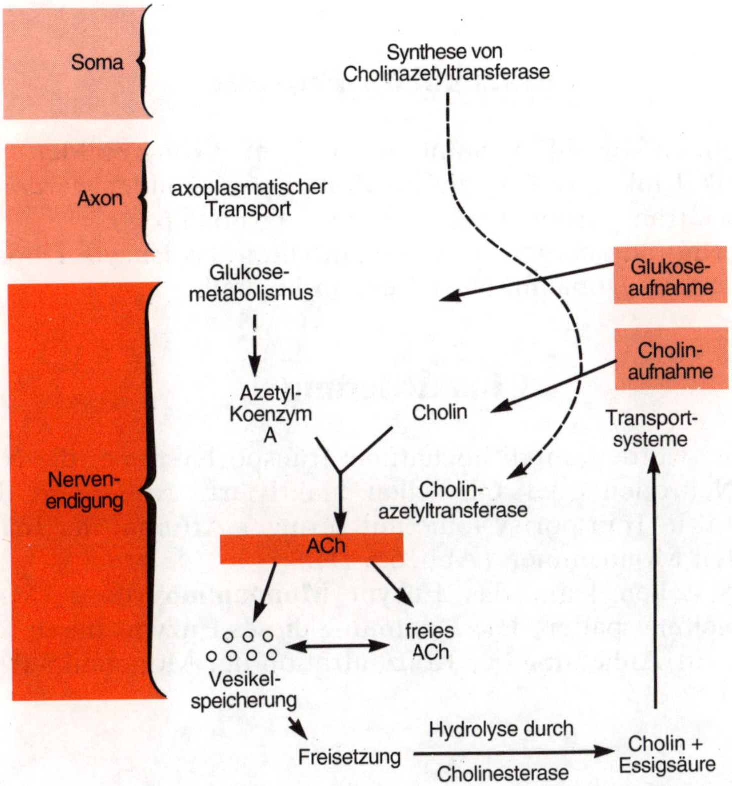

Abb. 6.5 Synthese und Abbau von Azetylcholin.

6.6. Monoamine

Synthese

Aus der Vorstufe Thyrosin entstehen die Katecholamine (Noradrenalin, Adrenalin, Dopamin). Thyrosin entstammt dem zellulären Metabolismus und kann auch über die Blut-Hirn-Schranke aufgenommen werden (Abb. 6.6 A).
Aus der Vorstufe Tryptophan entsteht das Indolamin Serotonin (Abb. 6.6 B). Tryptophan wird mit der Nahrung aufgenommen und erreicht das Zentralnervensystem über die Blut-Hirn-Schranke.

Intrazelluläre Prozesse

Die Amine können sowohl im Soma als auch im Axon gebildet werden. Sie werden in Vesikel inkorporiert, die im Zellkörper gebildet werden und zum Ende des Axons transportiert werden können (Abb. 6.6 C).
Die Vesikel der noradrenergen Neurone enthalten das Enzym Dopamin-beta-hydroxylase, das aus Dopamin Noradrenalin herstellt.

Inaktivierung

Die Monoamine werden durch hochaffine Transportsysteme, die Na^+-abhängig sind, in Neuronen oder Gliazellen inaktiviert. Außerdem dienen die Wegdiffusion sowie Transportsysteme mit geringer Affinität der Inaktivierung von freigesetzten Monoaminen (Abb. 6.6 D).
Innerhalb der Zellen kann das Enzym **Monoaminoxydase** (MAO) freie Transmittermoleküle spalten. Die Hemmung dieses Enzyms durch sog. MAO-Hemmer führt zur Anhebung der Konzentration der Monoamin-Transmitter.

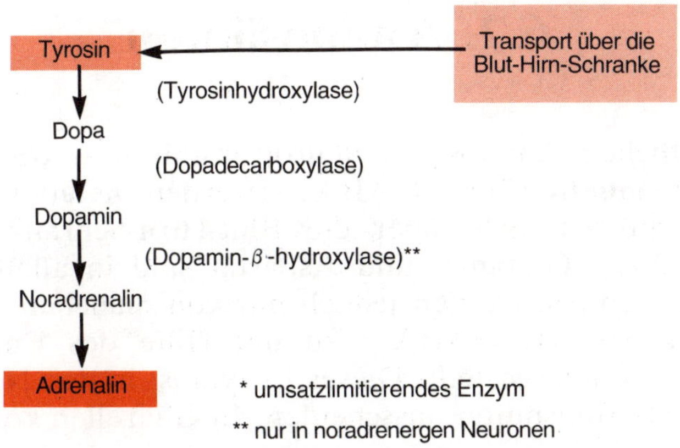

Abb. 6.6A Synthese von Katecholaminen.

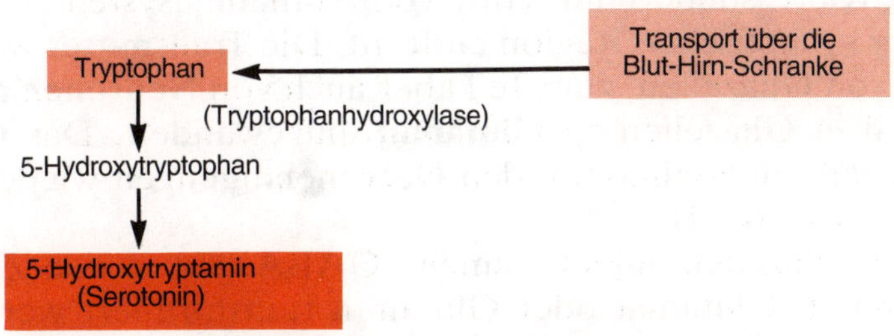

Abb. 6.6B Synthese von Serotonin.

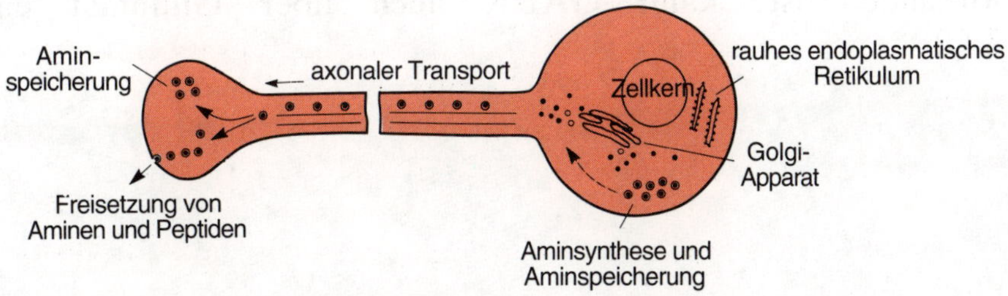

Abb. 6.6C Transport und Speicherung biogener Amine (nach: Bradford HF. Chemical neurobiology. New York: WH Freeman 1986; 268).

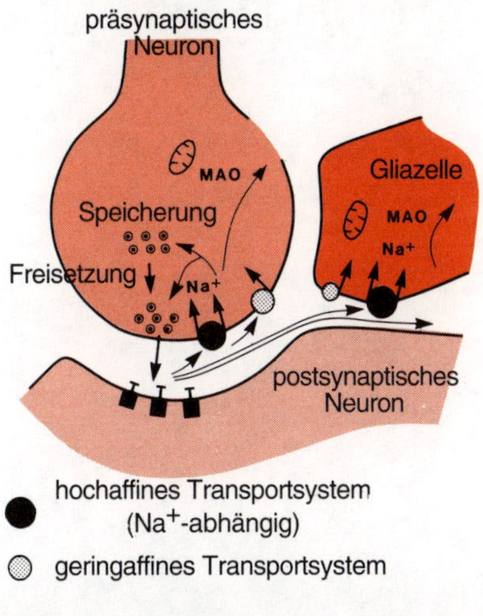

Abb. 6.6D Inaktivierung von Monoaminen durch Monoaminoxidase (MAO).

6.7. Aminosäuren

Die drei wesentlichen Aminosäure-Neurotransmitter – **Glutamat, Aspartat** und **Gamma-Aminobuttersäure** (GABA) – werden metabolisch aus Glukose hergestellt und müssen nicht über die Blut-Hirn-Schranke aufgenommen werden (Abb. 6.7 A). Glutamat und Aspartat sind in allen Neuronen und Gliazellen vorhanden, sie werden jedoch nur von manchen Nervenzellen als Neurotransmitter benutzt. GABA wird mit Hilfe des Enzyms Glutamatdecarboxylase (GAD) hergestellt. Dieses Enzym ist in den Neuronen vorhanden, die GABA als Transmitter ausscheiden. In Gliazellen kommt GAD nicht vor.

Aminosäuren-Neurotransmitter werden nicht wie z. B. Azetylcholin durch Spaltung inaktiviert, sondern mit Hilfe von Aufnahmesystemen (Transportmoleküle) aus der synaptischen Region entfernt. Die Transmitter werden dabei im wesentlichen von Gliazellen, zum Teil aber auch von Neuronen aufgenommen. **Glutamat** wird in Gliazellen zu **Glutamin** umgewandelt. Das Glutamin wird durch das Enzym Glutaminase in den Nervenendigungen wieder zu Glutamat umgewandelt (Abb. 6.7 B).

Das durch die Gliazellen aufgenommene GABA tritt in den Zitratzyklus ein und kann dann zu Glutamat oder Glutamin transformiert werden. Derselbe Prozeß kann in den Neuronen ablaufen. Außerdem kann GABA hier direkt wieder als Transmitter benutzt werden. In den Neuronen, in denen das Enzym GAD vorhanden ist, kann GABA auch über Glutamat entstehen (Abb. 6.7 C).

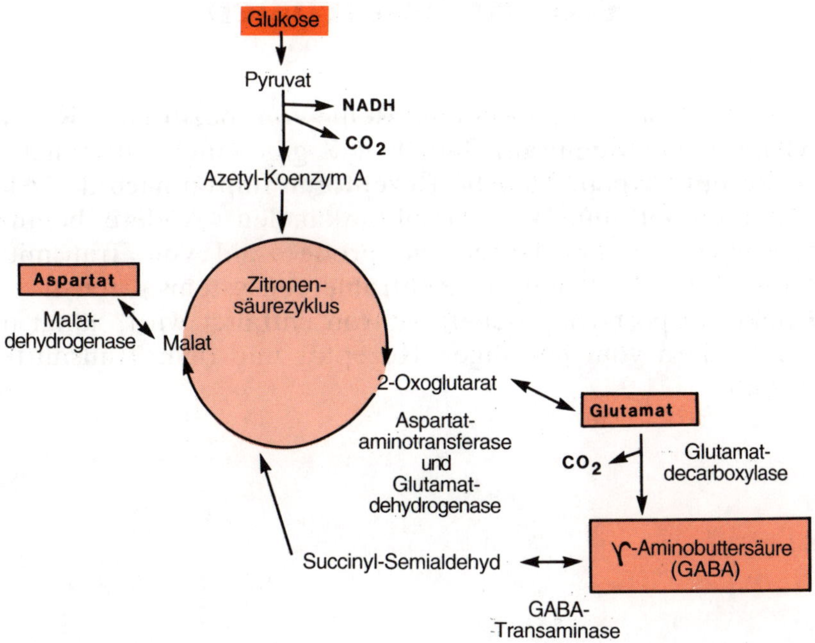

Abb. 6.7A Schematische Übersicht über die Synthese der Aminosäure-Neurotransmitter (nach: Bradford HF. Chemical neurobiology. New York: WH Freeman 1986; 121).

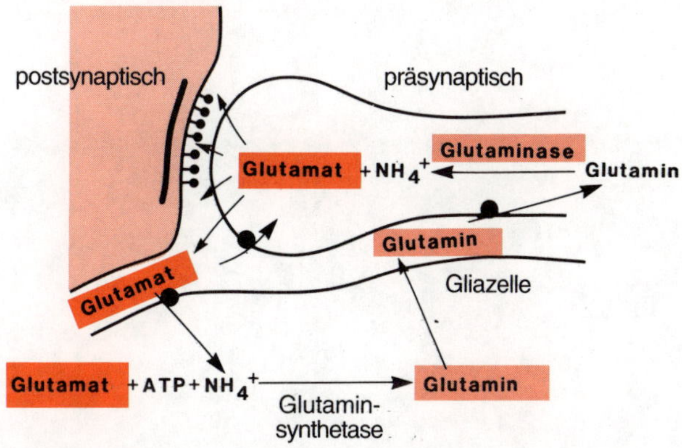

Abb. 6.7B Wiederverwertung von Glutamat (nach: Bradford HF. Chemical neurobiology. New York: WH Freeman 1986; 143).

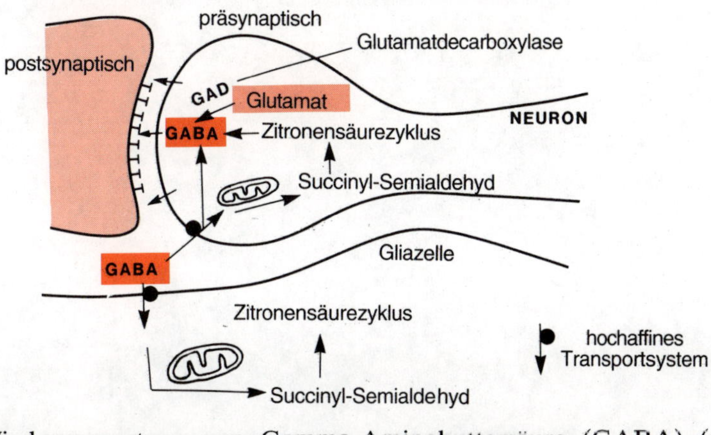

Abb. 6.7C Wiederverwertung von Gamma-Aminobuttersäure (GABA) (nach: Bradford HF. Chemical neurobiology. New York: WH Freeman 1986; 218).

6.8. Rezeptortypen

Für jeden Neurotransmitter gibt es eine Reihe von spezifischen Rezeptoren an der postsynaptischen Membran. Tabelle 6.8 gibt einen Überblick über die wichtigsten Rezeptortypen. Manche Rezeptoren führen nach der Aktivierung zu einer direkten Öffnung von Membrankanälen. Andere benutzen dazu Second-messenger-Systeme. Durch die große Zahl von Transmittern und Rezeptoren wird die Plastizität des Zentralnervensystems erreicht.
Welcher Effekt am postsynaptischen Neuron entfaltet wird, hängt nicht vom Transmitter, sondern vom jeweiligen Rezeptor und dem Transmitter-Rezeptor-Komplex ab.

Tab. 6.8 Rezeptortypen.

Transmitter-system	Rezeptortyp	Agonist (+) Antagonist (−)	Beispiele
Azetylcholin	nikotinisch	(+) Nikotin (−) Curare	muskuläre Endplatte
	muskarinisch	(+) Muskarin (−) Atropin	glatte Muskulatur, Herzmuskel, ZNS
Monoamine	Noradrenalin		
	-Alpha	(−) Phentolamin	Drüsen, glatte Muskulatur
	-Beta	(−) Propranolol	Herz, glatte Muskulatur
	Dopamin		
	-D1		ZNS, Sympathikus
	-D2	(−) Haloperidol, andere Neuroleptika	ZNS, Hypophyse
	Serotonin		
	-S1		ZNS
	-S2	bindet Spiroperidol	ZNS
Aminosäuren	$GABA_A$	(+) Muscimol (−) Bicucullin Picrotoxin	ZNS, prä- und postsynaptisch
	$GABA_B$	(+) Baclofen	ZNS, oft präsynaptisch
	Glyzin	(−) Strychnin	Rückenmark
	Glutamat		
	-Q/A	(+) Quisqualat, AMPA	ZNS
	-K	(+) Kainat	ZNS
	-NMDA	(+) NMDA	ZNS
Peptide	Opiate Peptide	(−) Naloxon andere Opiatantagonisten	ZNS, glatte Muskulatur

6.9. Rezeptorgesteuerte Öffnung von Membrankanälen

Rezeptorklassen

Grundsätzlich werden zwei Typen von Rezeptoren unterschieden:

- Rezeptoren, die zu einer sterischen Konformationsänderung des Membrankanals führen. Dieser Mechanismus läuft sehr schnell ab.
- Rezeptoren, die ihre Wirking (z. B. die Öffnung oder Schließung eines Membrankanals) über Second-messenger-Systeme erreichen. Dieser Mechanismus dauert länger.

Der Rezeptor-Ionophor-Komplex

Die Rezeptoren, die eine direkte Wirkung auf den Membrankanal (die sog. Ionophore) entfalten, sind selektiv für bestimmte Ionen durchlässig (Abb. 6.9 A). Die Öffnung kommt über eine Konformationsänderung der Kanalproteine zustande (Abb. 6.9 B).
Der Rezeptor-Ionophor-Komplex besteht meist aus mehreren Proteinen, die die Membran durchspannen. So besteht der nikotinische Azetylcholin-Rezeptor-Ionophorkomplex aus zwei α-, einer β-, einer γ- und einer δ-Untereinheit, die zusammen den Kanal bilden. Die α-Untereinheiten enthalten die Bindungsstellen für Azetylcholin. Von den Untereinheiten existieren meist verschiedene, leicht unterschiedliche Unterformen, die im Zentralnervensystem unterschiedlich verteilt sind. Dadurch erklärt sich, daß die Rezeptor-Ionophor-Komplexe verschiedener Areale pharmakologisch leicht verschieden sein können.
Bemerkenswerterweise haben die Kanalproteine verschiedener Rezeptor-Ionophor-Komplexe (Azetylcholin, GABA, Glutamat) viele Ähnlichkeiten miteinander, so daß sie eine *Superfamilie* bilden.

Selektivität

Die Selektivität des Membrankanals bestimmt, ob es sich bei der Synapse um einen erregenden oder hemmenden Einfluß auf das Zielneuron handelt. Im allgemeinen sind die Membrankanäle bei einer erregenden Synapse für Kationen durchlässig (Na^+ und K^+). Dies führt zu einer Depolarisation an der Membran des Zielneurons. Die Membrankanäle der hemmenden Synapsen sind in der Regel entweder für Cl^- oder nur für K^+ durchlässig. Dies führt zu einer Hyperpolarisation des nachgeschalteten Neurons.

Desensitivierung

Die andauernde Einwirkung des Transmitters auf den Rezeptor kann zu einer Desensitivierung führen, d. h., daß am Membrankanal keine Reaktion (Öffnung) mehr bewirkt wird. Daher wird unter physiologischen Bedingungen der Transmitter schnell wieder vom Rezeptor gelöst und inaktiviert.

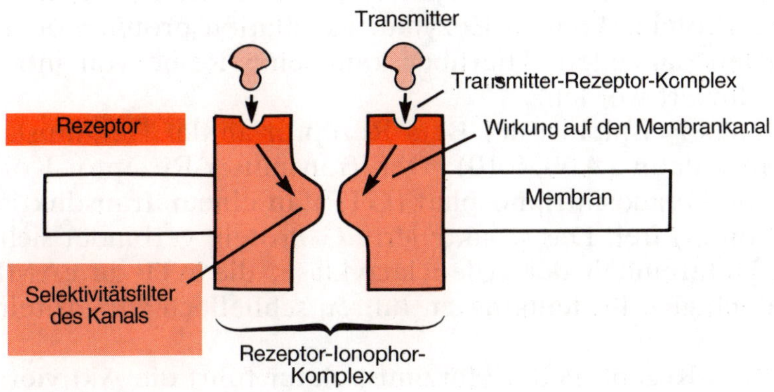

Abb. 6.9 A Allgemeine Organisation von Rezeptoren, die mit einem Membrankanal gekoppelt sind (sog. Ionophore).

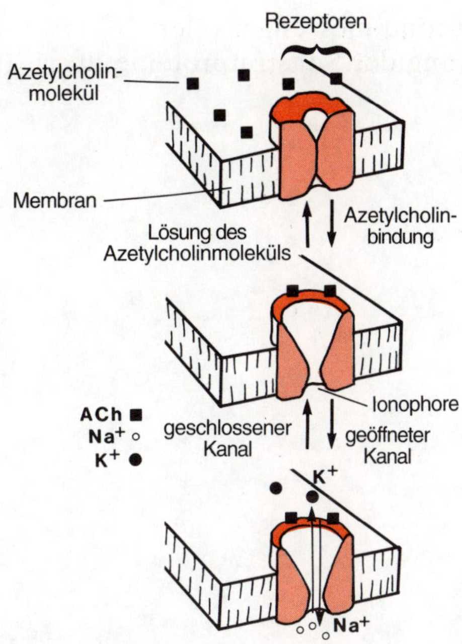

Abb. 6.9 B Öffnung von Azetylcholinrezeptoren. ACh = Azetylcholin (nach Stevens CF. The neuron. Sci Am 1979; 241: 65).

6.10. Rezeptoraktivierte metabolische Änderungen

Rezeptoren können metabolische Änderungen in den Neuronen über eine Phosphorylierung bzw. Dephosphorylierung von Substratproteinen bewirken (s. 4.3). Solche Proteine können Enzyme, Regulationsproteine oder Teile von Membrankanälen darstellen. Hierüber kann eine Reihe von intrazellulären Reaktionen induziert werden.

Ein gut bekanntes Beispiel ist der Beta-Rezeptor an der Herzmuskulatur und der glatten Muskulatur (Abb. 6.10). Der Transmitter-Rezeptor-Komplex gibt die Bindung von Guanosintriphosphat (GTP) an einem Transduktionsprotein (ein sog. G-Protein) frei. Das so aktivierte G-Protein verbindet sich mit einer katalytischen Untereinheit der Adenylatzyklase, die ATP zu cAMP umwandelt. cAMP-abhängige Proteinkinasen führen schließlich zur Proteinphosphorylierung.

Im Falle des Beta-Rezeptors der Herzmuskulatur führt die Aktivierung dieser Reaktionskette zur Öffnung von Ca^{2+}-Kanälen: In der Muskulatur werden spannungsabhängige Ca^{2+}-Kanäle phosphoryliert, die dann von einer inaktivierten in eine aktivierte Form übergehen. Als Ergebnis wird hierdurch die Amplitude des Aktionspotential vergrößert (s. 7.9).

Die durch den Transmitter induzierte Reaktionskette metabolischer Prozesse wird beendet durch:

- ▶ die Hydrolyse der Second messenger oder
- ▶ die Dephosphorylierung der Substratproteine durch Phosphatasen.

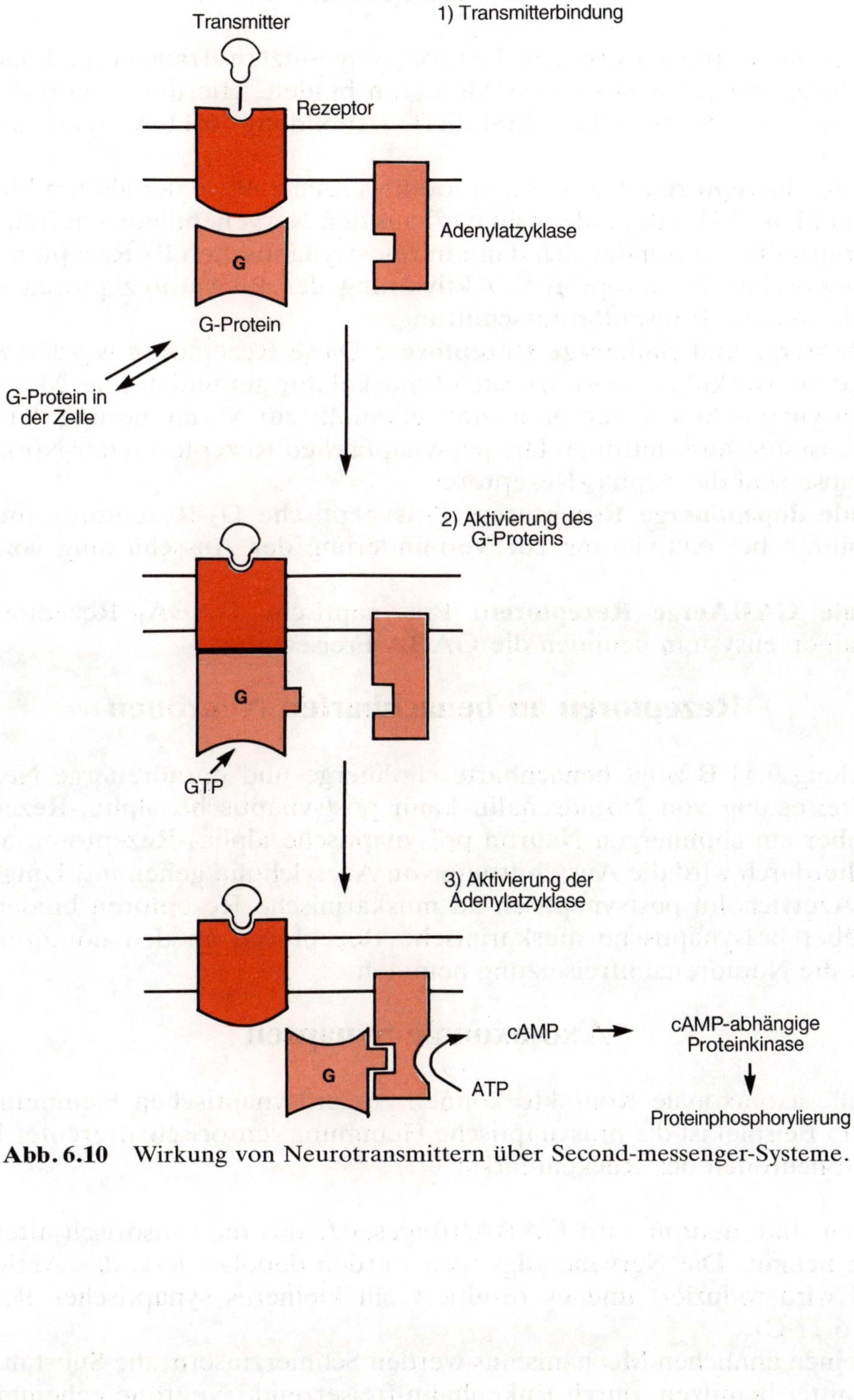

Abb. 6.10 Wirkung von Neurotransmittern über Second-messenger-Systeme.

6.11. Präsynaptische Rezeptoren

Viele transmitterfreisetzende Nervenendigungen besitzen Rezeptoren für ihre eigenen Transmitter (sog. **Autorezeptoren**) oder für Transmitter, die von anderen Neuronen freigesetzt werden.

Autorezeptoren

Die von einem präsynaptischen Neuron freigesetzten Transmitter können an Rezeptoren der präsynaptischen Membran binden. Hierdurch wird die Ausschüttung des Transmitters moduliert. Abbildung 6.11 A zeigt folgende Beispiele:

Purinerge Rezeptoren: Diese Rezeptoren werden z. B. in der glatten Muskulatur gefunden. ATP oder Adenosin wird aus den Nervenendigungen freigesetzt. Der Transmitter verbindet sich dann mit postsynaptischen P_2-Rezeptoren oder präsynaptischen P_1-Rezeptoren. Aktivierung der P_1-Autorezeptoren verhindert die weitere Transmitterausschüttung.

Noradrenerge und cholinerge Rezeptoren: Diese Rezeptoren werden z. B. in der glatten Muskulatur und der Skelettmuskulatur gefunden. Die Aktivierung der präsynaptischen Rezeptoren führt ebenfalls zur Verminderung der weiteren Transmitterausschüttung. Die präsynaptischen Rezeptoren der Noradrenalinsynapse sind die Alpha$_2$-Rezeptoren.

Zentrale dopaminerge Rezeptoren: Präsynaptische D_2-Rezeptoren im Striatum führen bei Aktivierung zur Verminderung der Ausschüttung von Dopamin.

Zentrale GABAerge Rezeptoren: Präsynaptische $GABA_B$-Rezeptoren im Zentralnervensystem hemmen die GABA-Freisetzung.

Rezeptoren an benachbarten Neuronen

Abbildung 6.11 B zeigt benachbarte cholinerge und noradrenerge Neurone. Die Freisetzung von Noradrenalin kann postsynaptische alpha$_1$-Rezeptoren oder aber am cholinergen Neuron präsynaptische alpha$_2$-Rezeptoren aktivieren. Hierdurch wird die Ausschüttung von Azetylcholin gehemmt. Umgekehrt kann Azetylcholin postsynaptisch an muskarinische Rezeptoren binden oder aber über präsynaptische muskarinische Rezeptoren an den noradrenergen Zellen die Noradrenalinfreisetzung hemmen.

Axo-axonale Synapsen

Spezielle axo-axonale Kontakte können zur präsynaptischen Hemmung führen. Ein Beispiel ist die präsynaptische Hemmung sensorisch afferenter Fasern in Motoneuronen des Rückenmarks:

Über ein Interneuron wird GABA freigesetzt, das die sensorisch afferenten Fasern hemmt. Die Nervenendigungen werden depolarisiert, das Aktionspotential wird reduziert und es resultiert ein kleineres synaptisches Potential (Abb. 6.11 C).
Über einen ähnlichen Mechanismus werden Schmerzfasern, die Substanz P als Transmitter benutzen, durch Enkephalin-freisetzende Neurone gehemmt.

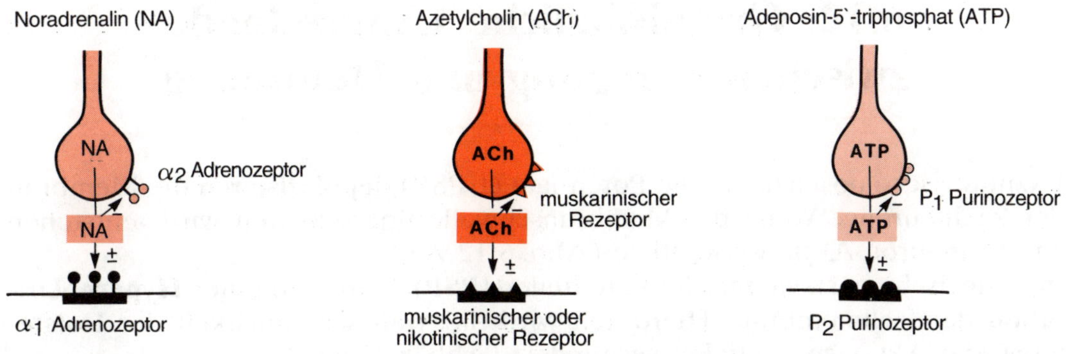

Abb. 6.11 A Präsynaptische Autorezeptoren (nach: Burnstock G. Recent concepts of chemical communication between excitable cells. In: Osborne NN, ed. Dale's principle and communication between neurons. New York: Pergamon Press 1983; 14).

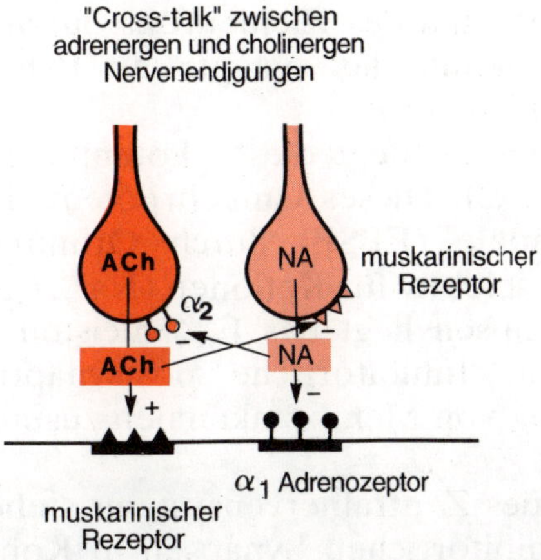

Abb. 6.11 B Rückkopplung zwischen benachbarten Nervenendigungen (nach Burnstock G. Recent concepts of chemical communication between excitable cells. In: Osborne NN, ed. Dale's principle and communication between neurons. New York: Pergamon Press 1983; 14).

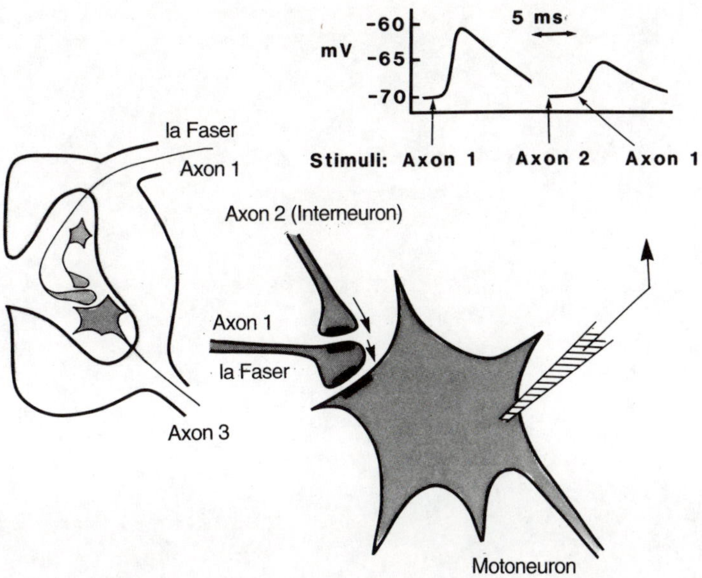

Abb. 6.11 C Eine axo-axonale Synapse (nach: Bradford HF. Chemical neurobiology. New York: WH Freeman 1986; 239).

6.12. Grundsätzliche Unterschiede zwischen Erregung und Hemmung

Exzitatorische postsynaptische Potentiale (EPSP) **depolarisieren** die Membran der Zielneurone. Wenn die Membranschwelle überschritten wird, entstehen am Zielneuron Aktionspotentiale (Abb. 6.12 A).
Inhibitorische postsynaptische Potentiale (IPSP) führen zu einer **Hyperpolarisation** der Zellmembran. Hierdurch wird die Wahrscheinlichkeit der Entstehung von Aktionspotentialen vermindert (Abb. 6.12B).

Umkehrpotentiale

Wenn das Membranpotential des Zielneurons durch Stromapplikation künstlich verschoben wird, kann das synaptische Potential in seiner Polarität umgedreht werden (Abb. 6.12 A).
Für exzitatorische Synapsen liegt dieses Potential (E_{rev}) zwischen -20 und $+30$ mV (Abb. 6.12 A, C). Dieses Umkehrpotential zeigt, daß exzitatorische postsynaptische Potentiale (EPSP) durch Öffnung von Membrankanälen zustande kommen, die selektiv für Kationen (Na^+, Ca^{2+}, K^+) durchlässig sind.
Für inhibitorische Synapsen liegt das E_{rev} meistens etwas negativer als das Ruhemembranpotential. Inhibitorische postsynaptische Potentiale (IPSP) kommen durch Öffnung von Membrankanälen zustande, die für Cl^- oder K^+ permeabel sind.
Die meisten Neurone des Zentralnervensystems stehen sowohl mit exzitatorischen als auch mit inhibitorischen Synapsen in Kontakt. Das Gleichgewicht zwischen Erregung und Hemmung bestimmt, ob im Zielneuron Aktionspotentiale generiert werden oder nicht (Abb. 6.12 B).

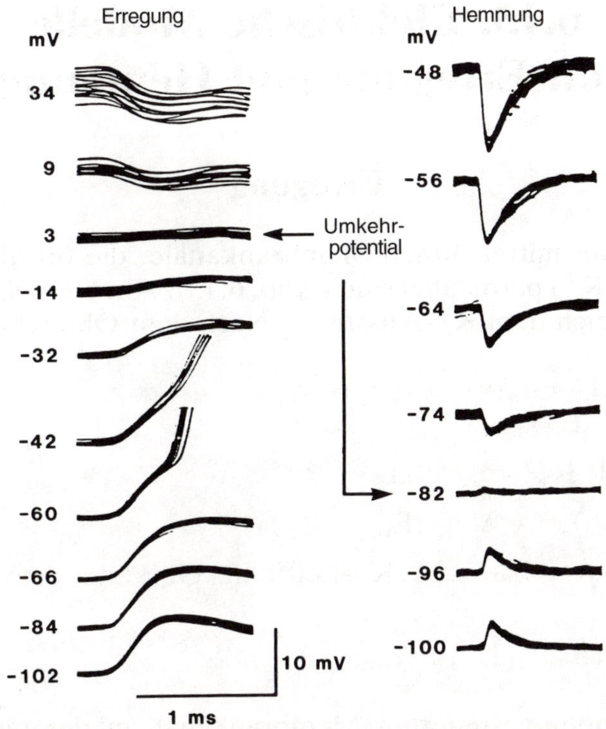

Abb. 6.12 A Exzitatorische (EPSP) und inhibitorische (IPSP) postsynaptische Potentiale bei unterschiedlichen Membranpotentialen (Links nach: Coombs JS, Eccles JC, Fatt P. Excitatory synaptic action in motoneurones. J Physiol 1955; 130: 377. Rechts nach: Coombs JS, Eccles JC, Fatt P. The specific ionic conductances and the ionic movements across the motoneuronal membrane that produce the inhibitory post-synaptic potential. J Physiol 1955; 130: 329).

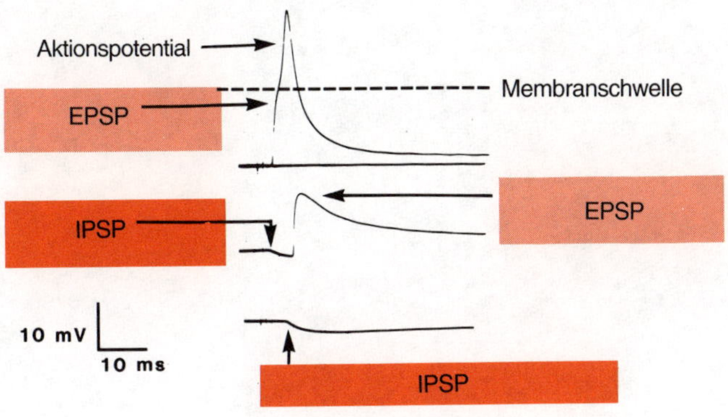

B

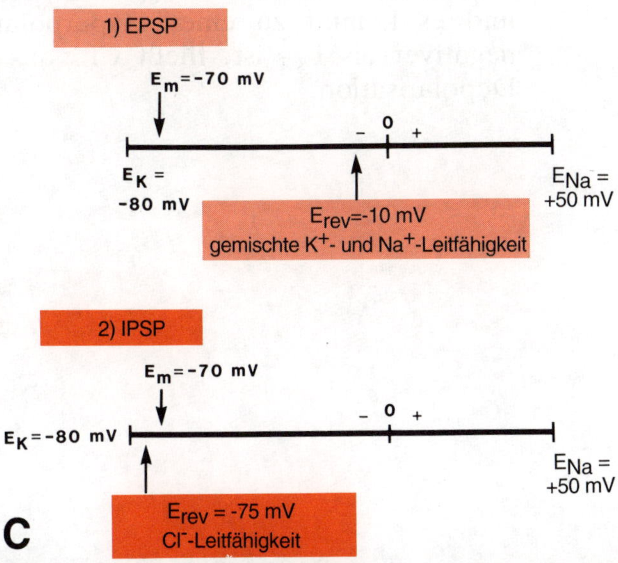

C

Abb. 6.12 B Vorangehende hemmende Potentiale reduzieren die Erregung.

Abb. 6.12 C Umkehrpotentiale von exzitatorischen und inhibitorischen postsynaptischen Potentialen.

6.13. Elektrische Modelle von Erregung und Hemmung

Erregung

Exzitatorische Transmitter öffnen Membrankanäle, die für alle Kationen (am meisten Na^+ und K^+) permeabel sind (Abb. 6.13). Am Umkehrpotential ist der Na^+-Einstrom gleich dem K^+-Ausstrom. Nach dem Ohmschen Gesetz gilt:

$I_{Na} = \Delta\, g_{Na}\, (E_m - E_{Na})$
$I_K = \Delta\, g_K\, (E_m - E_K)$

Da beim E_{rev} gilt $I_{Na} = I_K$ folgt:

$\Delta\, g_{Na}\, (E_{rev} - E_{Na}) = -\, \Delta\, g_K\, (E_{rev} - E_K)$

Das Verhältnis von Na^+- zu K^+-Leitfähigkeit kann demnach wie folgt geschätzt werden:

$\Delta g_{Na} : \Delta\, g_K = -(E_{rev} - E_K) : (E_{rev} - E_{Na})$

Für den Azetylcholin-gesteuerten Membrankanal an der motorischen Endplatte (s. 6.14) wird g_{Na}/g_K auf etwa 1,3 geschätzt.

Hemmung

Inhibitorische Transmitter öffnen Membrankanäle, die für Cl^- oder K^+ permeabel sind (Abb. 6.13). Im Falle einer Erhöhung der Cl^--Leitfähigkeit fließen Ionen, wenn E_m nicht gleich E_{Cl} ist. Durch Verschiebung des Membranpotentials von E_m zu depolarisierten Werten fließt Cl^- in die Zelle und es kommt zu einer Hyperpolarisation. Wenn das Membranpotential negativer als E_{Cl} ist, fließt Cl^- aus dem Neuron und es kommt zu einer Depolarisation.

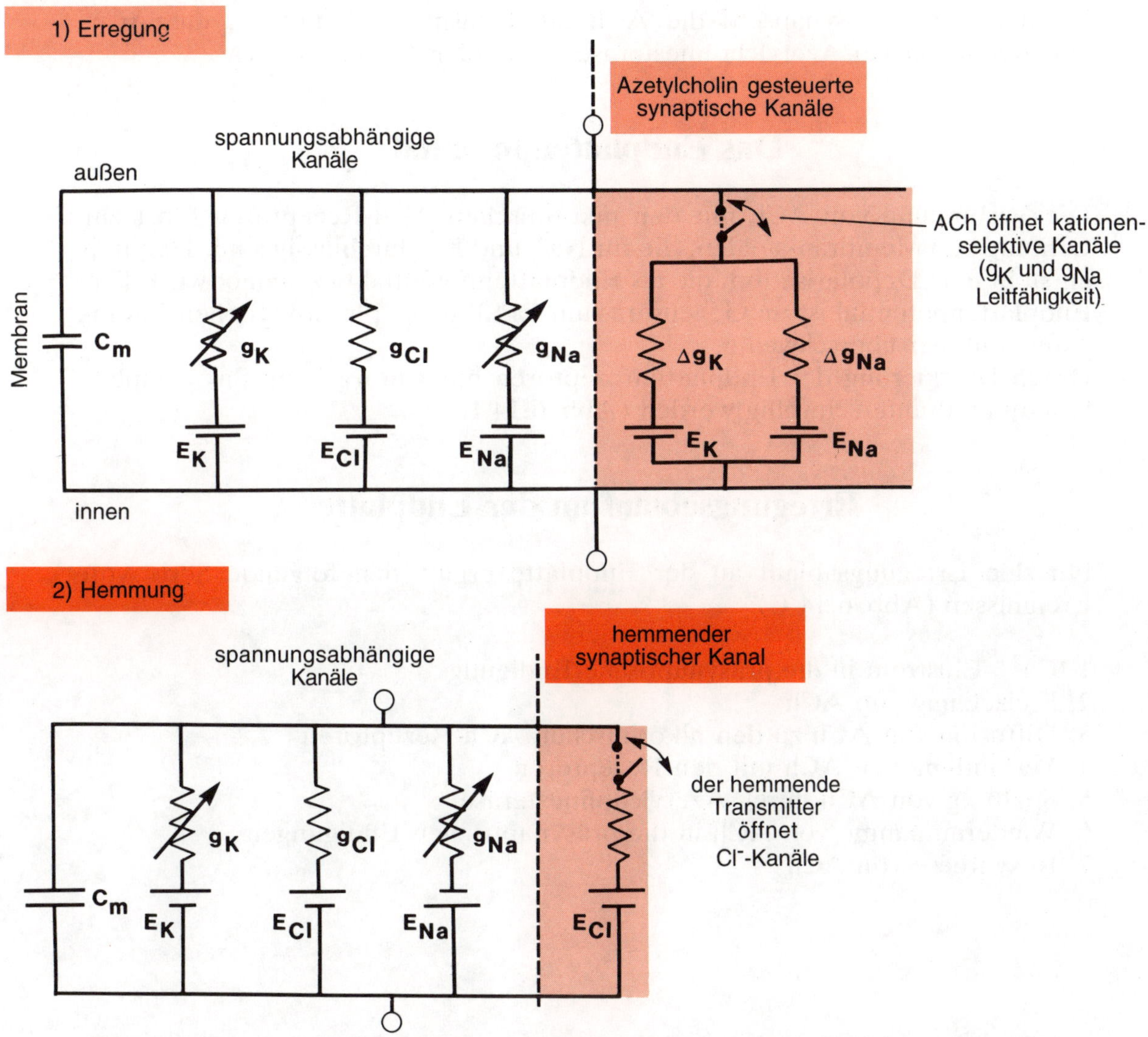

Abb. 6.13 Elektrische Modelle für Erregung und Hemmung (nach: Kuffler SW, Nicholls JG, Martin AR. From neuron to brain. Sunderland, MA: Sinauer Associates Inc 1984; 226, 230).

6.14. Neuromuskuläre Endplatte

Es handelt sich hierbei um die am besten untersuchte exzitatorische Synapse. Als neuromuskuläre Endplatte versteht man den synaptischen Übergang vom Motoneuron zur Muskelfaser. Die Endigungen des Motoneurons enthalten den Transmitter Azetylcholin (ACh) in Vesikeln gespeichert. An den Muskelfasern befinden sich nikotinische ACh-Rezeptoren. In der Umgebung ist wie bei den anderen Synapsen, die ACh als Transmitter benutzen, das ACh-abbauende Enzym Azetylcholinesterase vorhanden (Abb. 6.14 A).

Das Endplattenpotential

Die Verbindung von ACh mit den nikotinischen ACh-Rezeptoren führt zur Öffnung von Membrankanälen, die für Na^+ und K^+ durchlässig sind. Dadurch entsteht eine Depolarisation, die als Endplattenpotential bezeichnet wird. Das Endplattenpotential ist im Gegensatz zum EPSP unter physiologischen Bedingungen immer überschwellig.
Durch Blockierung der Endplattenrezeptoren mit **Curare** kann das Endplattenpotential unterschwellig werden (Abb. 6.14 B).

Erregungsablauf an der Endplatte

Für den Erregungsablauf an der Endplatte ergibt sich folgende Serie von Ereignissen (Abb. 6.14 C):

1. Ca^{2+}-Einstrom in die präsynaptische Endigung
2. Freisetzung von ACh
3. Diffusion von ACh zu den nikotinischen ACh-Rezeptoren
4. Verbindung von ACh mit den Rezeptoren
5. Spaltung von ACh durch Azetylcholinesterase
6. Wiederaufnahme von ACh in die präsynaptischen Endigungen
7. Resynthese von ACh

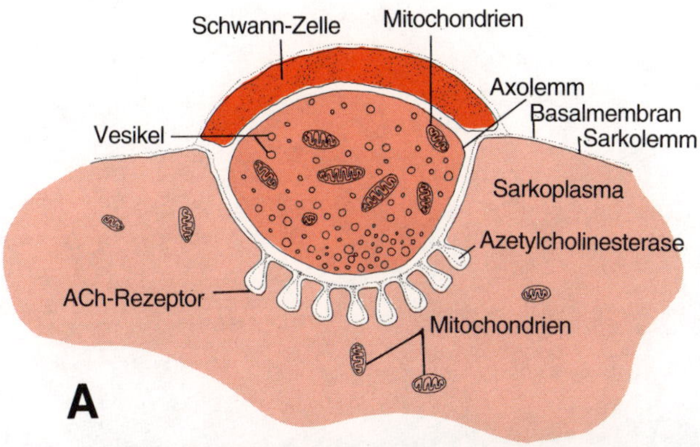

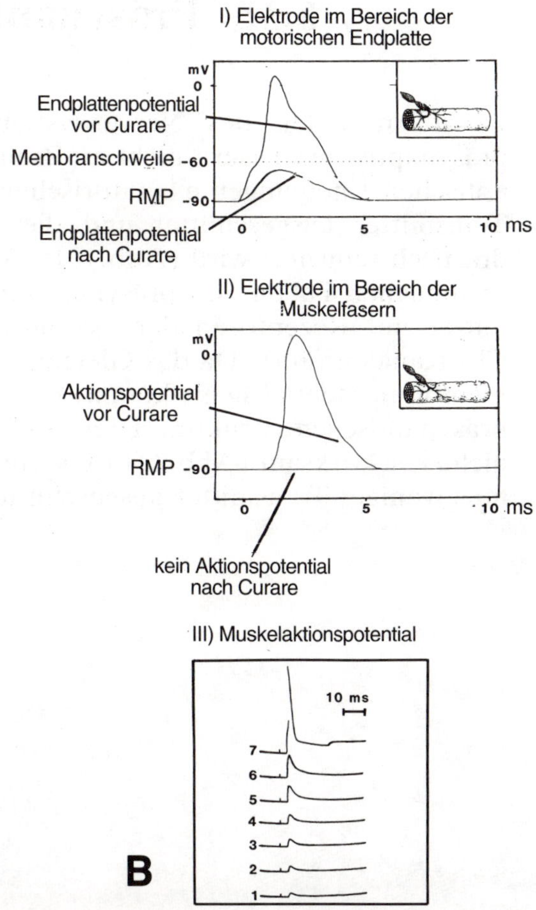

Abb. 6.14A Schematischer Aufbau einer motorischen Endplatte (nach: Copenhaver WM, Kelly DE, Wood RL. Bailey's textbook of histology. Baltimore: Williams & Wilkins 1978; 336).

Abb. 6.14B Erregung einer Muskelfaser durch das Motoneuron (nach: Nastuk WL. Neuromuscular transmission. Am J Med 1955; 19: 665).

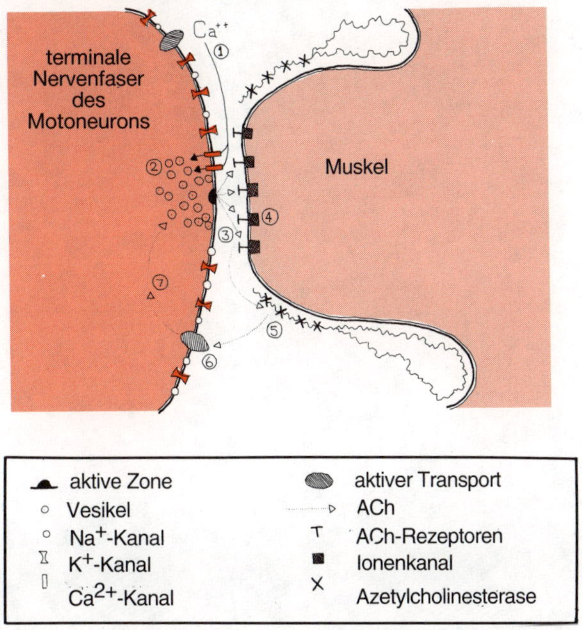

Abb. 6.14C Erregungsablauf an der motorischen Endplatte.

6.15. Präsynaptische Hemmung

In vielen Teilen des Nervensystems (z. B. im Rückenmark) enden die präsynaptischen Fasern nicht an Zielneuronen, sondern wiederum an präsynaptischen Endigungen exzitatorischer Neurone. Dies führt dazu, daß weniger Transmitter ausgeschüttet und die Wirkung der exzitatorischen Synapsen drastisch reduziert wird (Abb. 6.15 A).

In manchen Fällen von präsynaptischer Hemmung verbindet sich der Transmitter mit Rezeptoren der exzitatorischen Endfaser, was zur Öffnung von Cl^--Kanälen führt. Da das Gleichgewichtspotential von Cl^- nahe dem Ruhemembranpotential liegt, kommt es zur Hyperpolarisation der exzitatorischen präsynaptischen Struktur. Hierdurch wird das eintretende Aktionspotential nicht voll wirksam (Abb. 6.15 B). Im Endeffekt wird durch diesen Mechanismus weniger Transmitter ausgeschüttet (s. 6.2).

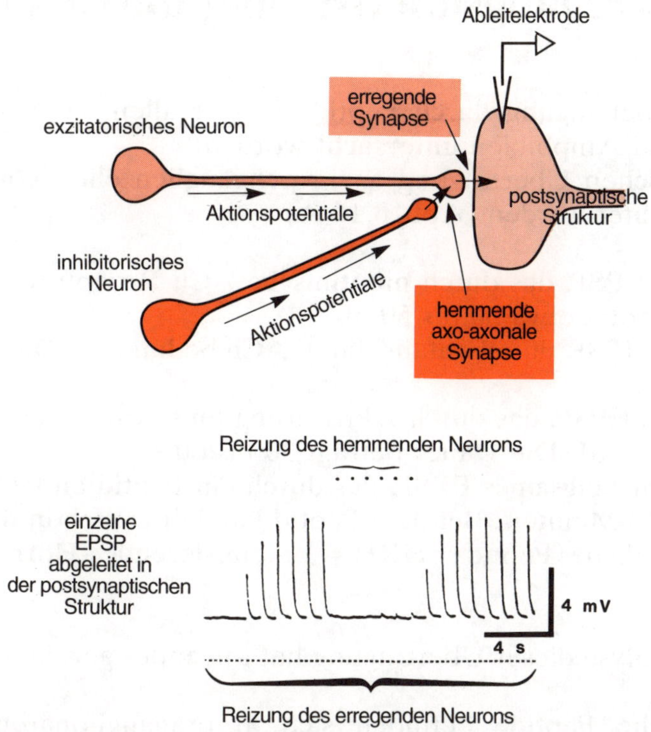

Abb. 6.15A Präsynaptische Hemmung (nach: Wiens TJ, Atwood HL. Dual inhibitory control in crab leg muscles. J Comp Physiol 1975; 99: 221).

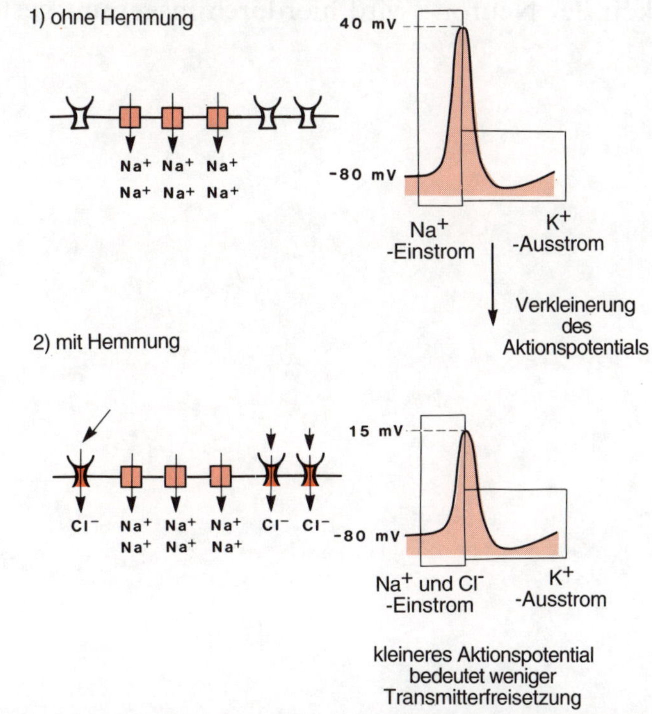

Abb. 6.15B Ionale Mechanismen an der erregenden präsynaptischen Struktur.

6.16. Erregungsübertragung durch Peptide

Die Erregungsübertragung durch Peptide ist vor allem im Sympathikus bei Warmblütern und Amphibien untersucht worden.
Bei der synaptischen Übertragung an Froschganglienzellen können folgende Prozesse beobachtet werden (Abb. 6.16 A):

- Ein schnelles EPSP, das durch nikotinische ACh-Rezeptoren erzeugt wird. Die Dauer beträgt etwa 30 bis 50 ms.
- Ein langsames IPSP, das ebenfalls durch ACh bedingt ist. Die Dauer beläuft sich auf etwa 2 s.
- Ein langsames EPSP, das durch Aktivierung muskarinischer ACh-Rezeptoren vermittelt wird. Die Dauer beträgt 30 bis 60 s.
- Ein spätes sehr langsames EPSP, das durch ein Peptid entsteht. Die Dauer beträgt 5 bis 10 Minuten. Bei dem Peptid handelt es sich in diesem Fall um ein LHRH-ähnliches Peptid (LHRH = Luteinisierendes-Hormon-Releasing-Hormon).

Eine weitere Analyse dieser Übertragung hat folgendes gezeigt (Abb. 6.16 B):

- LHRH-ähnliche Peptide befinden sich in präganglionären Fasern und werden durch Stimulation freigesetzt.
- Die durch LHRH-ähnliche Peptide ausgelösten sehr langsamen postsynaptischen Potentiale entstehen durch Blockierung von K^+-Kanälen. Dadurch entsteht eine Depolarisation.
- Die Erregbarkeit der Neurone wird hierdurch insgesamt gesteigert.

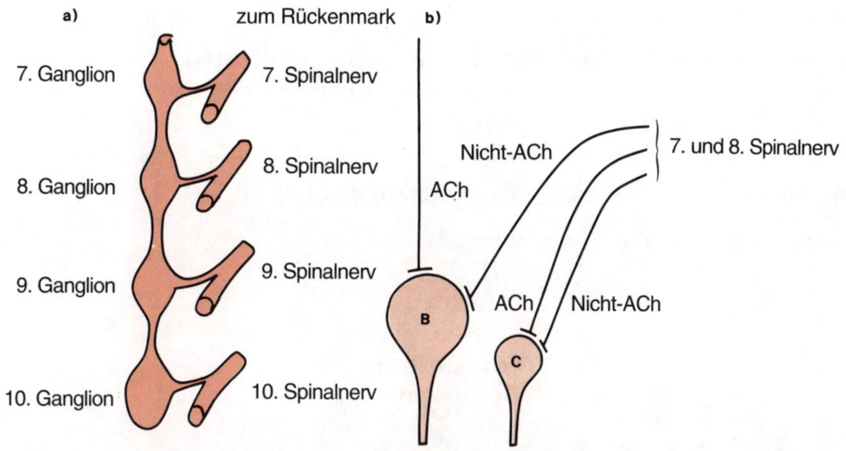

Abb. 6.16A Innervation der sympathischen Ganglienzelle. ACh = Azetylcholin (nach: Jan YN, Jan LY, Kuffler SW. A peptide as a possible transmitter in sympathetic ganglia of the frog. Proc Natl Acad Sci USA 1979; 76: 1502. Mit freundlicher Genehmigung von Dr. YN Jan).

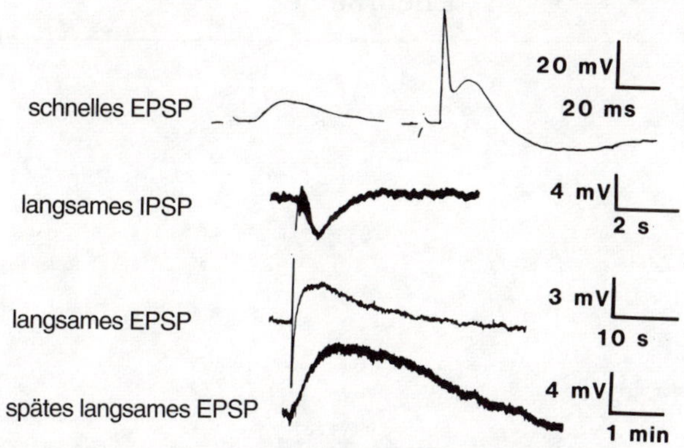

Abb. 6.16B Cholinerge und peptiderge synaptische Potentiale. EPSP = exzitatorisches postsynaptisches Potential. IPSP = inhibitorisches postsynaptisches Potential (nach: Jan YN, Jan LY, Kuffler SW. A peptide as a possible transmitter in sympathetic ganglia of the frog. Proc Natl Acad Sci USA 1979; 76: 1502. Mit freundlicher Genehmigung von Dr. YN Jan).

In sympathischen Ganglien gibt es jedoch noch andere Übertragungsmechanismen:

- ▶ Im Ganglion mesentericum inferior gibt es langsame peptiderge EPSP und schnelle cholinerge EPSP. Das Peptid ist Substanz P.
- ▶ Präsynaptische Effekte von **Enkephalin.** Hemmung von cholinergen und peptidergen EPSP im Ganglion mesentericum inferior.

Tab. 6.16 Regionen mit peptiderger Erregungsübertragung.

Organ	Peptid
Speicheldrüse	Vasointestinales Peptid (VIP)
ZNS, Gastrointestinaltrakt	Cholezystokinin VIP Neurotensin Substanz P Somatostatin Bombesin
ZNS	Angiotensin Vasopressin Oxytozin TRH
Rückenmark	Substanz P (Afferenzen) Enkephalin (präsynaptische Regulatoren) Endorphine

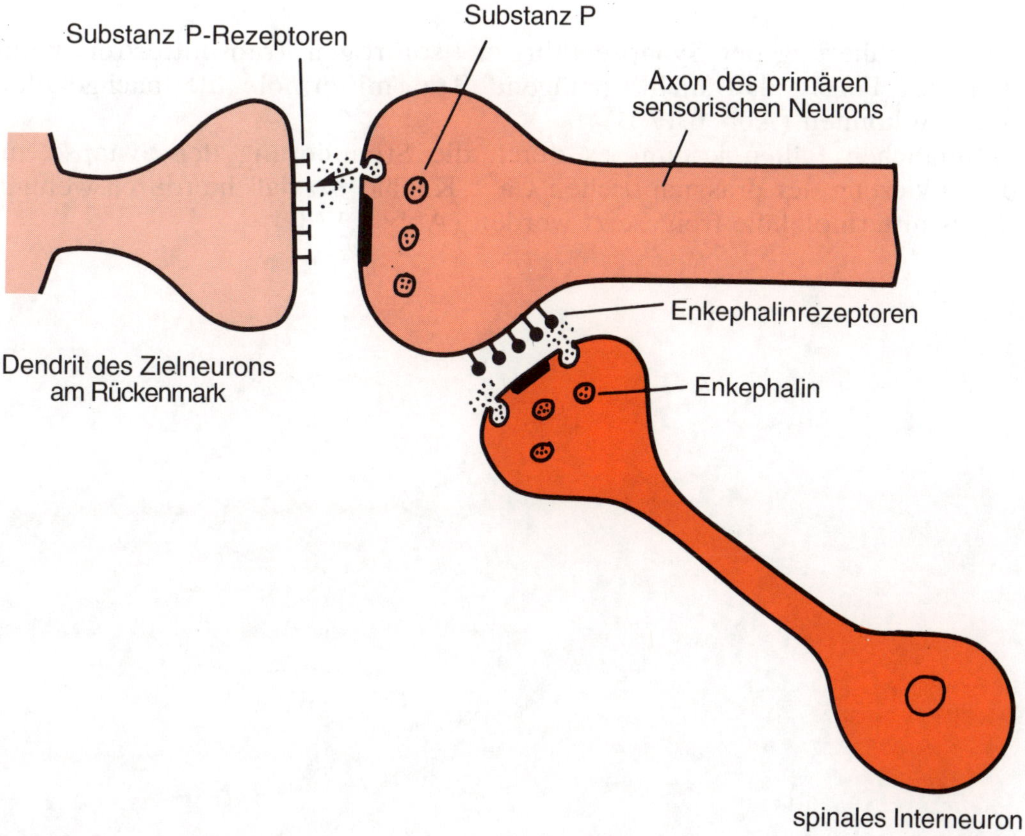

Abb. 6.16C Peptid-Transmitter im Rückenmark (nach: Iversen LL. The chemistry of the brain. Sci Am 1979; 241[3]: 146).

6.17. Synaptische Hemmung

Die kontinuierliche Aktivierung einer Synapse führt häufig zu einer sukzessiven Amplitudenverminderung der synaptischen Potentiale (Abb. 6.17 A). Dies ist durch eine zunehmende Verminderung der Transmitterfreisetzung bedingt und nicht durch eine Desensitivierung postsynaptischer Rezeptoren. Synapsen, die viel Transmittersubstanz freisetzen, zeigen eher eine synaptische Depression als Synapsen, die wenig Transmittersubstanz freisetzen.

Es gibt zwei Fälle von synaptischer Hemmung:

1. Die Stimulierung der Synapse führt zur sofortigen Transmitterfreisetzung mit der Folge, daß nicht genügend Transmittermoleküle nachgeliefert werden können (Abb. 6.17 B).
2. In manchen Fällen kommt es durch die Stimulierung der Synapse zur Inaktivierung der präsynaptischen Ca^{2+}-Kanäle, so daß hierdurch weniger Transmittermoleküle freigesetzt werden (Abb. 6.17 C).

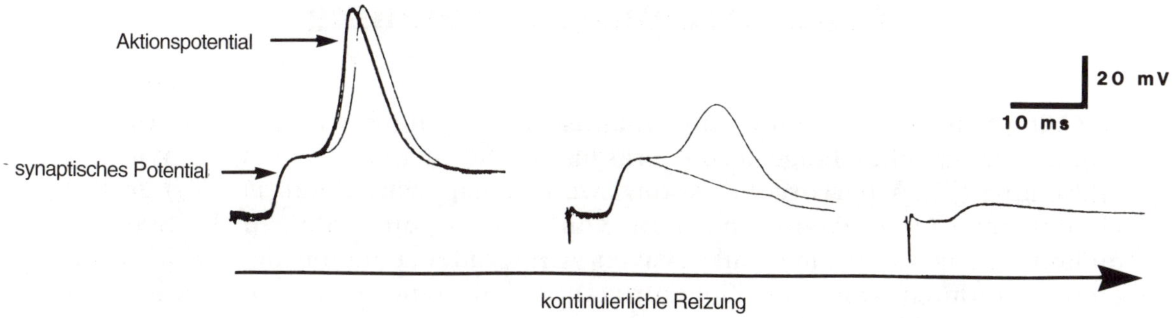

Abb. 6.17 A Stadien der synaptischen Depression (nach: Atwood HL, Jahromi SS. Fast-axon synapses of a crab leg muscle. J Neurobiol 1978; 9: 3).

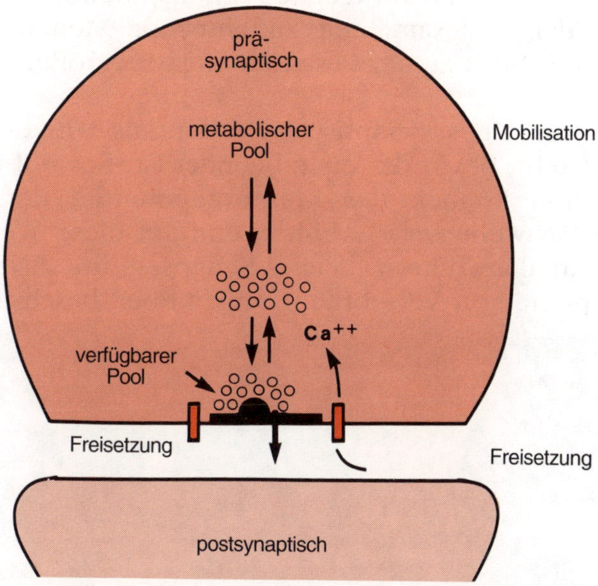

Abb. 6.17 B Mobilisation und Freisetzung von Neurotransmittern.

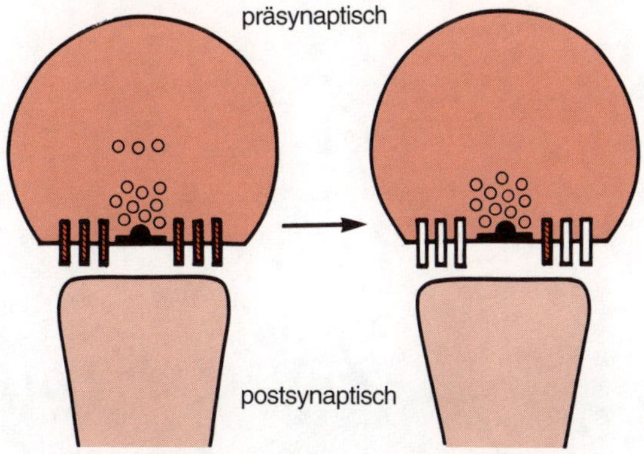

Abb. 6.17 C Verminderte synaptische Potentiale durch Inaktivierung von Ca^{2+}-Kanälen. Weniger Ca^{2+}-Einstrom bedeutet weniger Transmitterfreisetzung.

6.18. Synaptische Bahnung

In vielen Synapsen kommt es zur synaptischen Bahnung, wenn die Aktionspotentiale in schneller Folge in die präsynaptische Struktur einlaufen. Wie aus Abbildung 6.18 A hervorgeht, ist das zweite synaptische Potential (V_2) größer als das erste (V_1). Wenn eine Serie von Aktionspotentialen in die Synapse einläuft, kann es zu einer sukzessiven Amplitudenzunahme der EPSP kommen. Hierdurch kann im Zielneuron ebenfalls eine Serie von Aktionspotentialen ausgelöst werden (Abb. 6.18 A).

Vermittelt wird diese Bahnung durch vermehrt aus der Präsynapse freigesetzte Transmittersubstanz.

Es wird angenommen, daß die synaptische Bahnung durch eine wachsende Menge an intrazellulärem Ca^{2+} entsteht. Ca^{2+} tritt während des Aktionspotentials in die präsynaptische Struktur ein und bleibt für eine gewisse Zeit erhöht (Abb. 6.18 B). Das nachfolgende Aktionspotential führt wiederum zum Ca^{2+}-Eintritt, so daß insgesamt eine zunehmende Menge an intrazellulärem Ca^{2+} resultiert. Dies führt zu der beschriebenen vergrößerten Transmitterfreisetzung.

Zeitliche Summation eines synaptischen Potentials tritt dann auf, wenn ein zweites EPSP entsteht, bevor das erste beendet ist. Sowohl Bahnung wie auch zeitliche Summation können das Membranpotential der postsynaptischen Struktur bis zum Schwellenwert erhöhen und auf diese Weise zur Auslösung von Aktionspotentialen führen. Viele Synapsen im ZNS und einige der muskulären Endplatte von Vertebraten zeigen oben beschriebene Bahnung.

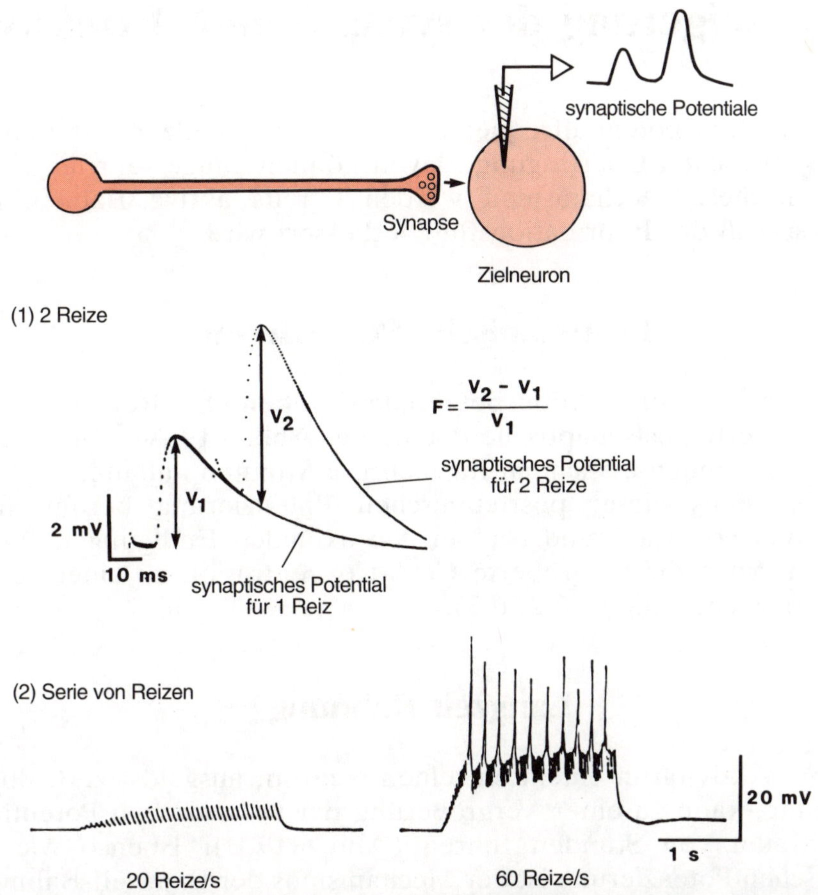

Abb. 6.18 A Synaptische Bahnung (1 nach: Stephens PJ, Atwood HL. Thermal acclimation in a crustacean neuromuscular system. J Exp Biol 1982; 98: 41. 2 nach: Atwood HL, Bittner GD. Matching of excitatory and inhibitory inputs to crustacean muscle fibers. J Neurophysiol 1971; 34: 159).

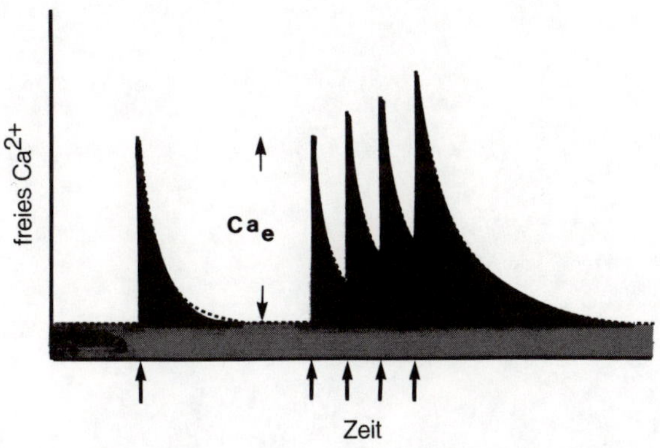

Abb. 6.18 B Hypothese der Entstehung synaptischer Bahnung durch residuales Ca^{2+}. Ca_e = Ca^{2+}-Einstrom während eines Einzelpulses. Ca_r = Ansammlung von residualem Ca^{2+} (nach: Zucker RS, Laura-Estrella LO. Post-tetanic decay of evoked and spontaneous transmitter release and a residual-calcium model of synaptic facilitation of crayfish neuromuscular junctions. J Gen Physiol 1983; 81: 366. Mit freundlicher Genehmigung von Rockefeller University Press).

6.19. Steigerung der synaptischen Effektivität

Eine hohe Aktionspotentialfrequenz führt zu verschiedenen Verstärkungstypen der synaptischen Übertragung, davon können einige sehr langandauernd sein. Durch diese Mechanismen werden bereits aktive Bahnen im ZNS verstärkt, so daß der Informationsfluß verbessert wird.

Posttetanische Potenzierung

Nach einer Serie von Aktionspotentialen (tetanische Reizung) entstehen häufig vergrößerte postsynaptische Potentiale (Abb. 6.19 A). Diese vergrößerten Potentiale können manchmal für mehrere Minuten anhalten.
Der Mechanismus dieser posttetanischen Potenzierung beruht auf einer Akkumulation von Ca^{2+} und Na^{+} in den axonalen Endigungen. Wie zuvor beschrieben, führt die vergrößerte Ca^{2+}-Konzentration zu einer verstärkten Transmitterausschüttung (s. 6.2, 6.3).

Langzeit-Bahnung

Die erhöhte Aktivität in einem einzelnen Neuron, ausgelöst z. B. durch eine Serienreizung, kann zu einer Vergrößerung der synaptischen Potentiale über einen Zeitraum von Stunden führen (Abb. 6.19 B). Ebenso wie bei der posttetanischen Potenzierung ist der Mechanismus der Langzeit-Bahnung über eine Erhöhung der intrazellulären Ca^{2+}-Konzentration zu erklären. Darüber hinaus wird angenommen, daß der langanhaltende Effekt auf einer Aktivierung intrazellulärer Second-messenger-Systeme beruht.

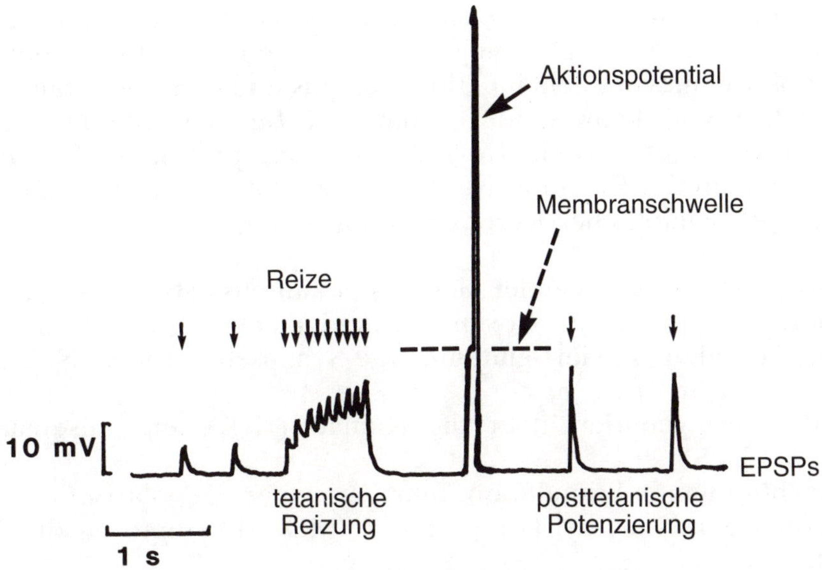

Abb. 6.19 A Mechanismen der posttetanischen Potenzierung.

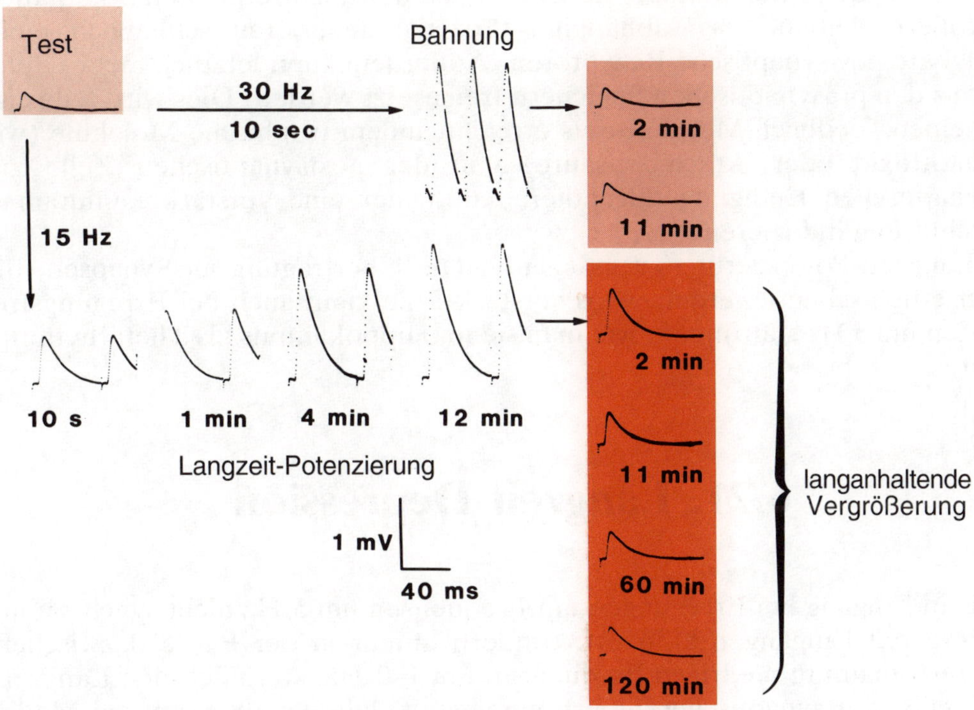

Abb. 6.19 B Mechanismen der Langzeit-Potenzierung (nach: Swenarchuk L. Long-term facilitation of transmission at a crayfish neuromuscular synapse. Ph. D. thesis, University of Toronto 1975).

6.20. Langzeit-Potenzierung

Eine kurzzeitige hochfrequente Reizung präsynaptischer Strukturen kann eine Langzeit-Potenzierung (engl. long-term potentiation, LTP) bezeichnete Mechanismus kommt vor allem im Hippokampus und in bestimmten sympathischen Ganglien vor, kann unter bestimmten Bedingungen aber auch im Neokortex beobachtet werden. Im Gegensatz zur posttetanischen Potenzierung und zur Langzeit-Bahnung ist zur Induzierung dieser Potenzierung die Aktivierung postsynaptischer Rezeptoren notwendig.

Ein Beispiel für das CA-Gebiet des Hippokampus ist in Abbildung 6.20 demonstriert (CA bedeutet Cornu ammonis). Die Stimulation der sog. Schaffer-Kollateralen aktiviert glutamaterge Synapsen der CA1-Neuronen.

- ▶ Glutamat (glu) generiert über die Kainat- (K-) oder Quisqualat- (Q-) Rezeptoren EPSP.
- ▶ Eine hochfrequente Stimulation führt zu einer Depolarisation, die die Blockierung der N-methyl-D-aspartat- (NMDA-)Rezeptoren durch Mg^{2+} aufhebt.
- ▶ Ca^{2+} gelangt über die NMDA-gesteuerten Kanäle in die Neurone.
- ▶ Eine Blockierung von NMDA-Rezeptoren hebt den Effekt auf.

Nach dieser Induktion können die EPSP nach der hochfrequenten Stimulation vergrößert bleiben. Ca^{2+}-abhängige Prozesse generieren schließlich mehr verfügbare postsynaptische Rezeptoren. Außerdem kann letztlich mehr Glutamat aus den präsynaptischen Speichern freigesetzt werden. Dies wird teilweise über einen Feedback-Mechanismus erreicht, indem trophische Moleküle (wie Stickstoffoxid oder Arachidonsäure) von der postsynaptischen Zelle zur präsynaptischen Endigung diffundieren und hier eine verstärkte Glutamat-Ausschüttung induzieren.
Die Langzeit-Potenzierung ist **assoziativ:** Die Übertragung an Synapsen, die gleichzeitig aktiviert werden, wird verstärkt. Sie kann auch bei Erregungsfrequenzen um 5 Hz stattfinden, wie man sie im Hippokampus als Thetarhythmus findet.

6.21. Langzeit-Depression

Wird ein Eingang bei Erregungen mit Frequenzen um 5 Hz nicht synchron mit den anderen Eingängen aktiviert, sondern immer in der Pause dazwischen, oder reizt man mit niedrigen Frequenzen um 1–3 Hz, so findet eine Langzeit-Depression der synaptischen Übertragung statt. Diese stellt somit ein Modell des Vergessens dar.

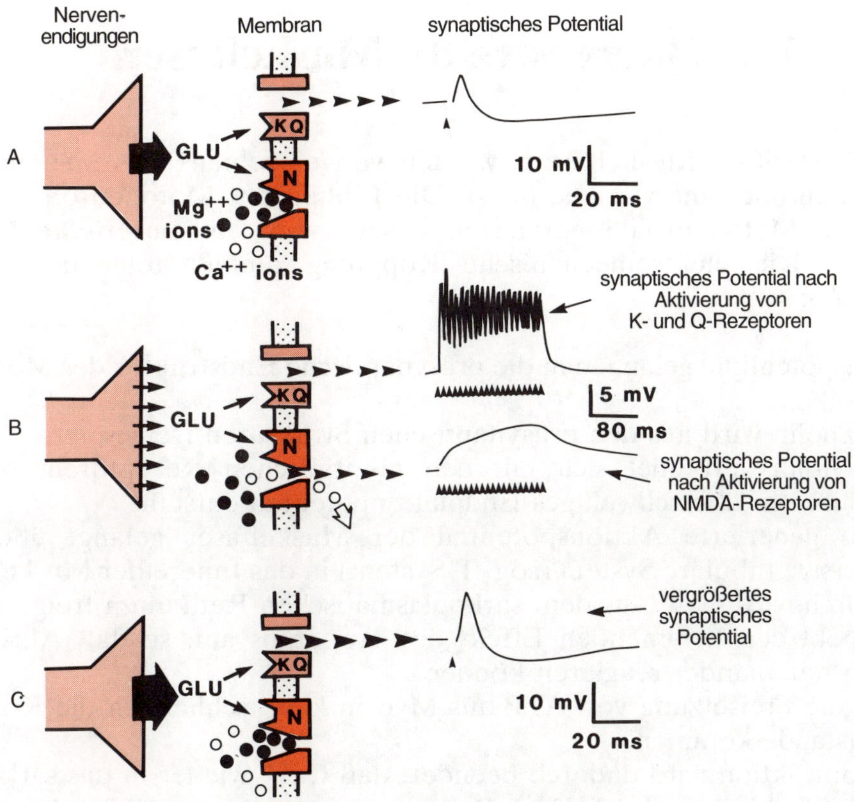

Abb. 6.20 Hypothese zur Entstehung der Langzeit-Potenzierung. K = Kainat-Rezeptor; Q = Quisqualat-Rezeptor; GLU = Glutamat; NMDA = N-methyl-D-aspartat (nach: Collingridge GL, Bliss TVP. NMDA receptors – their role in long-term potentiation. Trends Neurosci 1987; 10: 292).

7

Effektoren

7.1. Quergestreifte Muskelfasern

Die quergestreiften Muskelfasern werden von einzelnen Nervenendigungen der Motoneurone innerviert (s. 6.14). Die Einheit aus Motoneuron und den von diesem Motoneuron innervierten Fasern wird als **motorische Einheit** bezeichnet. Die elektromechanische Kopplung umfaßt folgende Schritte (Abb. 7.1 A):

1. Aktionspotentiale gelangen in die präsynaptische Endstruktur des Motoneurons.
2. Azetylcholin wird aus den präsynaptischen Strukturen freigesetzt.
3. Azetylcholin verbindet sich mit den nikotinischen Rezeptoren, so daß schließlich ein überschwelliges Endplattenpotential entsteht.
4. Das so generierte Aktionspotential der Muskelfaser gelangt über das transversale tubuläre System (sog. T-System) in das Innere der Muskelfaser.
5. Hierdurch wird Ca^{2+} aus dem sarkoplasmatischen Retikulum freigesetzt.
6. Ca^{2+} hebt den hemmenden Effekt des Troponins auf, so daß Aktin und Myosin miteinander reagieren können.
7. Durch die Freisetzung von ATP aus Myosin kann schließlich die Kontraktion zustande kommen.
8. Die Kontraktion wird dadurch beendet, daß Ca^{2+} wieder in das sarkoplasmatische Retikulum durch Ca^{2+}-Pumpen aufgenommen werden kann.

Die Wirkung der Ca^{2+} beruht im Endeffekt darauf, daß der hemmende Effekt des Troponins wegfällt und Aktin und Myosin miteinander reagieren können. Die ATPase-Aktivität des Aktomyosins ist sehr hoch; ATP ist für den Kontraktionsvorgang notwendig. Wie aus Abbildung 7.1 B hervorgeht, kommt die Kontraktion durch Rotationen von Myosinbrücken am Aktin zustande. Hierfür ist ATP als Energielieferant notwendig. ATP-Mangel führt dazu, daß die Myosinbrücken festhaften. Dies führt nach dem Tod zur Totenstarre (Rigor mortis).

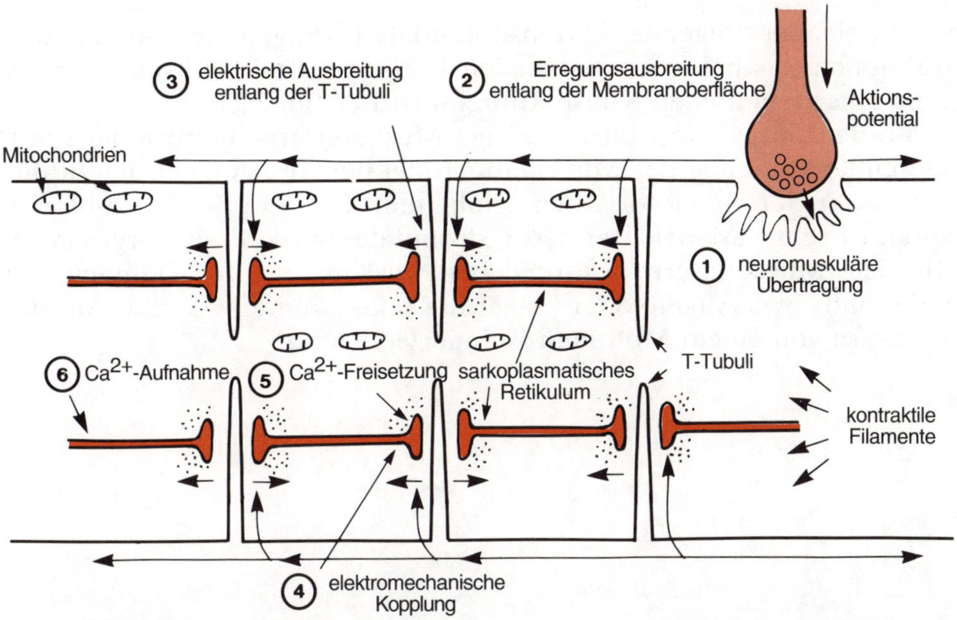

Abb. 7.1 A Funktionelle Bestandteile einer quergestreiften Muskelfaser.

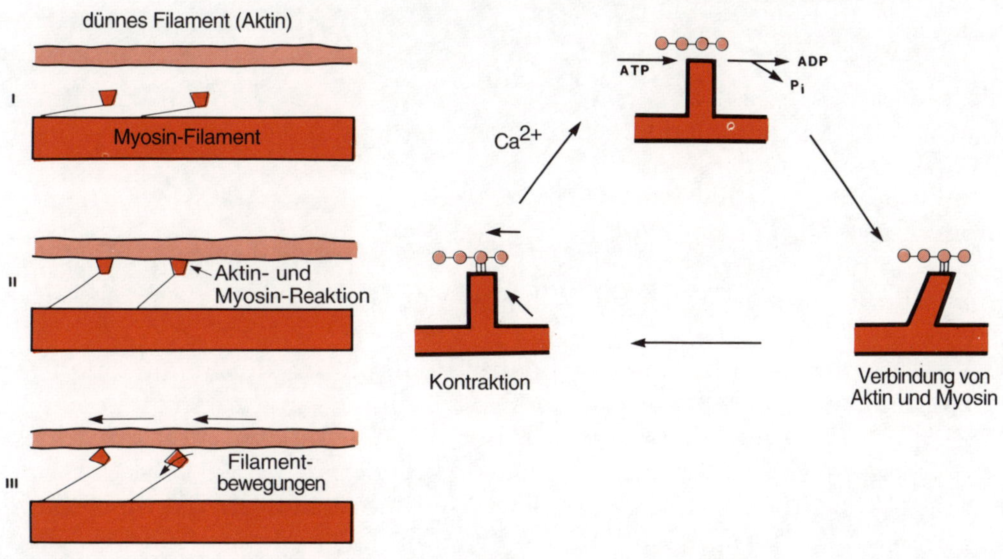

Abb. 7.1 B Interaktionen von Aktin und Myosin und Bildung von Aktin-Myosinbrücken (nach Eckert R, Randall D. Animal physiology. San Francisco: WH Freeman 1978; 287).

7.2. Mechanik der Muskelkontraktion

Jedes Aktionspotential, das in die Endplatte einläuft, führt zu einer Kontraktion der dazugehörigen Muskelfasern (Abb. 7.2 A).
Schnell aufeinanderfolgende Aktionspotentiale bedingen eine Summation der Kontraktionen, bis bei einer maximalen Frequenz eine stärkste Anspannung im Sinne einer tetanischen Kontraktion auftritt (Abb. 7.2 B).
Ein Motorneuron aktiviert dazugehörige Muskelfasern (motorische Einheit). Die Gesamtanspannung der Muskulatur reflektiert die Anzahl der zu diesem Zeitpunkt aktivierten motorischen Einheiten. Die Größe der motorischen Einheiten ist sehr variabel. Bei den Extremitätenmuskeln versorgt ein Motoneuron viele Muskelfasern, während bei Muskeln, die für Feinbewegungen zuständig sind – wie Augen- oder Fingermuskeln –, nur eine kleine Anzahl von Muskelfasern von einem Motoneuron innerviert wird.

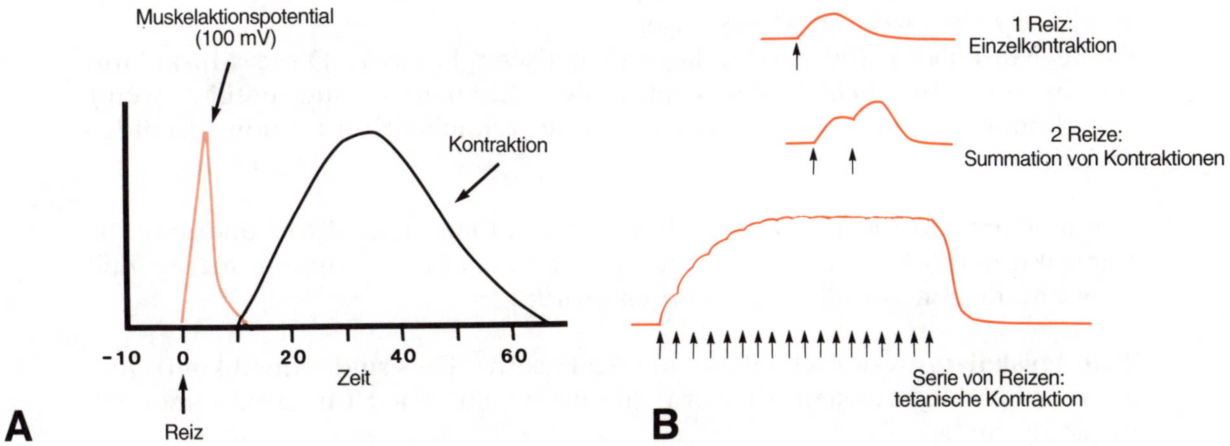

Abb. 7.2A Muskelaktionspotential und Kontraktion.

Abb. 7.2B Einzelkontraktionen und tetanische Kontraktion.

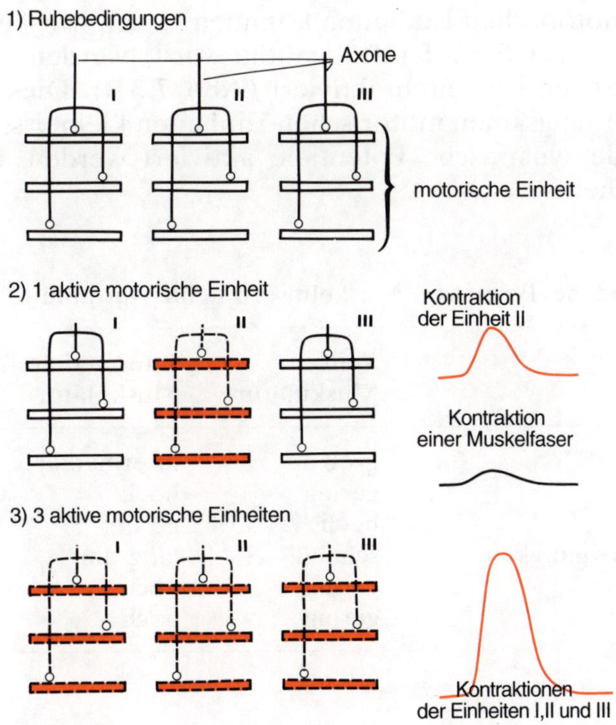

Abb. 7.2C Rekrutierung von motorischen Einheiten.

7.3. Muskelfasern

Die Muskeln der Warmblüter bestehen aus drei verschiedenen Arten von Muskelfasern (Abb. 7.3 A). Innerhalb einer motorischen Einheit gibt es jedoch jeweils nur eine Art von Muskelfasern.
Weiße Muskulatur (oder schnelle glykolytische Fasern): Diese Muskulatur besteht im wesentlichen aus kontraktilen Elementen und enthält wenig Mitochondrien. Die Fasern entwickeln eine schnelle Kontraktion, ermüden aber rasch.

Intermediäre Muskulatur: Diese Muskulatur enthält viele Mitochondrien. Die Kontraktion erfolgt langsam. Die motorischen Einheiten sind die meiste Zeit aktiv und dienen vor allem der Haltemotorik.

Rote Muskulatur (oder schnelle oxidative Fasern): Dies sind schnell kontrahierende, ermüdungsresistente Fasern, die im wesentlichen für die Zielmotorik zuständig sind.

Funktionelle Eigenschaften der motorischen Einheit

Die langsamen motorischen Einheiten kommen in den Muskeln der Haltemotorik vor. Wenn zusätzliche Kraft benötigt wird, werden immer mehr die schnellen motorischen Einheiten aktiviert (Abb. 7.3 B). Dies liegt daran, daß Motoneurone der langsamen motorischen Einheiten kleiner sind und schneller durch einlaufende synaptische Potentiale aktiviert werden als die schnellen motorischen Einheiten.

Tab. 7.3 Verschiedene Typen von Muskelfasern beim Warmblüter.

	Weiße Muskulatur	Intermediäre Muskulatur	Rote Muskulatur
Durchmesser	groß	intermediär	klein
Myoglobingehalt	gering	hoch	hoch
ATPase-Aktivität	hoch	gering	hoch
Kontraktionsgeschwindigkeit	schnell	langsam	schnell
Ermüdungsresistenz	gering	hoch	hoch
Mitochondrienzahl	gering	hoch	hoch

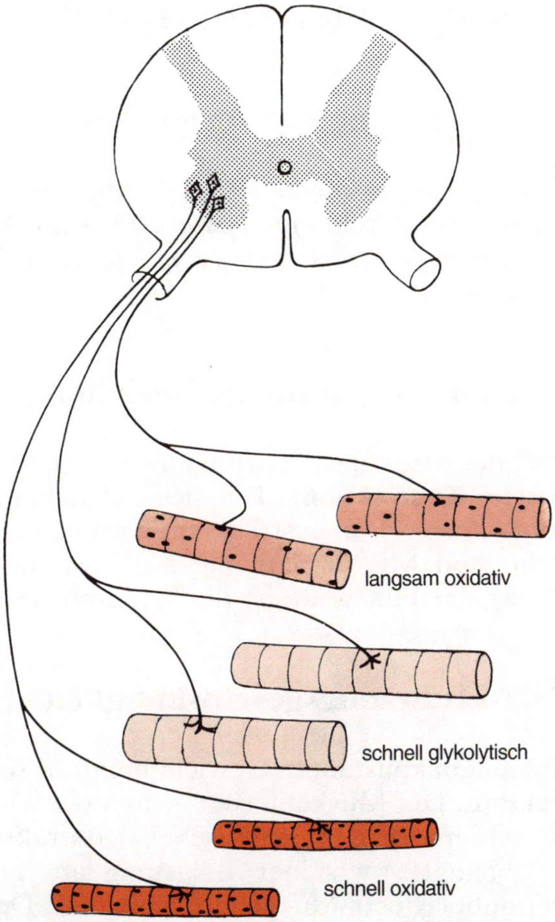

Abb. 7.3A Muskelfasern eines Säugetiers.

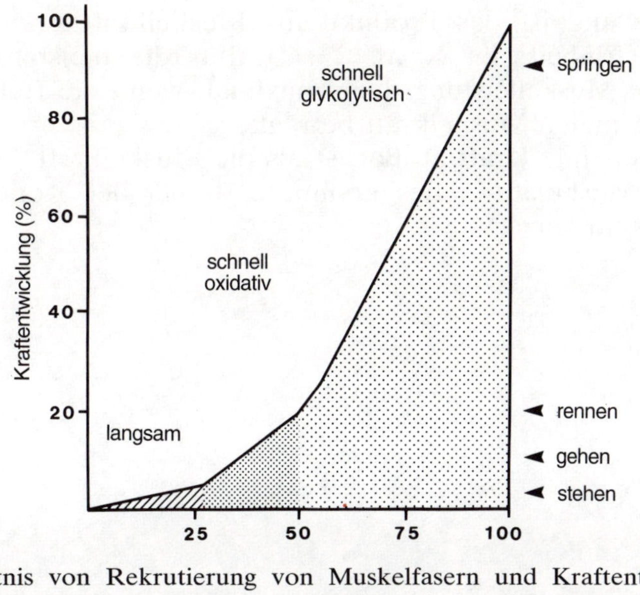

Abb. 7.3B Verhältnis von Rekrutierung von Muskelfasern und Kraftentwicklung (nach: Walmsley B, Hodgson JA, Burke RE. Forces produced by medial gastrocnemius and soleus muscles during locomotion in freely moving cats. J Neurophysiol 1978; 41: 1213).

7.4. Mechanische Eigenschaften der Muskulatur

Gleitfilament-Mechanismen

Die Muskelverkürzung resultiert aus der Verkürzung vieler Sarkomere, die in den Myofibrillen in Serie hintereinander geschaltet sind. Bei der Verkürzung kommt es durch die Myosinquerbrücken zu einem Übereinandergleiten von Aktin- und Myosinfilamenten.

Längen-Spannungs-Beziehung

Wenn die Verkürzung der Muskulatur verhindert wird, erzeugt der Muskel nur Spannung **(isometrische Kontraktion).** Die sich entwickelnde Spannung variiert mit der Sarkomerlänge. Bei gestreckter Muskulatur ist die Spannung gering, da die Aktin- und Myosinfilamente sich fast nicht überlagern. Bei optimaler Überlappung der Filamente ist die Spannungsentwicklung maximal (Abb. 7.4A).

Verkürzungsgeschwindigkeit

Wird Muskulatur mit einem konstanten Gewicht belastet, so kommt es zu einer **isotonischen Kontraktion.** Der Muskel leistet Arbeit (Gewicht × Verkürzungsabstand). Die Geschwindigkeit der isotonischen Kontraktion eines tetanisch stimulierten Muskels hängt von seiner Belastung ab. Die Verkürzungsgeschwindigkeit ist bei unbelasteter Muskulatur maximal. Der Muskel verkürzt sich nicht mehr, wenn die Belastung gerade gleich groß der isometrisch möglichen Kraft ist (Abb. 7.4B).

Leistung

Die Muskelleistung ist das Produkt aus Muskelkraft und Verkürzungsgeschwindigkeit (Einheit: kg × m × s^{-1}). Für die meisten quergestreiften Muskeln ist die Muskelleistung dann maximal, wenn die Belastung etwa ein Drittel der maximalen Muskelkraft beträgt.
Wenn die zu hebende Kraft größer ist als die Muskelkraft, so kommt es zur Dehnung der Muskulatur. Dies kommt z. B. bei der Kontraktion antagonistischer Muskeln vor.

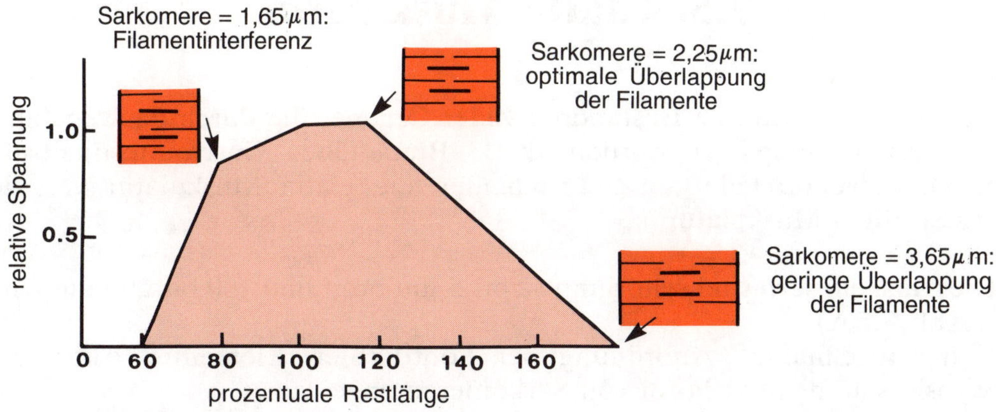

Abb. 7.4A Längen-Spannungs-Beziehung (nach: Eckert R, Randall D. Animal Physiology, San Francisco: WH Freeman 1978; 285).

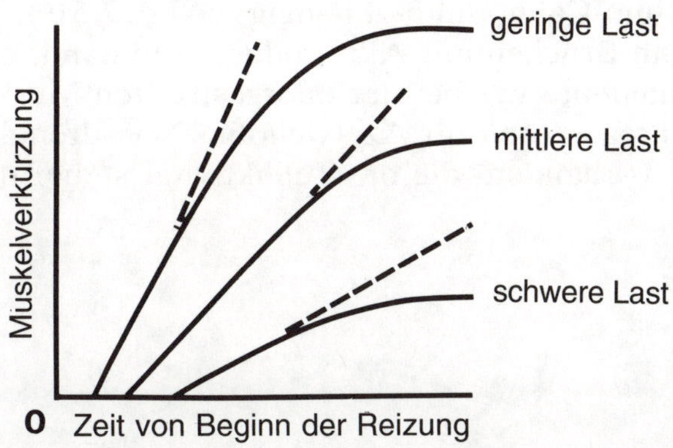

Abb. 7.4B Beziehung zwischen Geschwindigkeit der Muskelverkürzung und Belastung (nach: Carlson FD, Wilkie DR. Muscle physiology. Englewood Cliffs, NJ: Prentice-Hall 1974; 39. Mit freundlicher Genehmigung von Appleton & Lange).

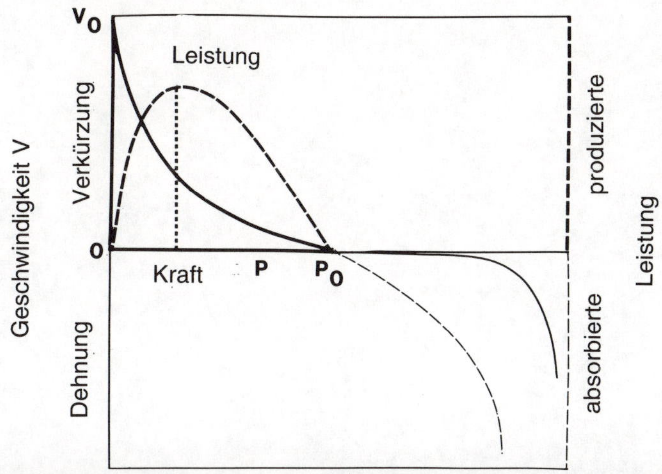

Abb. 7.4C Beziehung zwischen Geschwindigkeit der Verkürzung und Leistung. V_o = maximale Verkürzungsgeschwindigkeit, P_o = maximale Kraft (nach: Carlson FD, Wilkie DR. Muscle physiology. Englewood Cliffs, NJ: Prentice-Hall 1974; 39. Mit freundlicher Genehmigung von Appleton & Lange).

7.5. Glatte Muskulatur

Die glatte Muskulatur ist Bestandteil vieler Organe, die durch das vegetative Nervensystem innerviert werden (z. B. Blutgefäße, Gastrointestinaltrakt, Uterus). Folgende Faktoren unterscheiden die glatte Muskulatur von der quergestreiften Muskulatur:

- ▶ Die Muskelfasern sind sehr dünn (2 bis 5 μm breit und 100 bis 200 μm lang; s. Abb. 7.5A).
- ▶ Keine regelmäßige Anordnung der kontraktilen Elemente. Aktin und Myosin sind nicht in Form von Sarkomeren angeordnet.
- ▶ Es gibt kein transversales tubuläres System. Die Ca^{2+} gelangen durch Membrankanäle in das Zellinnere.
- ▶ Die Aktionspotentiale sind Ca^{2+}-abhängig (Abb. 7.5B).
- ▶ Die kontraktilen Filamente werden durch Myosinkinase aktiviert. Dieses Enzym ist Kalzium-Calmodulin-abhängig (Abb. 7.5C). Das phosphorylierte Myosin kann Brücken mit Aktin bilden und damit ein Übereinandergleiten beider Filamente wie bei der quergestreiften Muskulatur bewirken.
- ▶ Es sind Membranrezeptoren für Azetylcholin, Noradrenalin und manchmal auch für Peptide vorhanden, die die Zellaktivität steuern.

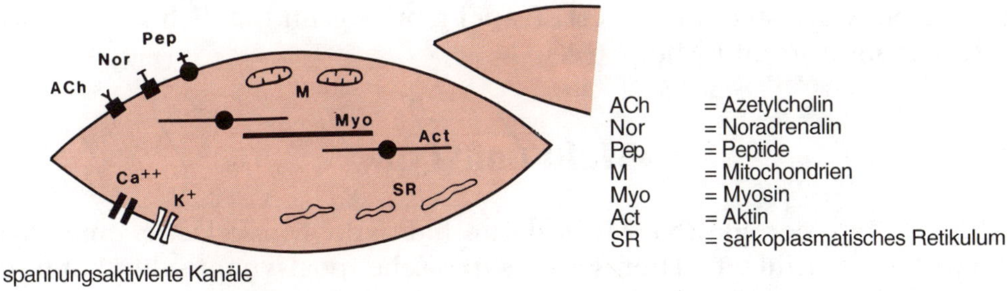

Abb. 7.5 A Ca^{2+}-abhängiges Aktionspotential.

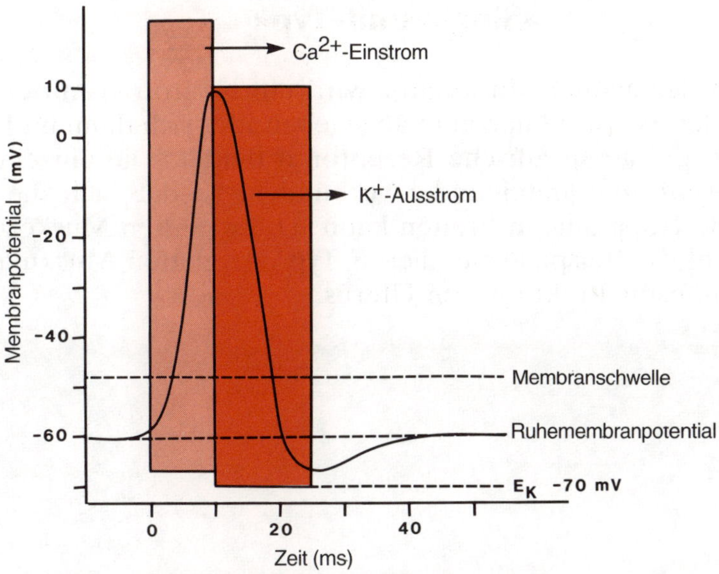

Abb. 7.5 B Kontrolle der Myosinaktivierung durch Ca^{2+}.

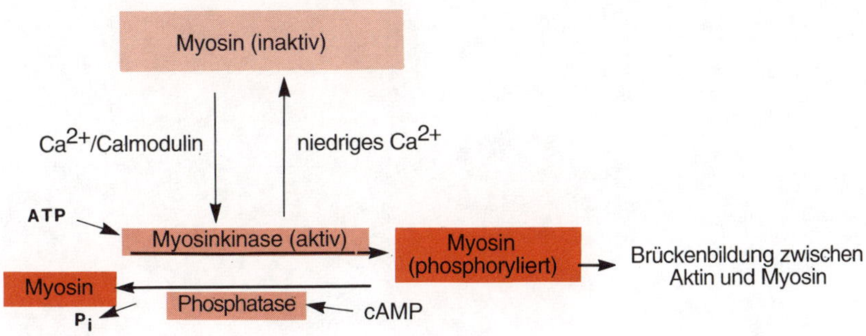

Abb. 7.5 C Zwei Innervationsarten der glatten Muskulatur.

7.6. Elektrische Aktivität der glatten Muskulatur

Die glatte Muskulatur wird sympathisch oder parasympathisch durch das vegetative Nervensystem innerviert. Dabei gibt es grundsätzlich zwei verschiedene Innervationsarten (Abb. 7.6A):

»Multi-unit-Typ«

Bei diesem Typ der glatten Muskulatur hat jede Muskelzelle eine eigene neuromuskuläre Einheit. Hier gibt es typische postsynaptische Potentiale. Manche Zellen generieren Aktionspotentiale, wenn die Membranschwelle erreicht ist. Dieser Muskeltyp ist in den Blutgefäßen, dem Samenleiter und der Iris zu finden.

»Single-unit-Typ«

Bei diesem Typ der glatten Muskulatur wird ein Neurotransmitter aus einer Nervenfaser in den Extrazellulärraum abgegeben, der sich dann im Extrazellulärraum verteilt und an spezifische Rezeptoren bindet. Die einzelnen Zellen sind durch *gap junctions* miteinander verbunden, so daß sich die Erregung durch elektrische Kopplung ausbreiten kann. Diese glatten Muskelzellen sind häufig spontan aktiv. Beispiele für diesen Typ der glatten Muskulatur findet man im Gastrointestinaltrakt und im Uterus.

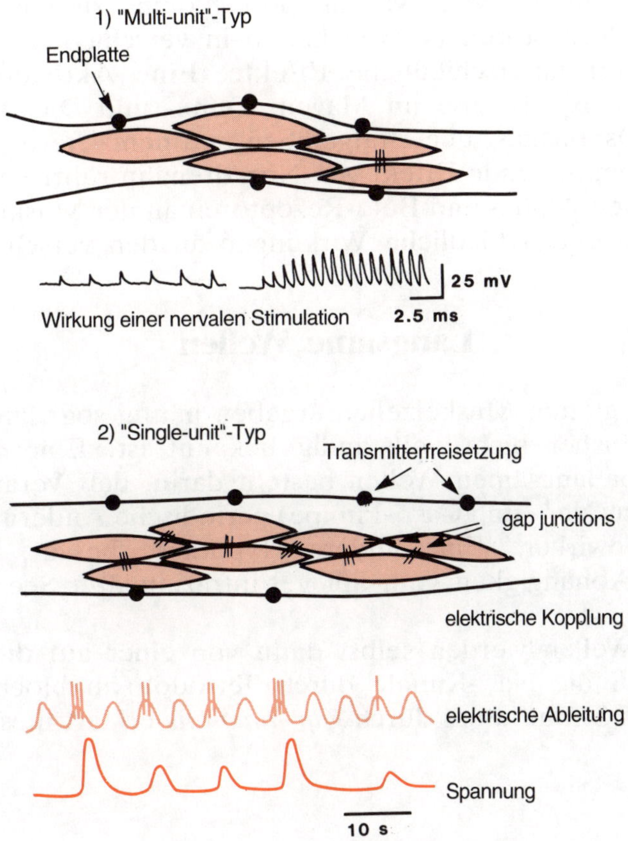

Abb. 7.6A Glatte Muskelzelle.

Neurotransmitterwirkungen (Abb. 7.6B)

Elektrische Effekte

Neurotransmitter verändern die Ionenleitfähigkeit mit der Folge, daß das Membranpotential in positive oder negative Richtung wandert.

Second-messenger-Effekte

Intrazelluläres Ca^{2+} initiiert die Muskelkontraktion. Dies wird vor allem durch Azetylcholin vermittelt.
Adrenerge Beta-Rezeptoren sind mit der Adenylatzyklase gekoppelt. Dadurch steigt die Konzentration von cAMP an und es kommt zu einer Relaxation.
Adrenerge Beta-Rezeptoren (s. 6.8) haben in verschiedenen Regionen der glatten Muskulatur unterschiedliche Effekte. Eine Aktivierung von Beta-Rezeptoren hat beispielsweise im Magen, Dünn- und Dickdarm eine hemmende und im Ösophagus, den Blutgefäßen und dem Uterus eine erregende Wirkung. Der dominierende Effekt von Noradrenalin rührt von dem Verhältnis an vorhandenen Alpha- und Beta-Rezeptoren an der Muskelmembran her.
Peptide entfalten unterschiedliche Wirkungen an den verschiedenen glatten Muskelzellen.

Langsame Wellen

Ableitungen aus glatten Muskelzellen ergeben häufig sog. langsame Wellen, deren Ursache bisher nicht vollständig bekannt ist. Eine Hypothese zur Entstehung dieser langsamen Wellen besteht darin, daß Veränderungen von Membranpumpen (Na^+- und Ca^{2+}-Pumpe) periodische Änderungen des Membranpotentials bewirken. Eine andere Hypothese besagt, daß die Na^+-Leitfähigkeit in Abhängigkeit vom Spiegel intrazellulärer Second-messenger-Substanzen oszilliert.
Die langsamen Wellen werden selbst dann von einer auf die andere Zelle übertragen, wenn die Na^+-Kanäle durch Tetrodotoxin blockiert sind. Die Weiterleitung des Stromflusses durch *gap junctions* erklärt dieses Phänomen.

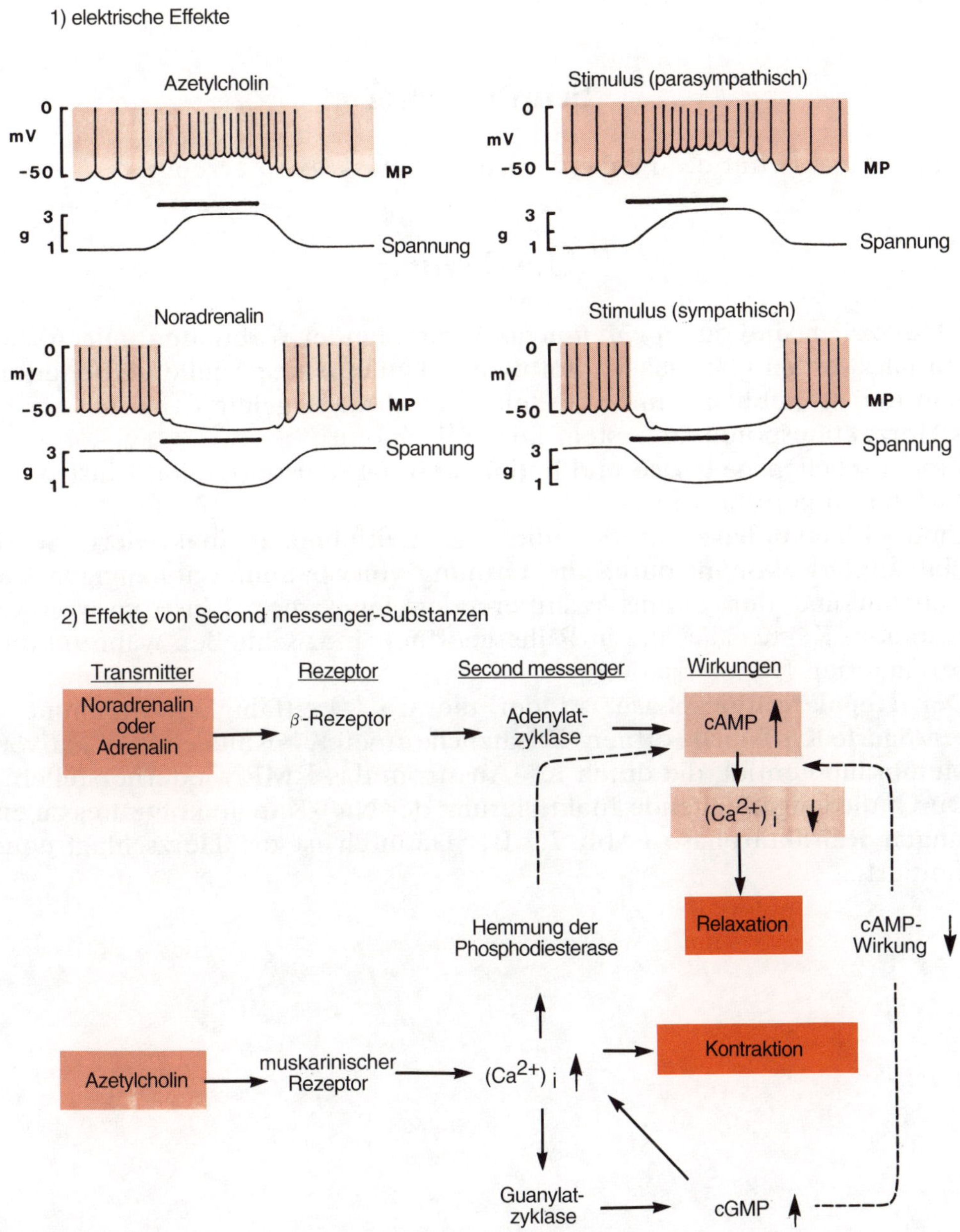

Abb. 7.6B Wirkungen von Neurotransmittern an der glatten Muskulatur (1 nach: Janig W. The autonomic nervous system. In: Schmidt RF, ed. Fundamentals of neurophysiology. New York: Springer 1975; 245, 252. Mit freundlicher Genehmigung des Verlags).

7.7. Herz (elektrische Aktivität)

Funktionell besteht das Herz aus einem Schrittmachersystem, einem Überleitungssystem und dem Myokard (Abb. 7.7 A).

Schrittmacher

Die Spontanaktivität des Herzens wird im Sinusknoten erzeugt.

Überleitung

Die Herzzellen sind durch *gap junctions* miteinander verbunden. Die Aktionspotentiale werden über das Vorhofmyokard zu einem speziellen Überleitungssystem und schließlich zum Ventrikelmyokard weitergeleitet.
Das Herzaktionspotential besteht aus drei Phasen:

1. Einem schellen **Aufstrich** und **initialen Gipfel,** der durch den Einstrom von Na^+ hervorgerufen wird.
2. Einer **Plateauphase,** in der die Na^+-Leitfähigkeit inaktiviert ist. Die Plateauphase kommt durch die Öffnung von spannungsabhängigen Ca^{2+}-Kanälen und den daraus resultierenden langsamen Einstrom von Ca^{2+} zustande. K^+-Kanäle, die in Ruhe geöffnet sind, schließen während dieser verlängerten Depolarisation.
3. Der **Repolarisationsphase,** in der die Ca^{2+}-Leitfähigkeit abnimmt und verzögerte K^+-Kanäle öffnen. Zusätzlich öffnen K^+-Kanäle mit negativerem Membranpotential, die durch K^+-Ausstrom das RMP wiederherstellen.
   Durch die langanhaltende Inaktivierung der Na^+-Kanäle kommt es zu einer langen Refraktärphase (Abb. 7.7 B). Dadurch ist die Herzschlagfrequenz limitiert.

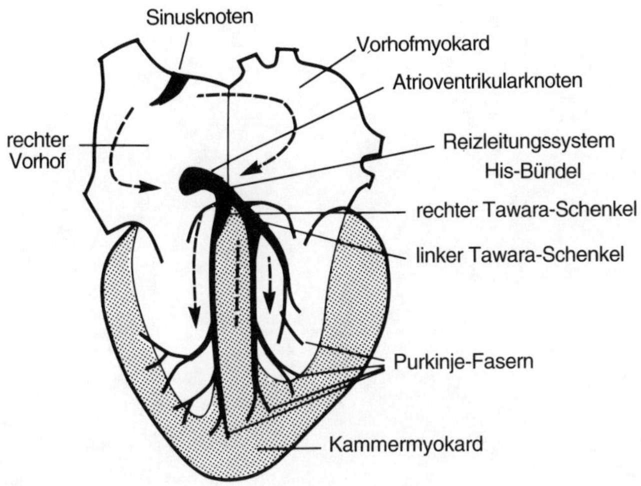

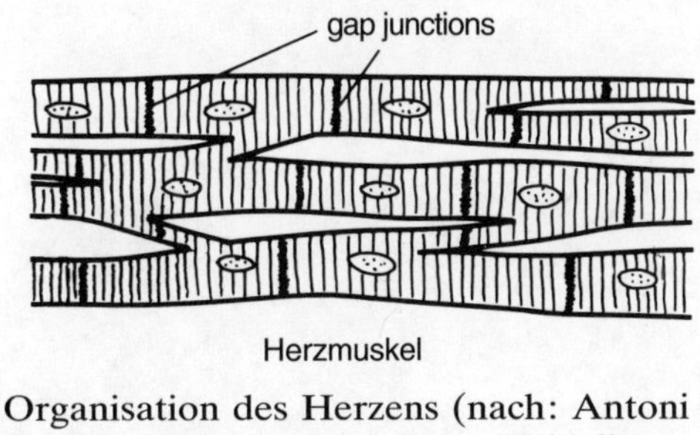

Abb. 7.7 A Funktionelle Organisation des Herzens (nach: Antoni H. Function of the heart. In: Schmidt RF, Thews G, eds. Human physiology. Heidelberg: Springer 1983; 360. Mit freundlicher Genehmigung des Verlags).

Das Aktionspotential der Schrittmacherzellen unterscheidet sich von dem des übrigen Myokards (Abb. 7.7 C). Die langsame diastolische Depolarisation führt dazu, daß die Membranschwelle nach einem Aktionspotential wieder **autoregenerativ** erreicht wird und es zu einer schnellen Depolarisation kommt. Die langsame Depolarisation entsteht durch einen langsamen Einstrom von Na^+ und Ca^{2+}.

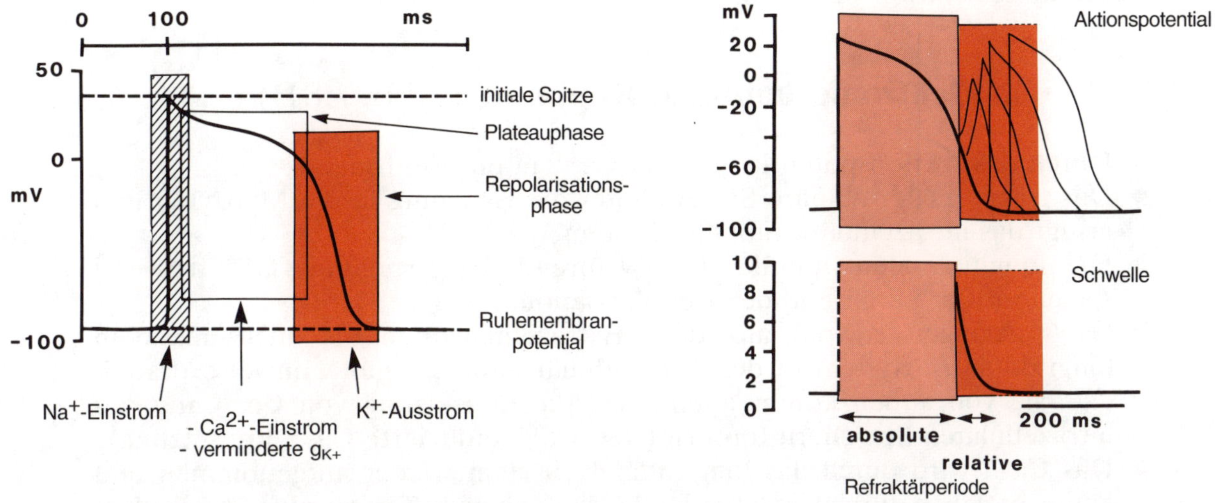

Abb. 7.7B Herzaktionspotentiale und Refraktärperiode (nach: Antoni H. Function of the heart. In: Schmidt RF, Thews G, eds. Human physiology. Heidelberg: Springer 1983; 361–3).

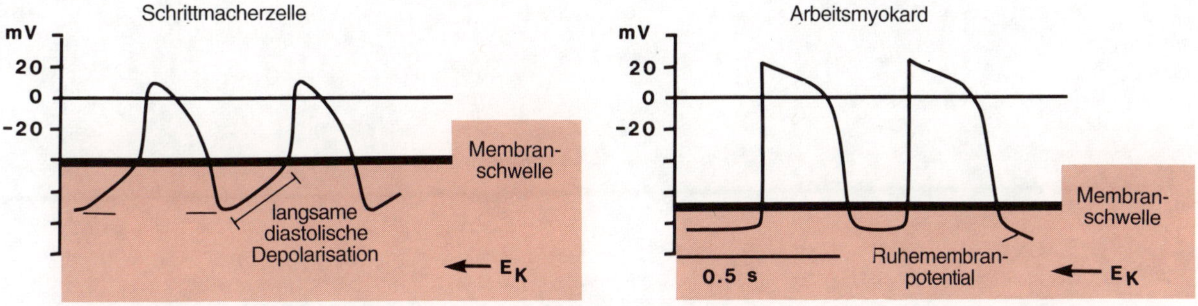

Abb. 7.7C Aktionspotentiale von Schrittmacherzellen und von Zellen des Arbeitsmyokards (nach: Antoni H. Function of the heart. In: Schmidt RF, Thews G, eds. Human physiology. Heidelberg: Springer 1983; 361–3).

7.8. Kontraktion des Herzens

Die Herzmuskulatur kann im Gegensatz zur quergestreiften Muskulatur keinen Tetanus generieren. Dies liegt an der Länge des Aktionspotentials und der Refraktärperiode (Abb. 7.8A). Das Synzytium gewährleistet, daß die Kontraktion des Herzens ein Alles-oder-nichts-Ereignis ist (es gibt keine Rekrutierung einzelner motorischer Einheiten). Der Einstrom von Ca^{2+} während des Aktionspotentials verstärkt die Spannung.

Elektromechanische Kopplung (Abb. 7.8B)

- ▶ Durch das Aktionspotential gelangt Ca^{2+} in die Neurone.
- ▶ Das transversale tubuläre System leitet die Erregung in die Myozyten und erregt das intrazelluläre tubuläre System.
- ▶ Die longitudinalen Tubuli setzen während der Erregung Ca^{2+} frei und speichern Ca^{2+} während der Repolarisation.
- ▶ Ca^{2+} gelangen sowohl aus dem Extrazellulärraum als auch aus dem longitudinalen System in den Intrazellulärraum. Es gibt Hinweise darauf, daß die von außen kommenden Ca^{2+} die Freisetzung von Ca^{2+} aus den intrazellulären Speichern fördern (sog. Ca^{2+}-induzierte Ca^{2+}-Freisetzung).
- ▶ Das Ca^{2+} wird durch das longitudinale System wieder aufgenommen und kann zusätzlich durch Ca^{2+}-bindende Proteine gepuffert werden. Außerdem kann Ca^{2+} durch einen Na^{+}-Ca^{2+}-Austausch in den Extrazellulärraum gelangen.

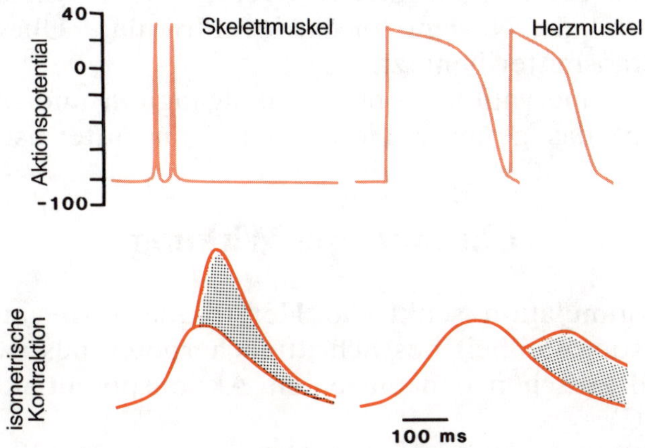

Abb. 7.8A Beziehung zwischen Kontraktion und Aktionspotential (nach: Antoni H. Function of the heart. In: Schmidt RF, Thews G, eds. Human physiology. Heidelberg: Springer 1983; 364. Mit freundlicher Genehmigung des Verlags).

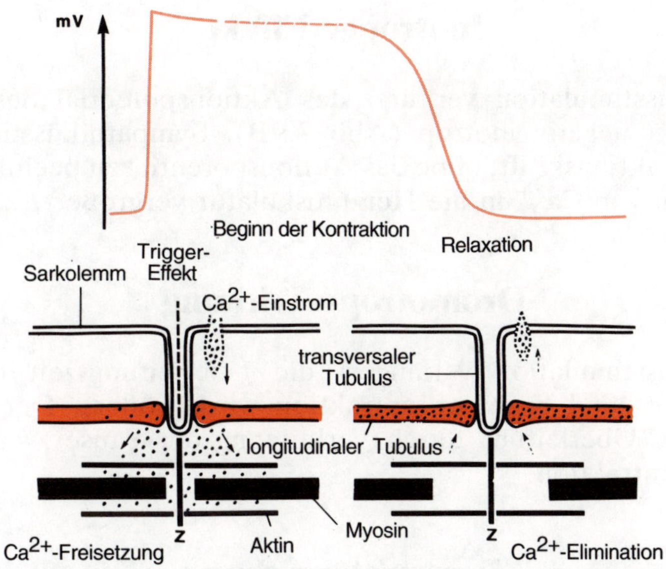

Abb. 7.8B Ionale Mechanismen während des Kontraktionsvorgangs (nach: Antoni H. Function of the heart. In: Schmidt RF, Thews G, eds. Human physiology. Heidelberg: Springer 1983; 364. Mit freundlicher Genehmigung des Verlags).

7.9. Transmitterwirkung am Herzen

Die parasympathische Innervation (durch den N. vagus) versorgt in erster Linie die Vorhöfe. Sie ist am Sinusknoten (rechte Seite) sowie am Atrioventrikularknoten (linke Seite) konzentriert. Der rechte N. vagus beeinflußt die Herzfrequenz, der linke N. vagus die atrioventrikuläre Überleitung. **Azetylcholin** wird als Transmitter benutzt.

Die sympathische Innervation (vom Zervikalganglion und oberen Thorakalganglion) versorgt das gesamte Herz. Der Transmitter ist in diesem Fall Noradrenalin.

Chronotrope Wirkung

Parasympathikusstimulation senkt die Herzfrequenz (negativ chronotroper Effekt). Die Anstiegssteilheit des Schrittmacherpotentials ist vermindert, so daß das Intervall zwischen den einzelnen Aktionspotentialen verlängert ist (Abb. 7.9B und C).

Sympathikusstimulation steigert die Herzfrequenz (positiv chronotroper Effekt). Hierbei ist das Intervall zwischen den Aktionspotentialen verkürzt. Am denervierten Herzen ist die Frequenz höher. Daraus resultiert, daß der Einfluß des Parasympathikus unter Ruhebedingungen größer ist als der des Sympathikus.

Inotroper Effekt

Parasympathikusstimulation verkürzt das Aktionspotential des Vorhofmyokards und wirkt negativ inotrop (Abb. 7.9B). Sympathikusstimulation verstärkt die Kontraktionskraft, ohne das Aktionspotential zu beeinflussen. Dabei ist der Einstrom von Ca^{2+} in die Herzmuskulatur vergrößert.

Dromotrope Wirkung

Parasympathikusstimulation verlängert die Überleitungszeit (das Intervall zwischen Vorhof- und Kammerkontraktion wird größer). Der Sympathikus beschleunigt die Überleitung durch Verkürzung der Pause zwischen Vorhof- und Kammerkontraktion.

Transmitterwirkung

Die hemmende Wirkung von Azetylcholin beruht auf einer Erhöhung der K^+-Leitfähigkeit.

Noradrenalin wirkt auf beta-adrenerge Rezeptoren: Im Myokard wird eine größere Anzahl von Ca^{2+}-Kanälen geöffnet, wodurch der Ca^{2+}-Einstrom zunimmt. Dies führt zu einer Intensivierung der elektromechanischen Kopplung.

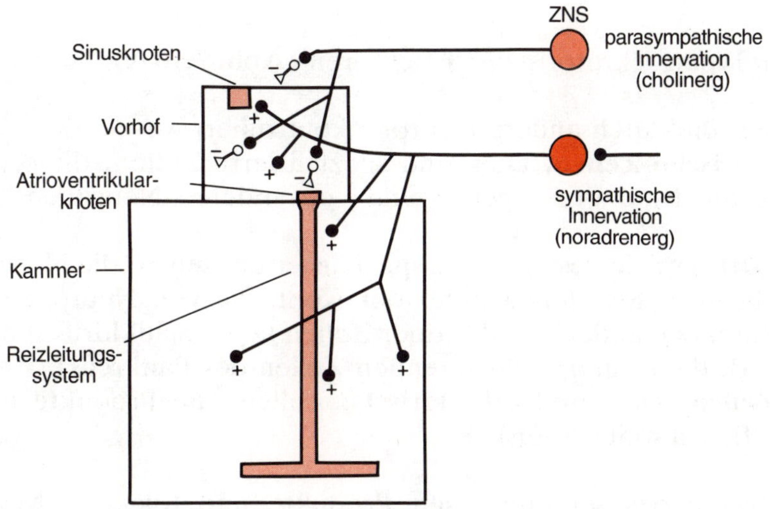

Abb. 7.9 A Innervation des Herzens.

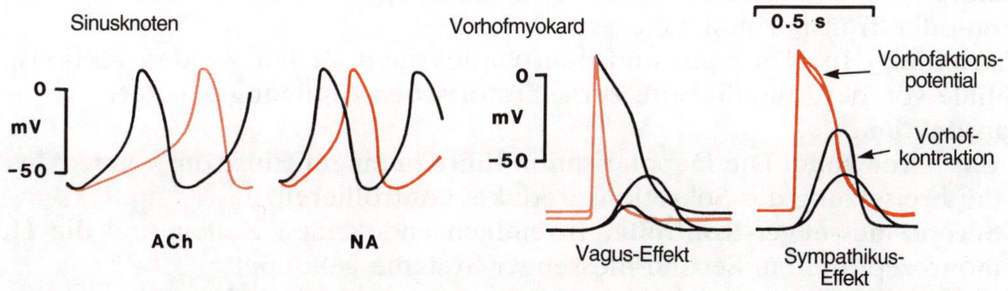

Abb. 7.9 B Einfluß von Azetylcholin und Noradrenalin auf die Aktionspotentiale (nach: Antoni H. Function of the heart. In: Schmidt RF, Thews G, eds. Human physiology. Heidelberg: Springer 1983; 366).

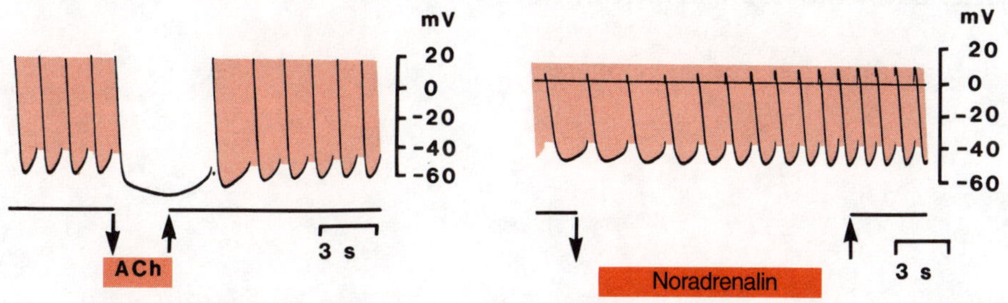

Abb. 7.9 C Schrittmacherfrequenz und Transmitterwirkung (nach: Hutter OF, Trautwein W. Vagal and sympathetic effects on the pacemaker fibers in the sinus venosus of the heart. J Gen Physiol 1956; 39: 720, 728).

7.10. Sekretorische Effektoren Überblick

Es gibt vier Typen sekretorischer Effektoren (Abb. 7.10 A):

Nervenzellen, die durch andere Neurone kontrolliert werden.
Neurosekretorische Zellen. Dies sind spezialisierte Zellen, die sekretorische Produkte in die Blutbahn abgeben und von anderen Neuronen kontrolliert werden.
Endokrine Drüsen. Sie bestehen aus spezialisierten Zellen, die Hormone in die Blutbahn abgeben. Sie stehen unter der Kontrolle von Neuronen (z. B. das Nebennierenmark), anderer endokriner Zellen (z. B. Schilddrüse) oder Regelfaktoren (z. B. die insulinproduzierenden Zellen des Pankreas).
Exokrine Zellen. Dies sind sekretorische Zellen, die Produkte nach außen abgeben (z. B. Schweißdrüsen).

An der Abgabe des sekretorischen Produkts sind folgende Mechanismen beteiligt:

Stimulus. Der Stimulus erfolgt über einen Rezeptor, Synapsen, Hormonrezeptoren oder Transportmoleküle.
Überleitung. In Neuronen und neuroendokrinen Zellen werden Aktionspotentiale von der Stimulusseite zur sekretorischen Endigung geleitet.
Transduktion.
- **Ca^{2+}-Kontrolle.** Die Depolarisation führt zu einem Einstrom von Ca^{2+}, die die Freisetzung des Sekretionsprodukts kontrollieren.
- **Second-messenger-Kontrolle.** In einigen endokrinen Zellen sind die Hormonrezeptoren an Second-messenger-Systeme gekoppelt.
- **Genetische Kontrolle.** Einige Hormone reagieren mit Rezeptoren, die in der weiteren Folge direkt in die Transkriptionsmechanismen eingreifen. Zum Beispiel diffundieren Steroidhormone durch die Zellmembran und reagieren mit intrazellulären Rezeptoren. Der Hormon-Rezeptor-Komplex bewirkt dann die Transkription.

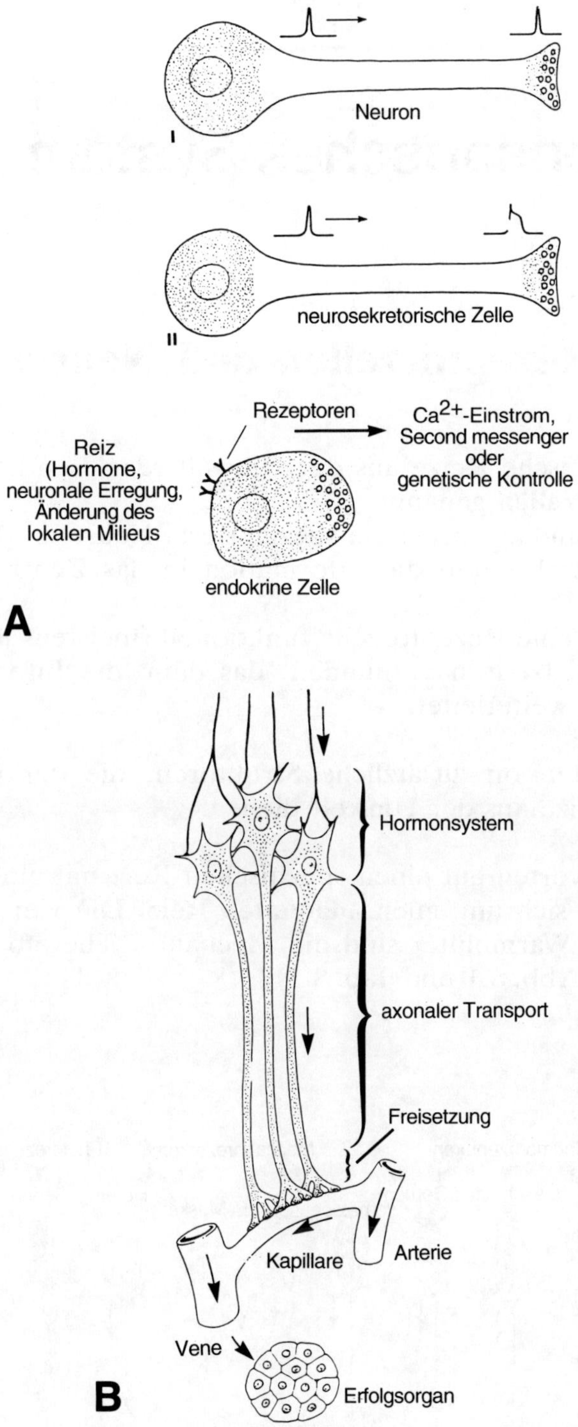

Abb. 7.10 A Sekretorische Effektoren (nach: Eckert R, Randall D. Animal physiology. San Francisco: WH Freeman 1978; 345–6. Mit freundlicher Genehmigung des Verlags).

8

Sensorisches System

8.1. Rezeptorzellen und Neurone

Zellen, die auf spezifische Reize aus der Umwelt reagieren können, werden **sensorische Rezeptorzellen** genannt.
In manchen Fällen handelt es sich um spezialisierte Neurone, die durch einen Stimulus aktiviert werden und die Information in das Zentralnervensystem weiterleiten.
In anderen Fällen ist eine Rezeptorzelle funktionell (meistens über Synapsen) mit einem afferenten Neuron verbunden, das dann die Information in das Zentralnervensystem weiterleitet.

Sinnesorgane enthalten oft zusätzliche Strukturen, die der Filterung oder Umwandlung der Reize aus der Umwelt dienen.

Die Rezeptoren antworten auf einen spezifischen Reiz mit einer spezifischen Antwort. Es handelt sich um einen **adäquaten Reiz.** Die vier Hauptgruppen von Rezeptoren der Warmblüter sind die Mechano-, Thermo-, Chemo- und Photorezeptoren (s. Abb. 8.1 und Tab. 8.1)

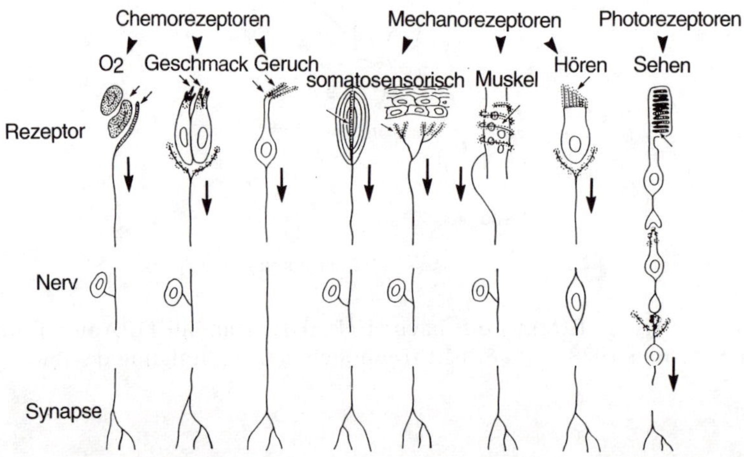

Abb. 8.1 Typen sensorischer Rezeptorzellen (nach: Shepherd GM. Neurobiology. New York: Oxford University Press 1982; 208).

Tab. 8.1 Sensorische Modalitäten.

Modalität	Energieform	Rezeptororgan	Rezeptorzelle	Typ
Chemisch				
allg. chemisch	Moleküle	verschiedene	Nervenendigungen	C
O_2 arteriell	pO_2	Karotidkörper	Zell- und Nervenendigungen	C
Toxine (Erbrechen)	molekular	Medulla	Chemorezeptoren	C
osmotischer Druck	osmotischer Druck	Hypothalamus	Osmorezeptoren	C
Glukose	Glukose	Hypothalamus	Glukorezeptoren	C
pH	Ionen	Medulla	Ventrikelzellen	C
Geschmack	Ionen Moleküle	Zunge Pharynx	Geschmacksknospen	C
Geruch	Moleküle	Nase	Geruchsrezeptoren	C
Somatosensorisch				
Berührung	mechanisch	Haut	eingekapselte Nervenendigungen	M
Druck	mechanisch	Haut, tieferes Gewebe	eingekapselte Nervenendigungen	M
Temperatur	Temperatur	Hypothalamus	Nervenendigungen, zentrale Neurone	T
Schmerz	verschieden	Haut, verschiedene Organe	Nervenendigungen	M
Muskel				
Blutdruck	mechanisch	Blutgefäße	Nervenendigungen	M
Dehnung	mechanisch	Muskelspindeln	Nervenendigungen	M
Spannung	mechanisch	Sehnenorgane	Nervenendigungen	M
Gelenkdruck	mechanisch	Gelenkkapsel, Bänder	Nervenendigungen	M
Gleichgewicht				
lineare Beschleunigung	mechanisch	Vestibularorgan (Otolith)	Haarzellen	M
Winkel-Beschleunigung	mechanisch	Vestibularorgan (semizirkuläre Kanäle)	Haarzellen	M
Hören	mechanisch	Innenohr (Kochlea)	Haarzellen	M
Sehen	elektromagnetisch (Photonen)	Auge (Retina)	Photorezeptoren	P

C = Chemorezeptor; T = Thermorezeptor; M = Mechanorezeptor; P = Photorezeptor

8.2. Antworten der sensorischen Rezeptoren

Die Sequenz der Rezeptorantworten auf einen Stimulus ist in Abbildung 8.2 A für ein Rezeptorneuron und eine Rezeptorzelle, die synaptisch mit einem Neuron gekoppelt ist, dargestellt.

Am Beginn des **Transduktionsvorgangs** steht die Änderung der Membranleitfähigkeit in der Rezeptorzelle. Dies führt zu einem **Rezeptorpotential** (oder Generatorpotential). In der Regel handelt es sich dabei um eine graduelle Depolarisation (Abb. 8.2 B). Im nachfolgenden Neuron wird dann in Abhängigkeit von der Größe des Rezeptorpotentials eine bestimmte Frequenz von Aktionspotentialen generiert.
Die Membranen der Rezeptorzellen enthalten Membrankanäle, die nach einem adäquaten Reiz geöffnet werden können (Abb. 8.2 C). Photorezeptoren antworten auf einen Reiz mit der Aktivierung von Second-messenger-Molekülen, die dann in weiterer Folge Membrankanäle beeinflussen (s. 8.15).

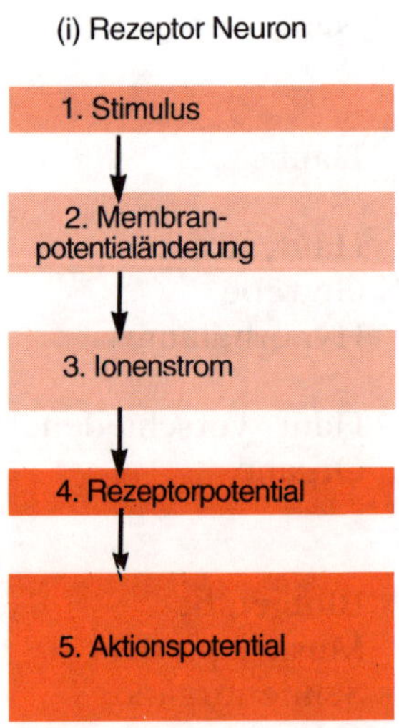

Abb. 8.2 A Umwandlung von Stimuli in bioelektrische Aktivität.

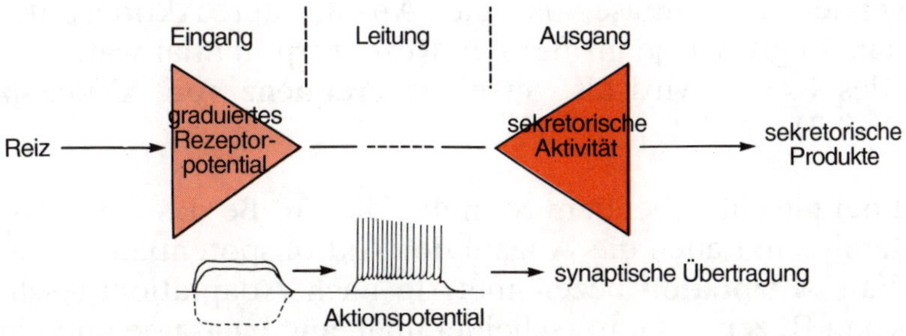

Abb. 8.2B Funktionelle Trennung sensorischer Neurone (nach: Grundfest H. Electrical inexcitability of synapses and some consequences in the central nervous system. Physiol Rev 1957; 37: 343).

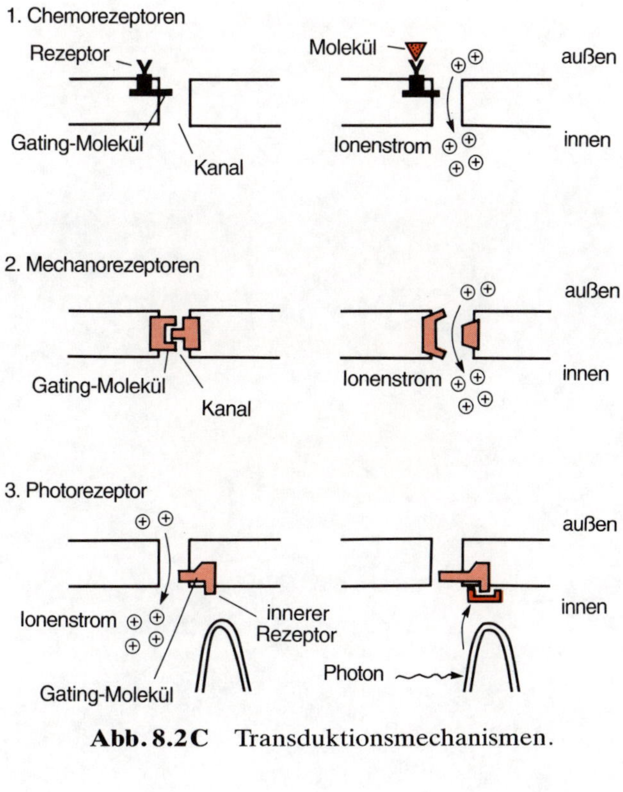

Abb. 8.2C Transduktionsmechanismen.

8.3. Kodierung der Information, Aktionspotentialfrequenz und Adaptation

Das Rezeptorpotential ist graduell; je größer der Reiz, um so größer die Depolarisation.
In der folgenden Nervenfaser ist die Anzahl der Aktionspotentiale pro Zeiteinheit um so größer, je größer das Rezeptorpotential war.
Die Größe des Reizes wird also in einer **Frequenz von Aktionspotentialen** kodiert (Abb. 8.3).

Häufig wird bei gleichbleibendem Stimulus die Größe des Rezeptorpotentials absinken. Damit sinkt auch die Anzahl der Aktionspotentiale. Dieser Mechanismus wird als **Adaptation** bezeichnet. Je nach Adaptationsgeschwindigkeit des sensorischen Rezeptors unterscheidet man eine **langsame** und eine **schnelle** Adaptation.
Durch Adaptation kann die **Änderung** eines Reizes besser registriert werden.

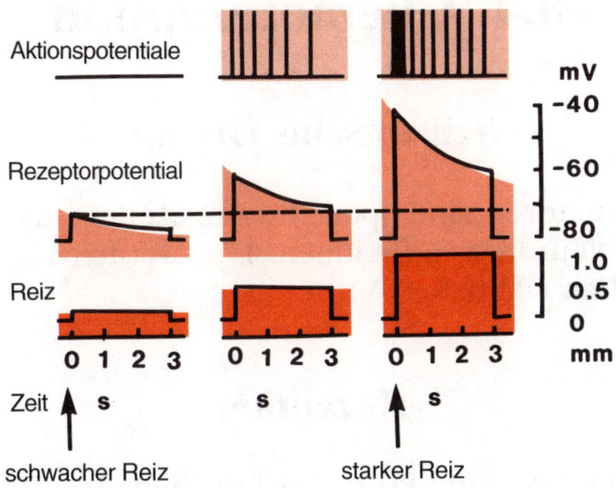

Abb. 8.3A Kodierung von Stimulusintensität und Impulsfrequenz (nach: Zimmerman M. Sensory system. In: Schmidt RF, ed. Fundamentals of neurophysiology. New York: Springer 1975; 196–7).

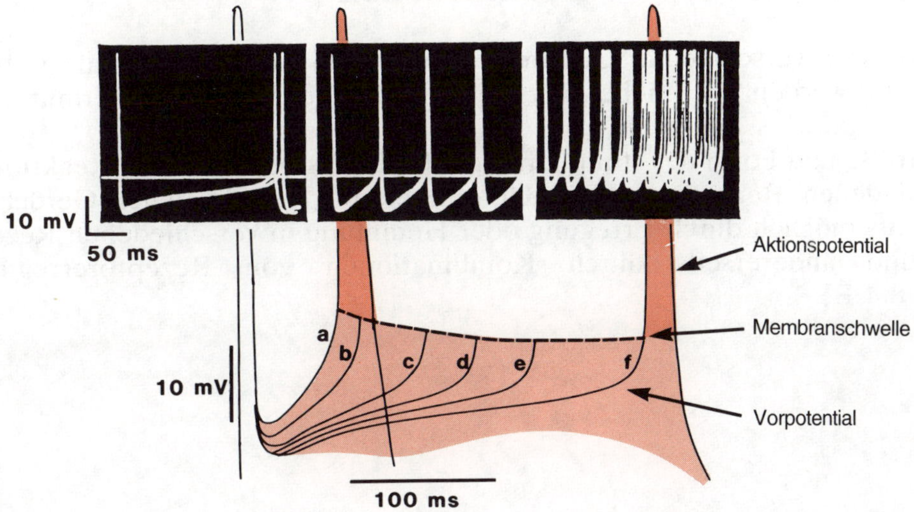

Abb. 8.3B Die Anstiegssteilheit des impulsgenerierenden Potentials bestimmt das Intervall zwischen den Aktionspotentialen (nach: Eyzaguirre C, Kuffler SW. Processes of excitation in the dendrites and in the soma of single isolated sensory nerve cells of the lobster and crayfish. J Gen Physiol 1955; 39: 102).

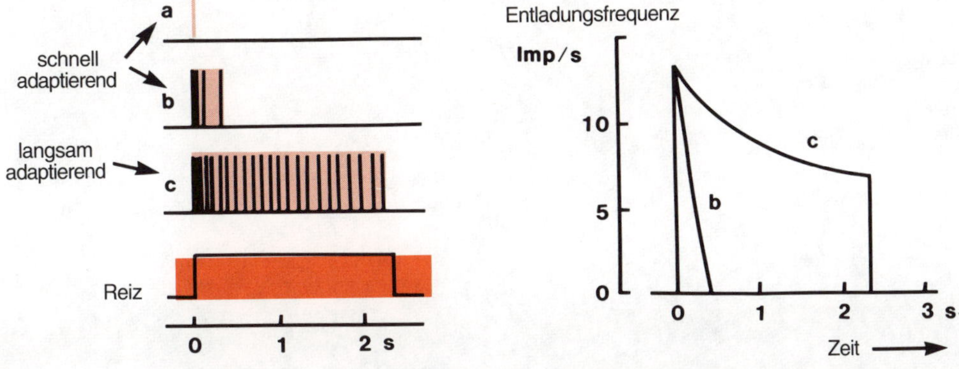

Abb. 8.3C Langsame und schnelle Adaptation (nach: Zimmerman M. Sensory system. In: Schmidt RF, ed. Fundamentals of neurophysiology. New York: Springer 1975; 196–7).

8.4. Chemorezeption

Sensorische Organe

Die Geschmacksrezeptoren sind spezialisierte Zellen, die synaptischen Kontakt mit afferenten Neuronen aufnehmen. Die Geruchsrezeptoren sind primär afferente Nervenzellen (Abb. 8.4 A).

Rezeption

Die Moleküle reagieren mit Proteinen in den Rezeptorzellen, was zur Änderung von Membrankanalöffnungen führt. Hierdurch entsteht ein Rezeptorpotential.

Diskrimination

Es gibt vier verschiedene Geschmacksqualitäten: süß, sauer, salzig, bitter. Weiterhin werden etwa sieben verschiedene Geruchsqualitäten vermutet.

Die Größe und Form des stimulierenden Moleküls bestimmt die Reaktion mit verschiedenen Rezeptoren. Die Unterscheidung verschiedener Gerüche ist einerseits möglich durch Erregung oder Hemmung in verschiedenen Rezeptoren und andererseits durch Kombinationen von Rezeptorerregungen (Abb. 8.4 B).

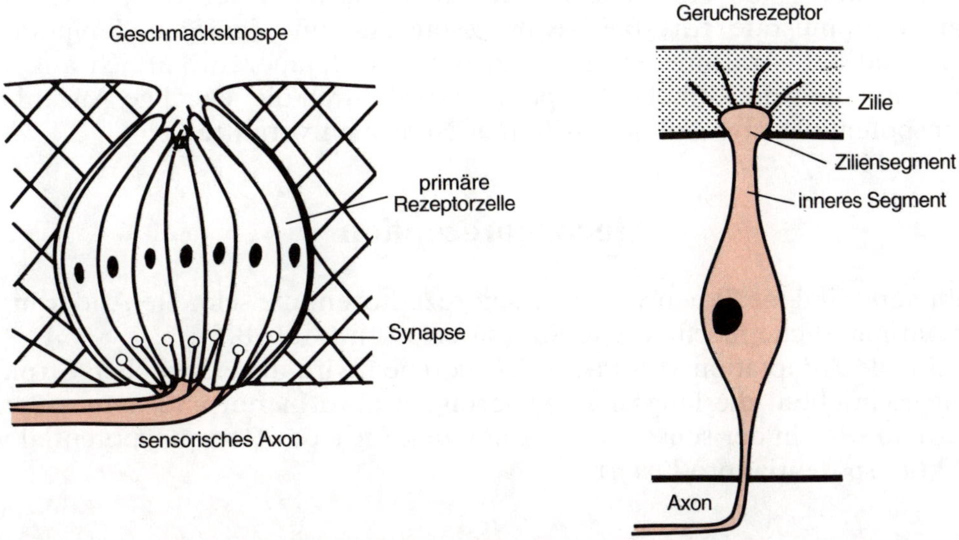

Abb. 8.4A Chemorezeptoren: Geschmack und Geruch (nach: Eckert R, Randall D. Animal physiology. San Francisco: WH Freeman 1978; 203).

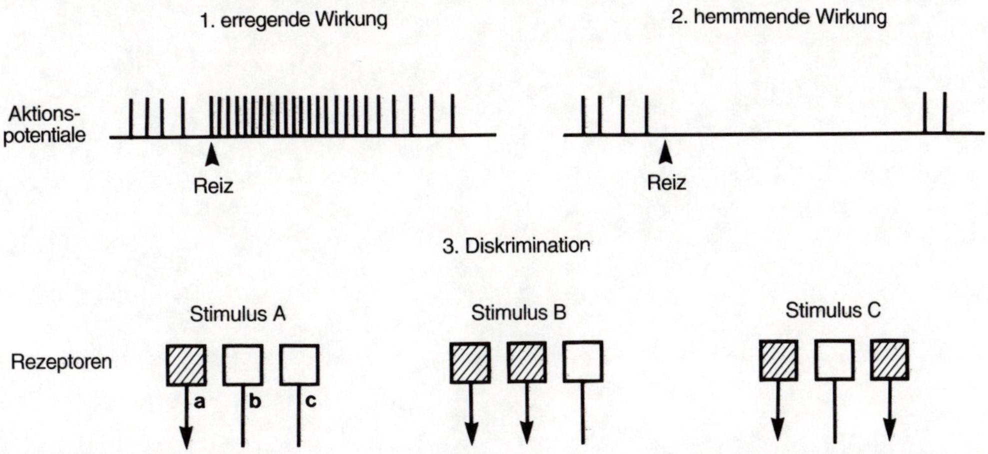

Abb. 8.4B Rekrutierung von Rezeptoren durch unterschiedliche Gerüche. Nur Erregung = 7 Möglichkeiten. Nur Hemmung = 7 Möglichkeiten. Erregung oder Hemmung der Rezeptoren: 26 mögliche Kombinationen.

8.5. Thermorezeption und Hautrezeptoren

Thermorezeption

Temperaturänderungen werden durch freie Nervenendigungen sensorischer Neurone erfaßt (Abb. 8.5). Die Impulsrate variiert mit der Temperatur. Die maximale Impulsrate tritt bei »Kaltrezeptoren« im niedrigen Temperaturbereich und bei »Warmrezeptoren« im höheren Temperaturbereich auf. Die Information über die aktuelle Temperatur wird durch die jeweilige Anzahl der Aktionspotentiale pro Zeiteinheit in den Neuronen vermittelt.

Mechanorezeption

Es gibt verschiedene Typen von Mechanorezeptoren, die schnelle Änderungen und kontinuierliche mechanische Stimuli erfassen (Abb. 8.5).
Die schnelle Adaptation von Pacini-Körperchen wird akzessorischen Strukturen zugeschrieben, die langsame Änderungen absorbieren und herausfiltern. Außerdem wird in der sensorischen Endigung für jedes Rezeptorpotential nur **ein** Aktionspotential produziert.

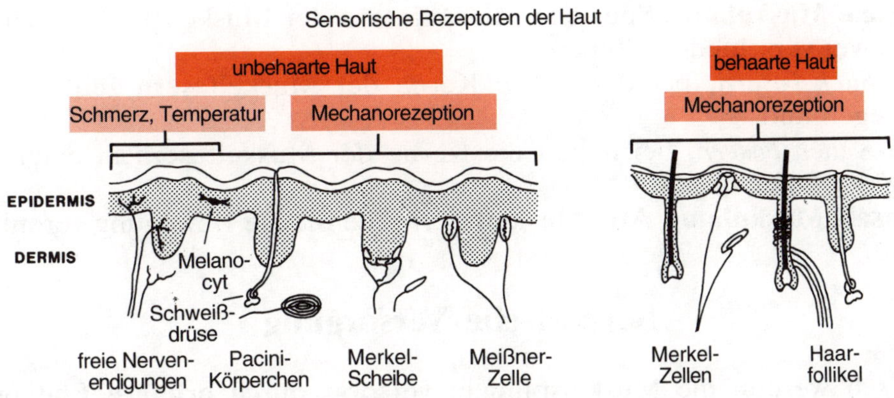

	freie Nervenendigungen	Pacini-Körperchen	Merkel-Scheibe	Meißner-Zelle	Merkel-Zellen	Haarfollikel	
A-beta (6-12 μm, 30-70 m/sec)	—	Vibration (250 - 300 Hz)	Druck	Vibration (30 - 40 Hz)	Druck	Vibration (30 - 40 Hz)	Reize
A-delta (1-5 μm, 5-30 m/sec)	kalt	—	—	—	—	—	
C 0.2-2 μm, (0.5-2 m/sec)	warm	—	—	—	—	—	
Adaptation	sehr langsam	sehr schnell	langsam	schnell	langsam	schnell	
Modalität	Temperatur, Schmerz	Berührung Vibration	Druck	Druck (Geschwindigkeit)	Druck (Geschwindigkeit, Intensität)	Druck (Geschwindigkeit)	

Abb. 8.5 Sensorische Rezeptoren der Haut (nach: Shepherd GM. Neurobiology. New York: Oxford University Press 1983; 232–3).

8.6. Mechanorezeptoren in Muskeln

Muskelspindeln

Dies ist eine Gruppe von Muskelfasern, die in der quergestreiften Muskulatur eingebettet ist und durch sensorische Nervenendigungen sowie eine separate motorische Innervation versorgt wird (Abb. 8.6 A). Demnach können Muskelfasern in zwei Gruppen unterteilt werden:

Intrafusale Muskulatur. Spezielle Muskelfasern der Muskelspindeln. Hiervon gibt es zwei verschiedene Typen:
– *Kern-Sack-Fasern,* bei denen die Kerne der Muskelfasern zentral in der Faser liegen und
– *Kern-Ketten-Fasern,* bei denen die Kerne der Muskelfasern in einer Kette entlang der Faser liegen.
Extrafusale Muskulatur. Alle Muskelfasern, die für die Bewegung verantwortlich sind.

Sensorische Versorgung

Sensorisch werden die Muskelspindeln versorgt durch **primäre Endigungen** (zentral in der Region der intrafusalen Muskelfasern gelegen) und durch **sekundäre Endigungen** (außerhalb der Zentralregion, hauptsächlich auf den Kern-Ketten-Fasern gelegen).
Primäre Endigungen geben Afferenzen vom Typ Ia ab, die einen großen Durchmesser aufweisen (12 bis 20 µm) und eine große Leitungsgeschwindigkeit haben (80 bis 120 m/s).
Sekundäre Endigungen geben Afferenzen vom Typ II ab, die einen kleineren Durchmesser aufweisen (4 bis 12 µm) und eine geringere Leitungsgeschwindigkeit haben (30 bis 70 m/s).

Sensorische Antwort

Bei der Streckung eines Muskels antworten die primären Endigungen am stärksten, wenn der Muskel gedehnt wird (dynamische Antwort); sekundäre Endigungen übernehmen die Antwort, wenn der Muskel in der neuen Länge bleibt (statische Antwort; Abb. 8.6 B).

Golgi-Sehnenorgan

Endigungen afferenter Nervenfasern, die in den Muskelsehnen lokalisiert sind, werden als Golgi-Sehnenorgane bezeichnet (Abb. 8.6 A). Die afferenten Axone gehören zum Typ Ib. Der sensorische Stimulus ist die **aktive Muskelspannung** in der Sehne (und nicht die Muskelverlängerung oder -verkürzung).

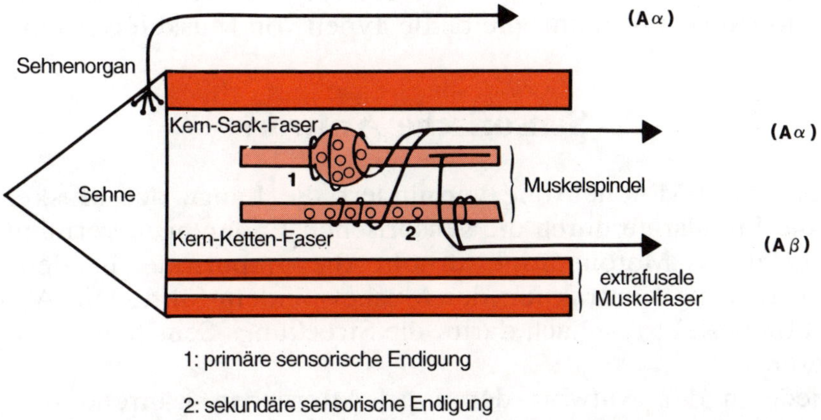

Abb. 8.6A Sensorische Innervation des Muskels.

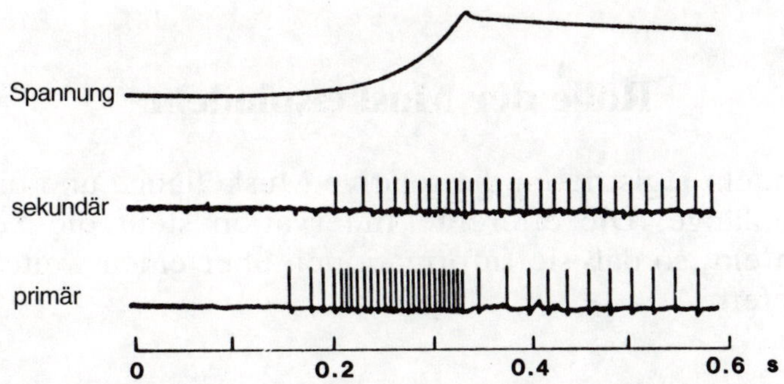

Abb. 8.6B Aktionspotentiale der primären und sekundären Prozesse der Muskelspindel (nach: Matthews PBC. Mammalian muscle receptors and their central actions. London: Edward Arnold 1972; 148).

8.7. Efferente Kontrolle der sensorischen Rezeptoren der Muskulatur

Efferente Innervation

Axone mit großem Durchmesser (α-Motoneurone) innervieren die extrafusalen Muskelfasern (Abb. 8.7 A). Die intrafusale Muskulatur wird von Axonen mit kleinerem Durchmesser (γ-Motoneurone) innerviert. Darüber hinaus sind auch β-Motoneurone bekannt, die beide Typen von Muskelfasern innervieren.

Sensorische Antwort

Stimulation der α-Motoneurone vermindert die Länge der Muskelspindeln, wodurch die Impulsrate durch die sensorischen Endigungen vermindert wird. Stimulation der γ-Motoneurone erhöht die Impulsrate in den Spindelafferenzen, was zur Kontraktion der Muskelspindeln führt. Die Aufgabe der γ-Innervation besteht demnach darin, die Streckungs-Sensitivität der Spindeln zu regulieren.
Unterschiede in der Antwort der Typ-I-Afferenzen während der Stimulation dynamischer γ-Innervation und statischer γ-Innervation sind in Abbildung 8.7 B gezeigt. Die Stimulation von Kern-Sack-Fasern zeigt dynamische Wirkung, während die Stimulation von Kern-Ketten-Fasern und auch einiger Kern-Sack-Fasern statische Wirkung hat.

Rolle der Muskelspindeln

Die Muskelspindeln registrieren die relative Muskellänge und die Änderungsrate der Muskellänge. Die efferente Innervation stellt die Sensitivität der Muskelspindeln ein, so daß sie Informationen über einen weiten Bereich der Muskellänge liefern.

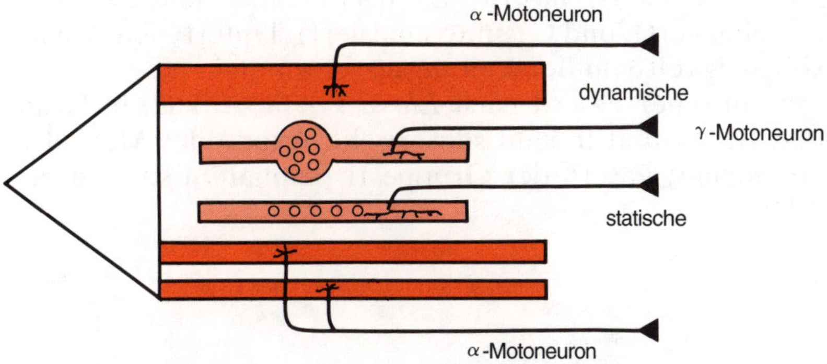

Abb. 8.7 A Efferente Innervation des Muskels.

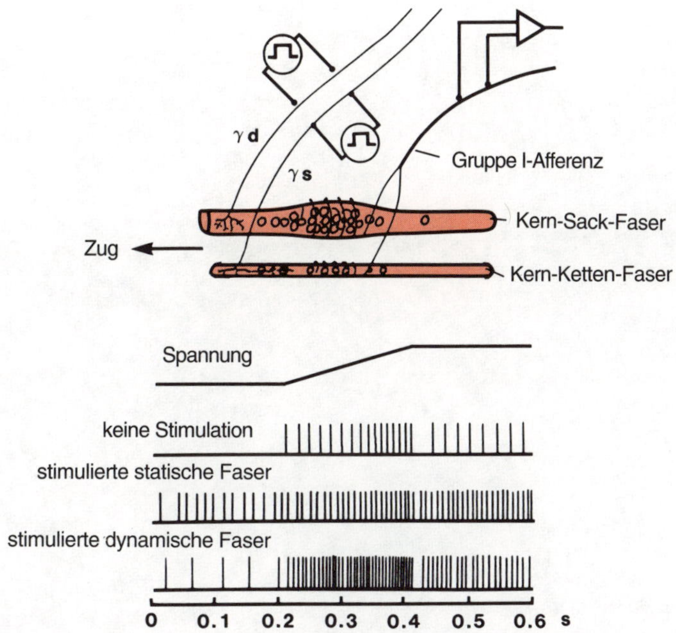

Abb. 8.7 B Antworten der sensorischen Endigungen der Gruppe I nach Stimulation der Gamma-Motoneurone (oben nach: Kuffler SW, Nicholls JG, Martin AR. From neuron to brain. Sunderland, MA: Sinauer Associates 1984; 394. Mit freundlicher Genehmigung von Sinauer Associates. Unten nach: Crowe A, Matthews PBC. The effects of stimulation of static and dynamic fusimotor fibres on the response of stretching of the primary endings of muscle spindles. J Physiol 1964; 174: 112).

Fasertypen

In Tabelle 8.7 ist die Klassifikation der Axone peripherer Nerven des Warmblüters dargestellt. Zwei Klassifikationen werden unterschieden:

Einteilung nach *Gasser* (s. Tab. 8.7 E) in A (schnell leitend, myelinisiert), B (autonom, myelinisiert), und C (unmyelinisiert). Untertypen von A sind α, β, γ und δ in Abhängigkeit von der Leitungsgeschwindigkeit.
Einteilung sensorischer Fasern nach *Lloyd* (s. Tab. 8.7 C) in Fasern vom Typ Ia, Ib, II und III. Ia und Ib sind sensorische Axone der Muskelspindeln und Golgi-Sehnenorgane; Fasern der Gruppe II beinhalten sekundäre Axone der Muskelspindeln.

Tab. 8.7 Axon-Kategorie in peripheren Nerven

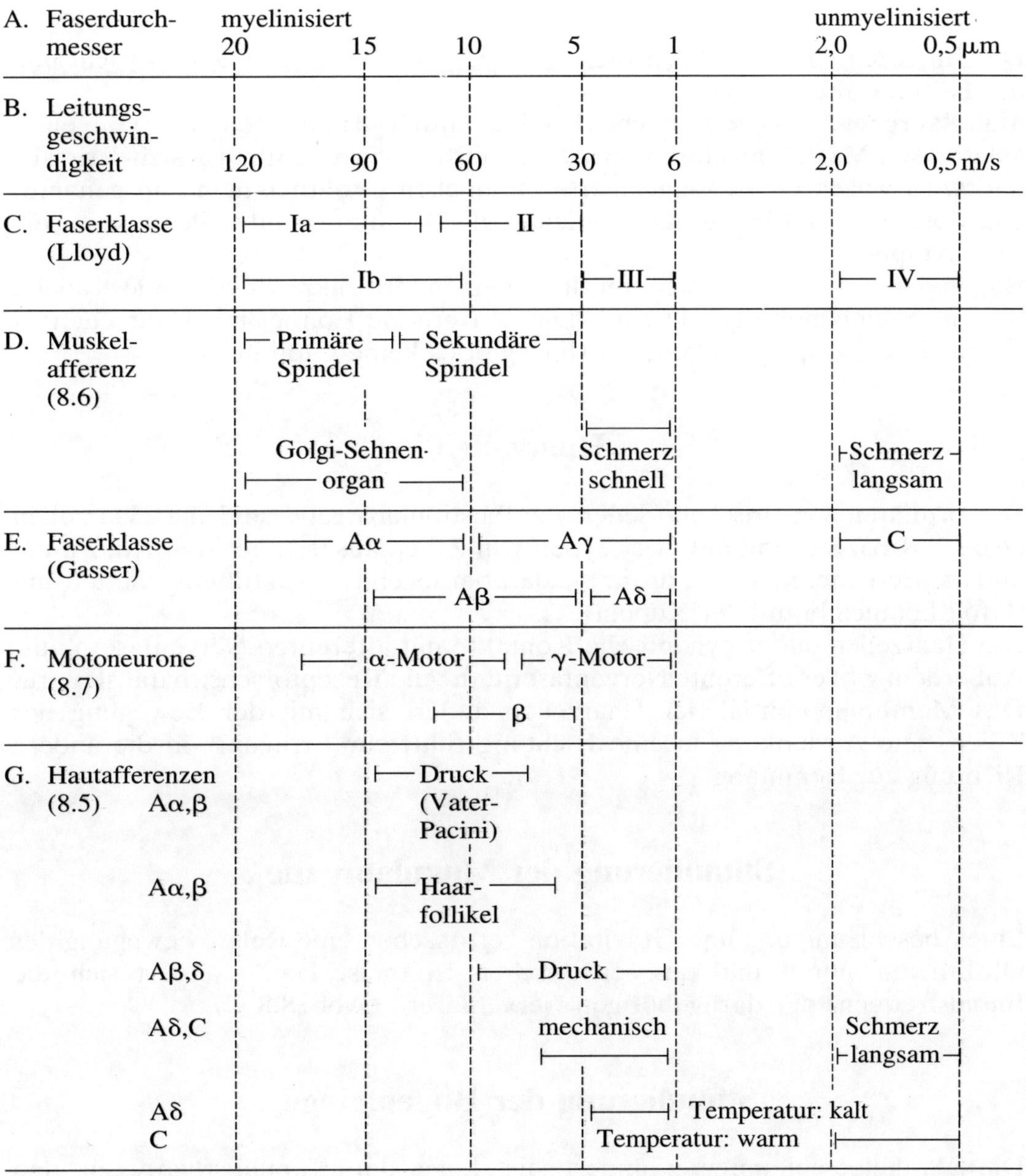

Aus: Somjen G. Sensory coding in the mammalian nervous system. New York: Meredith Corp., 1972; 163.

8.8. Gleichgewichtssinn

Das Innenohr enthält die sensorischen Rezeptoren für das Gleichgewicht und das Hören (Abb. 8.8 A):
Makulaorgane. Das sensorische Epithel enthält Haarzellen, die von einer gelatinösen Masse umgeben sind. Die gallertige Masse enthält Kalzit-Kristalle und wird wegen dieser eingelagerten Steinchen Otolithenmembran genannt. Der Otolith hat eine größere Dichte als die umgebende Flüssigkeit (die Endolymphe).
Bogengänge. Es handelt sich um drei zueinander senkrecht stehende Kanäle, die mit Endolymphe gefüllt sind. Das sensorische Epithel mit Haarzellen ist jeweils in die Kupula eingebettet (hier gibt es keine Otolithen).

Haarzellen

Die primären sensorischen Zellen der Vestibularorgane sind die Haarzellen (Abb. 8.8 B). Sie sind mit zwei Typen von Zilien ausgestattet (ein Kinozilium und mehrere Stereozilien), die in die darüberliegende Struktur eingebettet sind (Otolithenmembran oder Kupula).
Die Haarzellen bilden synaptische Kontakte mit afferenten Nervenfasern aus. Außerdem gibt es efferente Nervenfasern, die die Rezeptorsensitivität steuern. Das Membranpotential der Haarzellen ändert sich mit der Bewegung der Zilien. Die Auslenkung in eine Richtung führt zur Erregung, in die andere Richtung zur Hemmung.

Stimulierung der Makulaorgane

Linearbeschleunigung und Gravitation verursachen eine Relativbewegung der Otolithenmembran und des sensorischen Epithels. Damit ändert sich die Impulsfrequenz der dazugehörigen Nervenfasern (Abb. 8.8 C).

Stimulierung der Bogengänge

Die Winkelbeschleunigung ändert die Lage der Kupula relativ zu den darunterliegenden Haarzellen. Die Trägheit der Endolymphe im Kanal bewirkt die Verschiebung der Kupula in die entgegengesetzte Richtung der Kopfbewegung. Die Impulsfrequenz in den sensorischen Fasern ändert sich mit der Beschleunigung, aber nicht bei gleichbleibender Position (Abb. 8.8 C).

Otholikum Kalciumcarbonatkristalle Steinchen

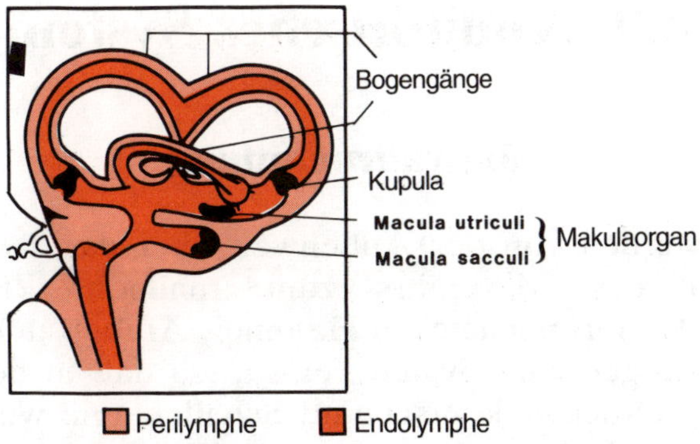

Abb. 8.8A Gleichgewichtsorgan (nach: Klinke R. Physiology of the sense of equilibrium, hearing and speech. In: Schmidt RF, Thews G, eds. Human physiology. Heidelberg: Springer 1983; 274).

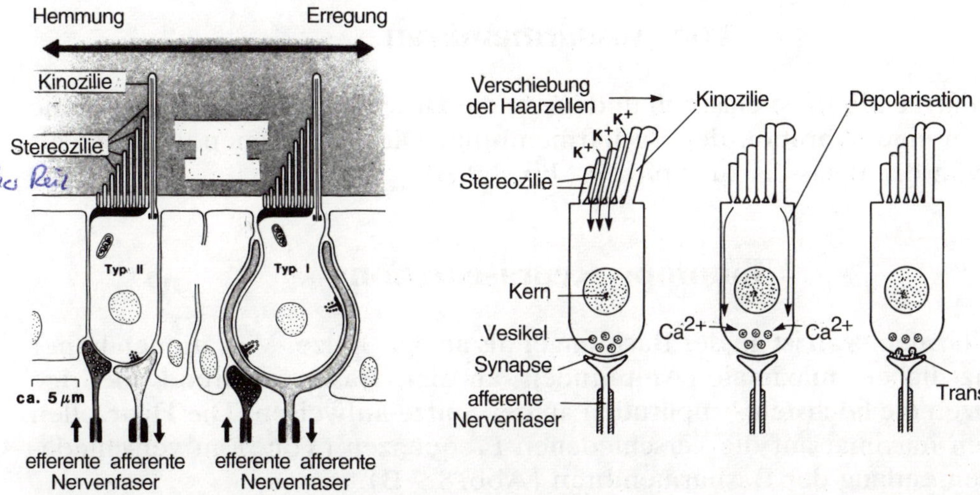

Abb. 8.8B Vestibulare Haarzellen (links nach: Klinke R. Physiology of the sense of equilibrium, hearing and speech. In: Schmidt RF, Thews G, eds. Human physiology. Heidelberg: Springer 1983; 275. Mit freundlicher Genehmigung des Verlags. Rechts nach: Hudspeth AJ. The hair cells of the inner ear. Sci Am 1983; 248: 64. Mit freundlicher Genehmigung von WH Freeman. Copyright 1983 by Scientific American Inc).

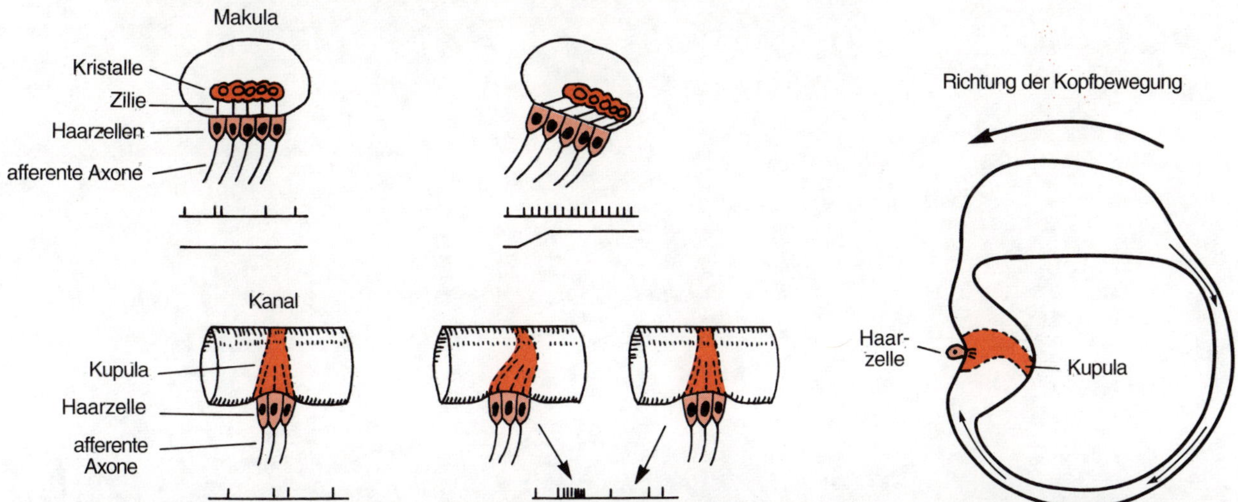

Abb. 8.8C Stimuli für Vestibularorgane (links nach: Shepherd GM. Neurobiology. New York: Oxford University Press 1988; 287. Rechts nach: Somjen G. Neurophysiology – the essentials. Baltimore: Williams & Wilkins 1983; 342. Mit freundlicher Genehmigung des Verlags).

8.9. Auditorisches System

Tonwahrnehmung

Die Schallwellen werden von der Außenwelt über das Trommelfell und die Gehörknöchelchen des Mittelohrs zum Innenohr (Kochlea) geleitet (Abb. 8.9 A). Die Gehörknöchelchen Hammer, Amboß und Steigbügel übertragen Druckänderungen zum ovalen Fenster, so daß in der Perilymphe der Scala vestibuli eine Druckwelle erscheint. Schallenergie wird auf die Basilarmembran und das runde Fenster übertragen. Die durch die Basilarmembran absorbierte Energie führt zur Erregung der kochleären Haarzellen.

Die Basilarmembran

Die Basilarmembran ist elastisch und inert; die Druckwellen in der Perilymphe induzieren eine Vibration der Basilarmembran. Die Vibrationen wandern als Wellen von der Basis bis zur Spitze (Abb. 8.9 B).

Tonotope Repräsentation

Die Basilarmembran ist an der Basis enger als an der Spitze. Vibrationen hoher Frequenz haben maximale Amplituden an der Basis, während niedrige Frequenzen die höchsten Amplituden an der Spitze aufweisen. Die Haarzellen antworten maximal auf die verschiedenen Frequenzen (Töne) an verschiedenen Orten entlang der Basilarmembran (Abb. 8.9 B).

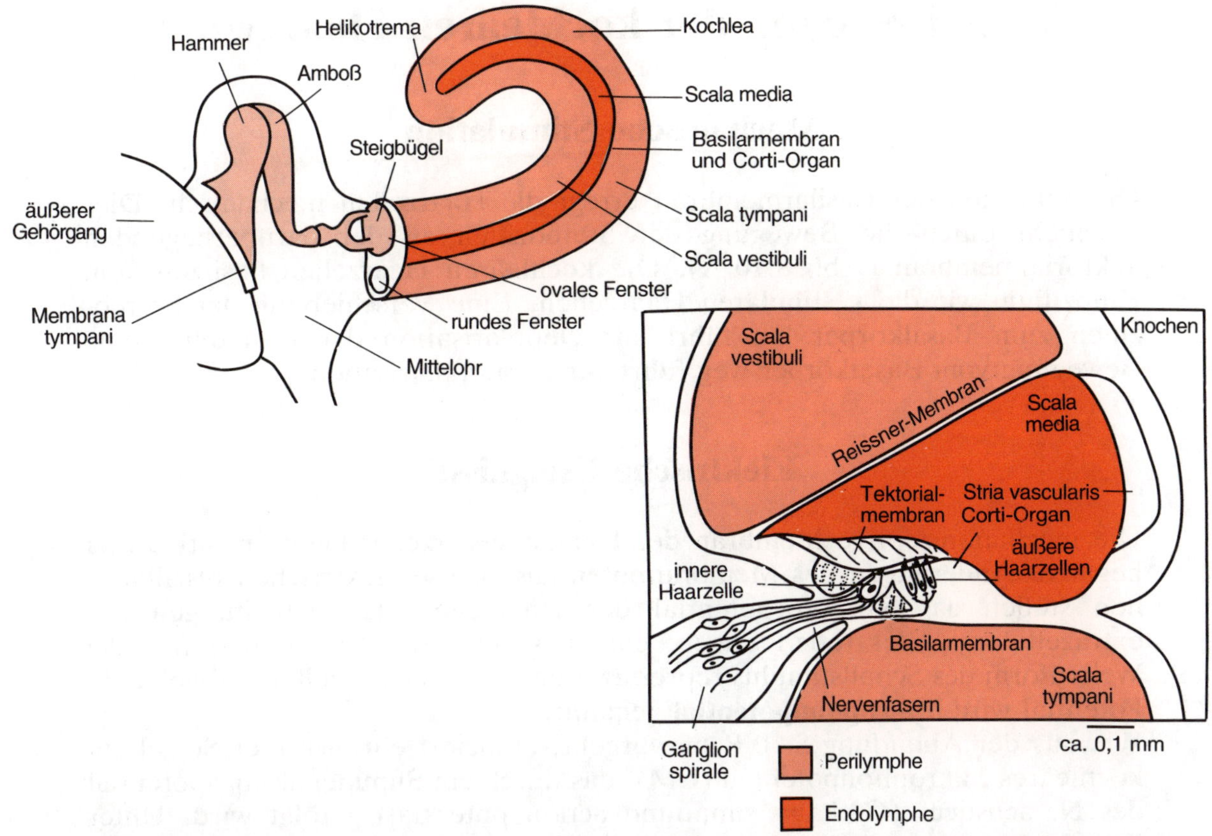

Abb. 8.9A Struktur der Kochlea (oben nach: Kandel ER, Schwartz JH. Principles of neural science. New York: Elsevier 1985; 398. Unten nach: Klinke R. Physiologie of the sense of equilibrium hearing and speech. In: Schmidt RF. Thews G, eds. Human physiology. Heidelberg: Springer 1983; 281. Mit freundlicher Genehmigung des Verlags).

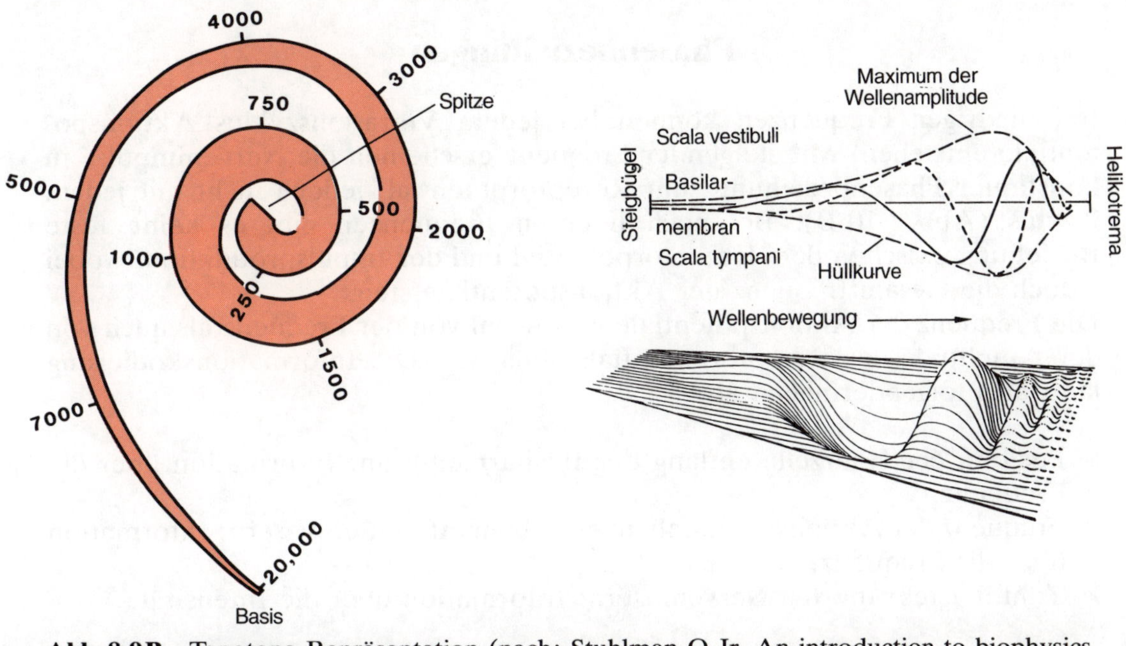

Abb. 8.9B Tonotope Repräsentation (nach: Stuhlman O Jr. An introduction to biophysics. New York: John Wiley & Sons 1943; 286 und Klinke R. Physiology of the sense of equilibrium hearing and speech. In: Schmidt RF, Thews G, eds. Human physiology. Heidelberg: Springer 1983; 285. Mit freundlicher Genehmigung des Verlags).

8.10. Erregung der kochleären Haarzellen

Mechanische Stimulation

Die Vibration der Basilarmembran erregt die Haarzellen mechanisch. Dies geschieht durch die Bewegung der Stereozilien an der darüberliegenden Tektorialmembran (Abb. 8.10 A). Die kochleären Haarzellen besitzen kein Kinozilium wie die vestibulären Haarzellen. Eine Verschiebung der Stereozilien zum Basalkörper hin führt zur Depolarisation der Haarzelle, eine Bewegung vom Basalkörper weg führt zur Hyperpolarisation.

Elektrische Ereignisse

Die mechanorezeptive Membran der Haarzellen erzeugt kleine positive und negative Änderungen des Membranpotentials. Diese elektrischen Oszillationen stellen das Rezeptorpotential der Haarzellen dar. Ableitungen mit extrazellulären Elektroden zeigen, daß diese elektrischen Oszillationen die Wellenform des Schallstimulus reproduzieren. Dieses extrazellulär abgeleitete Potential wird **Mikrophonpotential** genannt.
Wie aus der Abbildung 8.10 B hervorgeht, induziert ein diskreter Schall ein kochleäres Mikrophonpotential (CM), das durch ein Summenaktionspotential des N. acusticus (CAP = compound action potential) gefolgt wird. Unter Ruhebedingungen wird nur eine geringe Transmittermenge von den Haarzellen freigesetzt und nur wenige Impulse erscheinen in den afferenten Nervenfasern. Depolarisation der Haarzellen verstärkt die Transmitterfreisetzung und die Impulsaktivität, Hyperpolarisation vermindert beides.

Phasenbeziehungen

Bei niedrigen Frequenzen können bei jedem Vibrationszyklus Aktionspotentiale entstehen. Mit steigender Frequenz erscheinen die Nervenimpulse in konstanter Phasenbeziehung zum Rezeptorpotential, jedoch nicht mit jedem Zyklus (Abb. 8.10 B). Bei noch höheren Frequenzen gibt es keine feste Beziehung zwischen dem Rezeptorpotential und der Impulsproduktion, wobei jedoch die Gesamtfrequenz der Aktionspotentiale steigt.
Die Frequenz der Aktionspotentiale ist sowohl von der Frequenz als auch von der Amplitude des Rezeptorpotentials abhängig. Die Informationskodierung läuft also folgendermaßen ab:

- ▶ Position der Haarzelle entlang der Basilarmembran: Information über die Frequenz.
- ▶ Frequenz der Aktionspotentiale in einzelnen afferenten Fasern: Information über die Frequenz.
- ▶ Zahl der rekrutierten Nervenfasern: Information über die Intensität.

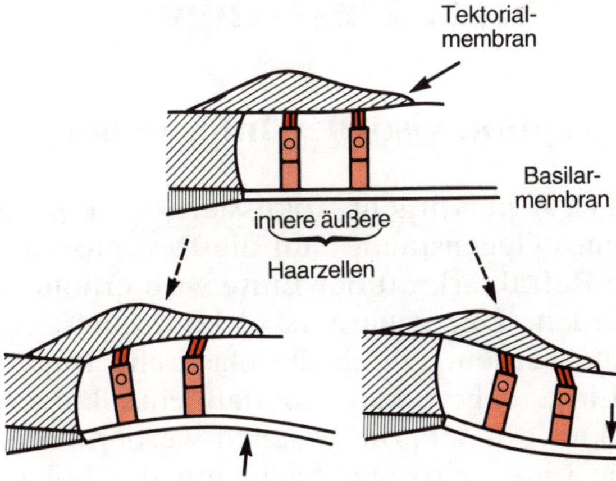

Abb. 8.10 A Stimulus für Haarzellen (nach: Somjen G, Neurophysiology – the essentials. Baltimore: Williams & Wilkins 1983; 315).

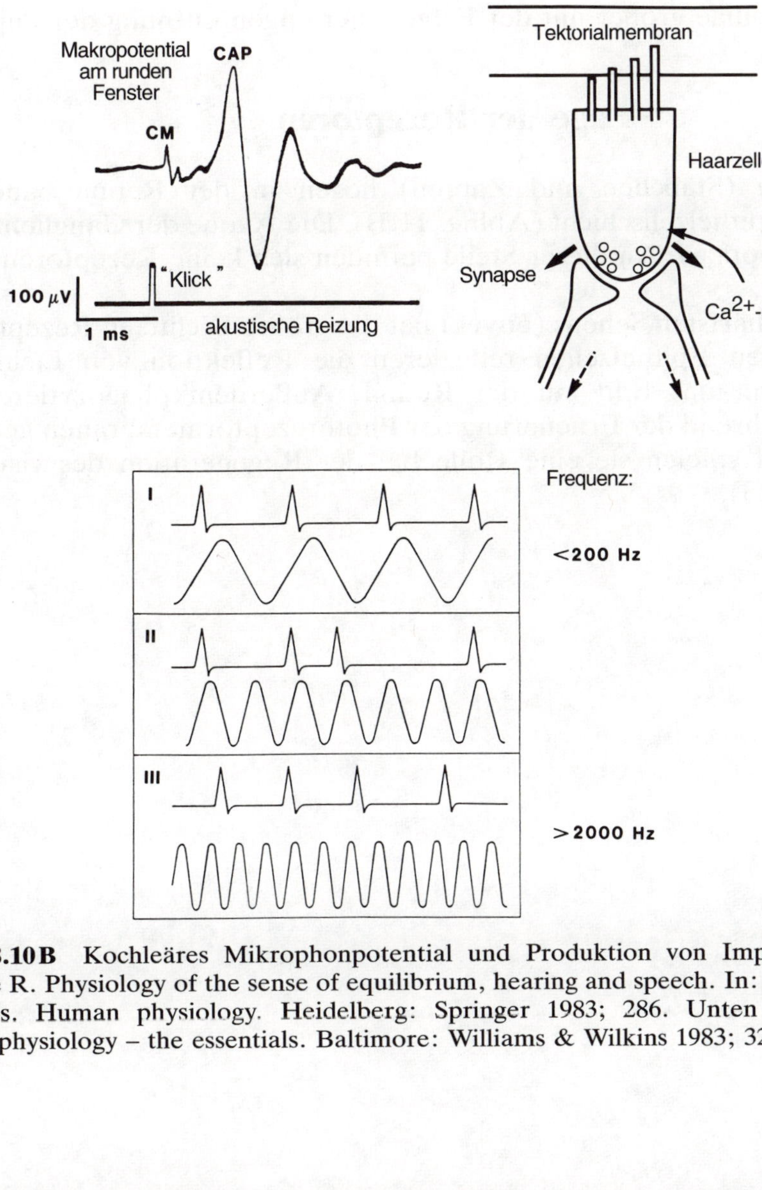

Abb. 8.10 B Kochleäres Mikrophonpotential und Produktion von Impulsen (oben nach: Klinke R. Physiology of the sense of equilibrium, hearing and speech. In: Schmidt RF, Thews G, eds. Human physiology. Heidelberg: Springer 1983; 286. Unten nach: Somjen G. Neurophysiology – the essentials. Baltimore: Williams & Wilkins 1983; 320).

8.11. Das Auge

Rezeption visueller Information

Wie aus Abbildung 8.11 A hervorgeht, fokussiert das Linsensystem (Kornea und Linse) das Bild eines Gegenstandes auf die Rezeptoren der Retina.
Akkommodation: Die Refraktärkraft der Linse wird erhöht, wenn Objekte in der Nähe gesehen werden. Der Ziliarmuskel kontrahiert sich, wodurch die Zonulafasern entspannt werden. Durch die elastische Eigenschaft der Linse wird die Form der Linse abgerundet, so daß eine kürzere fokale Länge resultiert. Wenn Objekte in der Ferne gesehen werden, entspannen sich die Ziliarmuskeln, und die Linse wird abgeflacht mit der Folge, daß die fokale Länge größer wird.

Pupillengröße: Die Iris enthält glatte Muskulatur, die die Größe der Pupillenöffnung reguliert. Es handelt sich um den M. sphincter pupillae und den M. dilatator pupillae. Im Dunkeln oder bei Betrachtung weiter entfernter Objekte überwiegt der Einfluß des M. dilatator pupillae mit einer weiten Öffnung der Pupille. Im Hellen oder beim Betrachten naher Objekte ist der Einfluß des M. sphincter pupillae größer mit der Folge einer engen Öffnung der Pupille.

Lage der Rezeptoren

Die Rezeptoren (Stäbchen und Zapfen) liegen in der Retina nahe der pigmentierten Epithelzellschicht (Abb. 8.11 B). Die Axone der Ganglienzellen führen zum N. opticus. An dieser Stelle befinden sich keine Rezeptoren (sog. »blinder Fleck«).
Die Stelle des schärfsten Sehens (**Fovea**) hat die größte Dichte an Rezeptoren. Die pigmentierten Epithelzellen reduzieren die Reflektion von Licht und verschärfen damit das Bild auf der Retina. Außerdem phagozytieren sie Material, das während der Erneuerung der Photorezeptormembranen gebildet wird. Schließlich spielen sie eine Rolle bei der Regeneration des visuellen Pigmentes (s. 8.13).

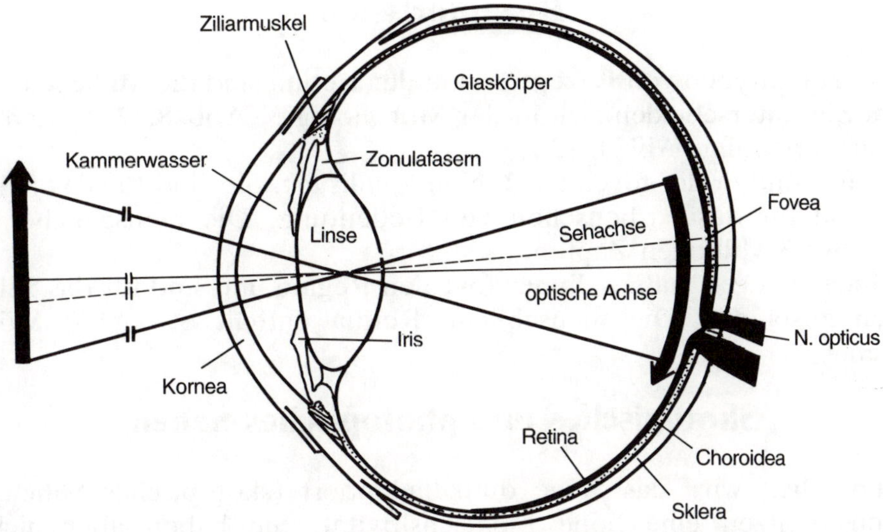

Abb. 8.11 A Struktureller Aufbau des Auges (nach: Eckert R, Randall D. Animal physiology. New York: WH Freeman 1978; 234).

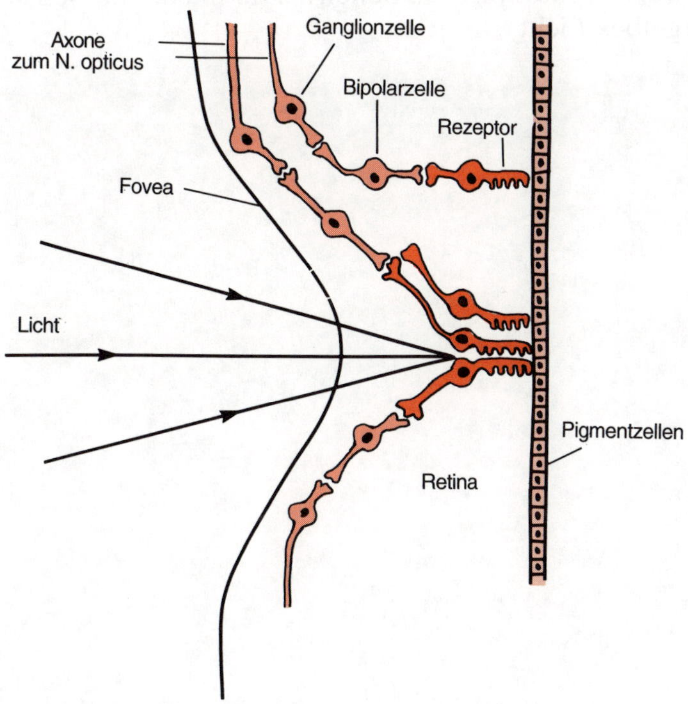

Abb. 8.11 B Schematischer Aufbau der Netzhaut (nach: Kandel ER, Schwartz JH. Principles of neural science. New York: Elsevier 1985; 345).

8.12. Rezeptoren der Retina

Rezeptortypen

Die zwei Haupttypen von Rezeptoren in der Retina sind die **Stäbchen** und die **Zapfen**. Sie unterscheiden sich in der Morphologie (Abb. 8.12 A) und in der retinalen Verteilung (Abb. 8.12 B).
Die Zapfen sind in der fovealen Region lokalisiert. Sie sind für das Sehen im Hellen und für das Farbensehen von Bedeutung. Die menschliche Retina enthält etwa 3 Millionen Zapfen.
Die Stäbchen liegen außerhalb der fovealen Region und sind für das Sehen im Dunklen zuständig. Die menschliche Retina enthält etwa 100 Millionen Stäbchen.

Skotopisches und photopisches Sehen

Bei Dunkelheit wird das Auge dunkeladaptiert (skotopisches Sehen). Die Stäbchen besitzen eine hohe Lichtsensitivität. Sie haben aber nicht die Fähigkeit für scharfes Sehen, da sie nicht in der Fovea lokalisiert sind. Die maximale Sensitivität besteht für Wellenlängen um 500 nm (grünes Licht). Stäbchen sind insensitiv für rotes Licht (Abb. 8.12 C).
Bei Helligkeit ist das Stäbchenpigment inaktiviert und das Sehen wird durch die Zapfen erbracht (photopisches Sehen). Die maximale Sensitivität liegt bei etwa 560 nm (gelbes Licht).

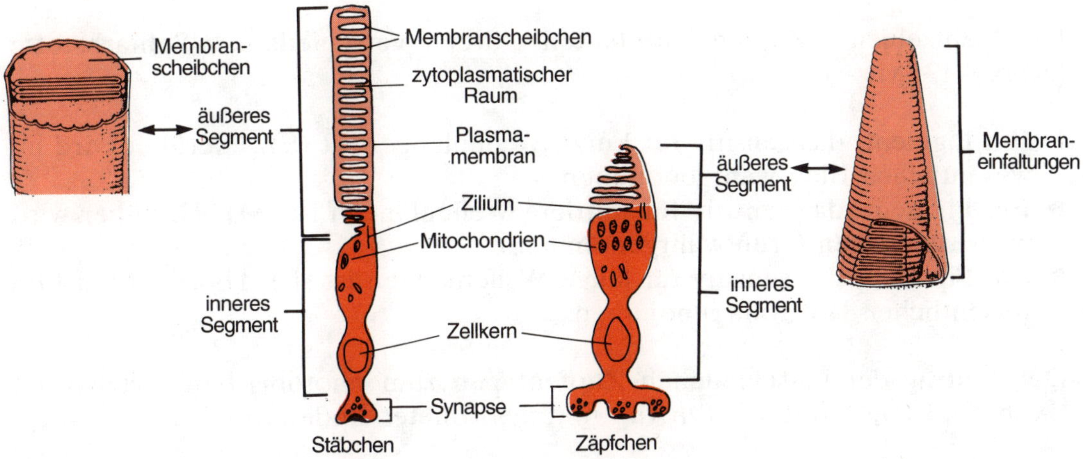

Abb. 8.12 A Struktur der Stäbchen und Zapfen (nach: Kandel ER, Schwartz JH. Principles of neural science. New York: Elsevier 1985; 346).

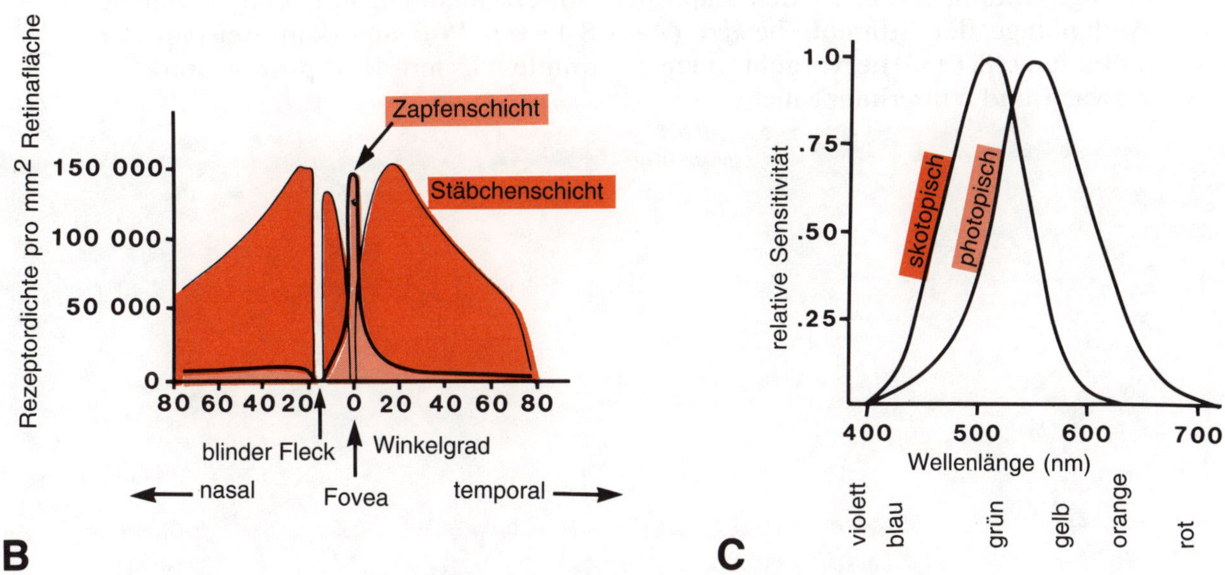

Abb. 8.12 B Verteilung der Stäbchen und Zapfen (nach: Grusser OJ. Vision and eye movements. In: Schmidt RF, Thews G, eds. Human physiology. Heidelberg: Springer 1983; 243. Mit freundlicher Genehmigung des Verlags).

Abb. 8.12 C Sensitivität der Stäbchen und Zapfen (nach: Somjen G. Neurophysiology – the essentials. Baltimore: Williams & Wilkins 1983; 261. Mit freundlicher Genehmigung des Verlags).

8.13. Farbsehen

Zapfen

Die einzelnen Zapfen enthalten drei verschiedene Sehfarbstoffe (Abb. 8.13 A):

- ▶ Ein Pigment, das sensitiv für kurze Wellenlängen ist (S). Hierüber wird im wesentlichen Blau wahrgenommen.
- ▶ Ein Pigment, das sensitiv für mittlere Wellenlängen ist (M). Hierüber wird im wesentlichen Grün wahrgenommen.
- ▶ Ein Pigment, das sensitiv für lange Wellenlängen ist (L). Hierüber wird im wesentlichen Rot wahrgenommen.

Der Beitrag der verschiedenen Zapfentypen zum photopischen Sehen zeigt (Abb. 8.13 B), daß der S-Typ von untergeordneter Bedeutung ist.

Trichromatische Mechanismen

Farbige Stimuli erregen jeden Zapfentyp unterschiedlich, je nachdem welche Wellenlänge der Stimulus besitzt (Abb. 8.13 C). Wie aus dem Beispiel der Abbildung 8.13 C hervorgeht, erregt Stimulus I den Rezeptor a stark, b schwach und c überhaupt nicht.

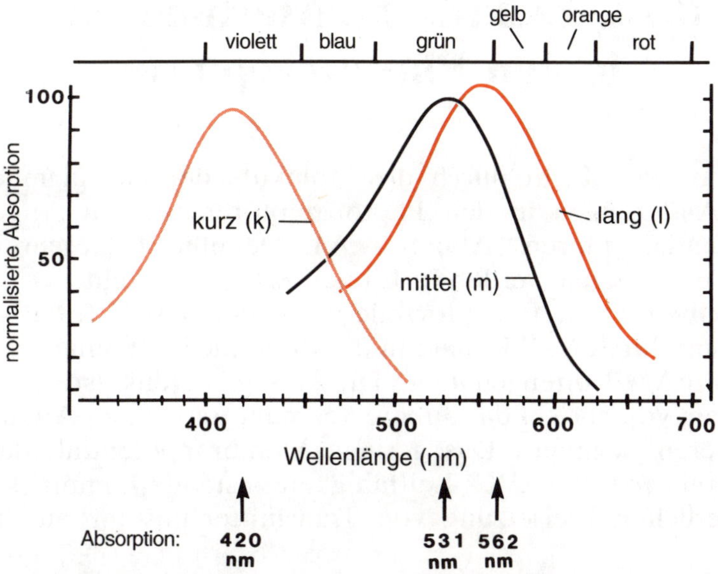

Abb. 8.13 A Absorptionsspektren der Zapfen (nach: Dartnall HJA, Bowmaker JK. Microspectrophotometry of human photoreceptors. In: Mollon JD, Sharpe LT, eds. Colour vision. Physiology and psychophysics. London: Academic Press 1983; 72).

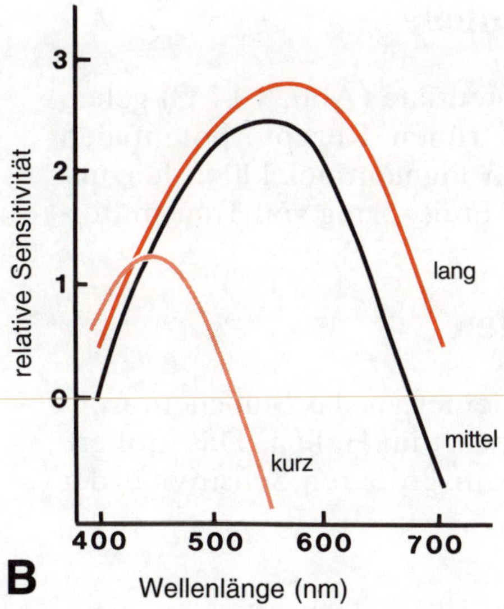

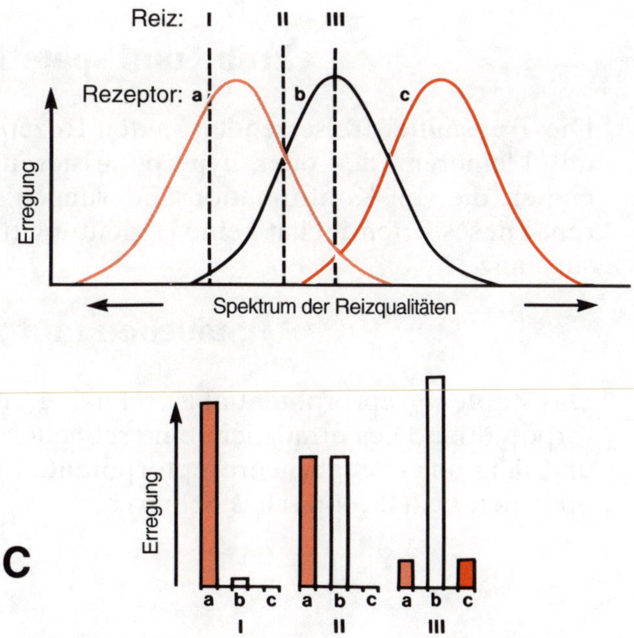

Abb. 8.13 B Relativer Beitrag der Zapfentypen zum Farbensehen (nach: Kandel ER, Schwartz JH. Principles of neural science. New York: Elsevier 1985; 385).

Abb. 8.13 C Trichromatische Mechanismen des Farbensehens (nach: Somjen G. Sensory coding in the mammalian nervous system. New York: Meredith Corp 1972; 154).

8.14. Elektrische Mechanismen in den Photorezeptoren

Die Absorption von Licht durch die Moleküle der Farbpigmente führt zu chemischen Änderungen in den Photorezeptoren, die zu Änderungen des Membranpotentials führen (Abb. 8.14 A). Detaillierte Beschreibungen der chemischen Änderungen werden in Einheit 8.15 dargestellt.

In der **Dunkelheit** ist die Rezeptorzelle etwas depolarisiert, da Na^+ über das äußere Segment durch Na^+-Kanäle in die Zelle fließen können. Diese Kanäle werden durch cAMP offengehalten. Dieser sog. »Dunkelstrom« besteht aus einem Einstrom von Na^+ in das äußere Segment und einem Ausstrom von K^+ aus dem inneren Segment. Das geringe Membranpotential, das durch ein hohes Verhältnis von $Na^+ : K^+$-Leitfähigkeit zustande kommt (s. 10.8), führt zur kontinuierlichen Freisetzung von Transmittersubstanz an die bipolaren Zellen.

Im **Hellen** führt die chemische Kaskade (Abb. 8.14 A) zu niedrigen Konzentrationen von zyklischem Guanosinmonophosphat (cGMP) und zu einem geringen Na^+-Strom in das äußere Segment (Abb. 8.14 B). Dadurch wird die Zelle hyperpolarisiert und weniger Transmittersubstanz freigesetzt. Es entsteht dadurch ein postsynaptisches Potential (s. 15.1 und 15.6). Die Größe des Rezeptorpotentials hängt von der Intensität der Stimuli ab (Abb. 8.14 C).

Frühe und späte Potentiale

Die Transmitter-freisetzenden späten Rezeptorpotentiale (Abb. 8.14 C) gehen mit kleineren (de- oder hyperpolarisierenden) frühen Rezeptorpotentialen einher, die von Konformationsänderungen in den Pigmentmolekülen herrühren. Dieses Potential hat keine Bedeutung für die Freisetzung von Transmittersubstanz.

Stäbchen und Zapfen

Das Zapfenrezeptorpotential ist schneller, aber kleiner als das Stäbchenrezeptorpotential. Dies ermöglicht eine schnellere Antwort im Hellen. Das größere und langsamere Stäbchenrezeptorpotential trägt zur größeren Sensitivität der Stäbchen bei (skotopisches Sehen).

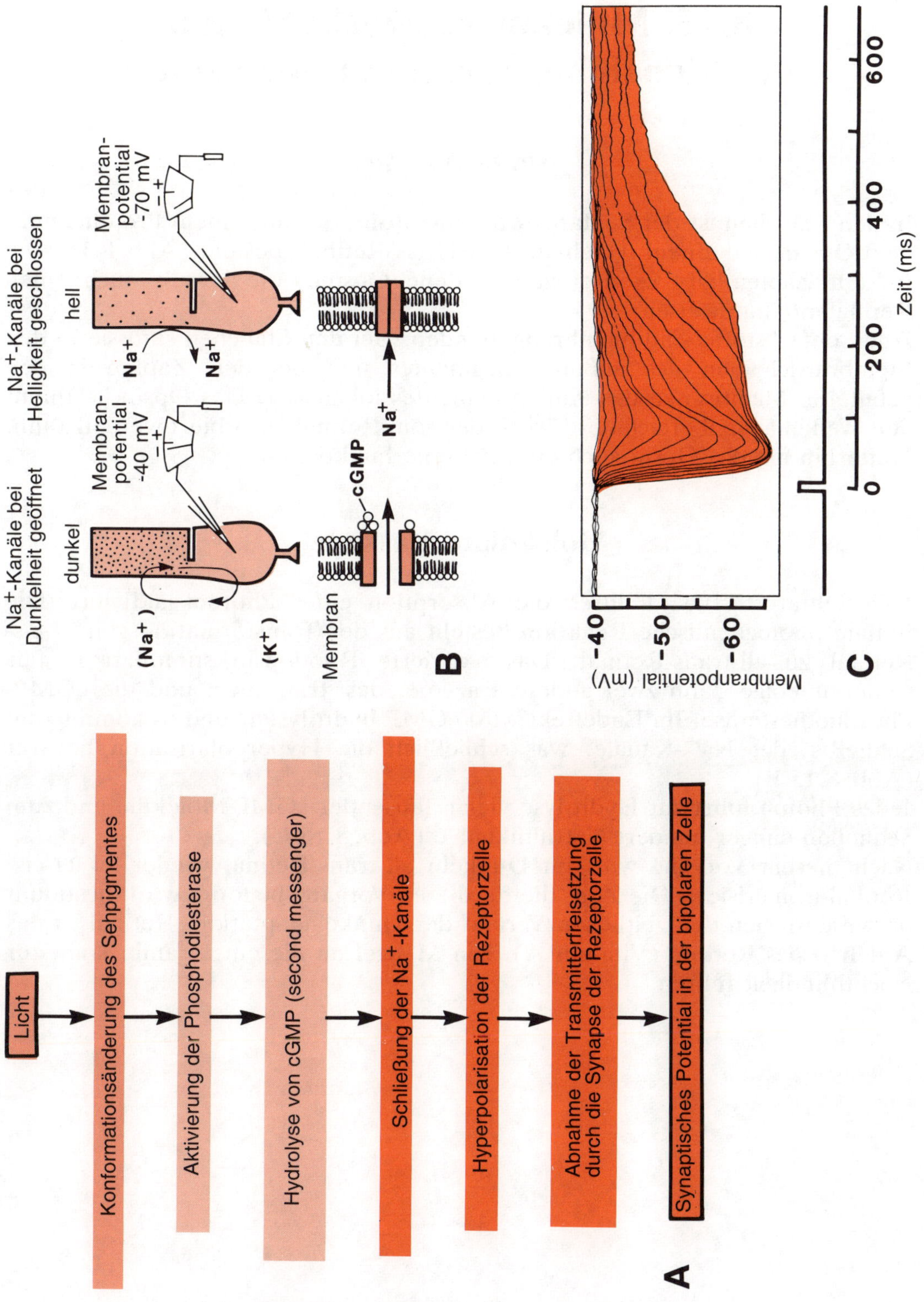

Abb. 8.14 A Schema der visuellen Erregung.

Abb. 8.14 B Rezeptorzellen im Dunklen und unter Beleuchtung (nach: Schnaupf JL, Baylor DA. How photoreceptor cells respond to light. Sci Am 1987; 256: 43).

Abb. 8.14 C Spannungsänderungen von Zapfen auf Lichtreize mit steigender Intensität (nach: Schnaupf JL, Baylor DA. How photoreceptor cells respond to light. Sci Am 1987; 256: 43).

8.15. Molekulare Mechanismen der Signalübertragung in der Retina

Sehfarbstoffe

In den Stäbchen ist der Sehfarbstoff **Rhodopsin,** das aus einem Proteinanteil, dem **Opsin,** und einem Aldehyd, dem 11-cis-Retinal, besteht (Abb. 8.15 A). In den Zapfen gibt es drei verschiedene Opsine, die jeweils auch einen Retinalanteil aufweisen.

Alle Sehfarbstoffe sind membrangebunden. Bei den Stäbchen sind sie in den Membranscheiben des äußeren Segmentes und bei den Zapfen in den gefalteten Membranen des Außensegmentes lokalisiert. Das Opsin bestimmt den Wellenlängenbereich des Lichts, der vom Retinal absorbiert werden kann. Weiterhin hat das Opsin auch enzymatische Funktionen.

Molekulare Kaskade

Der Sehfarbstoff wird durch die Absorption eines Photons aktiviert. Die initiale photochemische Reaktion besteht aus der Transformation von 11-cis-Retinal zu all-trans-Retinal. Das aktivierte Rhodopsin stimuliert in der weiteren Folge dann zwei andere Enzyme, das Transducin und die cGMP-Phosphodiesterase. Im Endeffekt wird cGMP hydrolysiert und es kommt zum Schließen der Na^+-Kanäle, was schließlich die Hyperpolarisation bewirkt (Abb. 8.15 B).

Jedes Photon führt zur Hydrolyse vieler Tausender cGMP-Moleküle und zum Schließen einiger hundert Natriumkanäle (Abb. 8.15 C).

Nach diesem Vorgang wird im Dunkeln all-trans-Retinal wieder zu 11-cis-Retinal isomerisiert. Die Zeit, die für diesen Vorgang benötigt wird, bestimmt im wesentlichen den zeitlichen Verlauf der Dunkeladaptation. Retinal ist das Aldehyd des Retinol (Vitamin A). Ein Mangel an diesem Vitamin kann zur Nachtblindheit führen.

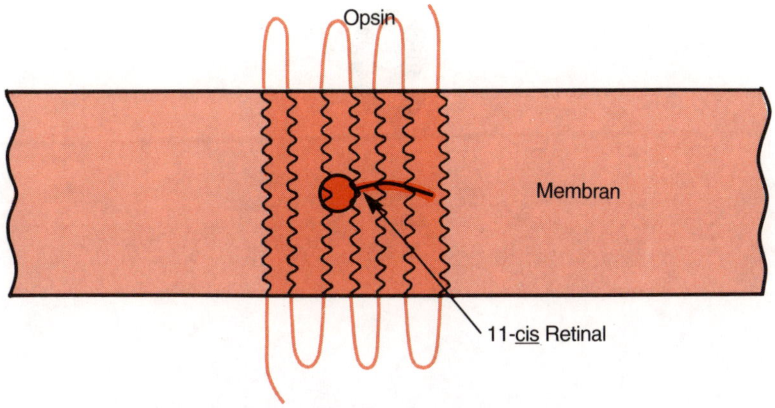

Abb. 8.15 A Rhodopsin in den Stäbchen.

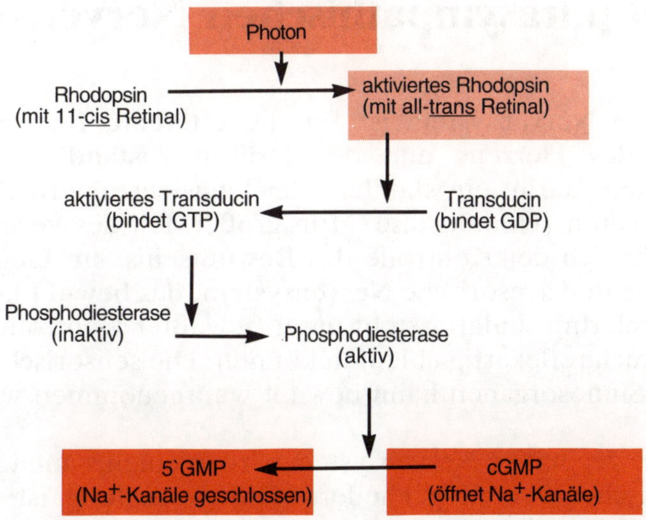

Abb. 8.15 B Kaskade molekularer Ereignisse nach Lichtstimulation.

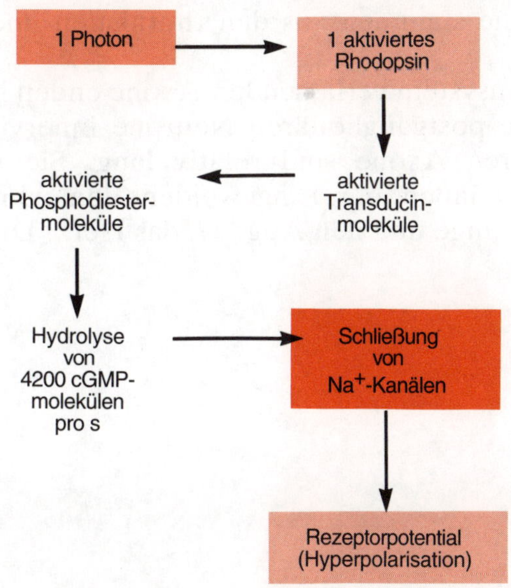

Abb. 8.15 C Verstärkungseffekte.

9

Das vegetative Nervensystem

9.1. Organisation des sympathischen und parasympathischen Nervensystems

Das vegetative Nervensystem ist für die efferente Innervation der glatten Muskulatur, des Herzens und der Drüsen zuständig. Seine wesentliche Aufgabe besteht darin, ein stabiles Gleichgewicht innerhalb des Organismus aufrechtzuerhalten (Homöostase). Ein großer Teil des vegetativen Nervensystems entzieht sich der Kontrolle des Bewußtseins. Im Gegensatz dazu steht das somatische und sensorische Nervensystem, das bewußt kontrolliert werden kann. Die Skelettmuskulatur steht unter bewußter Kontrolle, obwohl manche Funktionen auch reflexartig ablaufen können. Die sensorische Information von den meisten Sinnesorganen kann bewußt wahrgenommen werden.

Das periphere vegetative Nervensystem wird in einen sympathischen und einen parasympathischen Anteil gegliedert. Die Aufteilung ist in Abbildung 9.1 schematisch dargestellt.

Sympathikus

Die peripheren Axone stammen aus den thorakalen und lumbalen Anteilen des Rückenmarks.
Die das Zentralnervensystem verlassenden Axone enden in den sympathischen Ganglien, wo sie die postganglionären Neurone innervieren. Die sympathischen postganglionären Axone sind relativ lang. Sie versorgen die glatte Muskulatur (in den Gefäßen, den Eingeweiden, den exkretorischen Organen, den Genitalien, der Lunge und den Augen), das Herz, Drüsen sowie Fett- und Leberzellen.

Parasympathikus

Die peripheren Axone entstammen dem Hirnstamm und den sakralen Segmenten des Rückenmarks. Die Axone erreichen direkt die Effektororgane, wo sie postganglionäre Neurone in oder nahe der Effektororgane innervieren. Diese postganglionären Neurone innervieren die Zielorgane. Sie versorgen die glatten Muskeln des Gastrointestinaltrakts, der exkretorischen Organe, der Genitalien und der Lunge; die Vorhöfe des Herzens, die Speichel- und Tränendrüsen und die intraokularen Muskeln. Die meisten Blutgefäße (mit der Ausnahme der Gefäße der Genitalien und des Gehirns) empfangen keine parasympathische Innervation.

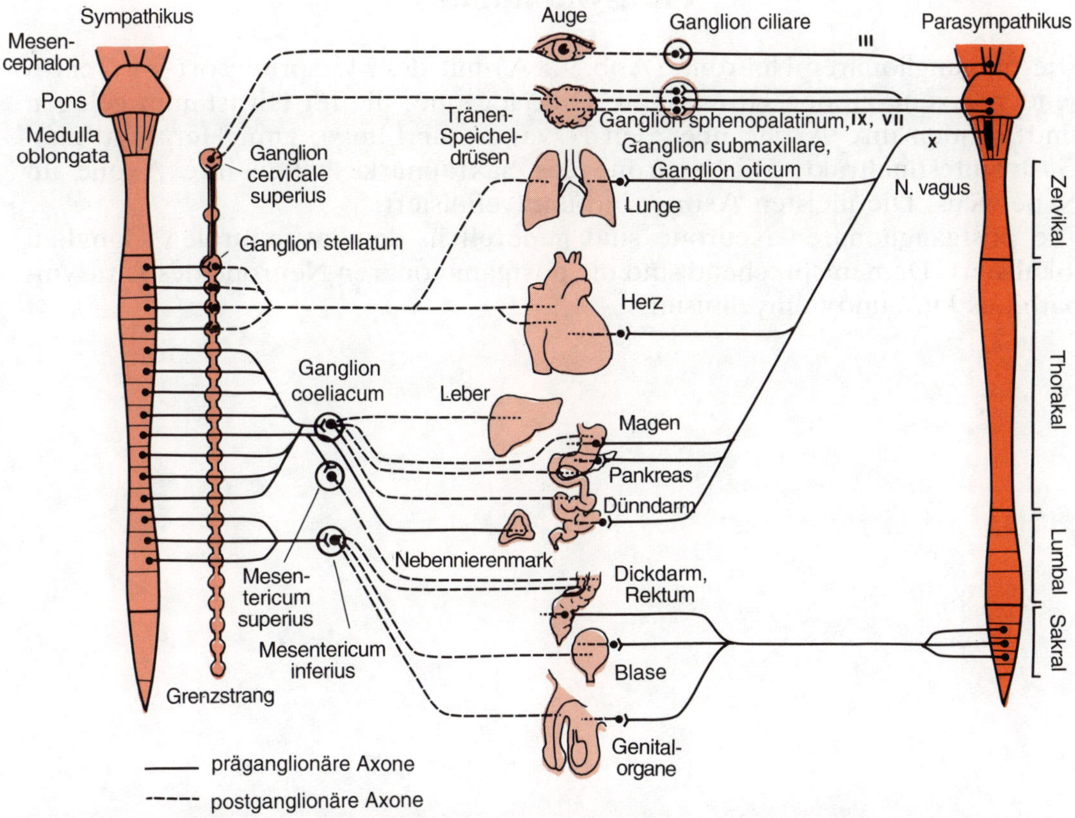

Die sympathische Innervation der Blutgefäße, Schweißdrüsen und der Musculi arectores pilorum wird nicht gezeigt.

Abb. 9.1 Aufbau des peripheren vegetativen Nervensystems. Durchgezogene Linien: präganglionäre Axone. Gepunktete Linien: postganglionäre Axone (nach: Jänig W. The autonomic nervous system. In: Schmidt RF, Thews G, eds. Human physiology. Heidelberg: Springer 1983; 112. Mit freundlicher Genehmigung des Verlags).

9.2. Prä- und postganglionäre Neurone

Sympathikus

Die präganglionären Neurone (Abb. 9.2A) entspringen dem lateralen Horn des Rückenmarks und erreichen die sympathischen Ganglien über das Vorderhorn und den Ramus albus (Abb. 9.2B). Es handelt sich in der Mehrzahl um kleine myelinisierte Axone.
Gepaarte paravertebrale Ganglien bilden den **Truncus sympathicus.** Die meisten Neurone haben hier synaptischen Kontakt mit den postganglionären Neuronen. Unpaare prävertebrale und paraviszerale Ganglien (Ganglion mesentericum superior und inferior) werden durch präganglionäre Axone versorgt, die ohne synaptischen Kontakt durch die paravertebralen Ganglien ziehen (Abb. 9.2B).
Die Zellkörper der postganglionären Neurone liegen in den sympathischen Ganglien und haben synaptischen Kontakt mit den Zielorganen. Die Neurone, die die Drüsen und die Blutgefäße der Skelettmuskeln, der Haut und des Bindegewebes innervieren, senden die Axone durch den Ramus griseus zu den somatischen Nerven (Abb. 9.2B).

Parasympathikus

Die präganglionären Neurone (Abb. 9.2A) mit dem Ursprungsort im Gehirn senden Axone zu den Hirnnerven. Die Neurone, die im Hirnstamm gelegen sind, senden ihre Axone über den N. vagus zur Lunge, zum Herz und zum Gastrointestinaltrakt. Die Neurone des Sakralmarks haben ihre Axone im N. pelvicus. Die meisten Axone sind unmyelinisiert.
Die postganglionären Neurone sind generell in den intramuralen Ganglien lokalisiert. Dementsprechend sind die postganglionären Neurone des Parasympathikus kurz und unmyelinisiert.

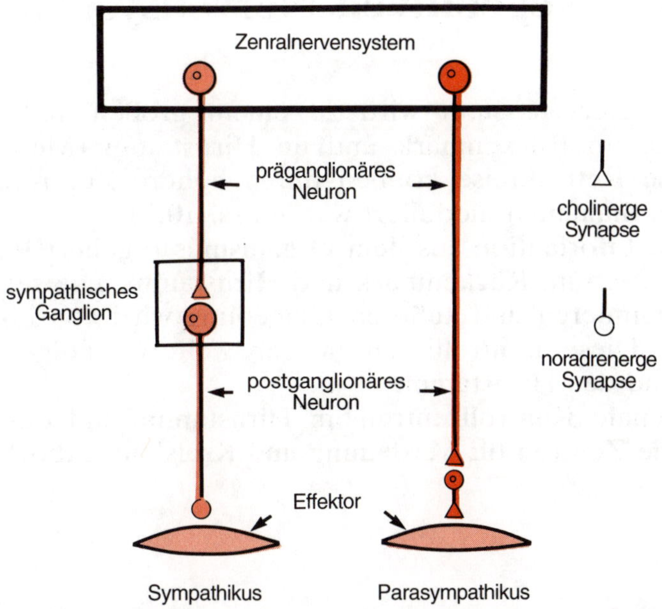

Abb. 9.2A Prä- und postganglionäre Neurone (nach: Jänig W. The autonomic nervous system. In: Schmidt RF, ed. Fundamentals of neuropathy. New York: Springer 1975; 234).

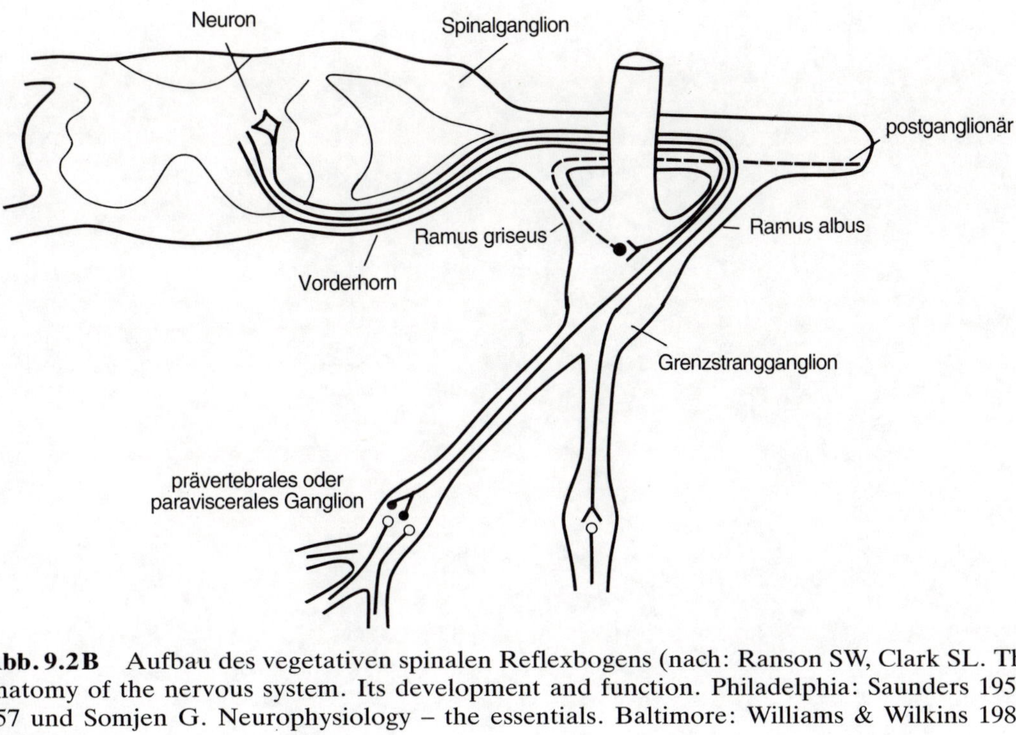

Abb. 9.2B Aufbau des vegetativen spinalen Reflexbogens (nach: Ranson SW, Clark SL. The anatomy of the nervous system. Its development and function. Philadelphia: Saunders 1959; 157 und Somjen G. Neurophysiology – the essentials. Baltimore: Williams & Wilkins 1983; 426).

9.3. Zentrale Kontrolle des vegetativen Nervensystems

Das vegetative Nervensystem wird zu einem großen Teil durch Reflexe kontrolliert, die im Rückenmark und im Hirnstamm (Medulla oblongata) ablaufen. Diese Reflexkreise können durch höhere Zentren (insbesondere durch den Hypothalamus) moduliert werden (s. 10.2).

Die sensorische Information aus dem Organismus reguliert Reflexkreise und kontrolliert Zentren im Rückenmark und Hirnstamm. Die sensorische Information aus der inneren und äußeren Umgebung wird von höheren Zentren aufgenommen. Diese kontrollieren in der weiteren Folge wiederum das Rückenmark und den Hirnstamm.

Wichtige neuronale Kontrollzentren im Hirnstamm sind das Atemzentrum (s. 18.4) und die Zentren für Verdauung und Kreislauf (Abb. 9.3).

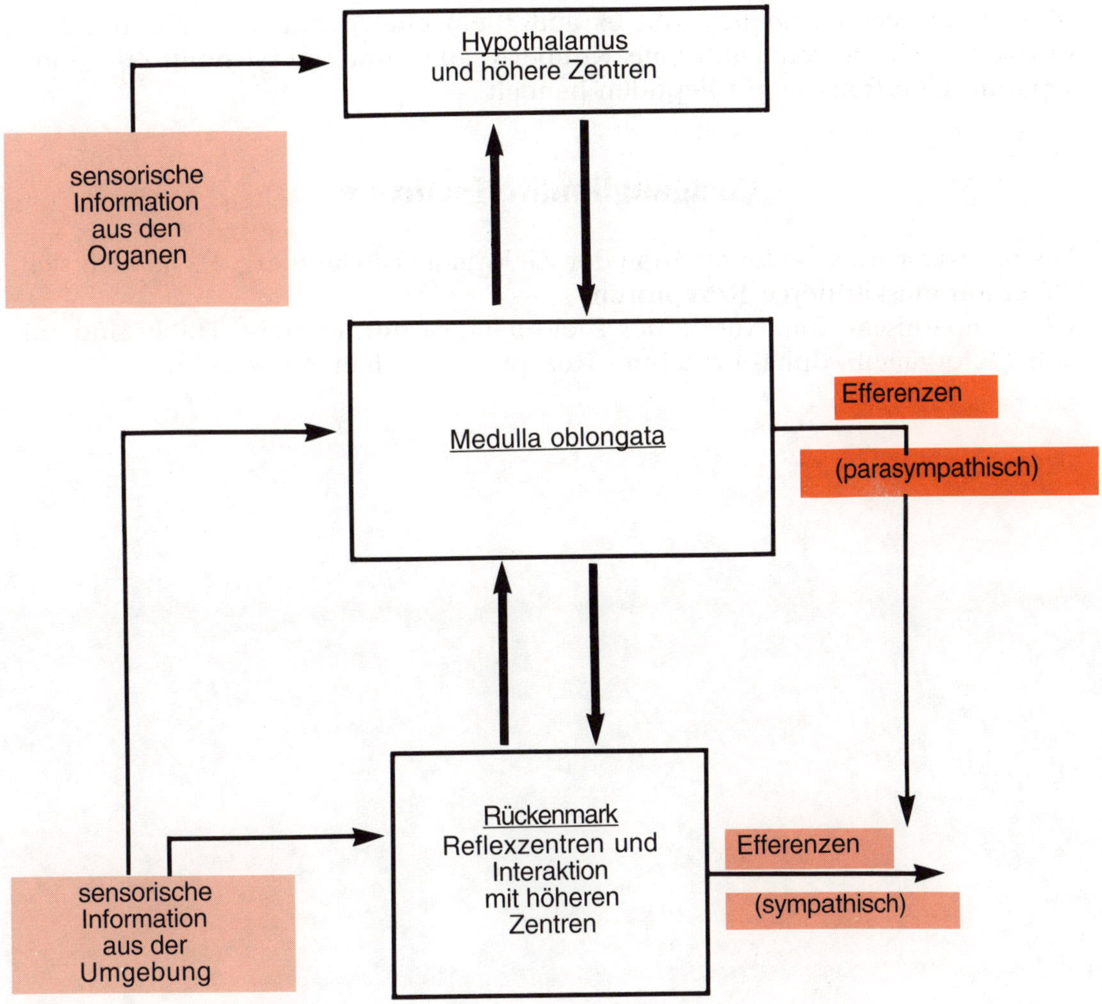

Abb. 9.3 Kontrolle des vegetativen Nervensystems.

9.4. Das periphere vegetative Nervensystem: Rezeptoren und Transmittersubstanzen

Präganglionäre Neurone

Die Übertragung vom prä- auf das postganglionäre Neuron erfolgt durch die Transmittersubstanz Azetylcholin (s. Tab. 9.4 A).
In sympathischen Ganglien gibt es außerdem eine peptiderge Übertragung, wobei es sich entweder um eine Koübertragung mit Azetylcholin oder eine separate Übertragung mit Peptiden handelt.

Postganglionäre Neurone

Die parasympathische Innervation der Zielorgane ist **cholinerg.** Es handelt sich dabei um muskarinerge Rezeptoren.
Die sympathische Innervation der Zielorgane ist **noradrenerg.** Dabei sind auf den Zielorganen Alpha- bzw. Beta-Rezeptoren vorhanden (s. 6.8).

Tab. 9.4 A Transmitter und Rezeptoren im vegetativen Nervensystem.

Synapse	Transmitter	Rezeptor	Wirkung
Sympathikus			
prä- auf postsynaptisch	ACh	nikotinisch	exzitatorisch (schnell)
		muskarinisch	exzitatorisch (langsam)
	Peptide	peptiderg	exzitatorisch
Parasympathikus			
prä- auf postsynaptisch	ACh	nikotinisch	exzitatorisch
Sympathikus			
postganglionär auf Zielorgan	Noradrenalin	alpha- und/oder betaadrenerg	exzitatorisch oder inhibitorisch
postganglionär auf Schweißdrüsen	ACh	muskarinisch	exzitatorisch
postganglionär auf Nebennierenmark	20% Noradrenalin 80% Adrenalin	systemisch	exzitatorisch
Parasympathikus			
postganglionär auf Zielorgan	ACh	muskarinisch	exzitatorisch oder inhibitorisch

ACh = Azetylcholin

Wirkungen auf Zielorgane

Tabelle 9.4B zeigt die Wirkungen sympathischer und parasympathischer Neurone auf verschiedene Zielorgane. Im allgemeinen verursachen die beiden Innervationstypen entgegengesetzte Effekte. Die Aktivität der meisten Organe wird durch tonische Innervation des vegetativen Nervensystems in einem Gleichgewicht gehalten. Unter Ruhebedingungen werden die meisten Organe eher durch die Aktivität des Parasympathikus reguliert.
Um einen einheitlichen Effekt zu erhalten, wird bei Aktivierung des Parasympathikus die Aktivität des Sympathikus gesenkt, und umgekehrt bei Aktivierung des Sympathikus die Wirksamkeit des Parasympathikus vermindert.

Tab. 9.4B Effekte der Aktivierung von Sympathikus und Parasympathikus auf die einzelnen Organe

Organ oder Organsystem	Reizung des Parasympathikus	Reizung des Sympathikus	adrenerge Rezeptoren
Herzmuskel	Abnahme der Herzfrequenz	Zunahme der Herzfrequenz	β
	Abnahme der Kontraktionskraft (nur Vorhöfe)	Zunahme der Kontraktionskraft	β
Blutgefäße:			
Arterien in Haut und Mukosa	—	Vasokonstriktion	α
... im Abdominalbereich	—	Vasokonstriktion	α
... im Skelettmuskel	—	Vasokonstriktion	α
		Vasodilatation (nur durch Adrenalin)	β
		Vasodilatation (cholinerg)	
... im Herzen (Koronarien)	—	Vasokonstriktion	α
		? Vasodilatation	β
... im Penis (Klitoris und Labia minora?)	Vasodilatation	?	
Venen	—	Vasokonstriktion	α
Gehirn	Vasodilatation (?)	Vasokonstriktion	α
Gastrointestinaltrakt:			
longitudinale und zirkuläre Muskulatur	Zunahme der Motilität	Abnahme der Motalität	α und β
Sphinkteren	Erschlaffung	Kontraktion	α
Milzkapsel	—	Kontraktion	α
Harnblase:			
Detrusor vesicae	Kontraktion	Erschlaffung	β
Trigonum vesicae (Sphincter internus)	—	Kontraktion	α

Tab. 9.4B (Fortsetzung)

Organ oder Organsystem	Reizung des Parasympathikus	Reizung des Sympathikus	adrenerge Rezeptoren
Genitalorgane:			
Vesica seminalis	—	Kontraktion	α
Ductus deferens	—	Kontraktion	α
Uterus	—	Kontraktion	α
		Erschlaffung (abhängig von Spezies und hormonalem Status)	β
Auge:			
M. dilatator pupillae	—	Kontraktion (Mydriasis)	α
M. sphincter pupillae	Kontraktion (Miosis)	—	
M. ciliaris	Kontraktion (Nahakkomodation)	leichte Erschlaffung (unbedeutend)	β
Tracheal-Bronchial-muskulatur	Kontraktion	Erschlaffung	β
Mm. arrectores pilorum	—	Kontraktion	α
exokrine Drüsen			
Speicheldrüsen	starke seröse Sekretion	schwache muköse Sekretion (Gl. submaxillaris)	α
Tränendrüsen	Sekretion	—	
Verdauungsdrüsen	Sekretion	Abnahme der Sekretion oder —	α
Drüsen im Nasen-rachenraum	Sekretion	—	
Bronchialdrüsen	Sekretion	?	
Schweißdrüsen	—	Sekretion (cholinerg)	
Stoffwechsel:			
Leber	—	Glykogenolyse Glukoneogenese	β
Fettzellen	—	Lipolyse (freie Fettsäuren im Blut erhöht)	β
Insulinsekretion (aus β-Zellen der Langerhansschen Inseln)	—	Verminderung	α

In: Schmidt RF, Thews G (eds). Human physiology. Heidelberg: Springer, 1983: 113.

9.5. Spinale vegetative Reflexe

Eine stereotype Reaktion auf einen spezifischen Reiz wird Reflexbildung genannt. Abbildung 9.5 zeigt den typischen vegetativen Reflexweg im Rückenmark.

Die einfachsten Reflexkreise beinhalten ein sensorisches Element sowie motorische Efferenzen (der sog. monosynaptische Reflex des somatischen Nervensystems). Im vegetativen Reflexbogen ist im einfachsten Reflex immer auch ein spinales Interneuron involviert. Am Reflexbogen sind zwei Synapsen im Rückenmark sowie eine Synapse im autonomen Ganglion beteiligt. Dementsprechend haben vegetative Reflexe eine größere Latenz als somatische Reflexe. Ferner trägt die geringere Leitungsgeschwindigkeit zur größeren Latenz im vegetativen Reflexbogen bei.

Segmentale Organisation

Der afferente Eingang kann von somatischen oder viszeralen Afferenzen sowie von höheren Zentren erfolgen.

Der sensorische Eingang zum Rückenmark aktiviert vegetative Reflexe am stärksten im selben Rückenmarkssegment.

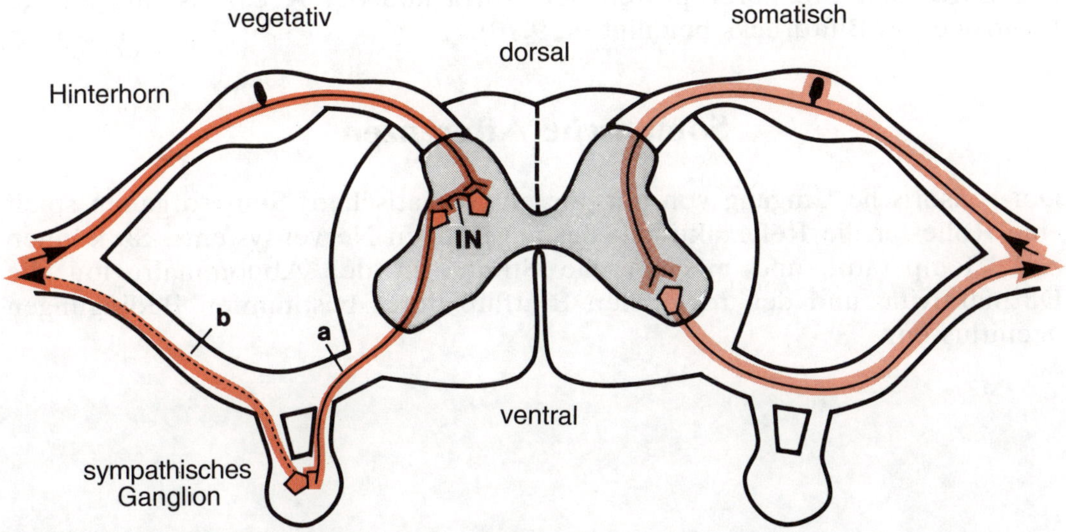

Abb. 9.5 Vegetativer und somatischer Reflexbogen. IN = Interneuron, a = präganglionäres Neuron, b = postganglionäres Neuron (nach: Jänig W. The autonomic nervous system. In: Schmidt RF, ed. Fundamentals of neurophysiology. New York: Springer 1975; 254. Mit freundlicher Genehmigung des Verlags).

9.6. Afferente Eingänge der vegetativen Reflexe

Die Eingeweideorgane besitzen unterschiedliche sensorische Rezeptoren (Tab. 9.6). Die Neurone dieser Rezeptoren haben ihre Zellkörper in den Hinterhornganglien – oder im Fall der Afferenzen des N. vagus und N. glossopharyngeus – in den sensorischen Ganglien, die mit diesen Nerven assoziiert sind (s. 11.2).
Die Afferenzen übertragen die Information Druck, chemische Reize und Schmerz der inneren Organe. Der Eingang über diese Rezeptoren kann einen Reflex initiieren oder ablaufende Antworten modifizieren.
Die sensorischen Elemente eines Nervenplexus im Gastrointestintaltrakt (Meißnerscher Plexus) sind für die lokalen Reflexbewegungen des Darms verantwortlich (s. 9.12, 9.13).
Die Baro- und Chemorezeptoren der Aorta und der A. carotis sind an der Kontrolle des Blutdrucks beteiligt (s. 9.10).

Somatische Afferenzen

Der sensorische Eingang von peripheren (somatischen) Sinnesorganen spielt eine Rolle für die Reflexaktivität des vegetativen Nervensystems. So können z. B. Temperatur und mechanische Stimuli in der Abdominalregion die Darmaktivität und den regionalen Blutfluß unter bestimmten Bedingungen beeinflussen.

Tab. 9.6 Viszerale Afferenzen.

Sensorische Modalität	Strukturen	Lokalisation	Wirkung auf
Mechano-rezeption	dehnungssensitive Nervenendigungen in Hohlorganen, Pacini-Körperchen	Blutgefäße, Intestinaltrakt (Meißner-Plexus), Harnblase	Blutdruck, Darmmotilität, Blasenkontraktion
Mechano-rezeption	Barorezeptoren (Blutgefäß-dehnung)	Karotissinus, Aorta	Herzzeitvolumen
Chemo-rezeption	Nervenendigungen (pH; O_2-sensitiv)	Intestinaltrakt, Blutgefäße	Blutdruck, Darmmotilität
Nozizeption	Nervenendigungen der C-Fasern	Herz, Blutgefäße, Intestinaltrakt, viele innere Organe	z. B. abdominelle Abwehrspannung
Thermo-rezeption	Nervenendigungen	Pharynx Ösophagus	Schluckbewegungen

9.7. Divergenz und Konvergenz von Reflexen

Divergenz

Wie aus Abbildung 9.7A hervorgeht, kann ein einzelnes Neuron aufgrund einer weiten Verzweigung der Axonterminalen seine Information divergent verteilen. Diese Divergenz ist insbesondere im sympathischen Nervensystem vorhanden. So werden z. B. im Ganglion cervicale superius etwa 1 Million postganglionäre Neurone von ca. 10000 präganglionären Neuronen innerviert. Dementsprechend dient das sympathische Ganglion als Verstärker, da relativ wenige Eingänge einen großen Einfluß auf z. B. Millionen von glatten Muskelfasern oder andere Zielzellen ausüben können.

Konvergenz

Wie aus Abbildung 9.7A hervorgeht, innervieren zwei präganglionäre Neurone (A und B) ein postganglionäres Neuron (Nummer 5). Ferner ist in Abbildung 9.7B ein postganglionäres Neuron gezeigt, das konvergierende Eingänge von präganglionären Neuronen desselben Segments sowie von übergeordneten sympathischen Zentren empfängt (s. 6.16). Solch eine Konvergenz erlaubt die Rekrutierung von Neuronen durch einen adäquaten Stimulus (d. h. durch einen Stimulus, der mehrere konvergierende Afferenzen aktiviert). Die Konvergenz von inhibitorischen Zuflüssen kann dazu führen, daß das Folgeneuron keine Aktionspotentiale generiert, obwohl gleichzeitig exzitatorische Afferenzen einlaufen. Die relative Stärke zulaufender exzitatorischer und inhibitorischer Neurone entscheidet darüber, ob das Folgeneuron Aktionspotentiale generiert.

Rekrutierungsmechanismen

In vielen Fällen reicht ein einziges Aktionspotential in einem präsynaptischen Neuron nicht aus, um ein überschwelliges synaptisches Potential auszulösen. Überschwellige synaptische Potentiale können über die Mechanismen der zeitlichen und räumlichen Bahnung ausgelöst werden (s. Abb. 6.18).

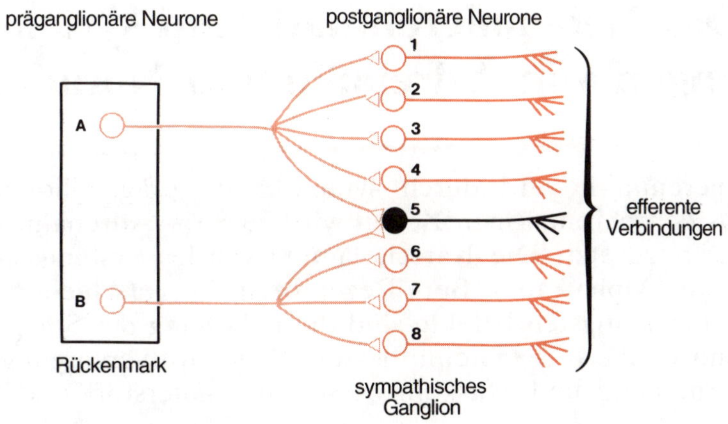

Abb. 9.7A Divergenz efferenter Signale.

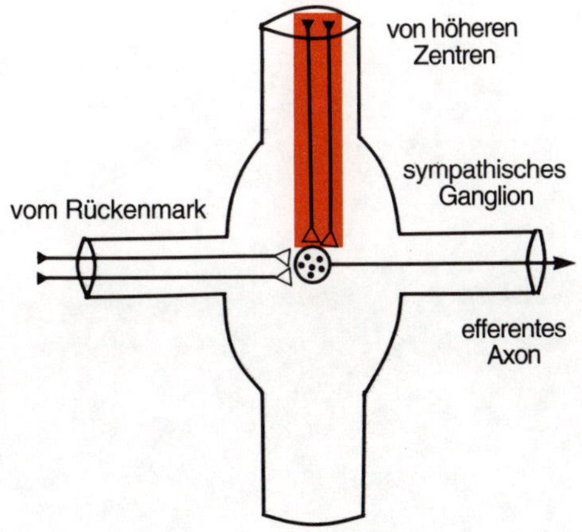

Abb. 9.7B Konvergenz von Eingängen zum sympathischen postganglionären Neuron.

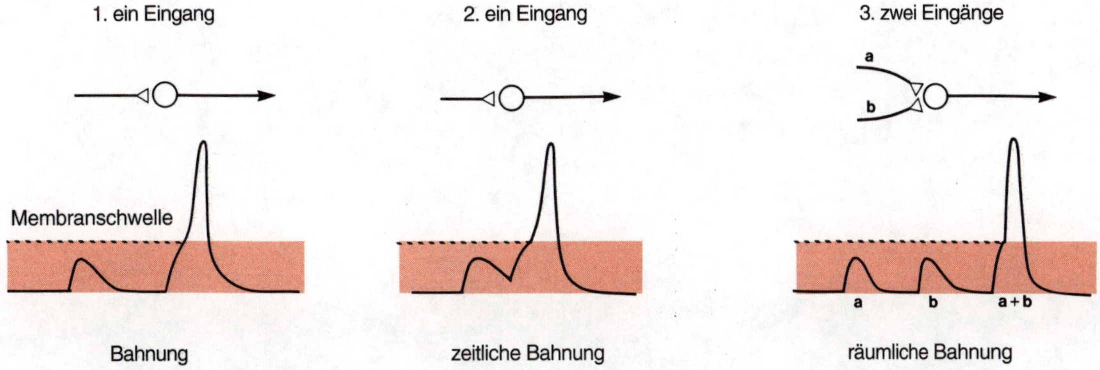

Abb. 9.7C Rekrutierung von Neuronen durch zeitliche und räumliche Bahnung.

9.8. Das Nebennierenmark und systemische Wirkungen von Adrenalin und Noradrenalin

Das Nebennierenmark wird durch sympathische präganglionäre Neurone aktiviert. Aus den chromaffinen Zellen wird zu 80% Adrenalin und zu 20% Noradrenalin freigesetzt. Die Katecholamine werden systemisch abgegeben und wirken an Alpha- und Beta-Rezeptoren in verschiedenen Organen (Abb. 9.8). Die wichtigsten Effekte sind die Erhöhung des Spiegels an freien Fettsäuren und Glukose sowie eine bessere Sauerstoffversorgung. Hierdurch werden Gehirn, Herz und Muskeln besser mit Sauerstoff und Metaboliten versorgt.

Notfallsituationen (z. B. akuter Blutverlust, Hypoglykämie), körperliche Belastung und emotionaler Streß fördern die Freisetzung von Katecholaminen. Unter diesen Bedingungen kommt es zu einer allgemeinen Erhöhung der Aktivität des sympathischen Nervensystems.

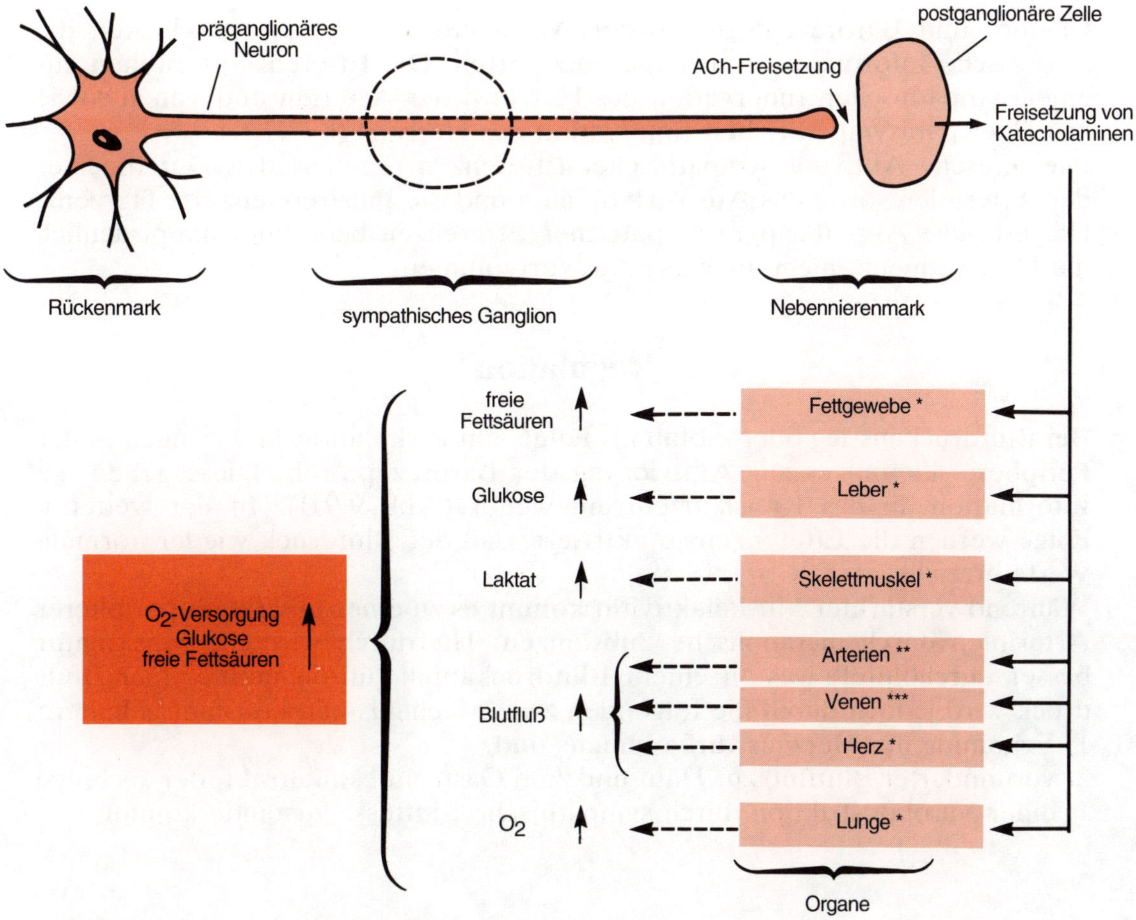

Abb. 9.8 Wirkung von Katecholaminen aus dem Nebennierenmark. * = Beta-Rezeptoren, ** = Alpha-Beta-Rezeptoren, *** = Alpha-Rezeptoren.

9.9. Blutdruckregulation

Das Kreislaufzentrum befindet sich in der Medulla oblongata (Abb. 9.9A). Es wird zusätzlich durch hypothalamische Zentren beeinflußt.

Efferenzen und Afferenzen

Chemo- und Barorezeptoren in der Aorta und der A. carotis schicken die sensorische Information zum Kreislaufzentrum. Die Efferenzen bestehen aus einer sympathischen Innervation des Herzens, der Arterien und Venen sowie aus einer parasympathischen Innervation des Herzens (s. 7.7–9).
Die tonische Aktivität sympathischer Efferenzen reguliert den Durchmesser der Arteriolen sowie das Auswurfvolumen und die Pulsfrequenz des Herzens. Die tonische Aktivität parasympatischer Efferenzen beeinflußt hauptsächlich die Herzfrequenz, nicht aber das Auswurfvolumen.

Regulation

Bei Blutdruckanstieg oder -abfall als Folge von Zirkulationsänderungen in der Peripherie kommt es zur Aktivierung der Barorezeptoren. Diese geben die Information an das Kreislaufzentrum weiter (Abb. 9.9B). In der weiteren Folge werden die Efferenzen so aktiviert, daß der Blutdruck wieder normale Werte erreicht.
Während verstärkter Muskelaktivität kommt es zu einer Dilatation peripherer Arteriolen durch metabolische Substanzen. Hierdurch wird die Muskulatur besser durchblutet, was zu einem Blutdruckabfall führen müßte. Der Blutdruck wird jedoch durch die folgenden zwei Mechanismen konstant gehalten:

1. Erhöhung des Herzauswurfvolumens und
2. verminderter Blutfluß zur Haut und zum Gastrointestinaltrakt, der als Folge einer Vasokonstriktion durch sympathische Einflüsse zustande kommt.

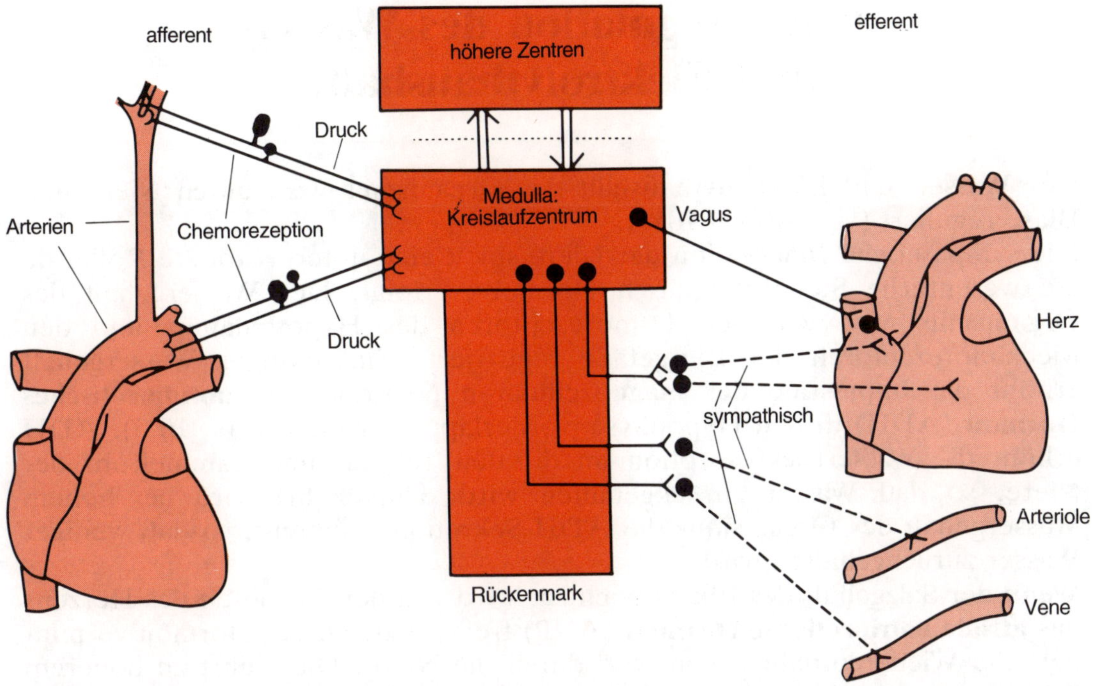

Abb. 9.9 A Kontrolle des Herzens und der Arterien durch das ZNS (nach: Jänig W. The autonomic nervous system. In: Schmidt RF, ed. Fundamentals of neurophysiology. New York: Springer 1975; 259. Mit freundlicher Genehmigung des Verlags).

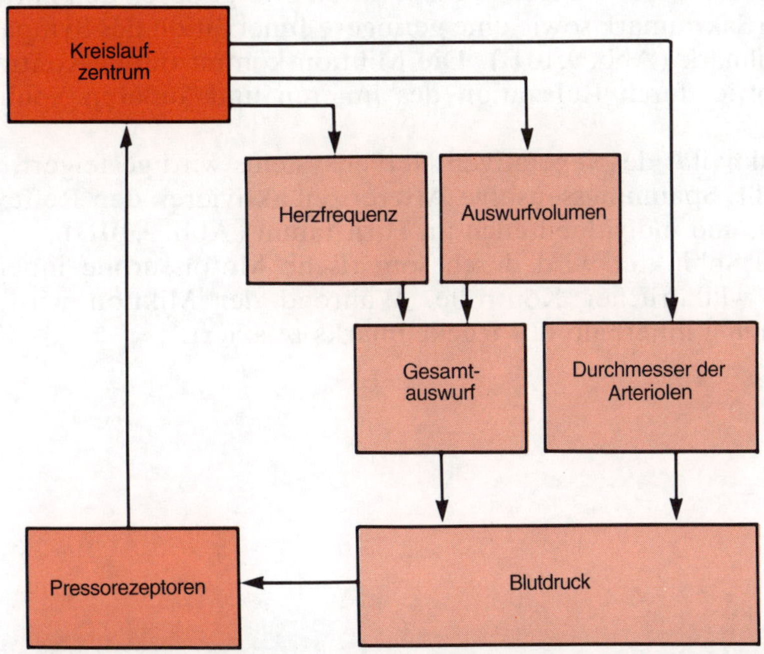

Abb. 9.9 B Blutdruckregulation (nach: Jänig W. The autonomic nervous system. In: Schmidt RF, ed. Fundamentals of neurophysiology. New York: Springer 1975; 261. Mit freundlicher Genehmigung des Verlags).

9.10. Regulation des Wasser- und Elektrolythaushaltes

Der Wasser- und Elektrolythaushalt des Organismus wird durch Niere und Blase reguliert (vgl. Abb. 9.10A).
Die sympathische Innervation der Niere spielt eine untergeordnete Rolle, da die wesentliche Steuerung durch Hormone erfolgt. Der Wassergehalt des Organismus wird von den Osmorezeptoren des Hypothalamus und den Mechanorezeptoren der Blutgefäße registriert. Ein geringer Wassergehalt erhöht die Impulsrate der magnozellulären Neurone, die **antidiuretisches Hormon** (ADH) in den Hypophysenvorderlappen freisetzen (s. 10.3). ADH erhöht die Wasserrückresorption im distalen Tubulus und Sammelrohr der Niere, so daß Wasser zurückgehalten wird. Umgekehrt wird bei hohem Wassergehalt des Organismus die ADH-Sekretion gehemmt, so daß weniger Wasser zurückgehalten wird.
Wenn der Salzgehalt des Blutes hoch ist, wird von den Vorhöfen des Herzens das **atriale natriuretische Hormon** (ANP) freigesetzt. Dieses Hormon vermindert die Wiederaufnahme von Na^+ durch die Niere. Dies führt zu höherem Salzverlust.
Ein weiterer wichtiger Mechanismus in der Regulation des Wasser- und Elektrolythaushaltes wird durch das **Renin-Angiotensin-System** bewerkstelligt (s. 10.6).

Blasenfunktion

Der äußere Muskel der Blase besteht aus glatter Muskulatur und wird **Detrusor** genannt. Die vegetative Innervation erfolgt durch den Parasympathikus aus dem Sakralmark sowie eine geringere Innervation des Sympathikus aus dem Lumbalmark (Abb. 9.10B). Die Miktion kommt durch Kontraktion des Detrusor sowie durch Relaxation des inneren und äußeren Sphinkters zustande.
Die Reflexaktivität des vegetativen Nervensystems wird gesteigert, wenn sich die Blase füllt. Spannungssensitive Afferenzen aktivieren den Reflexbogen im Rückenmark und individuell auch im Hirnstamm (Abb. 9.10B).
Der externe Sphinkter wird durch somatische Motoneurone innerviert und steht unter willkürlicher Kontrolle. Während der Miktion wird er durch Reflexhemmung innerhalb des Rückenmarks relaxiert.

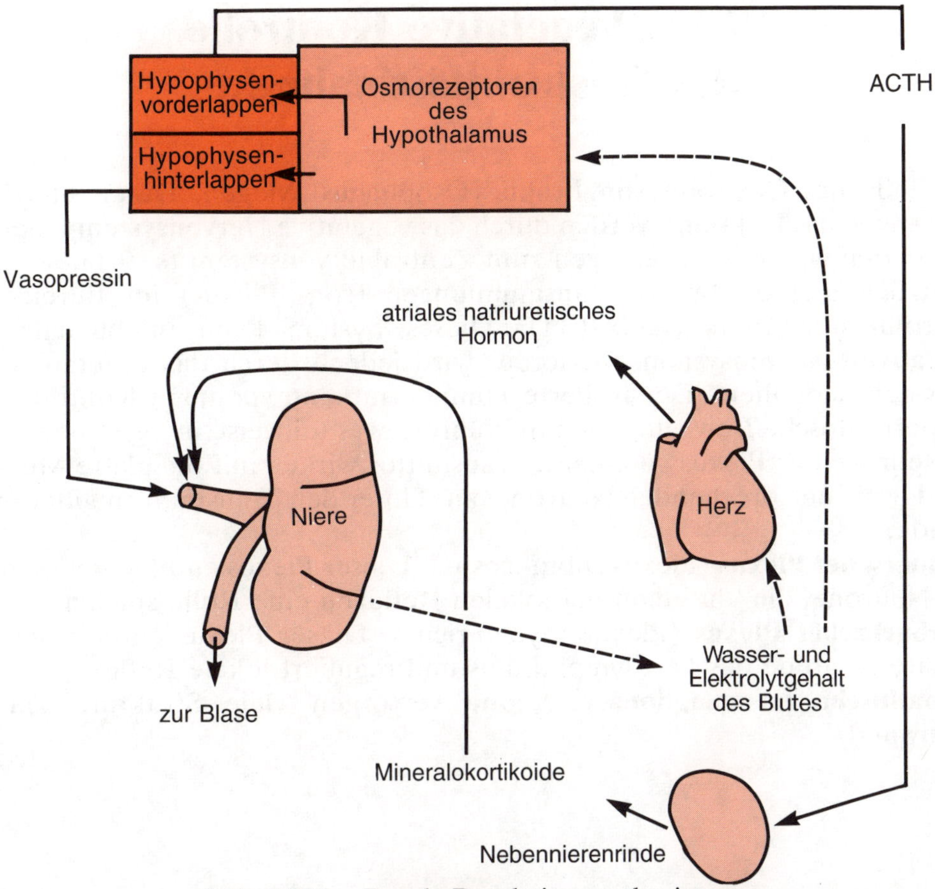

Abb. 9.10 A Renale Regulationsmechanismen.

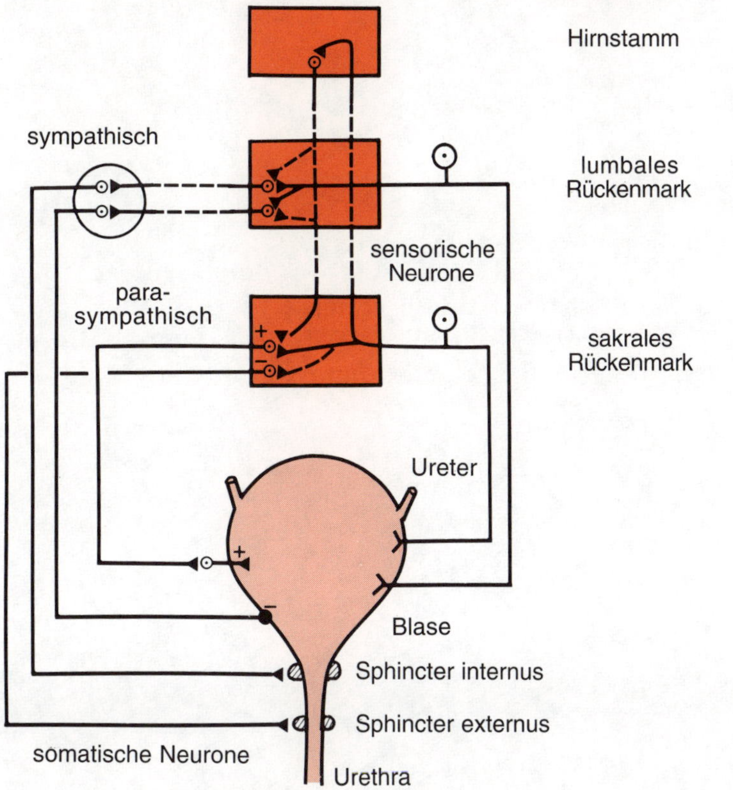

Abb. 9.10 B Miktionsreflex.

9.11. Vegetative Kontrolle des Gastrointestinaltrakts

Alle Teile des Gastrointestinaltrakts (Ösophagus, Magen, Dünn- und Dickdarm sowie das Rektum) werden durch das vegetative Nervensystem innerviert und senden viszerale Afferenzen zum Zentralnervensystem (s. 9.1).
Zusätzlich gibt es Neuronenansammlungen (sog. Plexus) im Bereich des Gastrointestinaltrakts (Abb. 9.11). Dieses System kann unabhängig vom vegetativen Nervensystem operieren, wird jedoch durch das vegetative Nervensystem moduliert. Der isolierte Dünndarm kann spontane Kontraktionen und peristaltische Bewegungen durchführen, was teilweise myogen oder durch die Neurone der Plexus geschieht. Transmitter wirken auf die glatte Muskulatur oder die entsprechenden Neurone ein. Unter den Transmittern gibt es viele Peptide.
Meißnerscher Plexus (Plexus submucosus). Dieser Plexus enthält viele sensorische Neurone, die vor allem bei lokalen Reflexen eine Rolle spielen.
Auerbachscher Plexus (Plexus myentericus). Dieser Plexus enthält postganglionäre Neurone des Parasympathikus und reguliert lokale Reflexe.
Sympathische postganglionäre Axone versorgen viele Strukturen in der Darmwand.

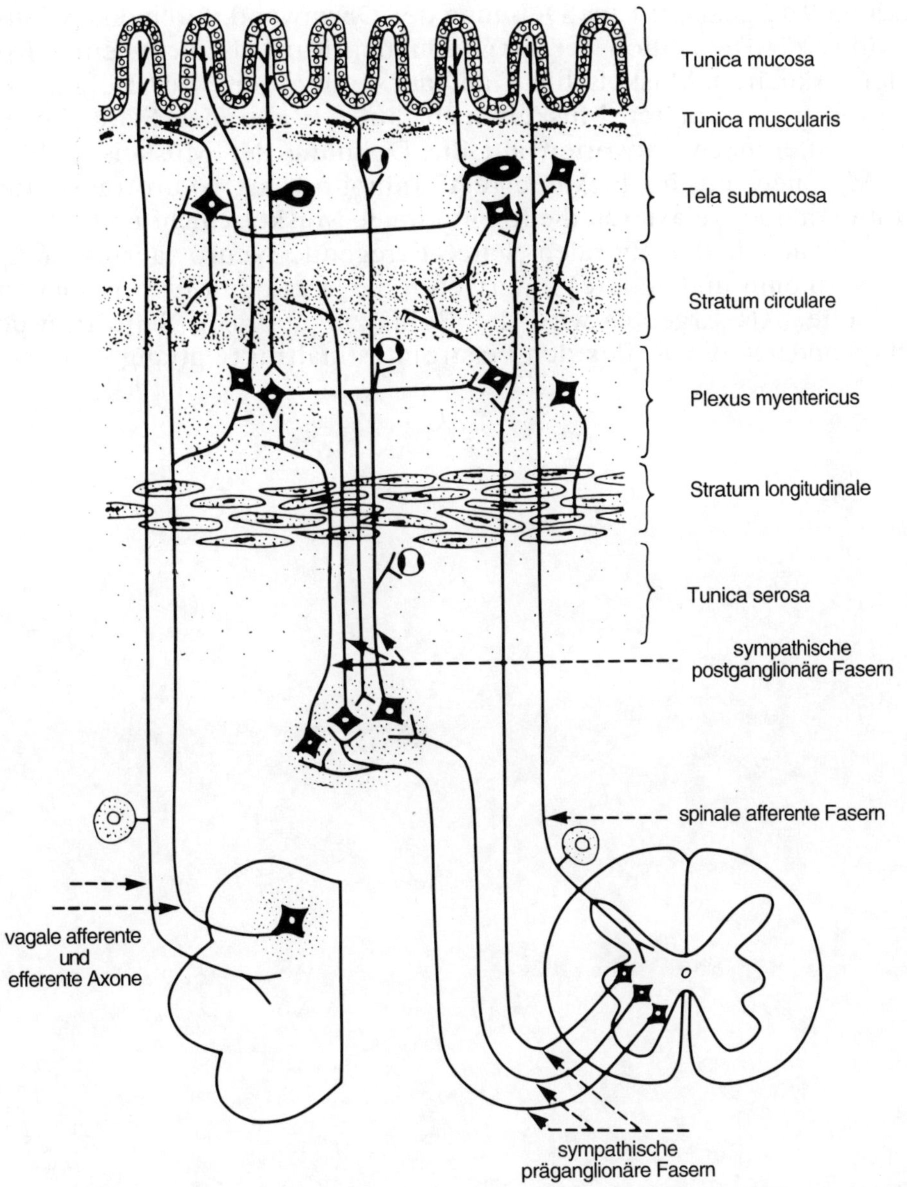

Abb. 9.11 Extrinsic- und Intrinsic-Neurone des Gastrointestinaltrakts (nach: Schoefield GC. Anatomy of muscular and neural tissues in the alimentary canal. In: Handbook of physiology Vol. IV, Sect. 6. Bethesda: American Physiological Society, 1968; 1611. Mit freundlicher Genehmigung des Verlags).

9.12. Lokale Reflexe des Gastrointestinaltrakts

Die neuronalen Verbindungen innerhalb des Plexus myentericus sind sehr komplex. Der grundsätzliche Aufbau des peristaltischen Reflexes ist in Abbildung 9.12 gezeigt: Eine Dehnung der Darmwand durch einen Nahrungsbolus führt zur Relaxation der longitudinalen Muskelschicht, einer Kontraktion der zirkulären Muskelschicht auf der oralen Seite des Bolus und einer Relaxation der zirkulären Muskelschicht auf der aboralen Seite. Spannungssensitive Afferenzen antworten auf die Dehnung der Muskelschichten, was lokale Motoneurone im Plexus erregt. Inhibitorische Neurotransmitter (wie ATP und Peptide) relaxieren die longitudinale Muskelschicht und die zirkuläre Muskelschicht auf der aboralen Seite. Erregende Neurotransmitter (Azetylcholin, Serotonin und andere) innervieren die zirkuläre Muskelschicht auf der oralen Seite. Als Ergebnis wird der Bolus zur aboralen Seite transportiert. Damit »wandert« der Reflex den Gastrointestinaltrakt entlang.

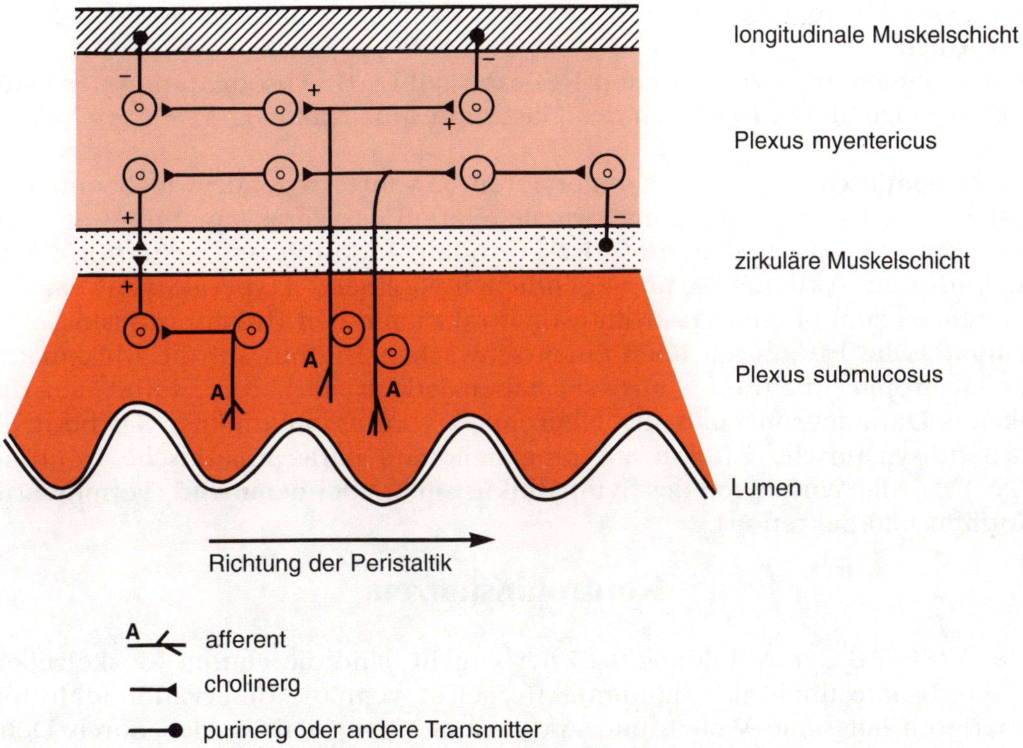

Abb. 9.12 Der Peristaltik-Reflex.

9.13. Vegetative Einflüsse auf den Gastrointestinaltrakt

Efferente Kontrolle

Vegetative Efferenzen (Abb. 9.13 A) haben verschiedene Wirkungen auf den Gastrointestinaltrakt:

- Sie modulieren die Aktivität der lokalen Neurone. Beispielsweise wird die intestinale Motilität während körperlicher Belastung reduziert.
- Sie sind für übergeordnete Reflexe wie Erbrechen und Defäkation verantwortlich.
- Sie nehmen an viszerokutanen Reflexen teil (z. B. Vasodilatation der Haut über entzündeten Regionen des Gastrointestinaltraktes).

Parasympathische Efferenzen innervieren sowohl erregende wie hemmende postganglionäre Neurone. Der normale Einfluß des Parasympathikus auf den Gastrointestinaltrakt ist **exzitatorisch** (erhöhte Motilität und Sekretion). Die exzitatorische Aktivität ist im wesentlichen cholinerg. Hyperaktivität vagaler Efferenzen zum oberen Gastrointestinaltrakt kann den Brechreiz auslösen.
Sympathische Efferenzen üben einen schwachen Einfluß auf die Muskulatur des Gastrointestinaltraktes aus, sie haben jedoch stärkeren Einfluß auf die lokalen Darmneurone und die Neurone des Parasympathikus. Sie besitzen auch präsynaptische Effekte auf präganglionäre parasympathische Neurone (s. 6.11). Alle Wirkungen des Sympathikus sind dabei **hemmend** (verminderte Motilität und Sekretion).

Kontrollinstanzen

Wie aus Teil B der Abbildung 9.13 hervorgeht, sind die glatten Muskelzellen des Gastrointestinaltrakts spontan aktiv, selbst wenn die Innervation fehlt. Sie generieren langsame Wellen und Aktionspotentiale und werden durch Dehnung verstärkt aktiviert. Die lokalen Neurone und das autonome Nervensystem können die Aktivität der glatten Muskulatur jedoch modulieren. Reflexkreise des Hirnstamms und Rückenmarks, die vom Hypothalamus innerviert werden, regulieren die Aktivität des autonomen Nervensystems. Emotion und physischer Streß üben über den Hypothalamus Einfluß auf den Gastrointestinaltrakt aus.

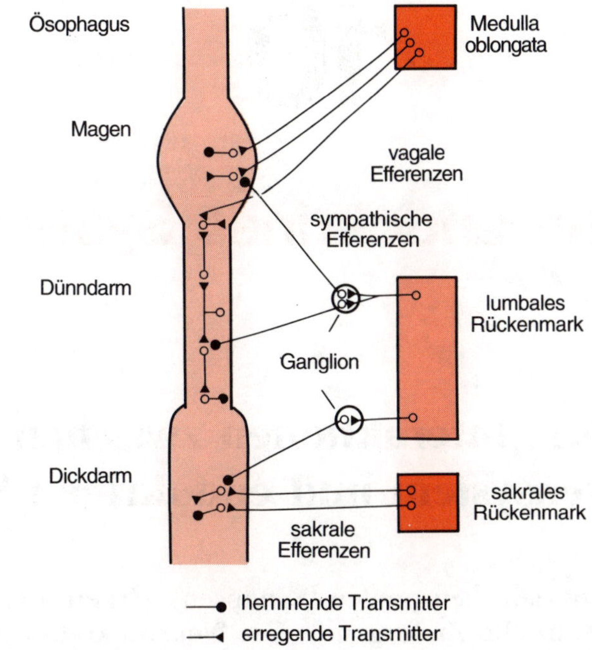

Abb. 9.13 A Vegetative Kontrolle des Gastrointestinaltrakts.

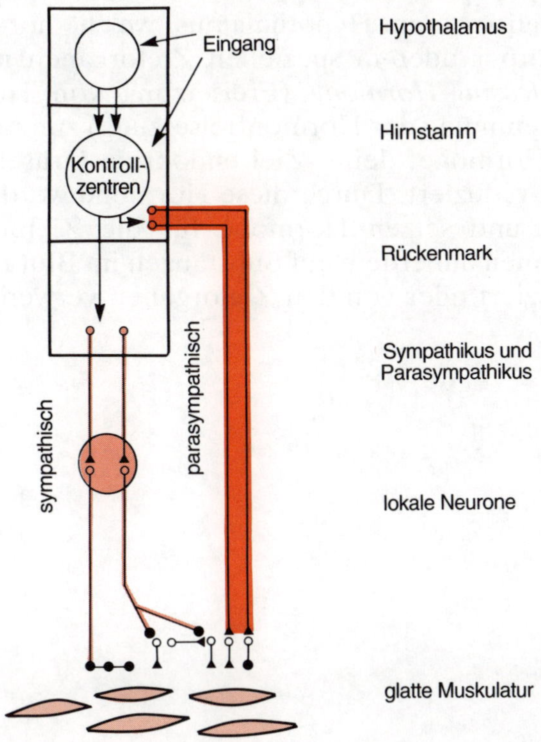

Abb. 9.13 B Einzelne Stufen der Kontrolle des Gastrointestinaltrakts.

10

Neuroendokrines System

10.1. Interaktionen zwischen Zentralnervensystem und endokrinen Systemen

Neurotransmitter in den neuronalen Synapsen wirken lokal (auf andere Nervenzellen oder spezielle Zielorgane). Die **Neurosekretion** von Substanzen (Neurohormone) in den Blutstrom durch Neurone (s. 7.10) kann viele Neurone oder sonstige Zielzellen gleichzeitig beeinflussen. Die **endokrine Sekretion** von Hormonen in den Blutstrom (s. 7.10) kann ebenfalls viele Zellen gleichzeitig beeinflussen.

Es gibt mannigfaltige Interaktionen zwischen dem endokrinen System und dem Nervensystem. Schlüsselrollen in dem **Kontrollsystem** spielen der **Hypothalamus** und die **Hypophyse,** die aus **Hypophysenvorderlappen** oder **Adenohypophyse** und aus dem **Hypophysenhinterlappen** oder **Neurohypophyse** besteht. Das Nervensystem signalisiert dem Hypothalamus, welche hormonellen Regulationen im ganzen Körper oder in speziellen Zielorganen notwendig sind. Daraufhin werden *Releasing-Hormone* (Freisetzung von Hormonen) oder *Inhibiting-Hormone* (Hemmung der Hormonfreisetzung) zur Adenohypophyse übermittelt, die dann Hormone, deren Ziel endokrine Drüsen sind, freisetzt oder deren Freisetzung reduziert. Durch diese Hormone werden die endokrinen Drüsen stimuliert und setzen Hormone für die Zielorgane frei. Die endokrinen Drüsen können außerdem auf Substanzen im Blut reagieren, die in den Zielorganen produziert oder von den Zielorganen verwendet werden.

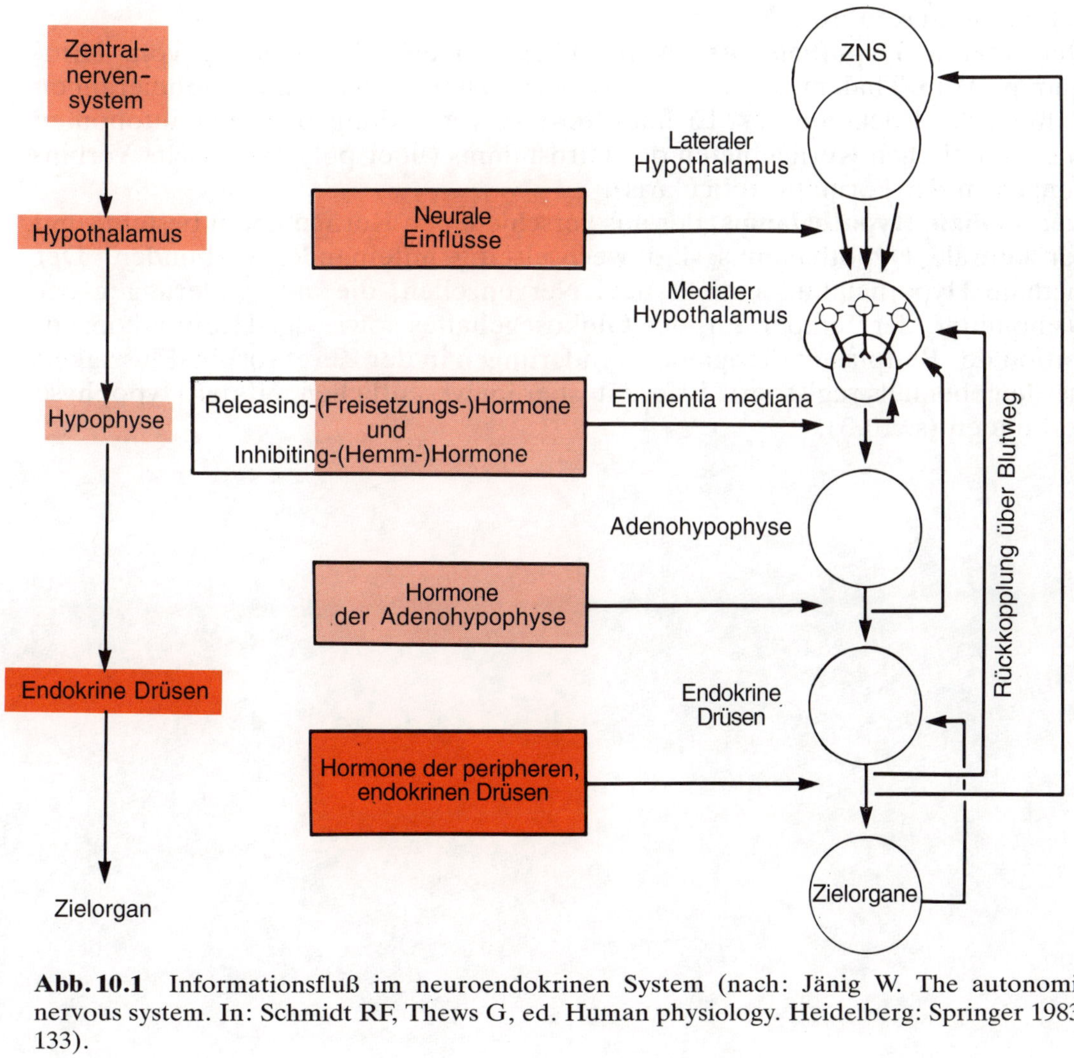

Abb. 10.1 Informationsfluß im neuroendokrinen System (nach: Jänig W. The autonomic nervous system. In: Schmidt RF, Thews G, ed. Human physiology. Heidelberg: Springer 1983; 133).

10.2. Hypothalamus: Eingänge und Ausgänge

Der Hypothalamus sitzt oberhalb des Hirnstamms und unterhalb von Großhirn und Thalamus. Er weist enge Verbindungen mit der Hypophyse auf (Abb. 10.2A).

Es lassen sich verschiedene funktionell bedeutsame Nervengruppen unterscheiden, von denen einige als hypothalamische Kerngebiete (Nuklei) bezeichnet werden (Abb. 10.2A).
Der **laterale Hypothalamus** (Abb. 10.2A, B) enthält Eingänge vom Hirnstamm, vom Thalamus, vom limbischen System sowie von aszendierenden Bahnen des Rückenmarks. Er hat efferente Verbindungen zu den autonomen und somatischen Kerngebieten des Hirnstamms (über polysynaptische Verbindungen in der Formatio reticularis).
Der **mediale Hypothalamus,** der aus verschiedenen Kerngebieten besteht, und der laterale Hypothalamus sind wechselseitig miteinander verbunden. Der mediale Hypothalamus enthält u. a. Nervenzellen, die auf Änderungen der Osmolalität, der Temperatur, des Glukosegchaltes sowie der Hormonkonzentration des Blutplasmas reagieren. Änderungen in der Zerebrospinalflüssigkeit werden ebenfalls registriert. Efferent ist er im wesentlichen mit der Hypophyse verbunden (s. 10.3).

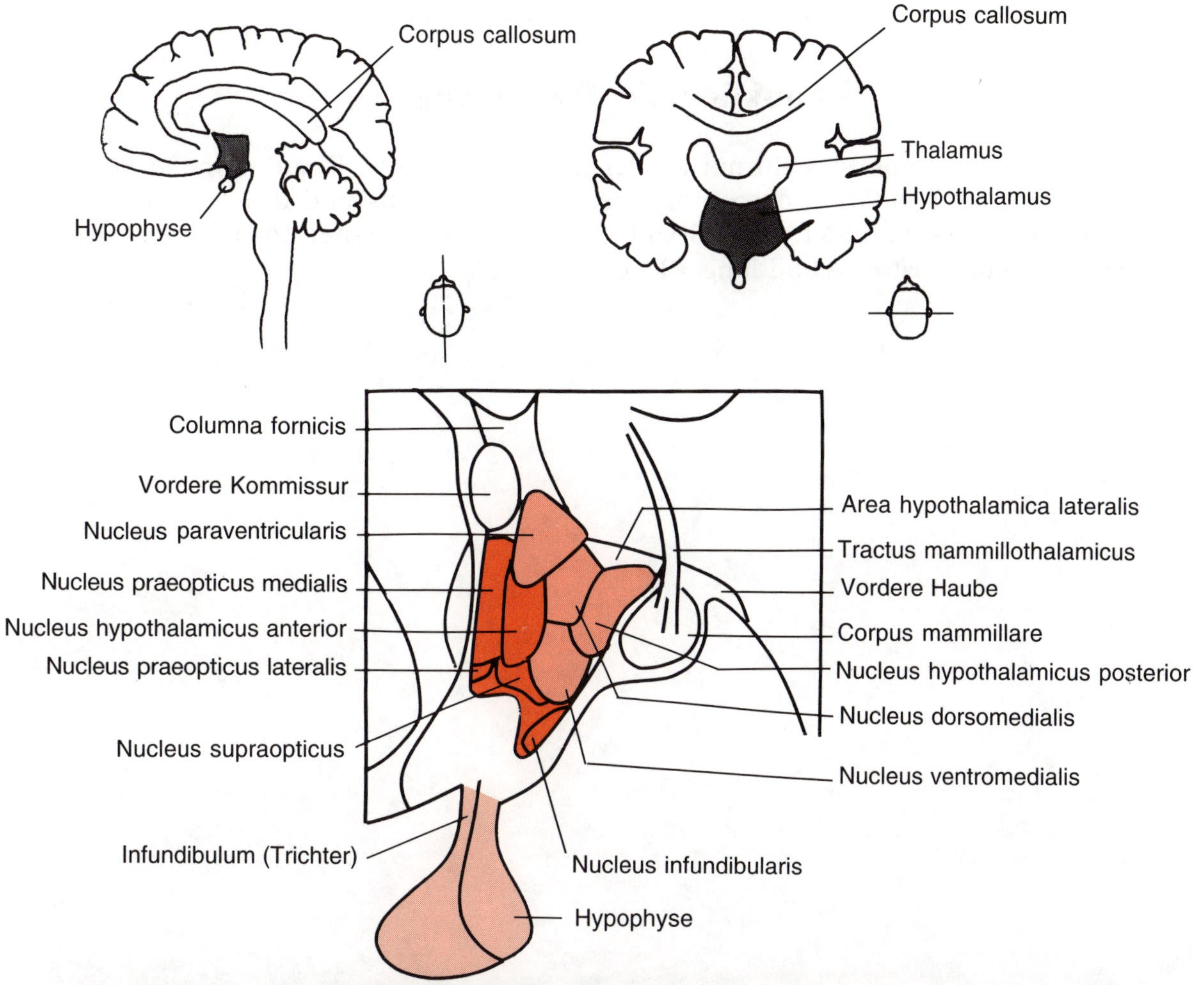

Abb. 10.2 A Der Hypothalamus und seine Kerne (nach: Jänig W. The autonomic nervous system. In: Schmidt RF, ed. Fundamentals of neurophysiology. New York: Springer 1975; 264 und Kandel ER, Schwartz JH. Principles of neural science. New York: Elsevier 1985; 615).

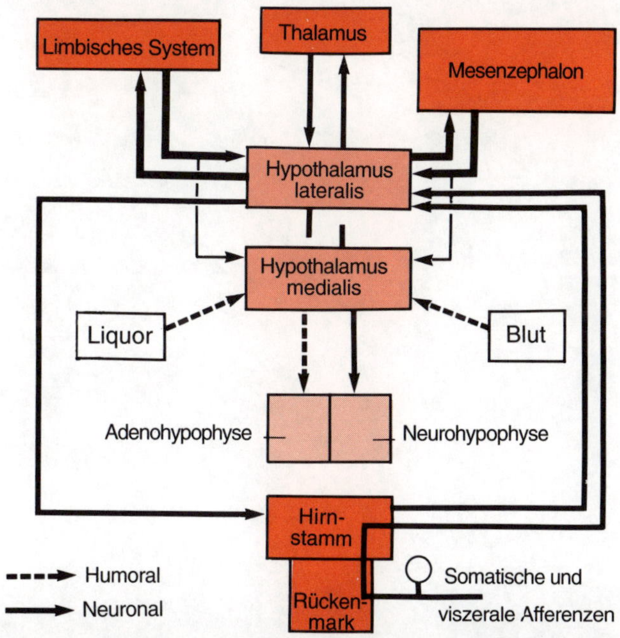

Abb. 10.2 B Schema der afferenten und efferenten Verbindungen des Hypothalamus (nach: Jänig W. The autonomic nervous system. In: Schmidt RF, Thews G, ed. Human physiology. Heidelberg: Springer 1983; 132).

Funktionelle Verbindungen

Der Hypothalamus ist nicht nur an der neuroendokrinen Regulation, sondern auch an der Regulation des autonomen Nervensystems und des somatischen Nervensystems beteiligt. Das Spektrum der verschiedenen Aktivitäten des Hypothalamus ist in Abbildung 10.2C dargestellt.

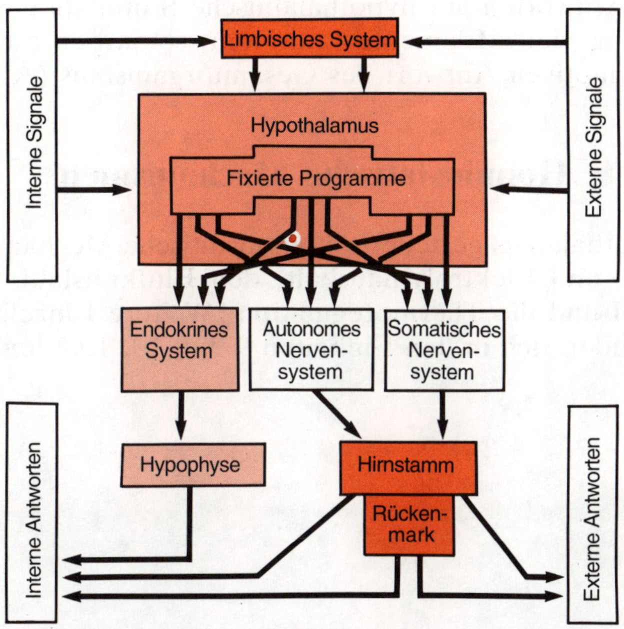

Abb. 10.2 C Funktionelle Organisation des Hypothalamus (nach: Jänig W. The autonomic nervous system: In: Schmidt RF, Thews G, ed. Human physiology. Heidelberg: Springer 1983; 136. Mit freundlicher Genehmigung des Verlags).

10.3. Hypothalamus: Homöostase, Appetit

Stimulation und Läsion

Ein erstes Verständnis der Funktionen des Hypothalamus erhält man, indem man kleine Areale durch Implantation von Elektroden stimuliert oder auf diesem Wege kleine Läsionen setzt (Tab. 10.3).
Endokrine Reaktionen, kardiovaskuläre und andere autonom geregelte Antworten, Essen, Trinken, Thermoregulation, Wasser- und Elektrolythaushalt und Vigilanz werden durch Regionen des Hypothalamus beeinflußt.
Typisch für die Antworten auf hypothalamische Stimulationen ist die koordinierte Aktivierung vieler Elemente (autonom, somatisch oder endokrin) im Rahmen einer adaptiven Antwort des Gesamtorganismus (Abb. 10.3 A).

Homöostatische Mechanismen

Durch den Hypothalamus gesteuerte homöostatische Mechanismen beeinflussen den Wasser- und Elektrolythaushalt, den Blutkreislauf, die Verdauung, den Stoffwechsel und die Thermoregulation. Weitere Einzelheiten zu diesen Mechanismen finden sich in den Einheiten 9.9, 9.10, 10.7 und 10.8.

Tab. 10.3 Stimulation und Läsion hypothalamischer Areale.

Nucleus oder Area	Stimulationseffekt	Läsionseffekt
Nucleus supraopticus, Nucleus paraventricularis	Freisetzung von Vasopressin oder Oxytozin	Diabetes insipidus
Hypothalamus medialis	Sekretion von Releasing-Hormonen in den Pfortaderkreislauf	Verschiedene endokrinologische Ausfälle
Nuclei praeoptici, Nucleus hypothalamicus anterior	Vasodilatation der Hautgefäße, Schwitzen (Wärmeverlust)	Hyperthermie in warmer Umgebung
Area posterior des Hypothalamus	Vasokonstriktion der Hautgefäße, Zunahme des Muskeltonus, Frieren (Wärmeproduktion), Zunahme der Vigilanz, Unruhe	Verlust der Thermoregulation
Areal dorsolateral vom Nucleus paraventricularis	Trinken	
Nucleus ventromedialis	Nahrungsverweigerung, Ruhe	Freßsucht, Adipositas; aggressives Verhalten
Areal im lateralen Hypothalamus und in der Nähe des Nucleus ventromedialis	Freßsucht	Gewichtsverlust durch verminderte Nahrungsaufnahme
Areal lateral vom Tractus mammillothalamicus	Defensives Verhalten, Blutdrucksteigerung, Zunahme des Herzminutenvolumens und Vasodilatation in den Muskeln	Verminderte Aktivität

Aus: Somjen G. Neurophysiology – the essentials. Baltimore: Williams and Wilkins, 1983: 440.

Thermoregulation

Der Hypothalamus erhält durch kutane und zentrale Thermorezeptoren Informationen über die Temperatur der Umgebung bzw. des Körpers. Über das autonome Nervensystem und über das endokrine System steuert der Hypothalamus auch die Wärmeproduktion (durch Regulation der Stoffwechselrate – s. 10.7 – und durch die somatische Kontrolle der Muskelaktivität, wie z. B. beim Zittern). Wärmeproduktion und Wärmeabgabe werden so aufeinander abgestimmt, daß die Hirntemperatur konstant bleibt.

Verhalten

Verschiedene Verhaltensmuster werden durch Stimulation des Hypothalamus ausgelöst. Diese betreffen im allgemeinen Funktionen, die für den Selbsterhalt wichtig sind (Essen, Trinken, Verteidigung, auch sexuelle Aktivität). Normalerweise bestimmt das Zusammenspiel von Hypothalamus und limbischem System (s. 20.5), ob diese Verhaltensweisen aktiviert werden.

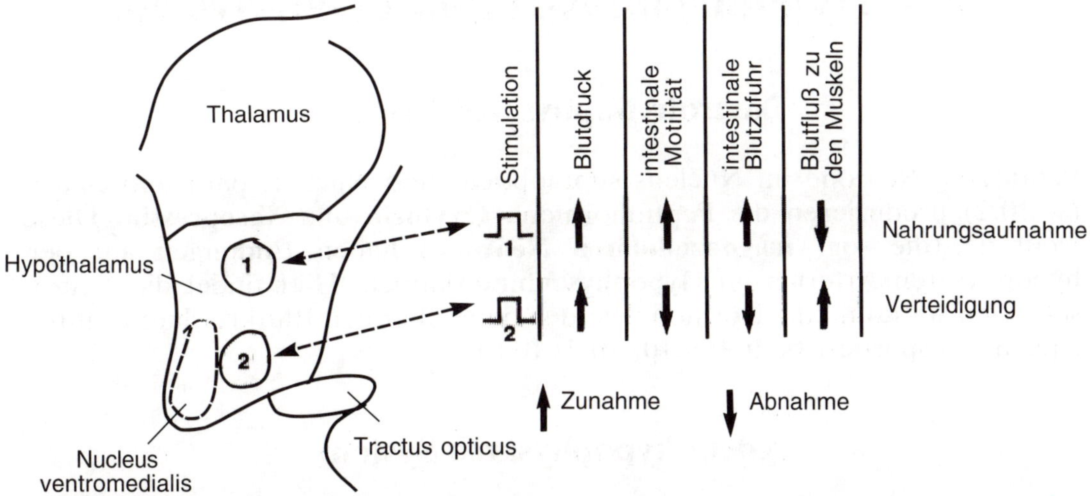

Abb. 10.3A Autonome Antworten auf Thalamusstimulation: Nahrungsaufnahme und Verteidigung (nach: Jänig W. The autonomic nervous system. In: Schmidt RF, Thews G, ed. Human physiology. Heidelberg: Springer 1983; 134. Mit freundlicher Genehmigung des Verlags).

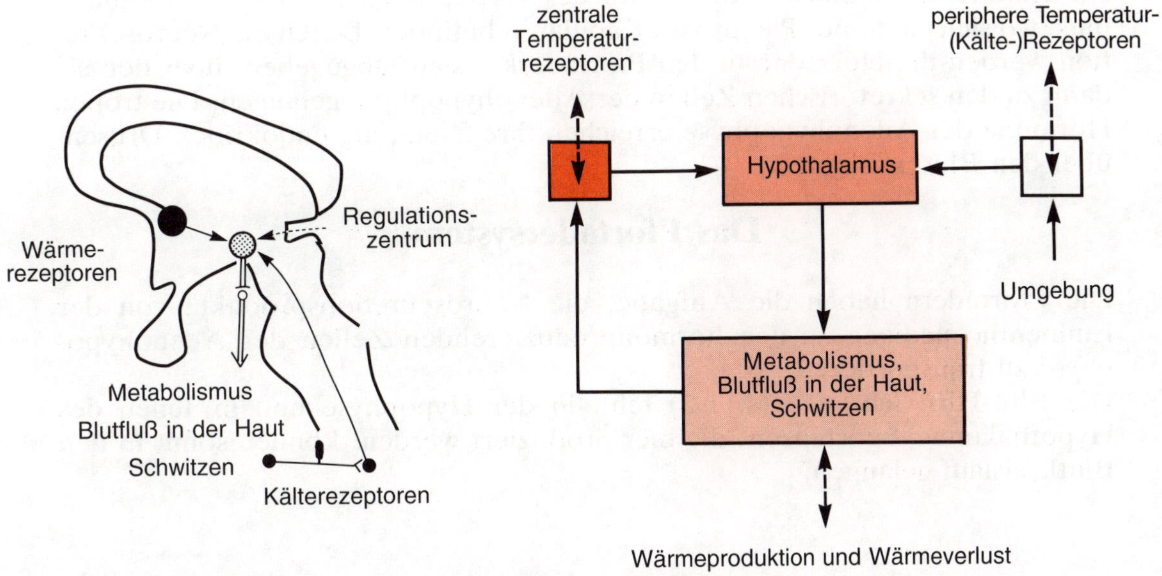

Abb. 10.3B Thermoregulation (nach: Jänig W. The autonomic nervous system: In: Schmidt RF, ed. Fundamentals of neurophysiology. New York: Springer 1975; 266f. Mit freundlicher Genehmigung von Springer, Heidelberg).

10.4. Hypothalamus-Hypophysen-System

Neurohypophysäres System

Peptiderge Neurone im Nucleus supraopticus und Nucleus paraventricularis (s. 10.2) produzieren die Peptidhormone **Oxytozin** und **Vasopressin.** Diese Neurone (die sog. **magnozellulären Neurone**) haben Endungen auf den hypophysären Arterien im Hypophysenhinterlappen. Hier findet die Neurosekretion statt, und die Hormone werden dann über den Blutkreislauf zu ihren Zielen transportiert (s. 9.9, 9.10, 10.7, 10.8).

Adenohypophysäres System

Peptiderge Neurone in der **hypophysiotropen Zone** des Hypothalamus produzieren verschiedene *Releasing-* und *Inhibiting-Hormone* (die hypophysiotrope Zone schließt Teile des Nucleus ventromedialis, des Nucleus hypothalamicus anterior und der benachbarten Nuclei des Hypothalamus ein). Diese peptidergen Neurone (auch **parvizelluläre Neurone** genannt) entsenden Endigungen zur **Eminentia mediana** (Vorderseite des Hypophysenstiels) des Hypothalamus, wo sich ein feiner Plexus von Kapillaren befindet. Durch die Neurosekretion werden die Hormone in den Pfortaderkreislauf abgegeben, über den sie dann zu den sekretorischen Zellen der Adenohypophyse gelangen. Die tropen Hormone der Adenohypophyse erreichen ihre Ziele, die endokrinen Drüsen, über den Blutkreislauf.

Das Pfortadersystem

Die Pfortadern haben die Aufgabe, die Neurosekretionsprodukte von der Eminentia mediana zu den hormonproduzierenden Zellen der Adenohypophyse zu transportieren.
Die Blut-Hirn-Schranke (s. 1.2) fehlt in der Hypophyse und in Teilen des Hypothalamus. Substanzen, die hier produziert werden, können somit in den Blutkreislauf gelangen.

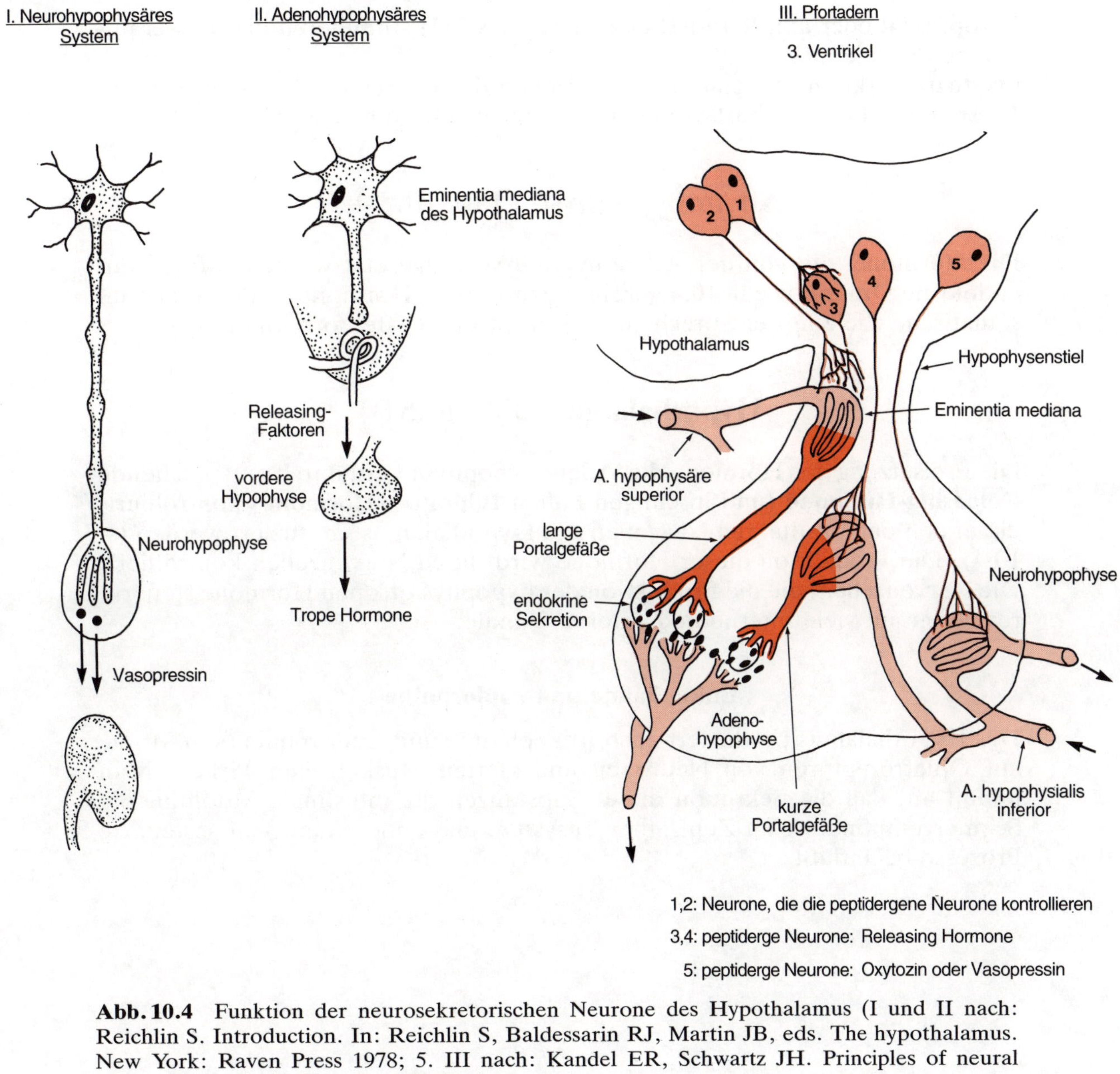

Abb. 10.4 Funktion der neurosekretorischen Neurone des Hypothalamus (I und II nach: Reichlin S. Introduction. In: Reichlin S, Baldessarin RJ, Martin JB, eds. The hypothalamus. New York: Raven Press 1978; 5. III nach: Kandel ER, Schwartz JH. Principles of neural science. New York: Elsevier 1985; 618).

10.5. Hormone des Hypothalamus und der Hypophyse

Neurohypophyse

Vasopressin oder **antidiuretisches Hormon** (ADH) stimulieren die Wasseraufnahme der Niere (s. 9.10).
Oxytozin wirkt auf die glatten Muskelzellen des Uterus und der Brustdrüsen. Es erleichtert den Geburtsvorgang und fördert die Milchejektion.

Adenohypophyse (Tab. 10.5 A)

Die Hormone, die von der Adenohypophyse freigesetzt werden, wirken auf endokrine Drüsen, wie in 10.4 gezeigt (glandotrope Hormone), oder direkt auf somatische Ziele mit entsprechenden Rezeptoren (Effektorhormone).

Hypothalamus (Tab. 10.5 B)

Die Freisetzung der Hormone der Adenohypophyse wird durch entsprechende **Releasing-Hormone** (und in einigen Fällen **Inhibiting-Hormone**) kontrolliert, die in den parvozellulären Neuronen des Hypothalamus produziert werden (s. 10.4). Die Produktion dieser Hormone wird durch Nervenzellen kontrolliert. Die Nervenzellen, die die Produktion der hypophysiotropen Hormone steuern, reagieren auf viele interne und externe Signale.

Enkephaline und Endorphine

Der Hypothalamus produziert auch Enkephaline und Endorphine (s. 6.8), die auf Opiatrezeptoren von Neuronen und glatten Muskelzellen wirken. Man nimmt an, daß die Sekretion dieser Substanzen die intestinale Motilität, die Schmerzempfindung im Zentralnervensystem und andere neuronal gesteuerte Prozesse beeinflußt.

Tab. 10.5A Hormone, die von der Adenohypophyse freigesetzt werden.

Glandotrope Hormone	
Follikel-stimulierendes Hormon (FSH)	Gonadotrope Hormone
Luteinisierendes Hormon (LH) = Interstitialzellen-stimulierendes Hormon (ICSH)	Gonadotrope Hormone
Thyreotropin = Thyreoidea-stimulierendes Hormon (TSH)	
Adrenokortikotropes Hormon (ACTH)	
Effektorhormone	
Wachstumshormon = somatotropes Hormon (STH)	
Prolaktin (PRL) = luteotropes Hormon	
Melanozyten-stimulierendes Hormon (MSH)	

Tab. 10.5B Hypophyseotrope Hormone. (Aus: Wuttke. Endokrinologie. In: Schmidt RF, Thews G [Hrsg]. Physiologie des Menschen. Heidelberg: Springer, 1990: 400).

Kurz-beschreibung*	Name	Wirkung auf
Releasing-Hormone		
TRH	**T**hyreotropin-**R**eleasing-**H**ormon	TSH
LHRH	**L**uteinisierendes **H**ormon-**R**eleasing-**H**ormon (syn. GnRH)	LH und FSH
CRH	**C**orticotropin-**R**eleasing-**H**ormon	ACTH
GHRH	**G**rowth **H**ormone-**R**eleasing **H**ormon	GH
PRH	**P**rolactin **R**eleasing-**H**ormon	PRL
MSHRH	**M**elanocyten-**s**timulierendes **R**eleasing-**H**ormon	MSH
Inhibiting-Hormone		
GHIH	**G**rowth **H**ormone-**I**nhibiting-**H**ormon (syn. Somatostatin, SS)	GH
PIH	**P**rolactin-**I**nhibiting-**H**ormon	PRL
MSHIH	**M**elanocyten-**s**timulierendes **I**nhibiting-**H**ormon	MSH

* Es gibt noch keine allgemeinverbindliche Nomenklatur. Die ursprüngliche und unverbindliche Bezeichnung der Hormone mit »Faktor« kommt noch in den alternativ gebrauchten Kurzformen, wie CRF (statt CRH), PIF (statt PIH), zum Ausdruck.

10.6. Endokrine Drüsen: Funktionelle Bedeutung

Hormone

Effektorhormone wirken direkt auf die Zielorgane. Sie werden üblicherweise durch endokrine Drüsen produziert.
Trope (oder **glandotrope) Hormone** wirken auf Drüsen und regulieren die Synthese oder die Sekretion der Effektorhormone. Sie werden üblicherweise von der Adenohypophyse produziert (s. 10.4, 10.5).
Releasing und Inhibiting-Hormone wirken auf die hormonsezernierenden Zellen der Adenohypophyse und regulieren die Synthese oder Freisetzung der Hormone der Adenohypophyse (s. 10.5).

Effektorhormone

Zum Teil nehmen auch die Effektorhormone an der neuroendokrinen Regulation bestimmter physiologischer Parameter teil (Abb. 10.5A). Beispiele hierfür sind die Regulation der Wasser- und Salzausscheidung durch die Niere und die Regulation der Kontraktion glatter Muskeln des Uterus.

Releasing-Hormone und trope Hormone

Die Releasing-Hormone und die tropen Hormone sind an den neuroendokrinen Regelkreisen beteiligt, indem sie den Hormonspiegel regeln (Abb. 10.6B).

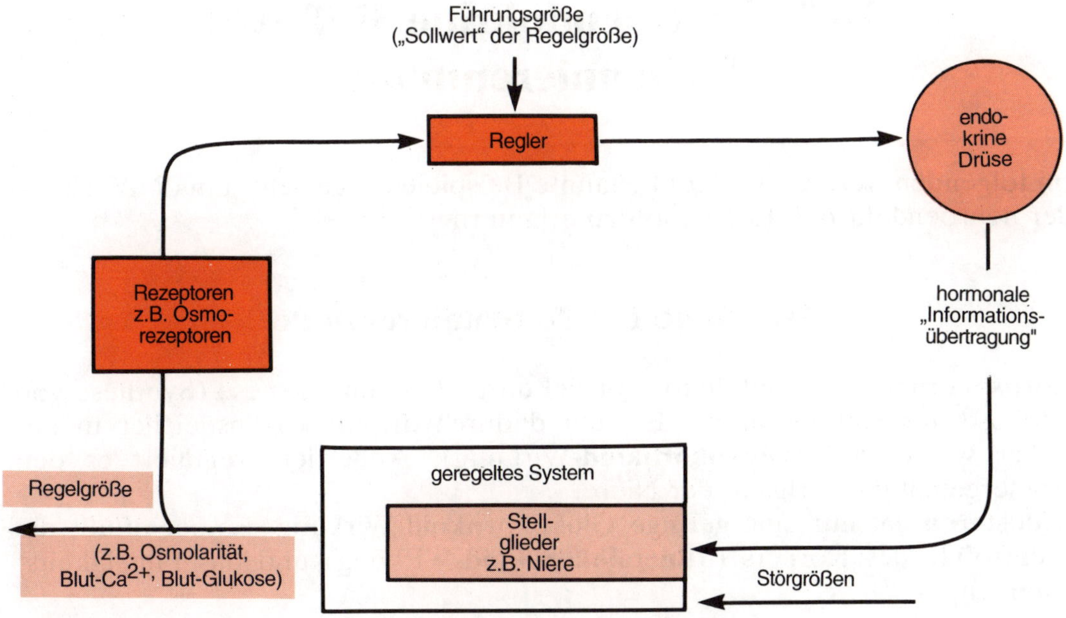

Abb. 10.6A Hormone als Stellglieder (nach: Brück K. Funktionen des endokrinen Systems. In: Schmidt RF, Thews G, Hrsg. Physiologie des Menschen. Heidelberg: Springer 1976; 652).

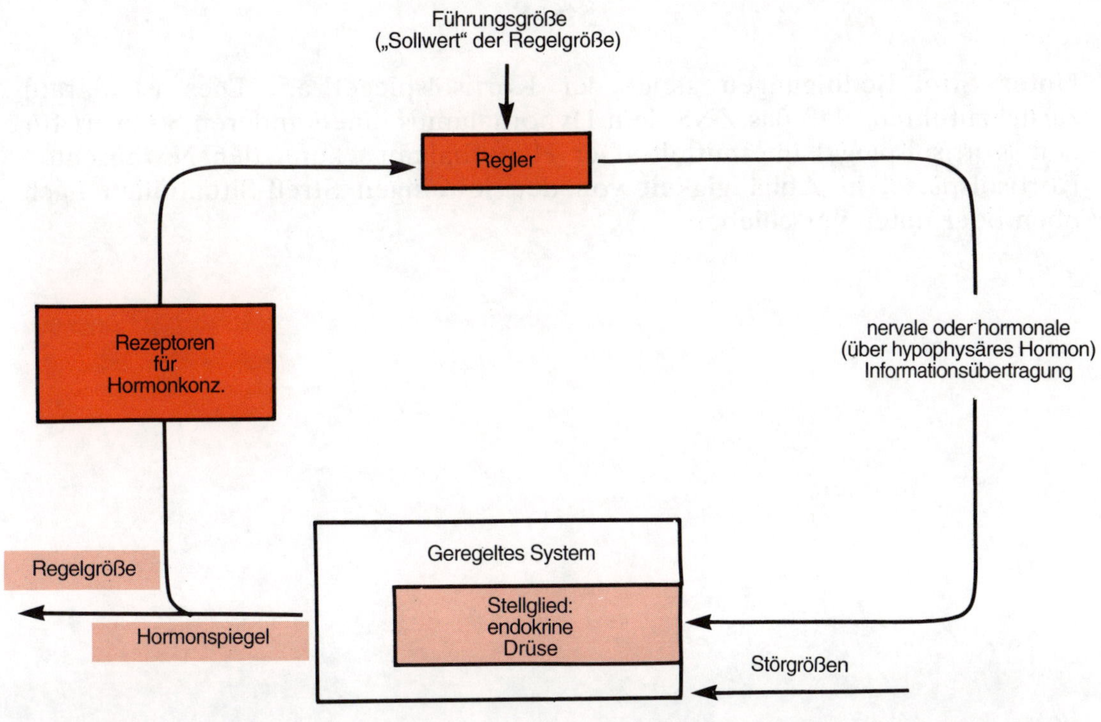

Abb. 10.6B Hormone als Regelgröße (nach: Brück K. Funktionen des endokrinen Systems. In: Schmidt RF, Thews G, Hrsg. Physiologie des Menschen. Heidelberg: Springer 1976; 652).

10.7. Neuroendokrine Reflexe: Nebennierenmark

Im folgenden werden zwei gut bekannte Beispiele dargestellt, um die Wirkung der neuroendokrinen Regulation zu erläutern.

Hormone der Nebennierenrinde

Kortisol erhöht den Blutglukosespiegel durch Glukoneogenese (Synthese von Glukose aus Aminosäuren). Es füllt dadurch die Glykogenspeicher in der Leber wieder auf (**Glukokortikoid**-Wirkung). Außerdem reguliert es den Wassergehalt des Urins in der Niere.
Aldosteron hat nur eine geringe Glukokortikoid-Wirkung. Es beeinflußt die Elektrolyte des Körpers (**Mineralokortikoid**-Wirkung) und das Flüssigkeitsvolumen.

Regulation der Kortisolkonzentration

Die Konzentration der Glukokortikoide (im wesentlichen Kortisol) wird durch hormonsensitive Neurone des Hypothalamus geregelt, die die Sekretion des Releasing-Hormons CRH steuern (Abb. 10.7). Dadurch werden die ACTH- und Kortisol-Konzentration eingestellt. Dies ist ein Beispiel für den generellen Regelkreis, der in Abbildung 10.6B dargestellt ist.

Streß

Unter Streß-Bedingungen steigt der Kortisolspiegel an. Dies ist darauf zurückzuführen, daß das ZNS dem Hypothalamus einen anderen Sollwert für den Kortisolspiegel übermittelt. Der Hypothalamus kann den gewünschten Kortisolspiegel in Abhängigkeit von den jeweiligen Streß-Situationen nach oben oder unten verschieben.

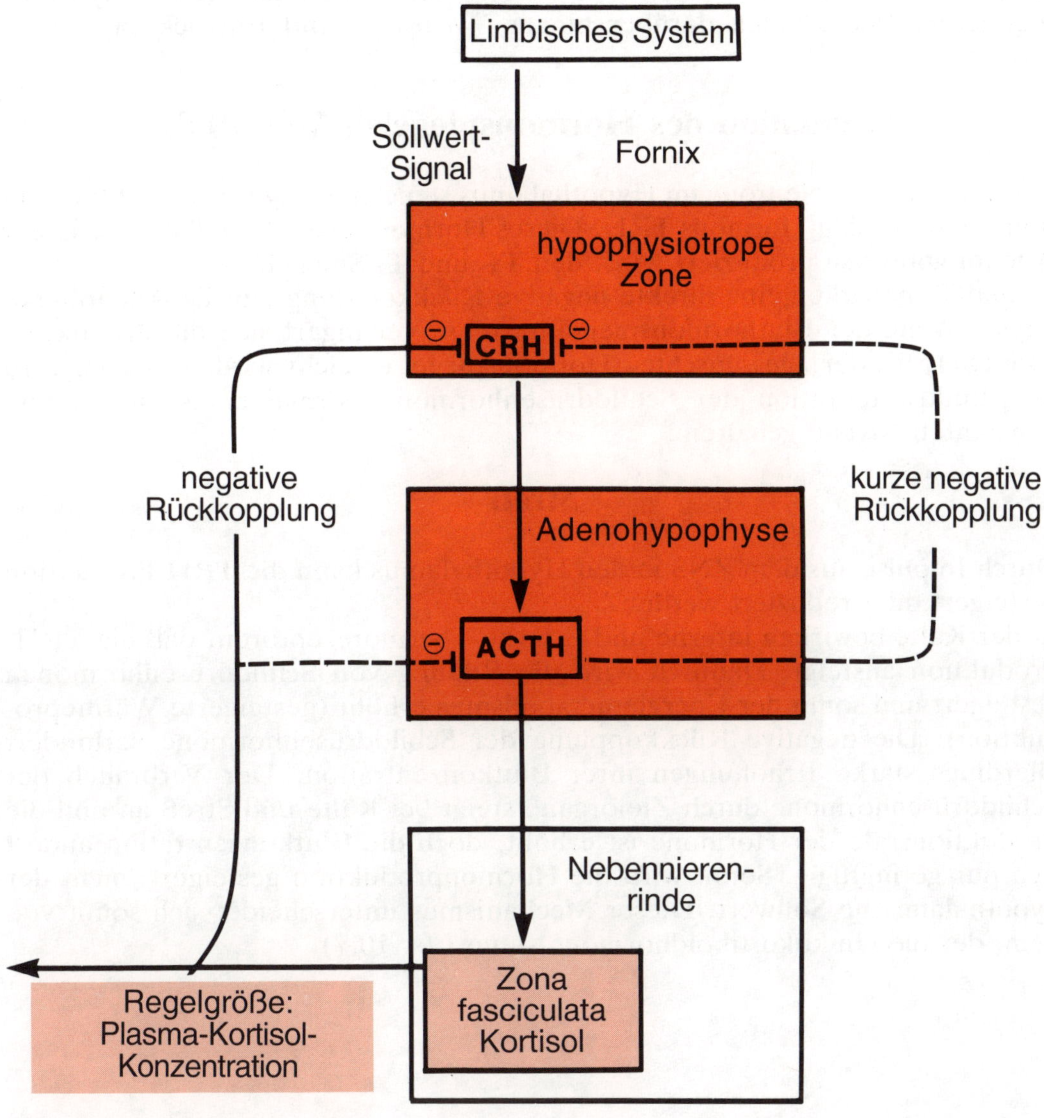

Abb. 10.7 Kontrolle der Glukokortikoidsekretion (nach: Bruck K. Functions of the endocrine system. In: Schmidt RF, Thews G, eds. Human physiology. Heidelberg: Springer 1983; 669. Mit freundlicher Genehmigung des Verlags).

10.8. Neuroendokrine Reflexe: Schilddrüse

Schilddrüsenhormone

Thyroxin (T_4) und **Trijodthyronin** (T_3) regulieren die Stoffwechselrate des Körpers, indem sie den oxidativen Abbau von Fetten und Kohlenhydraten regulieren. (Sie können darüber hinaus Wachstum und Entwicklung beeinflussen.)

Regulation des Hormonspiegels (Abb. 10.8)

Hormonsensitive Neurone im Hypothalamus steuern die Synthese und Produktion des Releasing-Hormons TRH. Dieses Hormon regelt über TSH, das in der Adenohypophyse produziert wird, den T_3- und T_4-Spiegel.
T_3 und T_4 bewirken eine direkte negative Rückkopplung auf die Adenohypophyse. Wenn der Bluthormonspiegel ansteigt, verringert sich die Produktion von TSH, bis der »gewünschte« Hormonspiegel erreicht wird. Dadurch wird die Blutkonzentration der Schilddrüsenhormone normalerweise auf einem konstanten Niveau gehalten.

Streß

Durch Impulse aus dem ZNS in den Hypothalamus kann die TRH-Produktion gesteigert oder reduziert werden.
In der Kälte bewirken interne und externe Thermorezeptoren, daß die TRH-Produktion ansteigt. Dadurch wird die Bildung von Schilddrüsenhormonen gesteigert und somit der Energiemetabolismus erhöht (gesteigerte Wärmeproduktion). Die negative Rückkopplung der Schilddrüsenhormone verhindert allerdings starke Erhöhungen ihrer Blutkonzentration. Der Verbrauch der Schilddrüsenhormone durch Zielorgane steigt bei Kälte und Streß an und die Produktionsrate der Hormone ist erhöht, doch die Blutkonzentration ändert sich nur geringfügig. Somit wird die Hormonproduktion gesteigert, nicht der hypothalamische Sollwert. Dieser Mechanismus unterscheidet sich somit von dem, der die Glukokortikoidhormone steuert (s. 10.7).

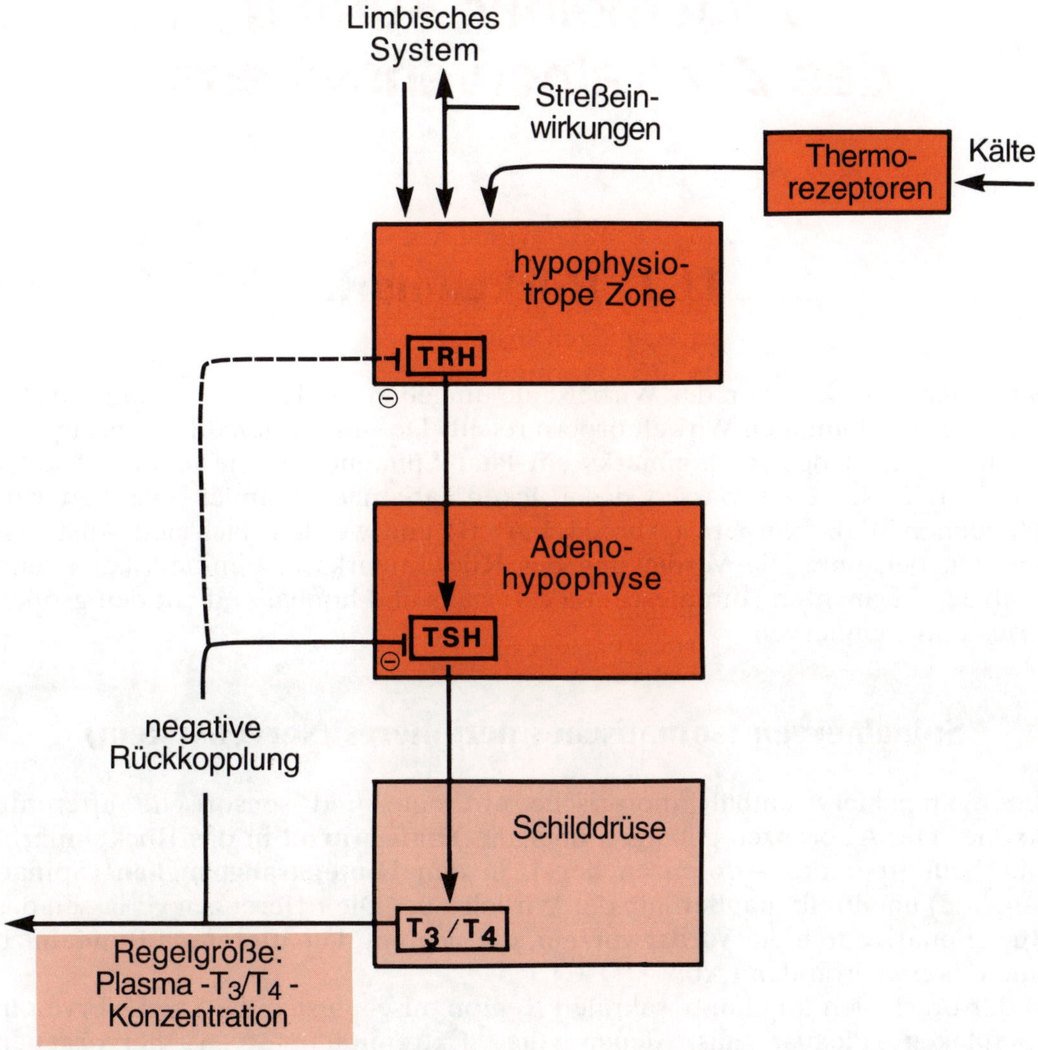

Abb. 10.8 Regulation des Schilddrüsenhormonspiegels (nach: Bruck K. Functions of the endocrine system. In: Schmidt RF, Thews G, eds. Human physiology. Heidelberg: Springer 1983; 673. Mit freundlicher Genehmigung des Verlags).

11

Allgemeiner Aufbau des Zentralnervensystems

11.1. Rückenmark

Das Rückenmark ist von der Wirbelsäule umgeben, in der es allerdings nur bis zu den ersten lumbalen Wirbelkörpern reicht. Definitionsgemäß entspringt aus jedem Segment des Rückenmarks ein Paar Spinalnerven (je einer auf jeder Seite): Die Nerven verlassen das Rückenmark nacheinander zwischen verschiedenen Wirbelkörpern (Abb. 11.1 A, B) und werden nach den Austrittspunkten benannt. Die Verdickung des Rückenmarks in den zervikalen und lumbalen Segmenten (Intumescentia cervicalis und lumbalis) dient den großen Arm- und Beinnerven.

Spinalnerven (somatisches peripheres Nervensystem)

Jeder Spinalnerv enthält motorische efferente und sensorische afferente Axone. Die Afferenzen gelangen über die **Hinterwurzel** in das Rückenmark. Die Zellkörper der Afferenzen liegen in den **Hinterstrangganglien** (Spinalganglien) unmittelbar außerhalb der Wirbelsäule. Die Efferenzen verlassen das Rückenmark durch die **Vorderwurzeln**, die sich mit den afferenten Bündeln zu einem Nerv verbinden (Abb. 11.1 C).
In der brachialen und lumbosakralen Region mischen sich die Spinalnerven in komplexen Plexus, aus denen die Extremitätennerven hervorgehen (Abb. 11.1 A, B).

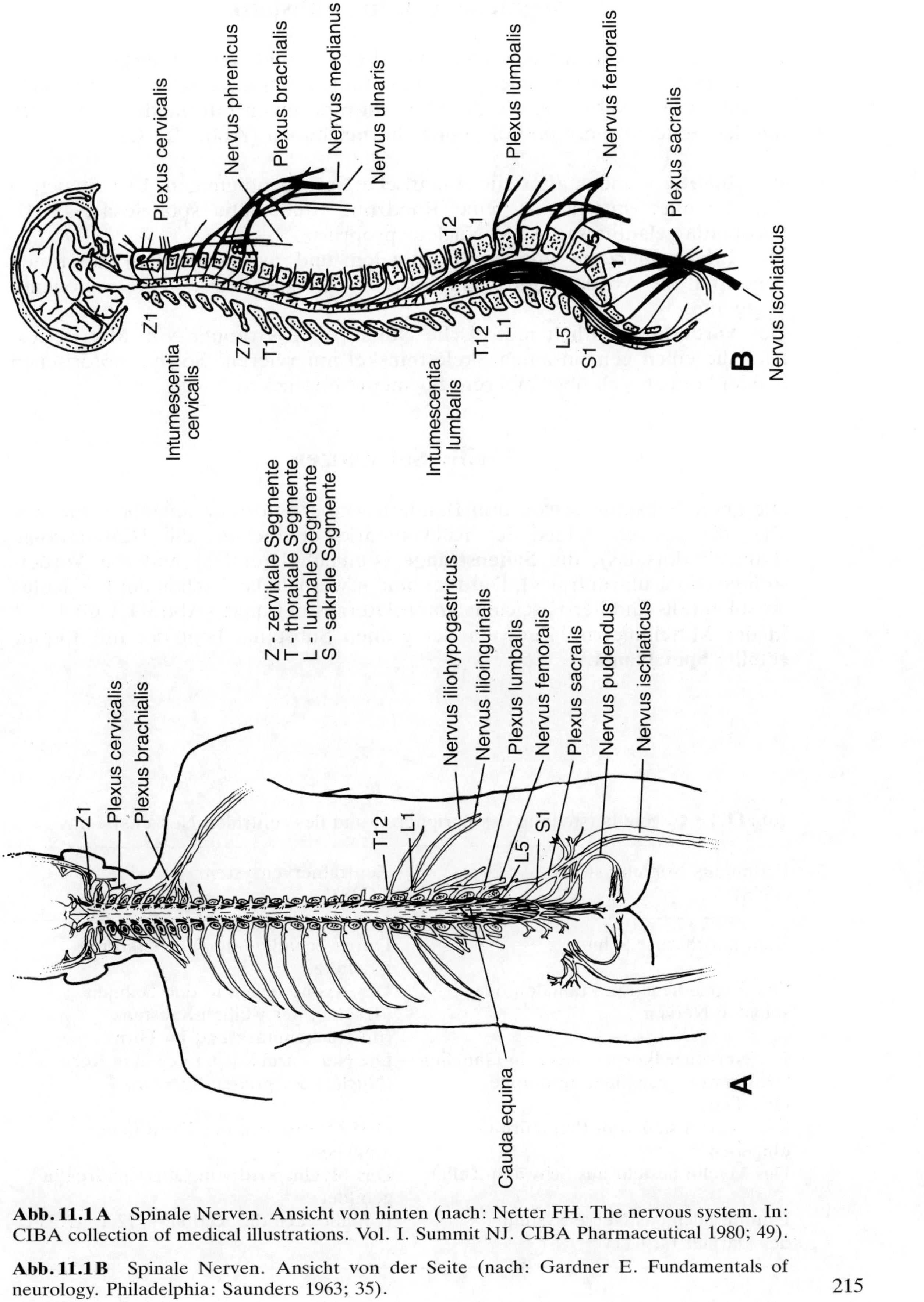

Abb. 11.1 A Spinale Nerven. Ansicht von hinten (nach: Netter FH. The nervous system. In: CIBA collection of medical illustrations. Vol. I. Summit NJ. CIBA Pharmaceutical 1980; 49).

Abb. 11.1 B Spinale Nerven. Ansicht von der Seite (nach: Gardner E. Fundamentals of neurology. Philadelphia: Saunders 1963; 35).

Segmentale graue Substanz

Jedes Segment besteht aus weißer (Axonbündel) und grauer Substanz (neuronale Somata). Die neuronalen Somata befinden sich in verschiedenen Schichten der grauen Substanz, die die Hinterhörner, einen intermediären Bereich mit den Seitenhörnern und die Vorderhörner bilden (Abb. 11.1 C).

Im **Hinterhorn** enden afferente somatische Nervenendigungen. Es läßt sich in fünf Laminae aufteilen: I, eine Randzone (Substantia spongiosa); II–III, Substantia gelantinosa; IV–V, Nucleus proprius.
Die **Intermediärzone** mit propriospinalen und aszendierenden Neuronen verbindet die Vorder- und Hinterhörner der gleichen und verschiedener Segmente.
Das **Vorderhorn** enthält motorische Nuklei, d. h. Gruppen von Motoneuronen, die einen gemeinsamen Skelettmuskel innervieren. Solche motorischen Nuklei können sich über mehrere Segmente erstrecken.

Weiße Substanzen

Die graue Substanz ist von drei Bändern weißer Substanz umgeben, die sich über die gesamte Länge des Rückenmarks erstrecken: die **Hinterstränge** (Funiculi dorsales), die **Seitenstränge** (Funiculi laterales) und die **Vorderstränge** (Funiculi ventrales). Darüber hinaus werden dazwischen der Fasciculus dorsolateralis und der Fasciculus anterolateralis definiert (Abb. 11.1 C).
In der Mittellinie, im Zentrum der grauen Substanz, liegt der mit Liquor gefüllte **Spinalkanal**.

Tab. 11.1 Gegenüberstellung des peripheren und des zentralen Nervensystems.

Peripheres Nervensystem (PNS)	Zentralnervensystem (ZNS)
Kein knöcherner Schutz	Durch Schädel oder Wirbelkörper geschützt
Die Axone liegen in kranialen oder spinalen Nerven	Die Axone liegen in den Bahnen (Tractus) der weißen Substanz (im Rückenmark und im Hirn)
Die Nervenzellkörper liegen in Ganglien (Hinterstrangganglien, autonome Ganglien)	Die Nervenzellkörper liegen in Kernen (Nuclei) der grauen Substanz
Die Nerven sind vom Perineurium umgeben	Das ZNS ist von der Dura mater umgeben
Das Myelin besteht aus Schwann-Zellen	Das Myelin wird von Oligodendroglia gebildet
Umfaßt auch das Nervensystem des Darmes (s. 9.11)	Umfaßt auch die Retina (s. 12.1, 12.2)

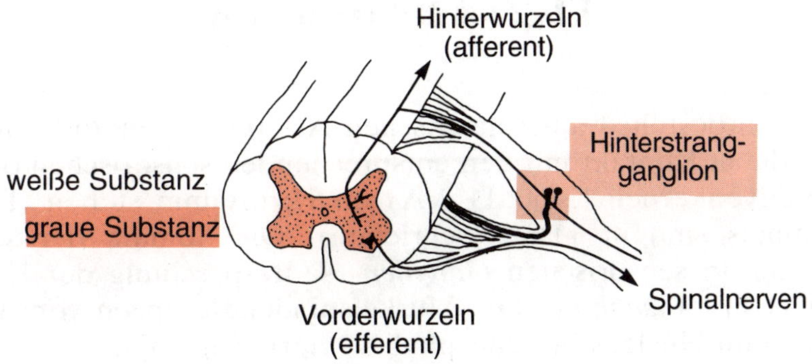

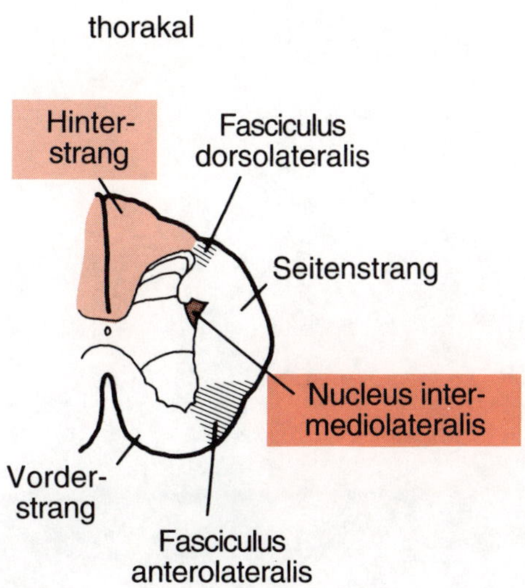

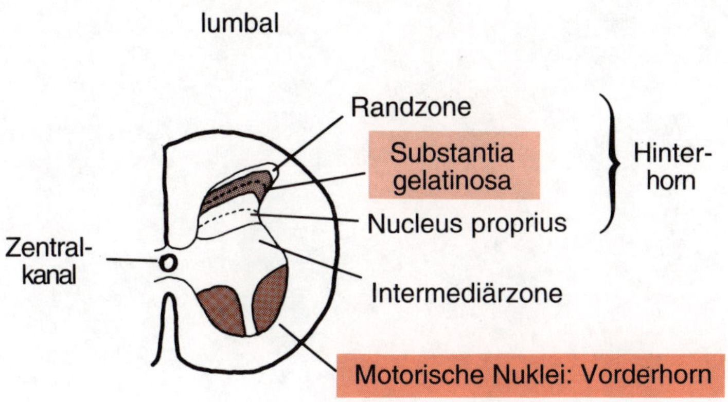

Abb. 11.1C Rückenmark.

11.2. Hirnnerven

Die Hirnnerven bestehen aus sensorischen Afferenzen und/oder motorischen Efferenzen, die in Kontakt mit den entsprechenden sensorischen oder motorischen Hirnnervenkernen (Abb. 11.2 A) im Hirnstamm stehen (Einzelheiten des Hirnstamms sind in 11.3 beschrieben). Die Somata der sensorischen Neurone liegen in sensorischen *Ganglien* (s. Besprechung der Hinterstrangganglien in 11.1). *Ausnahme:* Die Muskelspindelafferenzen vom Unterkiefer haben Somata im Nucleus mesencephalicus nervi trigemini.

Die allgemeine Position der Hirnnervenkerne ist in Abbildung 11.2 B gezeigt. Die Nervenaustrittspunkte aus dem ZNS sind in Abbildung 11.2 C wiedergegeben.

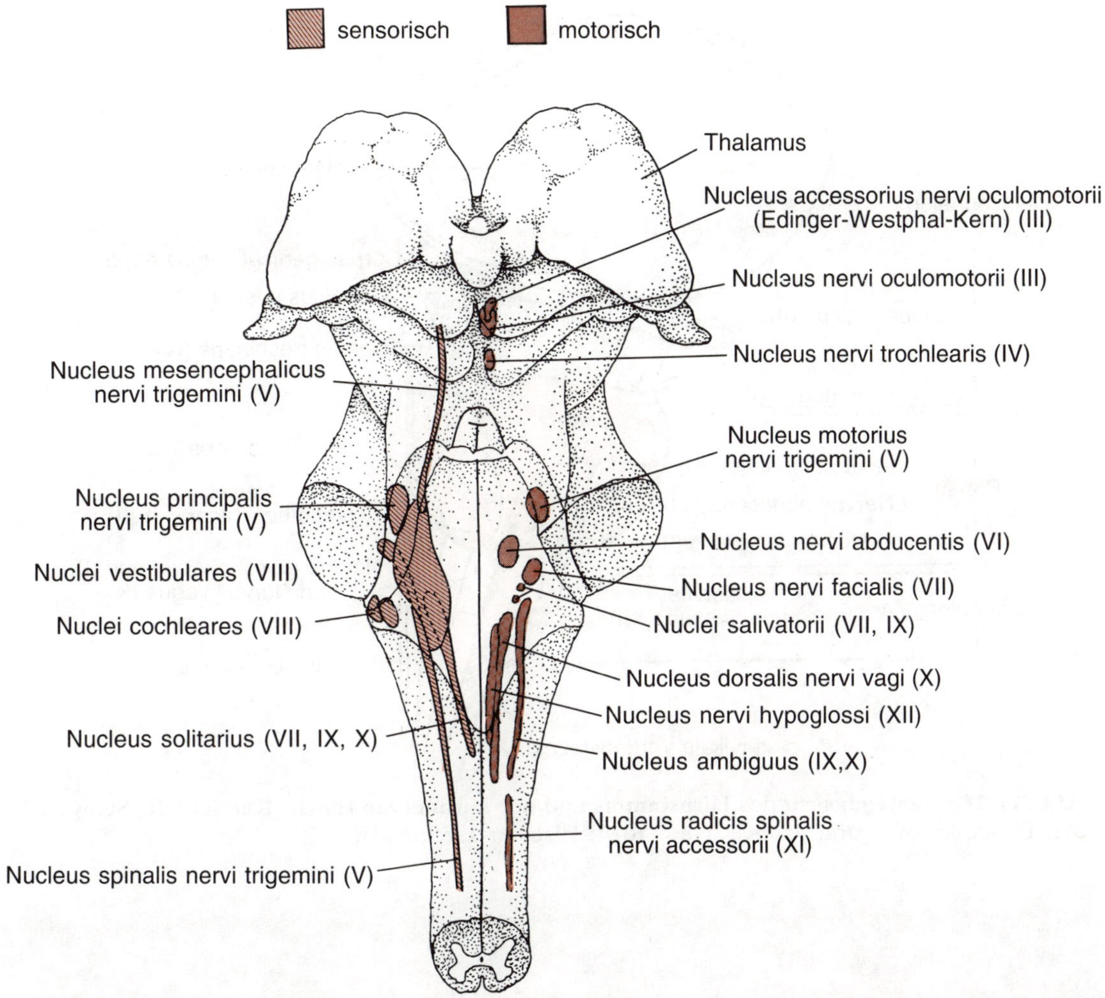

Abb. 11.2 A Hirnnervenkerne (nach: Nieunwenhuys R, Voogd J, van Hiujzen C. The human central nervous system. Heidelberg: Springer 1981; 114).

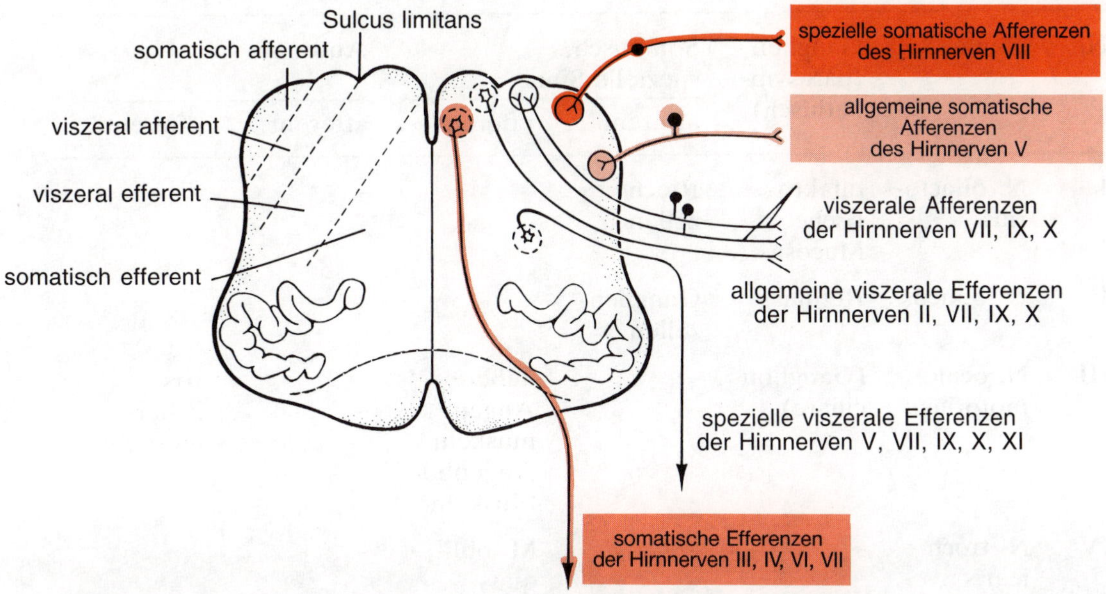

Abb. 11.2 B Position der Hirnnervenkerne in der Medulla oblongata. Schematisch (nach: Kandel ER, Schwartz JH. Principles of neural sciences. New York: Elsevier 1985; 546).

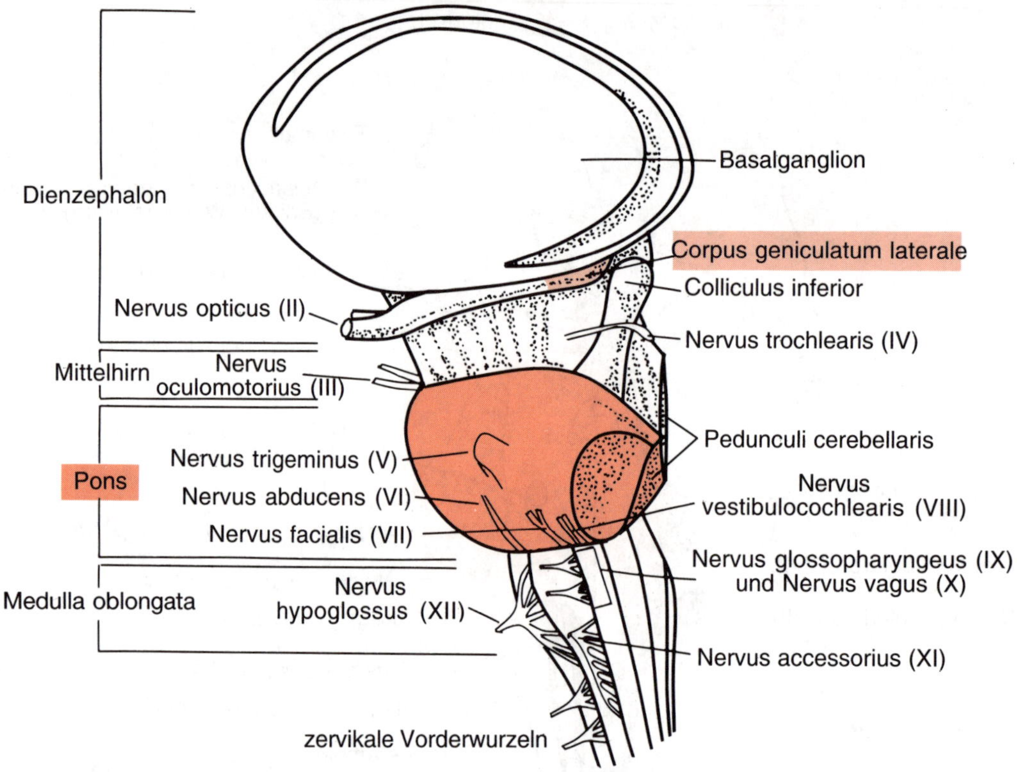

Abb. 11.2C Seitenansicht des Hirnstamms und der Hirnnerven (nach: Kandel ER, Schwartz JH. Principles of neural science. New York: Elsevier 1985; 544).

Tab. 11.2 Periphere Ursprünge und Ziele der Hirnnervenaxone.

Nr.	Name	Ganglien (parasympathisch)	Somatisch, spezielle Sinne		Autonom	
			afferent	efferent	afferent	efferent
I	N. olfactorius	olfaktorische Mucosa	Riechzellen	–	–	–
II	N. opticus	Retina	Ganglienzellen	–	–	–
III	N. oculomotorius	(Ganglion ciliare)	–	äußere Augenmuskeln Augenlid-Muskeln	– –	Iris Ziliarmuskeln
IV	N. trochlearis	–	–	M. obliquus superior	–	–

Tab. 11.2 (Fortsetzung).

Nr.	Name	Ganglien (parasympathisch)	Somatisch, spezielle Sinne		Autonom	
			afferent	efferent	afferent	efferent
V	N. trigeminus	Ganglion trigeminale Gasseri	somatische Rezeptoren in Gesicht und Mund	Kaumuskeln	–	–
VI	N. abducens	–	–	M. rectus lateralis	–	–
VII	N. facialis	Ganglion geniculi	Geschmack (vordere ⅔ der Zunge)	Gesichtsmuskulatur	–	Glandula lacrimalis, submaxillaris, sublingualis
VIII	N. vestibulocochlearis	Ganglion vestibulare Ganglion cochleare	Haarzellen des Labyrinths	Haarzellen	–	–
IX	N. glossopharyngeus	Ganglia rostralis et caudalis n. IX	Geschmack (hinterer Anteil der Zunge)	Schluckmuskulatur	Glomus caroticum	Glandula parotis
X	N. vagus	Ganglia rostralis et caudalis n. X	Geschmack (Epiglottis)	Sprache (Muskeln von Larynx und Pharynx)	Pharynx, Larynx, Gastrointestinaltrakt, Lungen	Herz, Trachea, Bronchien, Gastrointestinaltrakt
XI	N. accessorius	–	–	M. trapezius, M. sternocleidomastoideus	–	Pharynx, Larynx, weicher Gaumen
XII	N. hypoglossus	–	–	Zunge	–	–

11.3. Hirnstamm und Dienzephalon

Der Hirnstamm besteht aus drei Teilen: **Medulla, Pons** (Brücke) und **Mittelhirn** (oder **Mesenzephalon)** (Abb. 11.3 A, B; Abb. 11.2 C). Das **Dienzephalon** sitzt oberhalb des Hirnstamms und verbindet diese mit dem Großhirn (**Telenzephalon**).

Medulla oblongata

Der Aufbau der Medulla ähnelt einem aufgeweiteten Rückenmark. Der Zentralkanal vergrößert sich und bildet den vierten Ventrikel. Die Hinter- und Vorderhörner werden zu sensorischen und motorischen Nuklei, die sich lateral bzw. ventral von dem Ventrikel befinden (Abb. 11.3 C). Die **Retikulärformation,** eine aufgeweitete Intermediärzone, bildet das Zentrum des gesamten Hirnstamms. Sie ist eine netzförmige Mischung aus Axonbündeln und Neuronengruppen; Nuklei sind nur schwer abgrenzbar.

Pons

Die Pons ist strukturell ähnlich der Medulla; die großen **pontinen Nuclei** treten auf der ventralen Seite hinzu (s. Abb. 11.3 C). Diese Kerne erhalten Eingänge aus der Großhirnrinde und übermitteln sie zum Kleinhirn, welches sich angrenzend an den vierten Ventrikel oberhalb von Pons und Medulla befindet.

Mittelhirn

Hier verkleinert sich der vierte Ventrikel wieder zu einem Kanal, dem »Aquädukt« (Abb. 11.3 A, C). Dieser ist umgeben von Neuronen, die das **periaquäduktale Grau** bilden, in dem autonome Verhaltensmuster organisiert werden. Auf der dorsalen Seite sitzen die **Colliculi superiores et inferiores** (Abb. 11.3 A, B), die zusammen die Vierhügelplatte bilden. Sie bestehen aus verschiedenen Schichten grauer Substanz, in der räumliche visuelle Karten und auditorische Daten repräsentiert sind. Ventral hiervon befinden sich die **Nuclei rubri** (s. 16.1). In der Nähe der absteigenden motorischen Bahnen (Pedunculi cerebri) befindet sich die **Substantia nigra,** die ebenfalls motorische Funktionen hat (s. 19.4).

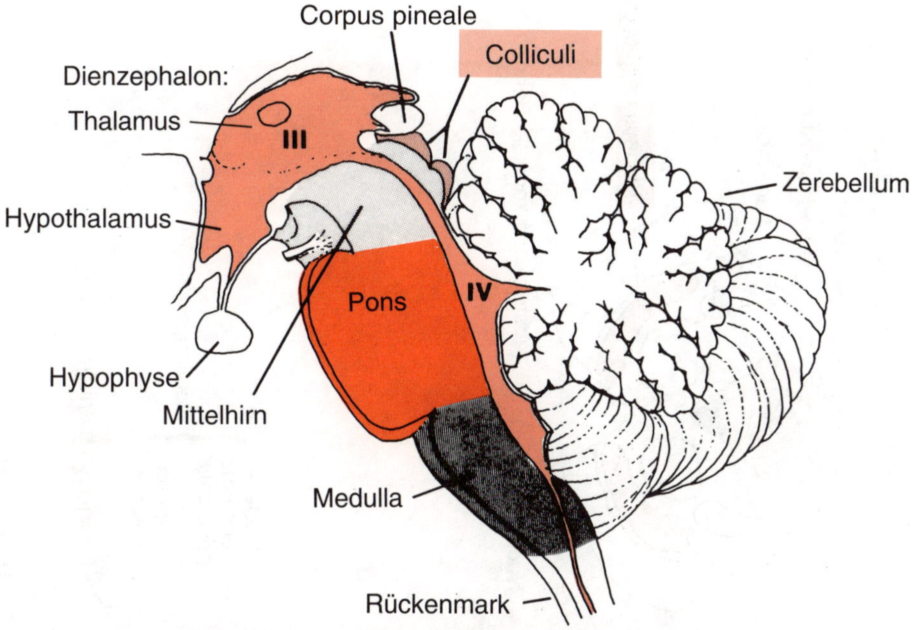

Abb. 11.3 A Mittsagittaler Schnitt durch den Hirnstamm.

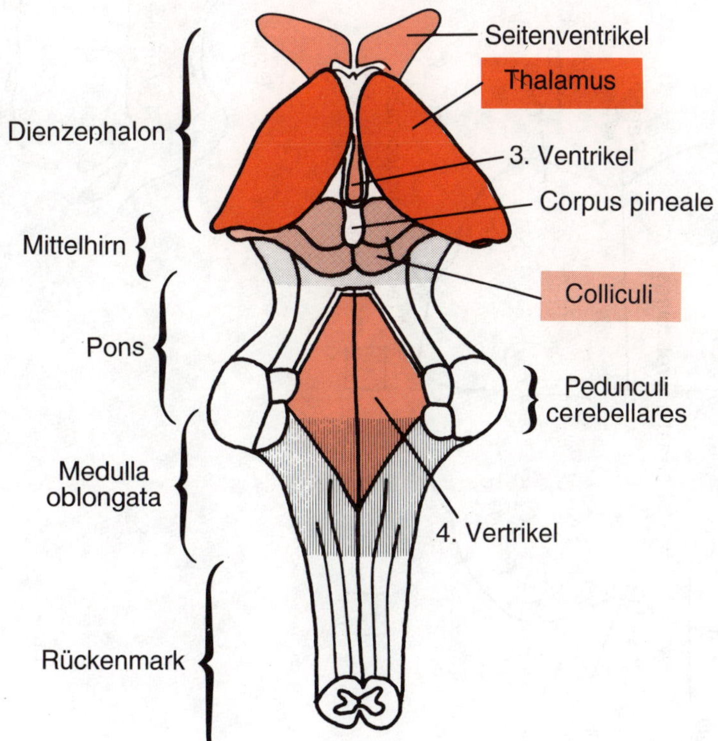

Abb. 11.3 B Ansicht des Hirnstamms von hinten.

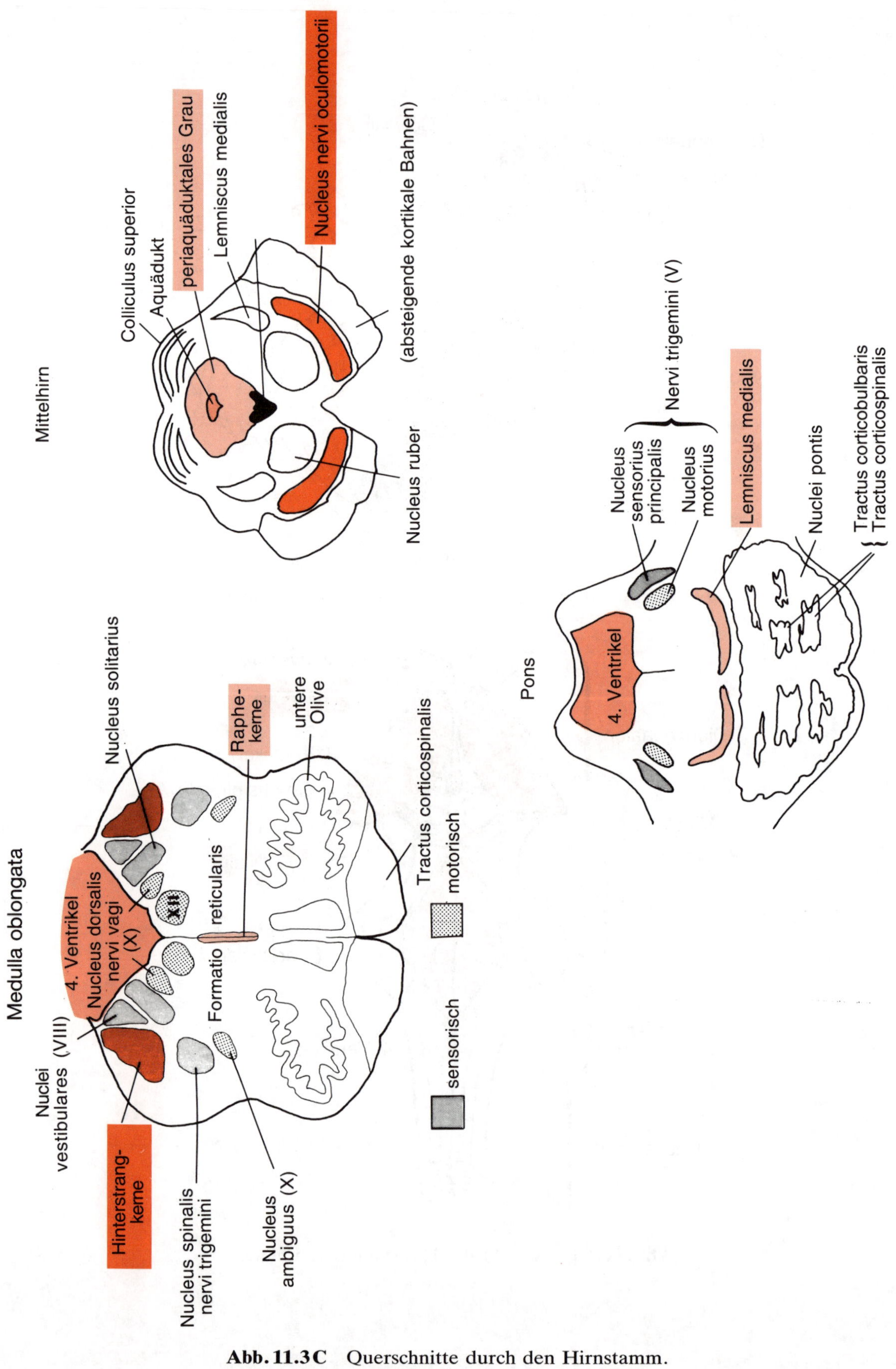

Abb. 11.3C Querschnitte durch den Hirnstamm.

Thalamus

Das Dienzephalon besteht aus zwei Hauptstrukturen, dem **Thalamus** und dem **Hypothalamus.** Der Thalamus besteht aus vielen verschiedenen Kernen (Abb. 11.3 D), die jeweils zu spezifischen zerebralen Arealen projizieren. Die Projektionen können diskret sein, wie im Fall der primär sensorischen Bahnen, oder sehr diffus, wie bei der Projektion des Nucleus ventralis lateralis zum motorischen Kortex. Eingänge erhält der Thalamus von allen sensorischen Systemen, vom gesamten zerebralen Kortex, vom Kleinhirn (zum Nucleus ventralis lateralis), von den Basalganglien (zum Nucleus ventralis anterior), Hypothalamus (Nuclei medialis et anterior) und der Formatio reticularis (Nucleus centromedianus).

Hypothalamus

Die hypothalamischen Kerne dienen als neuroendokrines »*Interface*«, als Mittler zwischen Hirn und endokrinem System (s. 10.1–4). Durch axonale Projektionen oder *Releasing-Faktoren* kontrollieren sie die Sekretion von Hormonen in der Hypophyse (Abb. 11.3 A). Der Hypothalamus hat viele Verbindungen mit dem periaquäduktalen Grau, der Formatio reticularis sowie mit limbischen Bezirken des Gehirns.

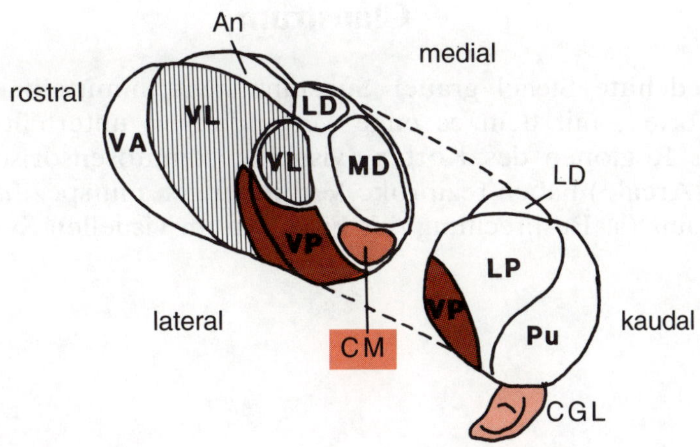

Nuclei:

An	Nucleus anterior	MD	Nucleus medialis dorsalis
CM	Nucleus centromedianus	Pu	Pulvinar
LD	Nucleus lateralis dorsalis	VA	Nucleus ventralis anterior
LP	Nucleus lateralis posterior	VL	Nucleus ventralis lateralis
CGL	Corpus geniculatum laterale	VP	Nucleus ventralis posterior

Abb. 11.3D Kerngebiete des Thalamus. Seitenansicht.

11.4. Das Großhirn

Das **Großhirn** (Zerebrum oder Telenzephalon) ist in zwei Hemisphären aufgeteilt. Diese bestehen aus einer stark gefalteten Großhirnrinde (Kortex) (äußere Schicht grauer Substanz) sowie aus einem Komplex von tiefen Kernen in der weißen Substanz, die das Zwischenhirn (Dienzephalon) umgibt.

Die Großhirnrinde

In jeder Hemisphäre der Großhirnrinde lassen sich morphologisch vier Lappen unterscheiden: Frontallappen, Parietallappen, Okzipitallappen und Temporallappen (Abb. 11.4 A). Eine Einfaltung in den Kortex nennt man **Sulcus**; die Windung zwischen den Sulci **Gyrus**.
In den meisten Bereichen besteht der Kortex aus sechs verschiedenen Schichten (Neokortex). Dagegen hat der Allokortex (primitiver Kortex) zum Teil nur drei Schichten. Jede Schicht hat eine spezifische Funktion beim Empfang synaptischer Eingänge und bei der Entsendung von axonalen Projektionen zu anderen kortikalen und subkortikalen Arealen (Abb. 11.4 B). Die histologische Feinstruktur der sechs kortikalen Laminae (Zytoarchitektur) ändert sich in den verschiedenen funktionellen Kortexbereichen. Alle so unterscheidbaren Regionen des Kortex sind mit Nummern versehen worden, die von 1 bis 47 gehen.

Claustrum

Diese ausgedehnte Sichel grauer Substanz liegt unmittelbar unterhalb des lateralen Kortex, mit dem es enge Verbindungen unterhält (Abb. 11.4 C). Nahezu alle Regionen des Kortex (visuelle, somatosensorische, motorische und andere Areale) haben reziproke Verbindungen mit spezifischen Regionen des Claustrums (s. Besprechung der Funktion im visuellen System in 15.5).

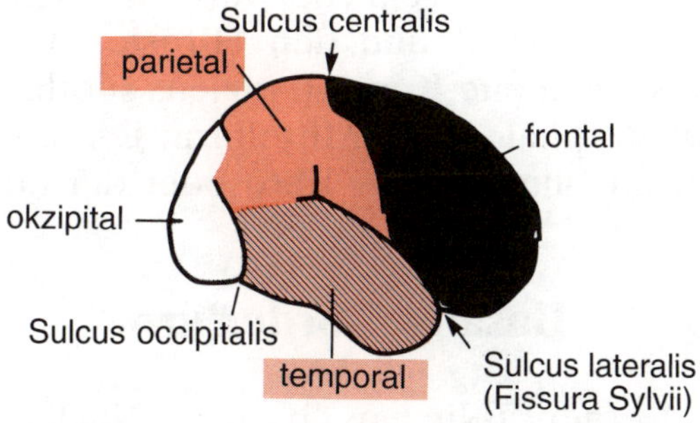

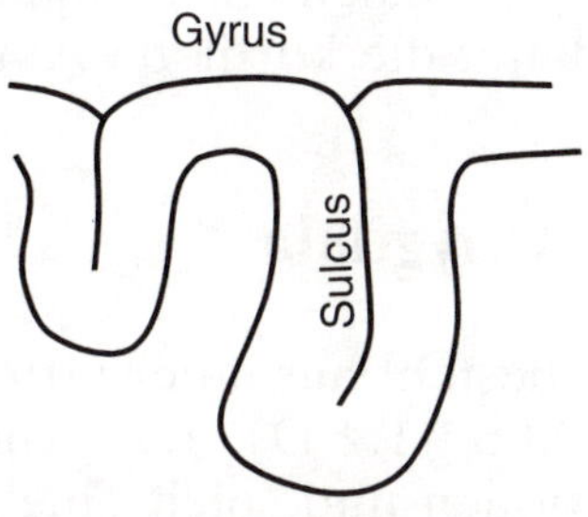

Abb. 11.4A Lappen der Großhirnrinde.

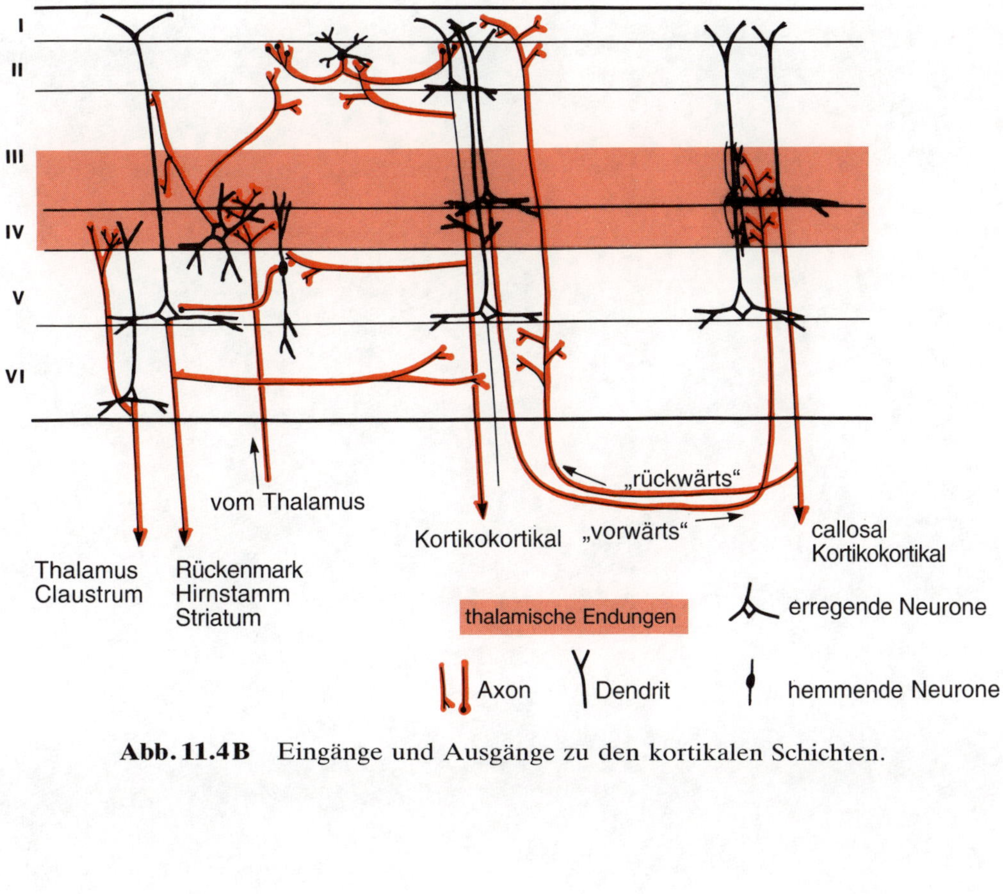

Abb. 11.4B Eingänge und Ausgänge zu den kortikalen Schichten.

Basalganglien

Diese Kerne, die aus Tradition fälschlicherweise »Ganglien« genannt werden, umgeben die lateralen Ventrikel und den Hirnstamm (s. Abb. 11.4 C, D). Einige eng mit ihnen verbundene Kerne (Nucleus subthalamicus und Substantia nigra) liegen im Dienzephalon und Mittelhirn. Diese Kerne sind alle an der somatomotorischen Kontrolle (s. 19.5, 19.6) oder der autonomen Regulation beteiligt.

Basales Vorderhirn

Diese Gruppe von Kernen (Nucleus basalis, Nuclei septi, Nucleus gyri diagonalis) liegen am Boden der vorderen Hemisphären unterhalb der Basalganglien (s. Abb. 11.4 C). Sie entsenden cholinerge Projektionen zum Cortex cerebri und modulieren damit die kortikale Aktivität.

Amygdala

Die Amygdala, der Mandelkern, besteht aus einer Gruppe von Kernen in der Spitze des Temporallappens (s. Abb. 11.4 D). Die Amygdala ist beteiligt an der Regulation autonomer Funktionen und spielt eine wichtige Rolle bei der Gedächtniskonsolidierung (s. 20.2).

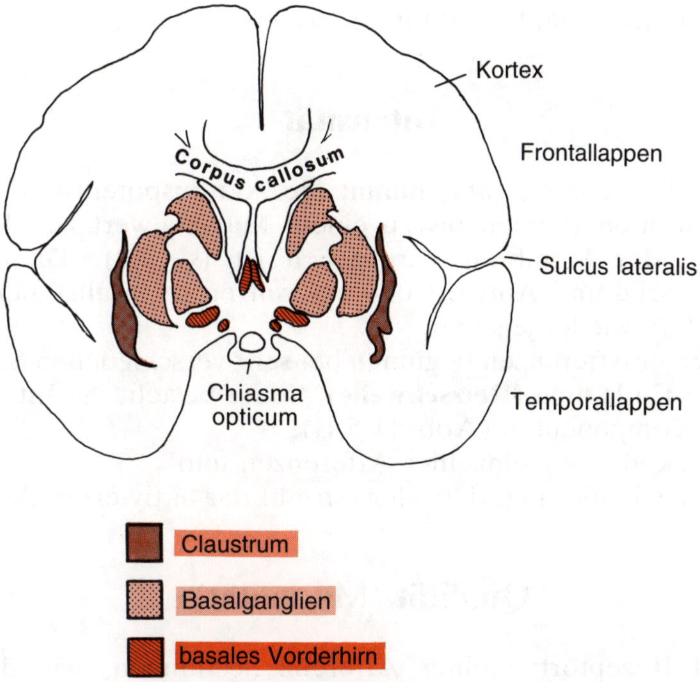

Abb. 11.4C Frontaler Abschnitt der Hemisphären.

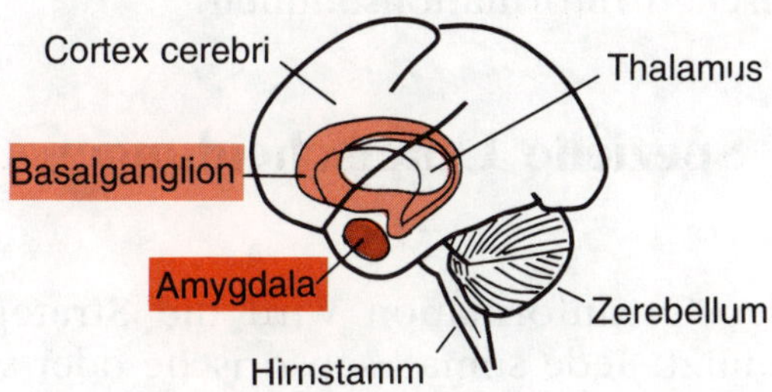

Abb. 11.4D Tiefe Kerne des Zerebrums.

11.5. Sensorische Informationsverarbeitung

Sensorische Rezeptoren in der Körperperipherie übermitteln Informationen über die Reizintensität und -qualität an das ZNS (s. 8.1, 8.3).

Intensität

Mit Zunahme der Reizintensität nimmt die Aktionspotential-Entladungsfrequenz der afferenten Bahnen bis zu einem Maximalwert zu, der durch die Refraktärphase der Membran vorgegeben ist (s. 3.2). Diese Beziehung zwischen Reizstärke und Antwort der Afferenzen ist in allgemeiner Form in Abbildung 11.5 A wiedergegeben.
Die verschiedenen Afferenzen beginnen bei sehr verschiedenen Schwellenreizstärken mit der Entladung (**Reizschwelle**). Somit besteht die Intensitätskodierung aus zwei Komponenten (Abb. 11.5 B):
1. der Frequenzkodierung einzelner Afferenzen und
2. der Populationskodierung, d. h. der Anzahl der aktivierten Afferenzen.

Qualität (Modalität)

Ursprung und Rezeptortyp einer Afferenz bestimmen, wie das ZNS die Information interpretiert: retinale Afferenzen übermitteln beispielsweise visuelle, nicht auditive Informationen. Jedes sensorische System (visuelles, auditorisches, vestibuläres, olfaktorisches, somatisches und Geschmackssystem) hat seine eigenen, spezifischen Informationsbahnen.

Spezielle Unterscheidungen

Ort

Zur Übermittlung der Ortsinformation wird die Strategie der spezifischen Informationswege genutzt. Jede somatosensorische oder visuelle Afferenz hat ein diskretes **rezeptives Feld** oder eine diskrete Körperregion, in der afferente Aktivität ausgelöst werden kann. Aktivität in dieser Afferenz wird immer auf dieses Feld bezogen.

Eigenschaften

Im allgemeinen gibt es zu viele Reizqualitäten und Submodalitäten (z. B. Farben, Oberflächentexturen, Gerüche), um für jede dieser Eigenschaften spezifische Rezeptoren vorzusehen. Statt dessen wird hierfür eine Populationskodierung verwendet, in der verschiedenen Rezeptoren auf verschiedene Merkmale reagieren (Abb. 11.5 C). Spezifische Reize werden somit durch die relativen Entladungsraten verschiedener afferenter Populationen verschlüsselt. (Die absoluten Entladungsraten geben die Stimulusintensität wieder.)

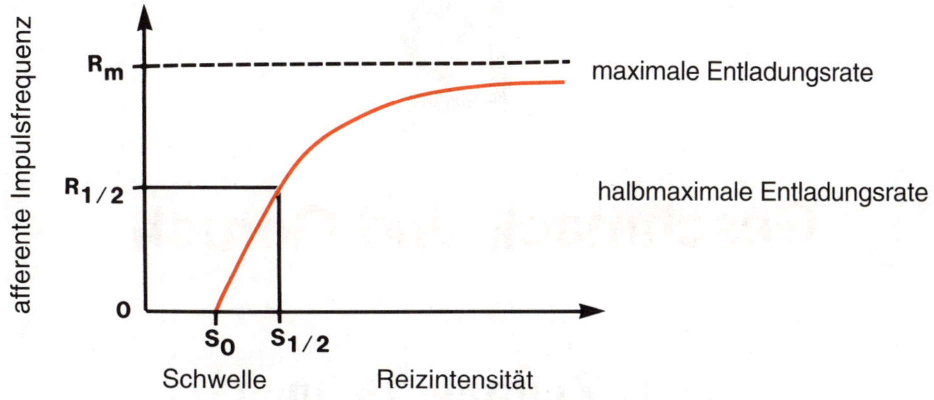

Abb. 11.5A Allgemeine Reiz-Antwort-Funktion.

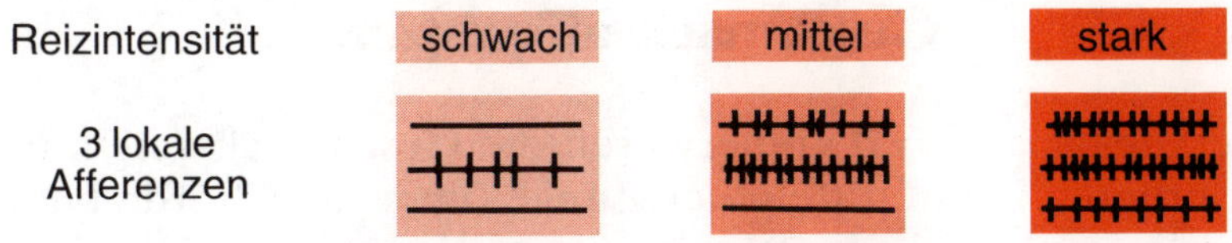

Abb. 11.5B Intensitätskodierung.

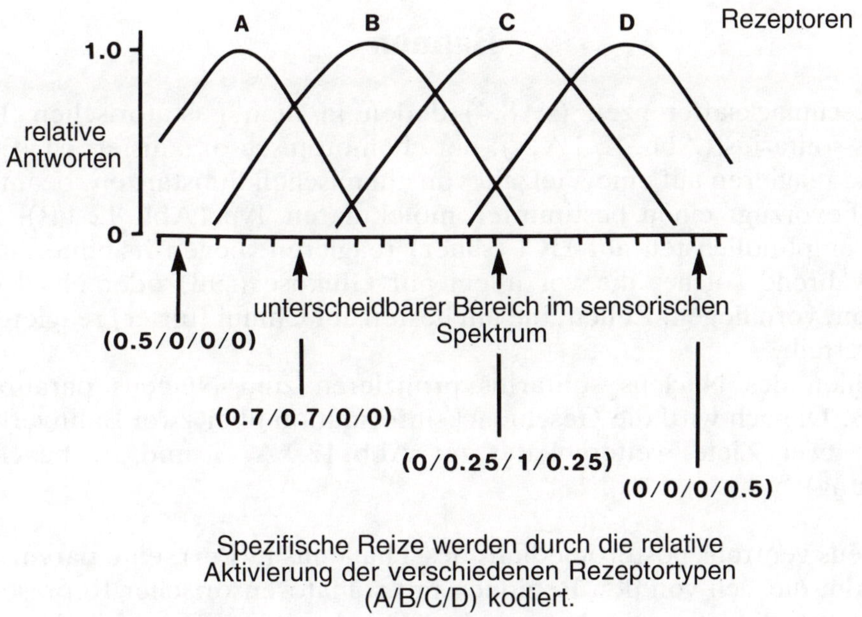

Abb. 11.5C Populationskodierung für spezielle Reize.

12

Geschmack und Geruch

12.1. Zentrale Bahnen für die Geschmackswahrnehmung

Geschmacksafferenzen

Äste des Nervus facialis (VII) innervieren die Geschmackszellen im Gaumen und in den vorderen zwei Dritteln der Zunge (über die Chorda tympani). Der Nervus lingualis, ein Zweig des Nervus glossopharyngeus (IX), innerviert die hintere Zunge, und ein Zweig des Nervus vagus (X) innerviert Geschmacksrezeptoren in Pharynx und Larynx.

Bahnen

Die Geschmacksafferenzen (s. 8.4) enden in dem gustatorischen Teil des Nucleus solitarius (Abb. 12.1 A, i), der chemotopisch organisiert ist. Einzelne Neurone reagieren auf eine Vielzahl von chemischen Substanzen, beantworten jedoch bevorzugt einen bestimmten molekularen Typ (Abb. 12.1 B). Zellen, die am empfindlichsten auf HCl (sauer) reagieren, liegen in hinteren Bereichen, während solche, die vor allem auf Glukose (süß) oder NaCl (salzig) reagieren, vorn liegen. Zellen, die am besten auf Chinin (bitter) reagieren, sind diffus verteilt.
Die Zellen des Nucleus solitarius projizieren zum Nucleus parabrachialis medialis. Danach wird die Geschmacksinformation über zwei Bahnverbindungen an zwei Ziele weitergeleitet (s. Abb. 12.1 A, i und ii; beachte die Aufteilung):

1. Nucleus ventralis posteromedialis des Thalamus (VPm), eine **parvozelluläre** Region, die sich von den Regionen mit somatosensorischer Repräsentation unterscheiden läßt. Die thalamischen Geschmackszellen projizieren zu den kortikalen Geschmacksarealen im frontoparietalen Operkulum (s. Abb. 12.1 A, i). **Funktion:** feine Geschmacksunterscheidungen.
2. Lateraler Hypothalamus und Nucleus centralis der Amygdala. **Funktion:** Regulation des Eßverhaltens.

Wegen der engen Interaktionen zwischen Geschmackssignalen und dem limbischen System können Geschmacksreize leicht eine Verstärkung oder Abwehr bewirken, z. B. Appetit oder Übelkeit auslösen.

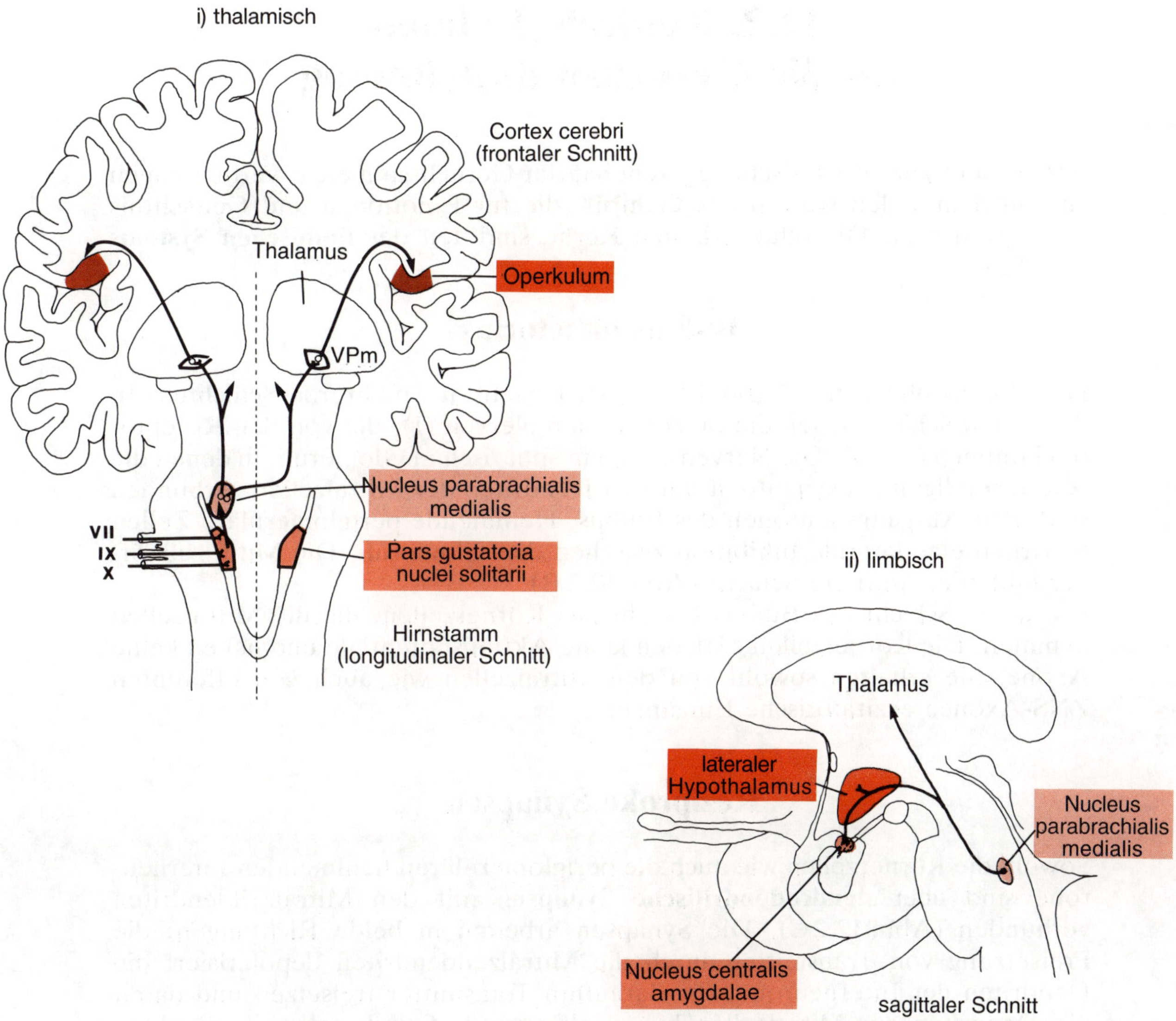

Abb. 12.1 A Schematische Darstellung der Geschmacksbahnen.

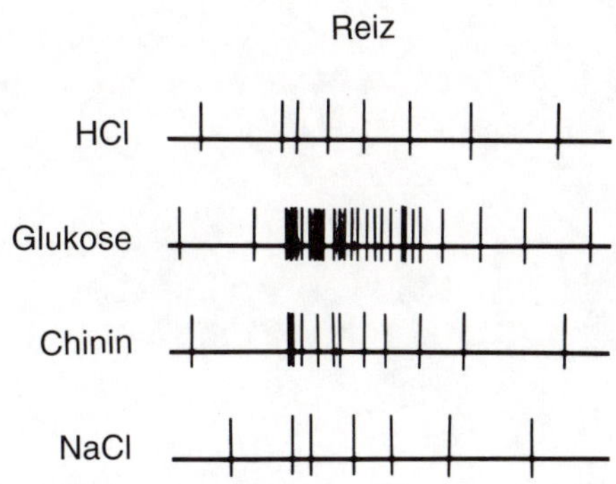

Abb. 12.1 B Selektive Geschmacksantworten (Nucleus solitarius).

12.2. Zentrale Bahnen für die Geruchswahrnehmung

Als ein sehr altes sensorisches System hat der Geruchssinn enge Verbindungen zu den neuronalen Netzen des Gehirns, die für Emotionen und Gedächtnis bedeutsam sind. Die olfaktorischen Kerne sind Teil des **limbischen Systems** (s. 20.5).

Bulbus olfactorius

Der Bulbus olfactorius (Abb. 12.2A, B) besteht aus mehreren Schichten. In der ersten Schicht liegen die olfaktorischen Nerven (I), die von den Rezeptoren kommen (s. 8.4). Die Nerven enden in sphärischen Glomeruli, in denen die Axonenendigungen synaptisch mit den Dendriten der Mitralzellen verbunden sind, den Ausgangsneuronen des Bulbus. Hemmende periglomeruläre Zellen bewirken eine laterale Inhibition zwischen den Glomeruli. Die Mitralzellkörper bilden die mittlere Schicht (Abb. 12.2B).
Die letzte Schicht des Bulbus besteht aus Körnerzellen, die die Mitralzellen hemmen. Die Körnerzellen entladen keine Aktionspotentiale und haben keine Axone. Sie erhalten sowohl von den Mitralzellen wie auch von efferenten ZNS-Axonen exzitatorische Eingänge.

Reziproke Synapsen

Sowohl die Körnerzellen wie auch die periglomerulären hemmenden Interneurone sind über **dendrodendritische Synapsen** mit den Mitralzelldendriten verbunden (Abb. 12.2C). Die Synapsen arbeiten in beide Richtungen: die Freisetzung von Transmitter durch die Mitralzelldendriten depolarisiert die Dendriten der Interneurone, die daraufhin Transmitter freisetzen und damit die Dendriten der Mitralzellen hyperpolarisieren. Durch solche kompakten Verbindungen kann die Erregbarkeit in einzelnen Regionen des Dendritenbaumes der Mitralzellen schnell reguliert werden.

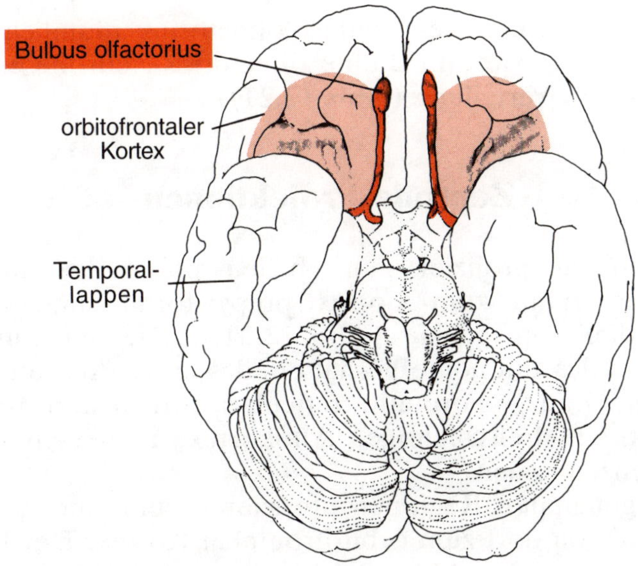

Abb. 12.2A Olfaktorischer Neokortex.

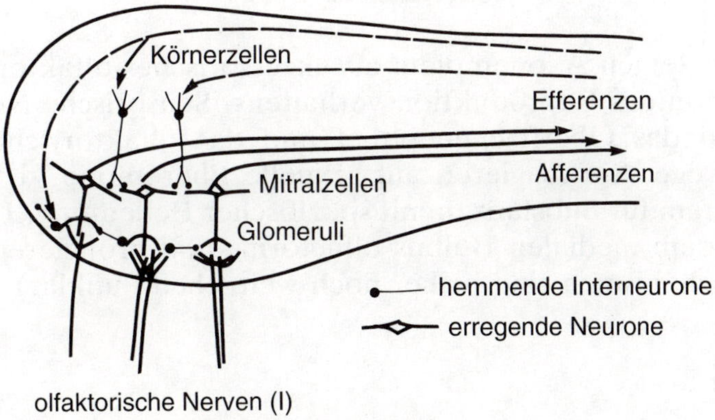

Abb. 12.2B Bulbus olfactorius.

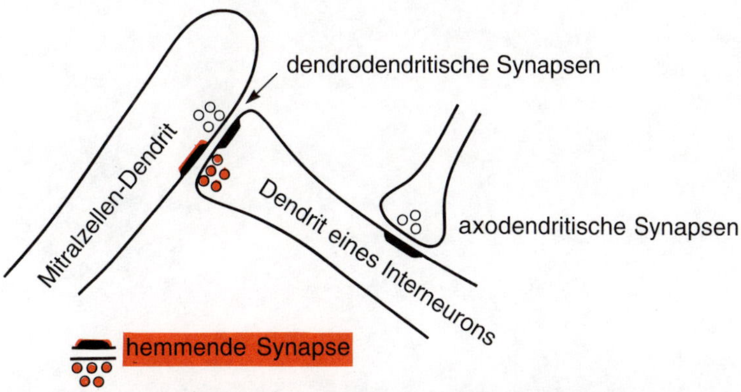

Abb. 12.2C Reziproke Synapsen.

Kodierungsmechanismen

Gerüche werden innerhalb des Bulbus olfactorius räumlich kodiert. Jede spezifische Substanz aktiviert im Bulbus olfactorius Neurone in einer einzigartigen mosaikförmigen Verteilung (Abb. 12.2D).

Zentrale Projektionen

Der Bulbus olfactorius projiziert zum Nucleus olfactorius anterior und dem Tuberculum olfactorium, zum Cortex prepyriformis und zu den Nuclei corticalis et medialis amygdalae (Abb. 12.2E). Die genannten limbischen Strukturen steuern das autonome Verhalten, das in der Achse Hypothalamus – periaquäduktales Grau – Formatio reticularis organisiert ist. Der Cortex prepyriformis ist ein dreischichtiger Allokortex, in dessen oberflächlichen Schichten Afferenzen enden.

Die ersten drei genannten Regionen projizieren zum Nucleus mediodorsalis des Thalamus und von dort zum orbitofrontalen Kortex. Der hintere Teil des orbitofrontalen Kortex (s. Abb. 12.2A) dient der Unterscheidung feiner Geruchsunterschiede.

Terminaler Nerv

Dieser Nerv aus feinen Axonen dient als akzessorisches olfaktorisches System für die Regulation des Reproduktionsverhaltens. Sensorische Nervenendigungen innervieren das Oberflächenepithel und das olfaktorische Epithel der oberen Nasenwege. Sie reagieren auf sexuelle Pheromone, d.h., es handelt sich um ein System für Substanzen mit spezifischer Bedeutung. Die Zellkörper liegen entlang dem medialen Bulbus olfactorius und projizieren zu zentralen Zielen (die Mechanismen sind bisher noch weitgehend unklar).

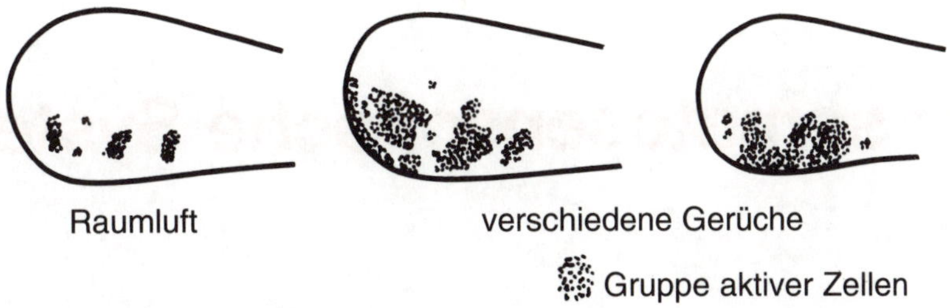

Abb. 12.2D Räumliche Kodierung von Gerüchen.

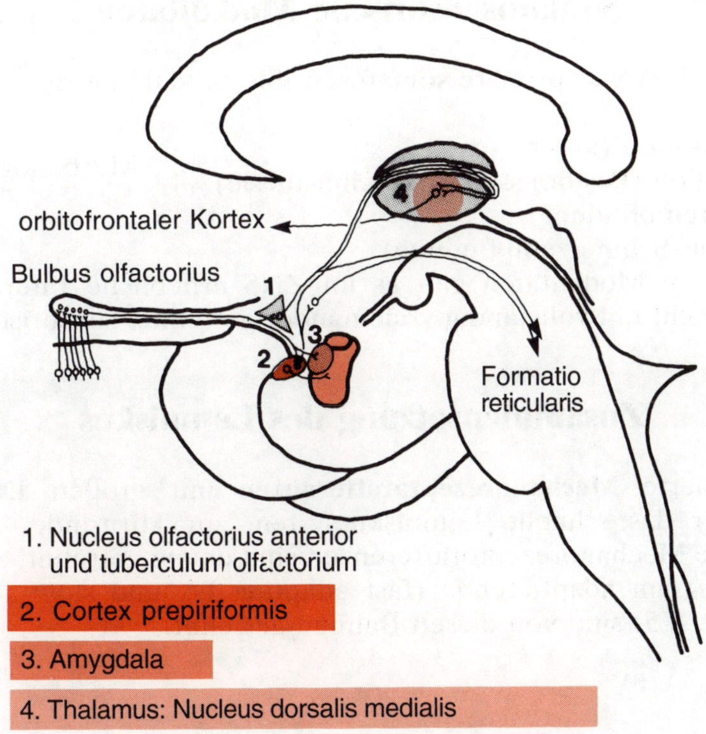

Abb. 12.2E Olfaktorische Bahnen (nach: Nieuwenhuys R, Voogd J, van Huijzen C. The human central nervous system. Heidelberg: Springer 1981; 215).

13

Das somatosensorische System

13.1. Das Lemniskussystem

Somatosensorische Modalitäten

Man unterscheidet vier primäre somatosensible Modalitäten:

1. Taktile Sensation (kutan) } Mechanorezeption
2. Propriozeption (Positionssinn und Kinästhesie) } Mechanorezeption
3. Temperaturempfindung
4. Nozizeption (Schmerzempfindung)

Zwischen diesen Modalitäten gibt es im ZNS erhebliche Interaktionen; es handelt sich nicht um vollständig voneinander getrennte sensorische Systeme.

Zusammensetzung des Lemniskus

Nur myelinisierte **Mechanorezeptorafferenzen** mit großen Durchmessern gelangen über das schnelle Lemniskussystem zur Hirnrinde. Kutane und propriozeptive Mechanorezeptorafferenzen sind davon getrennt. Auch kutane rasch und langsam adaptierende (fast adapting FA und slow adapting SA) Afferenzen (s. 8.5) sind von diesen Bahnen getrennt.

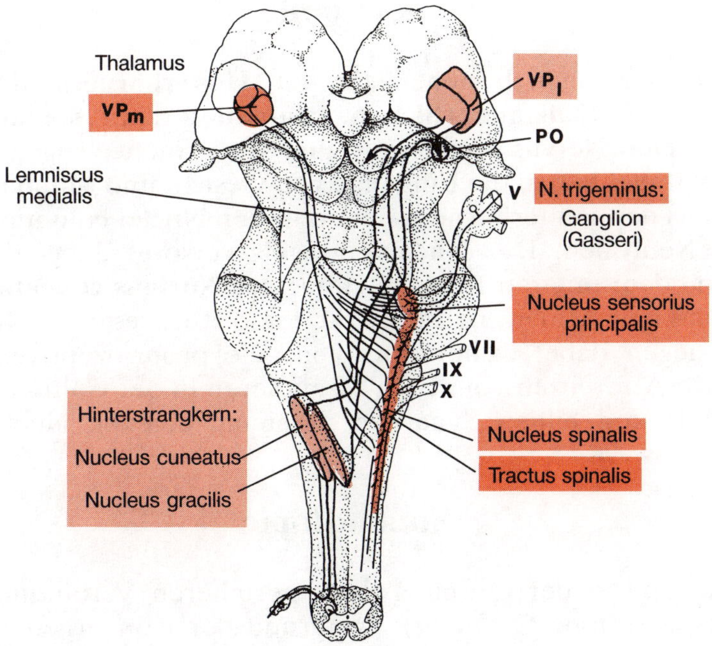

Abb. 13.1 A Lemniskussystem (nach: Nieuwenhuys R, Voogd J, van Huijzen C. The human central nervous system. Heidelberg: Springer 1981; 122).

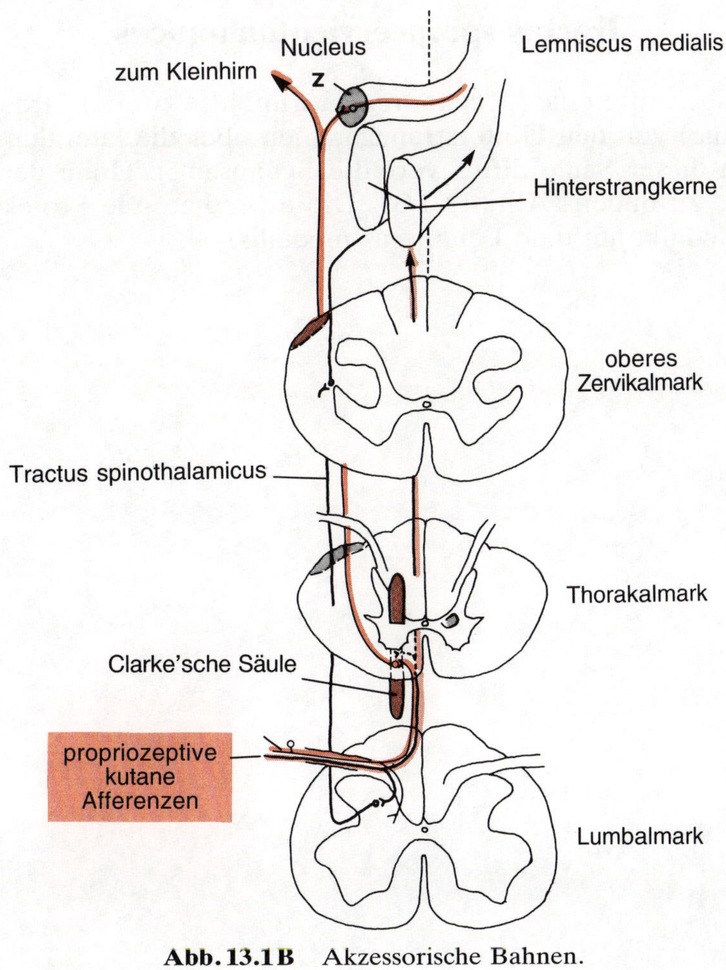

Abb. 13.1 B Akzessorische Bahnen.

Anatomie

Die lemniskalen Bahnen bestehen aus den **Hinterhörnern,** dem **Lemniscus medialis** und der **thalamokortikalen Projektion** zum somatosensorischen Kortex (S1). Der Nervus trigeminus und der Tractus trigeminothalamicus übermitteln parallel hierzu die Eingänge von Gesicht und Mund (Abb. 13.1 A). Afferenzen aus den Hinterhörnern enden in den Nuclei columnae dorsalis auf lemniskalen Neuronen. Der **Nucleus gracilis** versorgt dabei die Afferenzen vom Bein und dem unteren Körperstamm; der **Nucleus cuneatus** versorgt die Afferenzen aus den Armen, Brust, Nacken und Rückseite des Kopfes. Kutane Afferenzen liegen dabei weiter dorsal als die propriozeptiven Afferenzen. Propriozeptive Afferenzen vom Bein aszendieren in der Columna dorsolateralis (Abb.3.1B) und bilden Synapsen in einem eigenen Nucleus columnae dorsalis (Nucleus Z).

Somatotopie

Die Neurone sind in der Ordnung ihrer peripheren Verbindungen räumlich organisiert (somatotope Ordnung). Aufgrund der Konvergenz der Eingänge vergrößern sich die rezeptiven Felder der aufeinanderfolgenden Neurone im Bahnsystem, doch bleiben sie gut umschrieben und auf einzelne Territorien begrenzt.

Tractus spinocervicothalamicus

Diese Bahn übermittelt die Mechanorezeptorimpulse zweiter Ordnung (hauptsächlich kutane) von den Hinterstrangganglien über die lateralen Säulen, um schließlich in dieser Säule diffus verteilte Synapsen in Höhe der Nuklei der Hinterstränge zu bilden (Abb. 13.1 B). Die aszendierende Projektion vereint sich in der Medulla mit dem Lemniscus medialis.

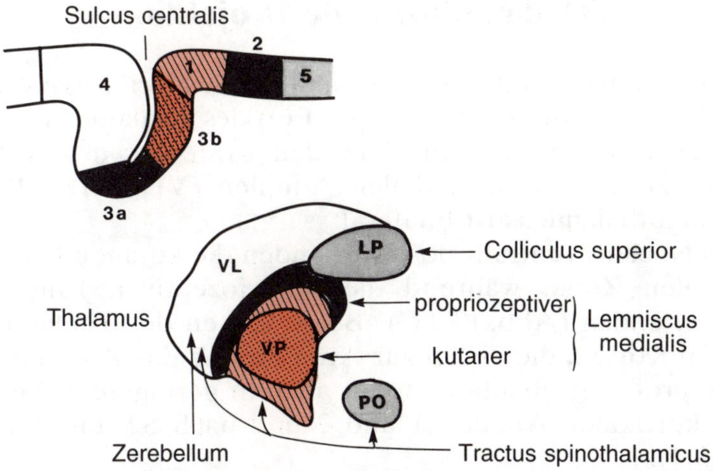

Abb. 13.1C Thalamokortikale Projektion (nach: Jones EG, Friedman DP. Projection pattern of functional components of thalamic ventrobasal complex on monkey somatosensory cortex. J Neurophysiol 1982; 48: 542).

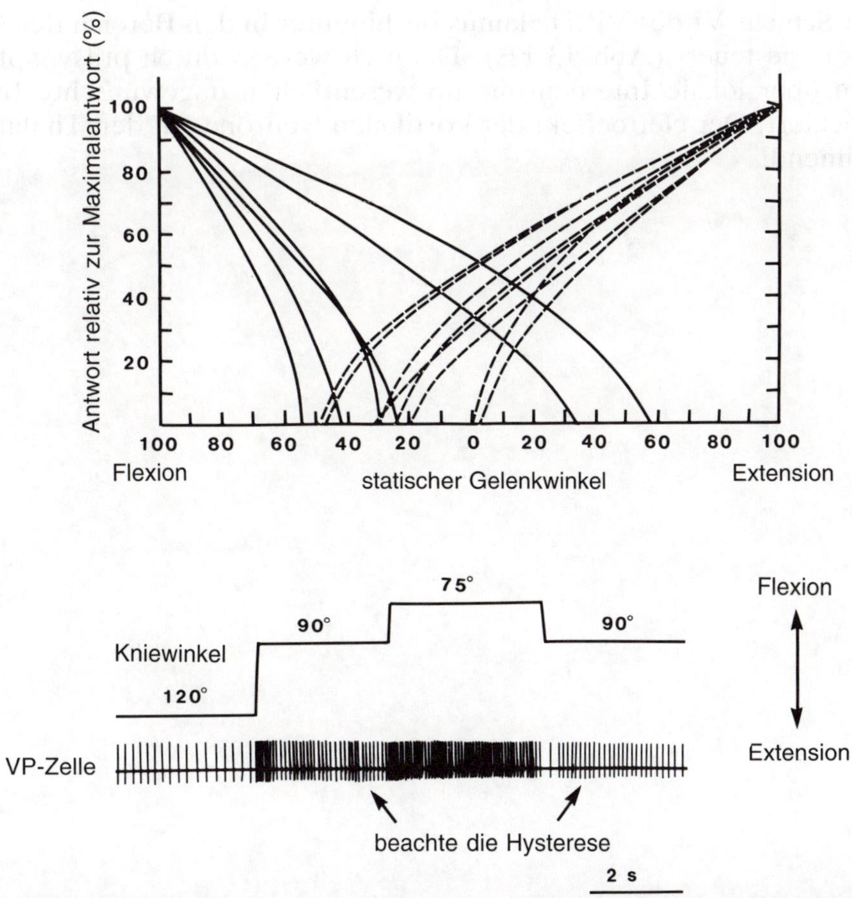

Abb. 13.1D Propriozeptive VP-Zelle (nach: Mountcastle VB, Poggio GF, Werner G. The relation of thalamic cell response to peripheral stimuli varied over an intensive continuum. J Neurophysiol 1963; 26: 828).

Thalamokortikale Projektion

Der Lemniscus medialis endet im kontralateralen Nucleus ventralis posterior (VP) und in der posterioren Kerngruppe (PO) des Thalamus (s. Abb. 13.1A). Spinale Eingänge enden in den lateralen Anteilen des VP (VP_l) und trigeminale Eingänge in den medialen Anteilen (VP_m). Die Projektion des Tractus trigeminothalamicus ist bilateral.
Innerhalb des Nucleus ventralis posterior enden die kutanen Eingänge in einer kleinen zentralen Zone, während die propriozeptiven Eingänge in einer rostralen Sichel enden (Abb. 13.1C). Beide Zonen des Thalamus projizieren zum zerebralen Kortex, die Sichel zur Area 3a und das Zentrum zur Area 3b (S1). Der VP projiziert ebenfalls, wenn auch in geringerem Ausmaß, zu den umgebenden kortikalen Arealen 1 und 2 und nach S2 innerhalb des Sulcus lateralis (s. 13.4).
Die VP-Zellen antworten entweder auf Berührungen oder Druck auf die Haut in spezifischen Feldern oder auf Muskelanspannungen und Gelenkwinkel (Abb. 13.1D).

Zentrale Kontrolle

Die Signalübertragung im lemniskalen Weg wird durch deszendierende Axone aus der Schicht V des somatosensorischen (und motorischen) Kortex sowie aus der Schicht VI des VP Thalamus bis hinunter in den Bereich der Hinterstrangkerne gesteuert (Abb. 13.1E). Dadurch werden durch präsynaptische Inhibition über lokale Interneurone im wesentlichen ungewünschte Informationen blockiert. Der Nettoeffekt der kortikalen Neurone auf den Thalamus selbst ist bahnend.

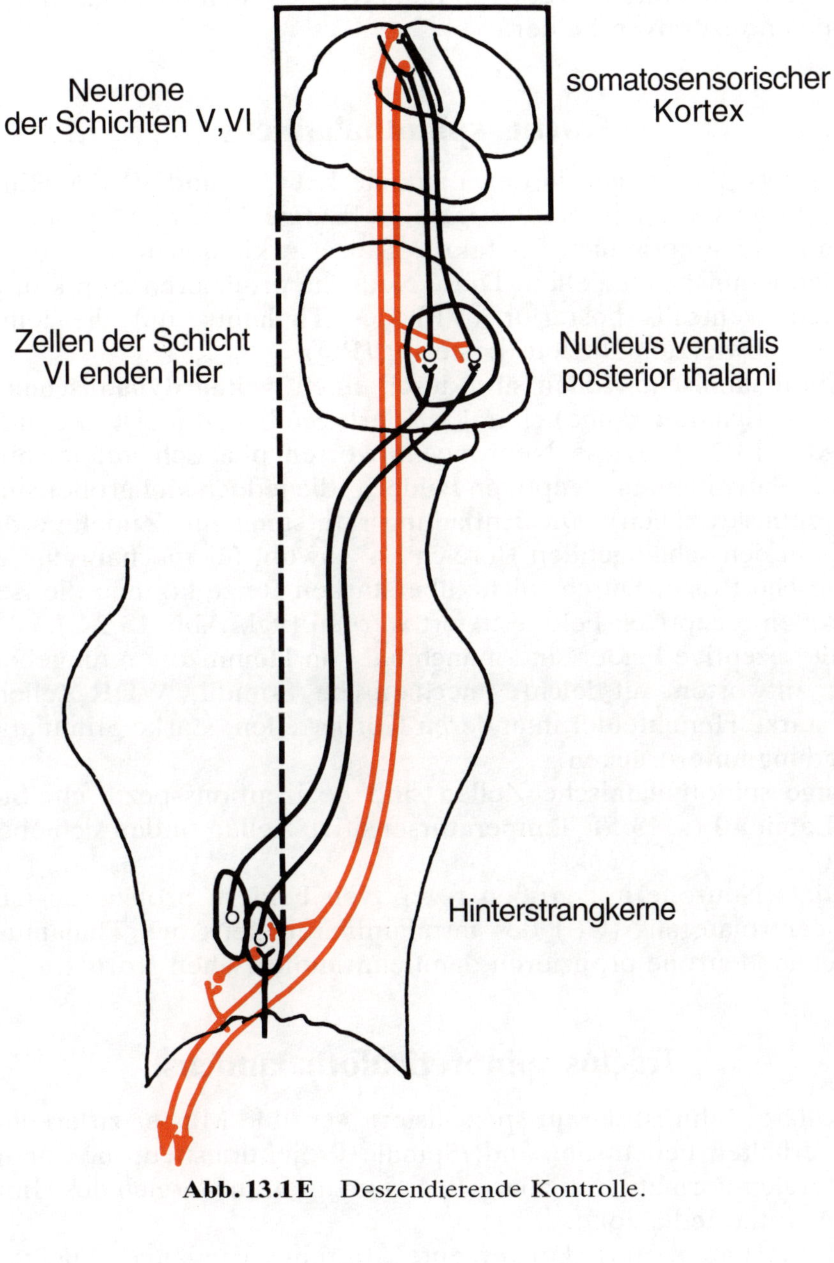

Abb. 13.1E Deszendierende Kontrolle.

13.2. Spinothalamische und retikuläre Bahnen

Die Tractus spinothalamicus (Abb. 13.2 A) und spinoreticulothalamicus steigen im ventrolateralen Quadranten des Rückenmarks auf. Der erste kann in zwei funktionell unterschiedliche Teile aufgeteilt werden: einen Lemniskus-assoziierten mit diskreten rezeptiven Feldern und einen retikulären mit großen multimodalen rezeptiven Feldern.

Tractus spinothalamicus

Die Ursprungszellen liegen in den Laminae I, IV, V und VI des Hinterhorns bzw. im Nucleus spinalis nervi trigemini. Einige Neurone in den Laminae IV-VI sind sehr empfindlich für taktile Reize in kleinen rezeptiven Feldern, ähnlich den lemniskalen Zellen. Diese Neurone projizieren zum kontralateralen Nucleus ventralis posterior (VP) des Thalamus um die lemniskalen Endigungen sowie zum Nucleus posterior (PO).
Viele spinothalamische Zellen sind durch einen **weiten dynamischen Bereich** (WDR, wide dynamic range) charakterisiert. Sie liegen meist in den Laminae IV-VI (Abb. 13.2 C). Diese Neurone antworten phasisch auf leichte taktile Reize von relativ kleinen rezeptiven Feldern (die jedoch viel größer sind als die für die Lemniskuszellen). Die Entladungsrate steigt mit Zunahme der Reizstärke bis in den schädigenden Bereich an, sowohl für mechanische wie auch für thermische Reize. Durch solche überstarken Reize können die Zellen aus einem großen rezeptiven Feld aktiviert werden (vgl. Abb. 13.2 C).
Erregende rezeptive Felder sind manchmal von Hemmzonen umgeben; beide Bereiche antworten auf leichte mechanische Stimuli. WDR-Zellen haben häufiger starke Hemmfelder in anderen Körperteilen: starke Stimulation kann die Entladung unterdrücken.
Nur wenige spinothalamische Zellen sind nozizeptionsspezifisch. Sie liegen meist in Lamina I (s. 13.5). Temperatursensitive Zellen finden sich ebenfalls in Lamina I.
Multimodale Neurone mit großen rezeptiven Feldern projizieren meist zum Nucleus centrolateralis (CL) des intralaminaren Teils des Thalamus. Diese thalamischen Neurone projizieren dann zum motorischen Kortex.

Tractus spinoreticulothalamicus

Die retikuläre Bahn ist darauf spezialisiert, sensible Muster zu erkennen, die für das Verhalten bedeutsam sind. Spinale Projektionsneurone zur ipsi- und kontralateralen Formatio reticularis liegen im unteren Bereich des Hinterhorns und in der Intermediärzone.
Die Neurone haben stark konvergente afferente Eingänge. Die rezeptiven Felder können bis zur Hälfte des gesamten Körpers bedecken und sind nicht auf eine Seite beschränkt. Sowohl kutane als auch propriozeptive Komponenten können vorhanden sein; die Zelle kann auf die Körperposition insgesamt antworten oder aber auf eine bestimmte Phase der Bewegung (z. B. des Ganges). Andere Neurone antworten auf starke oder noxische Reize.
Spinothalamische Zellen vom retikulären Typ (große rezeptive Felder, konvergierende Modalitäten) nehmen an dieser Bahn teil, indem sie über Kollatera-

len auf ihrem Weg zum Thalamus (CL) Synpasen mit Neuronen der Formatio reticularis bilden (s. Abb. 13.2B). Die Formatio reticularis projiziert zum Nucleus centromedianus (CM) im intralaminären Thalamus, der wiederum zu den Basalganglien projiziert (Abb. 13.2D).

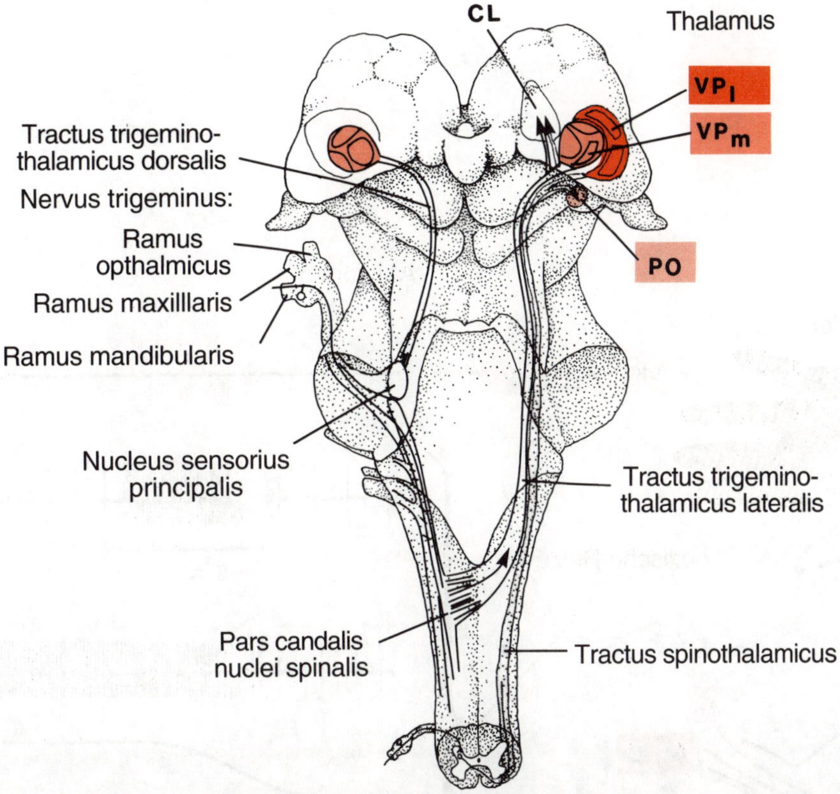

Abb. 13.2A Spinothalamisches System (nach: Nieuwenhuys R, Voogd J, van Huijen C. The human central nervous system. Heidelberg: Springer 1981: 120, 124, 151).

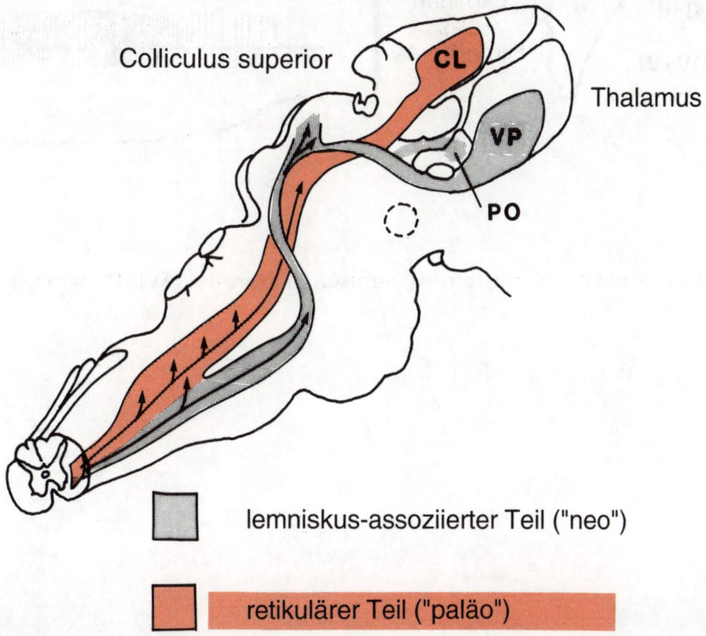

Abb. 13.2B Komponenten des Tractus spinothalamicus (nach: Mountcastle VB, ed. Pain and temperature sensibilities. In: Medical physiology. 14th ed. St. Louis: CV Mosby, 1980: 406).

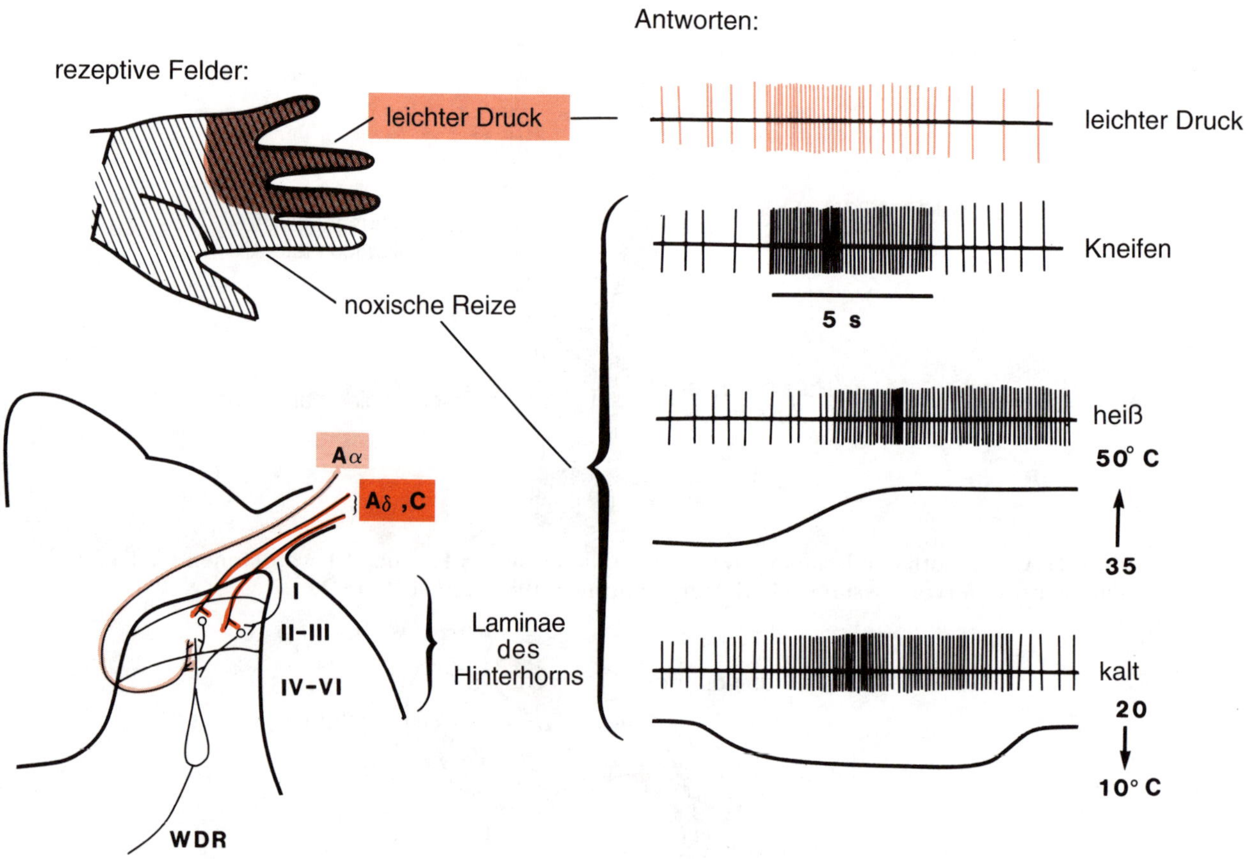

Abb. 13.2 C Zellen mit weitem dynamischen Bereich (WDR, wide dynamic range).

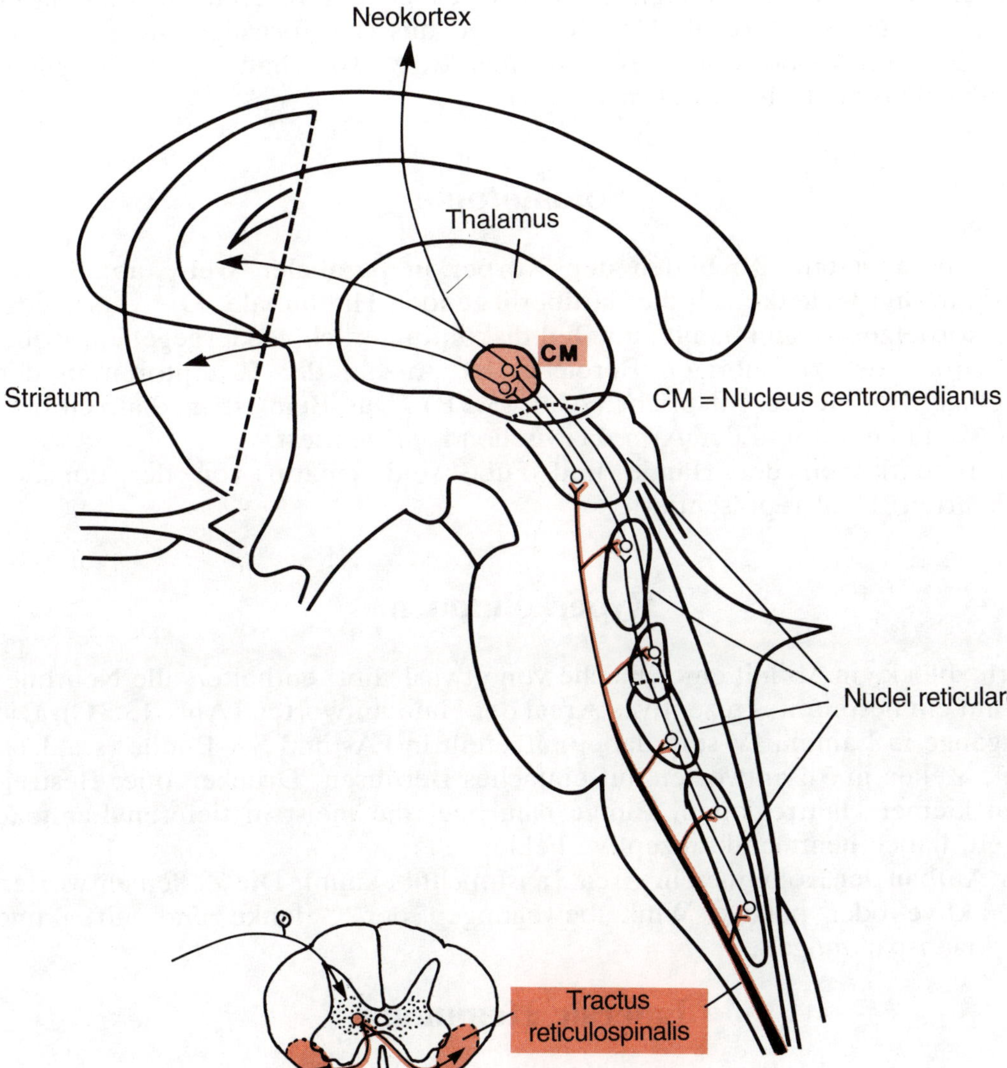

Abb. 13.2D Tractus spinoreticulothalamicus.

13.3. Somatosensorischer Kortex

Die Region des Kortex, die Informationen von der Körperoberfläche sowie von den Muskeln erhält, wird häufig als S1 bezeichnet. Sie besteht aus den Areae 3a und 3b (Abb. 13.3A). (Traditionellerweise werden auch die Areae 1 und 2 zu S1 gerechnet, sie enthalten aber eigene Repräsentationen der Körperoberfläche mit anderen Eigenschaften.) Area 3a erhält in Lamina IV propriozeptive (und vestibuläre) Eingänge aus der rostralen »Kapsel« des Nucleus ventralis posterior des Thalamus. Area 3b erhält kutane Eingänge vom Nucleus ventralis posterior (s. 13.1).

Somatotopie

Die Areae 3a und 3b bilden den Körper in paralleler Weise ab: 3a die Muskeln und Gelenke, 3b die darüberliegenden Hautareale. Die verschiedenen Körperzonen sind damit zum Teil diskontinuierlich wiedergegeben, wobei die Größe der zugehörigen Bereiche der Anzahl der Rezeptoren in den jeweiligen Bereichen entspricht (Abb. 13.3B). Das Bein ist medial, Gesicht und Mund lateral und der Arm dazwischen repräsentiert.
Die Innenflächen der Hände und Füße sind separat von der dorsalen (behaarten) Haut repräsentiert.

Hyperkolumnen

Kortexblöcke in 3b mit einer Fläche von etwa 1 mm^2 enthalten alle Neurone, die auf ein bestimmtes rezeptives Areal der Haut antworten (Abb. 13.3C). Die Eingänge in Lamina IV sind dabei aufgeteilt in FA- und SA-Bande (s. 13.1). Viele Zellen in 3b antworten auf einfaches Berühren, Drücken oder Bestreichen kleiner Hautregionen. Einige Neurone, die meist in tieferen Laminae liegen, haben hemmende rezeptive Felder.
Der Aufbau der Kolumnen in Area 3a ist nicht bekannt. Die Zellen antworten auf aktive oder passive Winkelbewegungen der Gelenke und auf aktive Muskelanspannungen.

Laterale Hemmung

Die rezeptiven Felder der Area 3b werden kontinuierlich durch aktive Hemmung im Kortex kontrolliert. Blockade der GABAergen Hemmung durch Bicucullin (s. 6.7 und 6.8) bewirkt starke Vergrößerungen dieser Felder (Abb. 13.3D).
Laterale Hemmung im Kortex ist möglicherweise auch die Basis für die taktile Zwei-Punkt-Diskrimination. Punkte innerhalb eines rezeptiven Feldes können gut unterschieden werden: Die Grenze ergibt sich aus der Größe und Dichte der primären afferenten rezeptiven Felder. Aufgrund der lateralen Inhibition innerhalb der lemniskalen Bahn sowie im Kortex verschmelzen nah beieinandergelegene Punkte auf der Haut nicht miteinander (Abb. 13.3E).

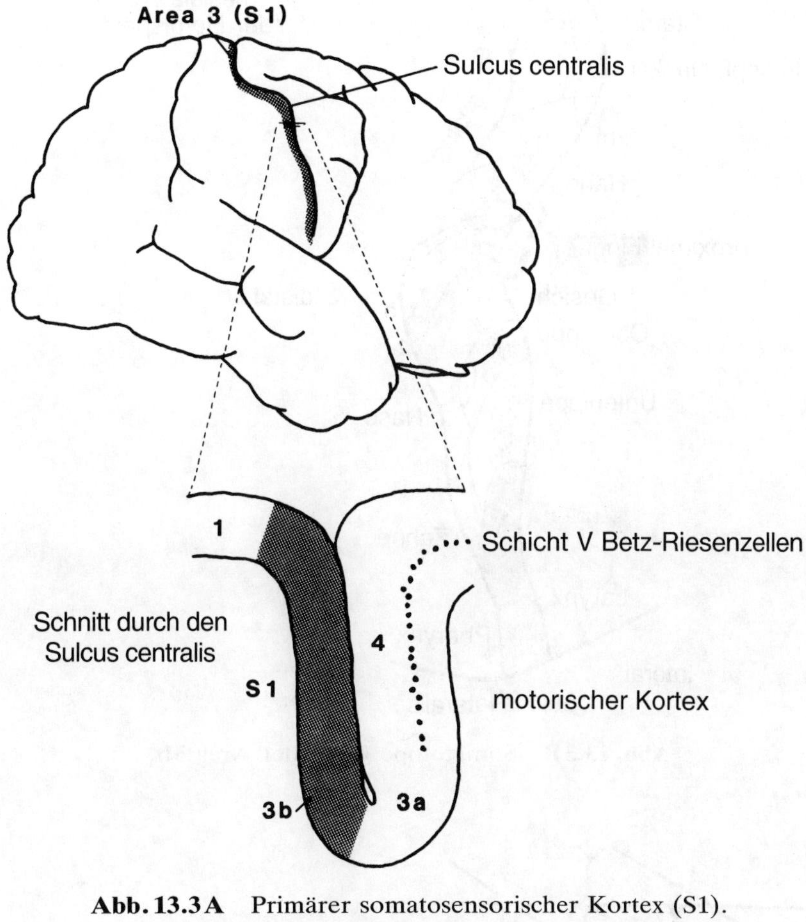

Abb. 13.3A Primärer somatosensorischer Kortex (S1).

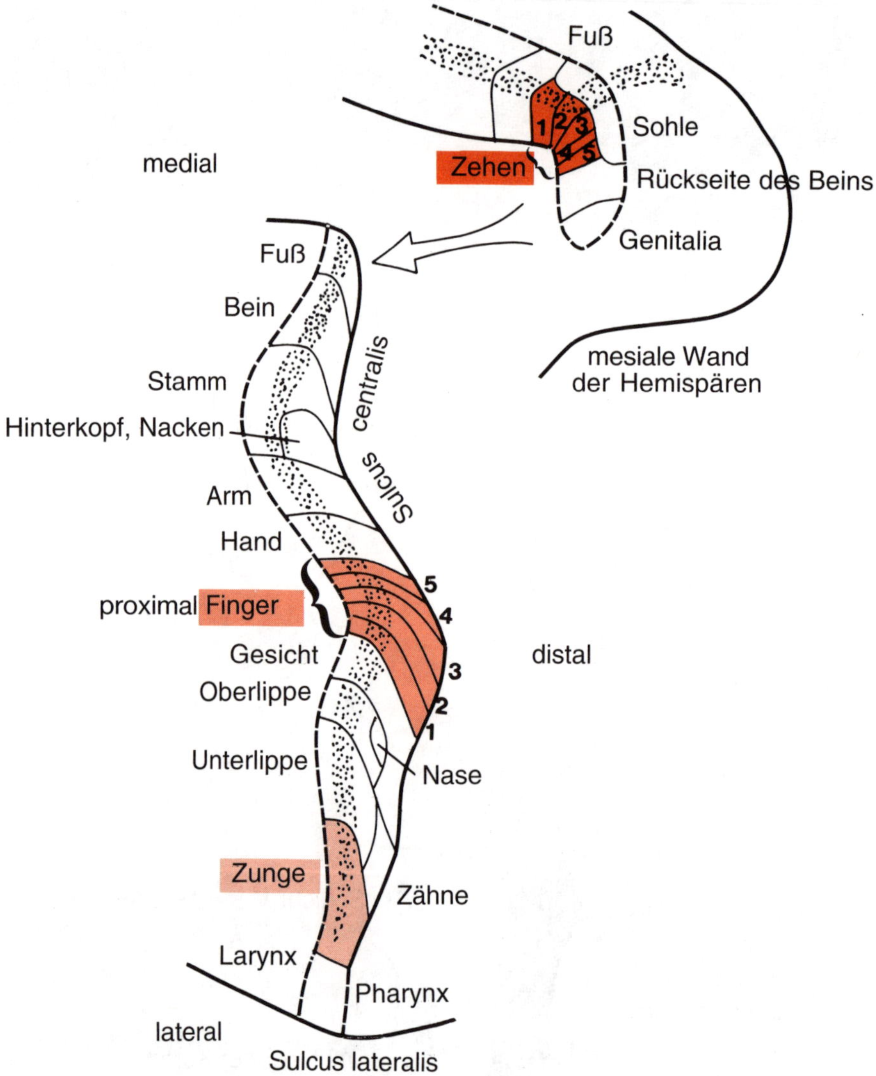

Abb. 13.3B Somatotope Karte der Area 3b.

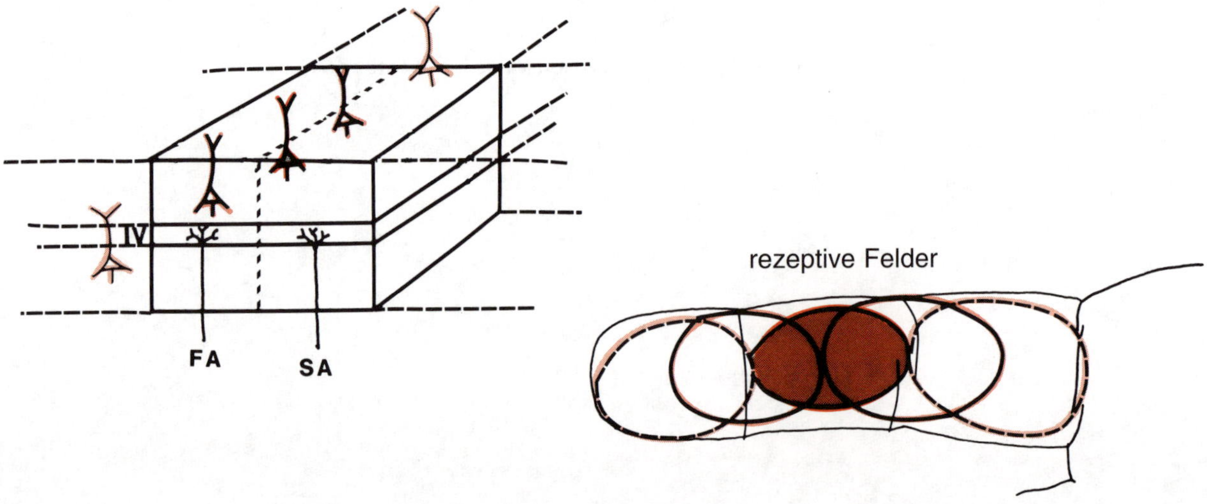

Abb. 13.3C Hyperkolumne.

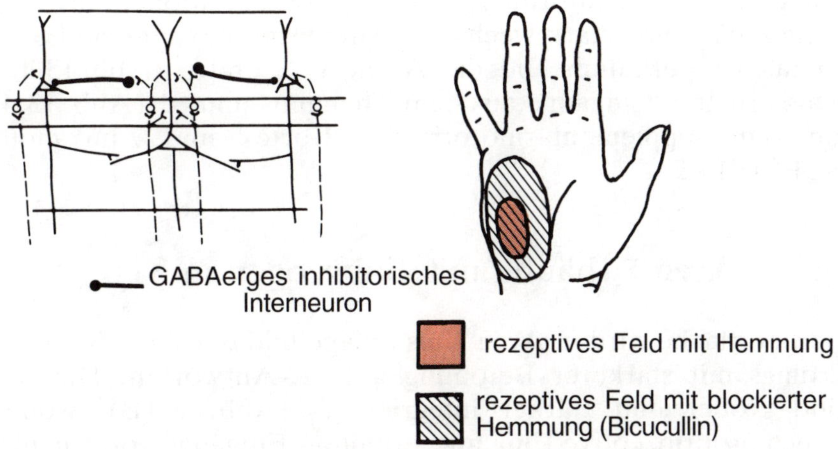

Abb. 13.3D Modifizierbarkeit der rezeptiven Felder.

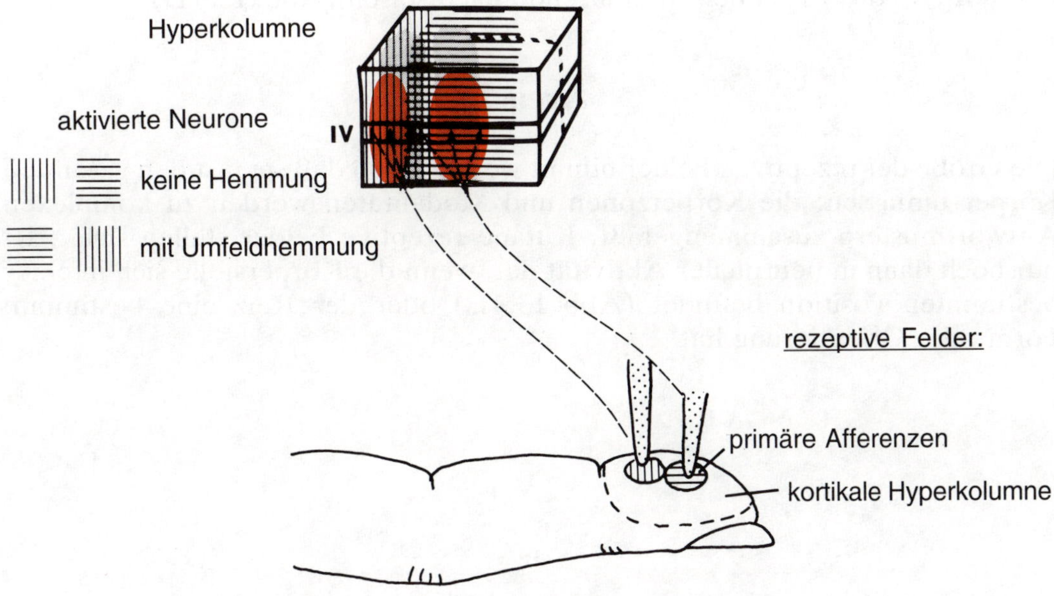

Abb. 13.3E Zwei-Punkt-Diskrimination.

13.4. Somatosensorischer Assoziationskortex

Es gibt eine große Zahl nichtprimärer Körperrepräsentationen, die in Komplexität und Spezialisierung stark wechseln. Am besten bekannt sind S2 auf dem frontoparietalen Operkulum und die Areae 1, 2 und 5 (Abb. 13.4A). Alle diese Areale erhalten Eingänge aus dem Thalamus und S1 (Abb. 13.4B); alle projizieren zum supplementärmotorischen Kortex und zum motorischen Kortex (s. 19.1, 19.2).

Area 1 (häufig mit einbezogen in S1)

Die Körperoberfläche wird in Area 1 als Spiegelbild der Area 3b wiedergegeben, allerdings mit stärkerer Betonung auf FA-Antworten. Die rezeptiven Felder sind größer und stärker integriert (s. Abb. 13.4B), wobei einige Neurone auch propriozeptive Eingänge erhalten. Eingänge von Pacini-Körperchen, die sich in 3b nicht finden, projizieren ebenfalls hierher. Die Neurone antworten vorzugsweise auf sich bewegende Reize; einige bevorzugen eine Richtung (Abb. 13.4C, i). Es lassen sich häufig inhibitorische rezeptive Felder mit »OFF«-Antworten bei Stimulusende nachweisen (Abb. 13.4D).

Area 2

Die Größe der rezeptiven Felder nimmt weiter zu, so daß sie fast den gesamten Körper umfassen; die Körperzonen und Modalitäten werden zu komplexen Antwortmustern zusammengefaßt. Kutane rezeptive Felder stellen sich z. B. nur noch dann in neuronaler Aktivität dar, wenn die Körperstelle sich in einer bestimmten Position befindet (Abb. 13.4E) oder der Reiz eine bestimmte Form oder Orientierung hat.

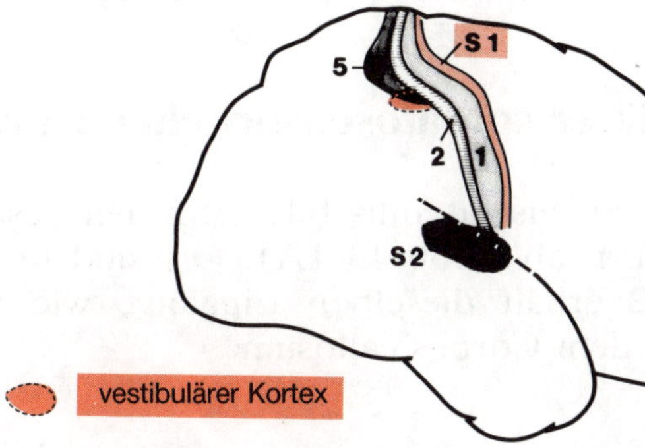

Abb. 13.4A Somatosensorische Assoziationsareale.

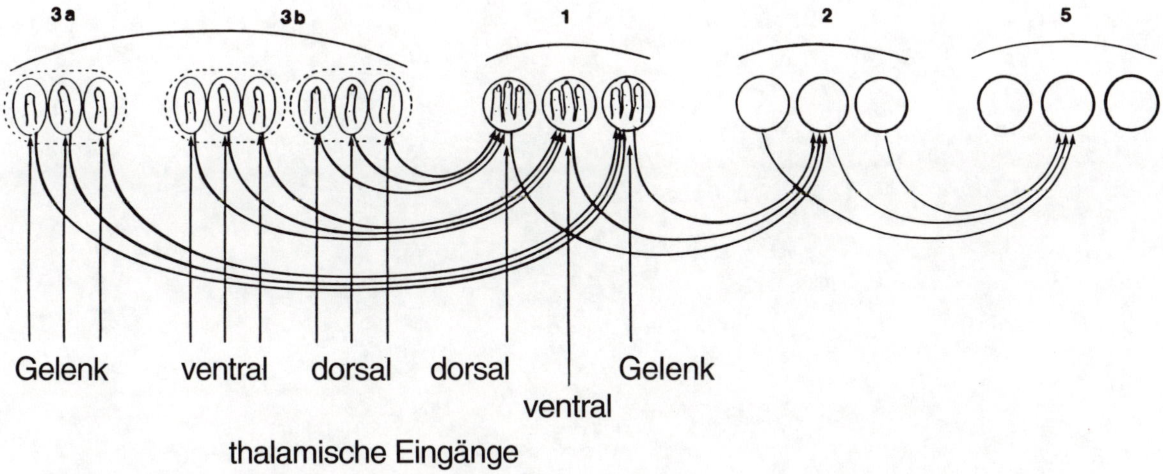

Abb. 13.4B Kortikokortikale Projektionen (nach: Iwamura Y, Tanaka M, Sakamoto M. Converging patterns of finger representation and complex response properties of neurons in area 1 of the first somatosensory cortex of the conscious monkey. Exp Brain Res 1983; 51: 335).

Area 5

Der höchste Grad der propriozeptiven Integration wird in Area 5 erreicht. Posturale Information trifft hier über die Area 2, den Nucleus lateralis posterior und den Nucleus posterior des Thalamus ein. Diese Information enthält auch eine vestibuläre Komponente. Die Neurone antworten auf statische Winkel oder dynamische Bewegung mehrerer Gelenke. Bewegungsempfindliche Zellen (die Mehrheit) sind richtungsempfindlich (Abb. 13.4C, ii); sie kodieren die Geschwindigkeit gut, die Kraft aber nur schlecht.

Sekundärer somatosensorischer Kortex

Im oberen Bereich des Sulcus lateralis bildet S2 den gesamten Körper mit großen rezeptiven Feldern ab (Abb. 13.4A). Oft sind hier Bereiche beider Seiten repräsentiert. S2 erhält dieselben Eingänge wie S1, Area 1 bis 5, zusätzlich Eingänge aus dem Corpus callosum.

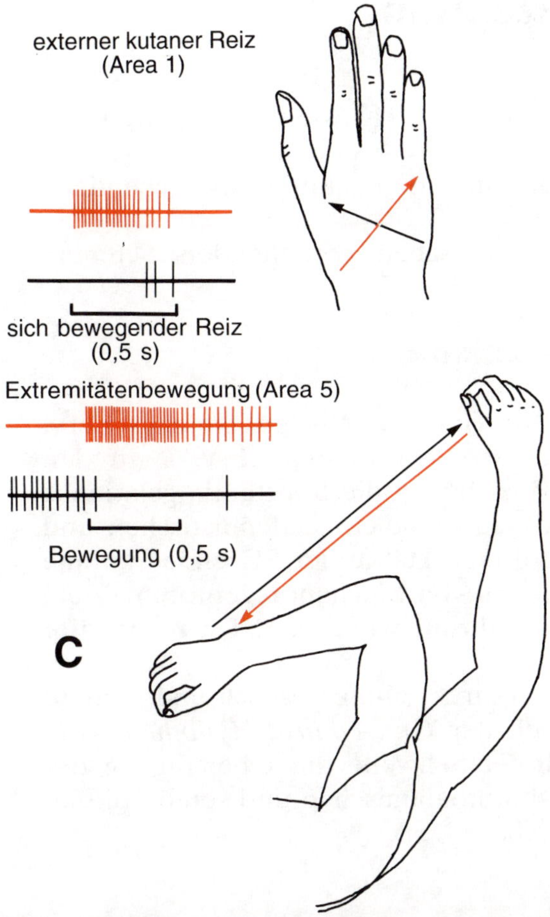

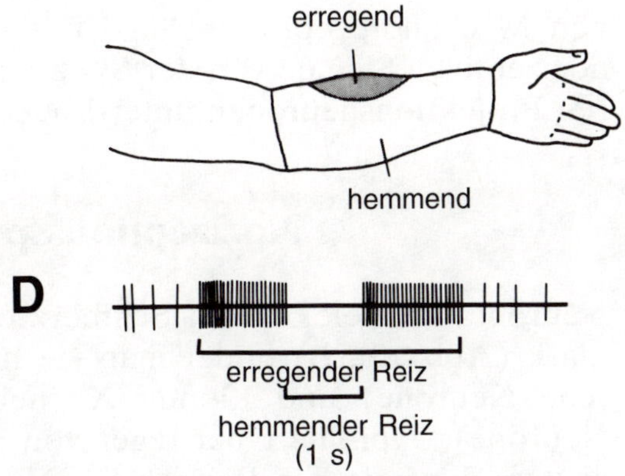

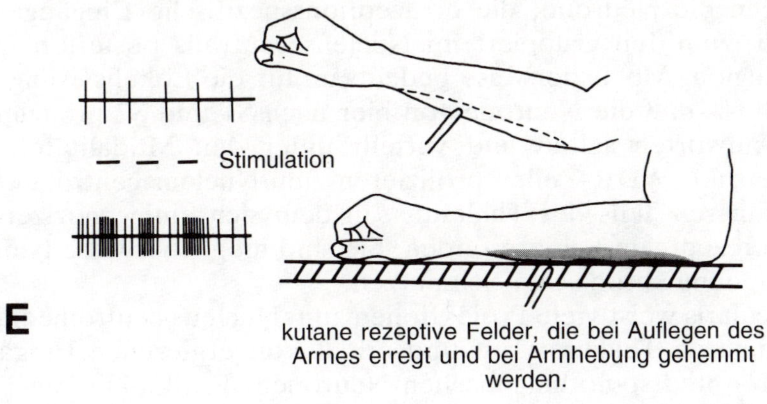

Abb. 13.4C Richtungsspezifität.

Abb. 13.4D Umgebungshemmfeld (Area 1).

Abb. 13.4E Interaktionen zwischen kutanen und propriozeptiven Reizen (Area 2).

13.5. Nozizeption

Schmerzsignale werden hauptsächlich über zwei Klassen von peripheren Afferenzen übertragen:

1. Mechanorezeptiven A-δ-Nozizeptoren, die den akuten, »stechenden« Schmerz übertragen, und
2. C-polymodalen Nozizeptoren, die den chronischen, »brennenden« Schmerz übertragen.

Substantia gelatinosa

In den oberen Schichten des Hinterhorns (und im Nucleus spinalis nervi trigemini) enden kleine Afferenzen: A δ in den Laminae I–V, C in den Laminae I–III (Abb. 13.5 A). Laminae II–III bilden die Substantia gelatinosa (SG, s. 11.1), die aus kleinen Interneuronen mit dichten dendritischen und axonalen Verzweigungen besteht. In der oberen Hälfte der SG enden **kutane** C-Fasern, in der unteren Hälfte große Fasern von Mechanorezeptoren. Viele SG-Zellen antworten sowohl auf leichte Berührung wie auch auf schmerzhafte Reize.

Verschiedene afferente Modalitäten wirken direkt antagonistisch und können sich somit gegenseitig unterdrücken. Nach der *Gate-control-Hypothese* können Mechanorezeptoreingänge mit niedriger Schwelle die Übertragung der nozizeptiven Signale von der SG zu den spinothalamischen und spinoretikulären Projektionsneuronen unterdrücken (Abb. 13.5 A).

Nozizeptionsspezifische Neurone

Neurone, die selektiv auf Schmerzreize antworten, sind selten. Im Rückenmark (Abb. 13.5 B) findet man sie hauptsächlich in Lamina I (spinothalamische Neurone) und Lamina X (neben dem Zentralkanal: spinoretikuläre Neurone). Typische Überträger von Schmerzsignalen sind meist Neurone mit weitem dynamischen Bereich (WDR-Neurone, s. 13.2).

Im Thalamus liegen die Neurone, die nozizeptionsspezifische Eingänge aus Lamina I erhalten, zum Teil gruppiert im Nucleus ventralis posterior, einer parvozellulären Region. Möglicherweise bedeutsam für die Lokalisierung von akuten Schmerzen ist, daß die Neurone von hier nach S1 und S2 projizieren, wo nozizeptive Antworten selten und verteilt unter den Modalitäten mit niedriger Schwelle sind. WDR-Zellen projizieren zum Nucleus centrolateralis (CL) des intralaminaren Teils des Thalamus, in dem sich einige nozizeptive Zellen mit großen rezeptiven Feldern finden. Sie sind möglicherweise bedeutsam für die Empfindung chronischer Schmerzen.

Die Formatio reticularis weist viele Projektionen zum Nucleus centromedianus (CM) im intralaminären Thalamus auf und erhält konvergierende Eingänge von spinoretikulären und spinothalamischen Neuronen. Retikuläre Eingänge zum Thalamus und zum limbischen System sind bedeutsam für die affektiven Komponenten chronischer Schmerzen.

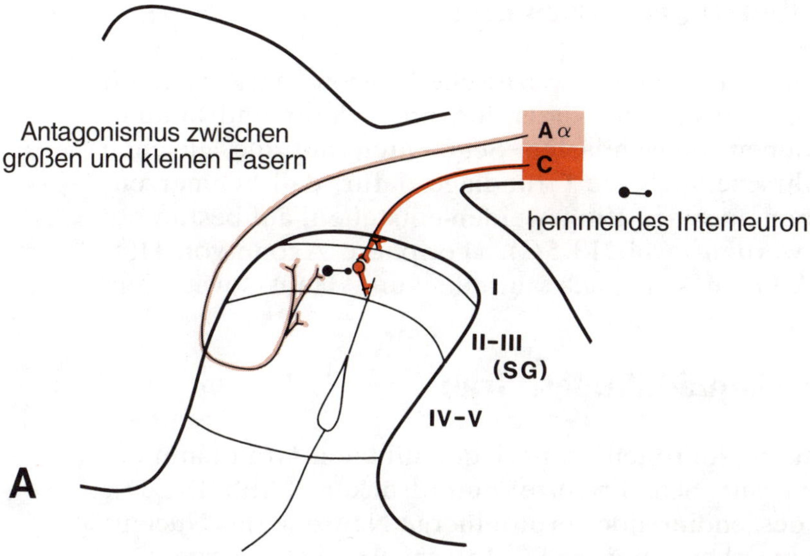

A

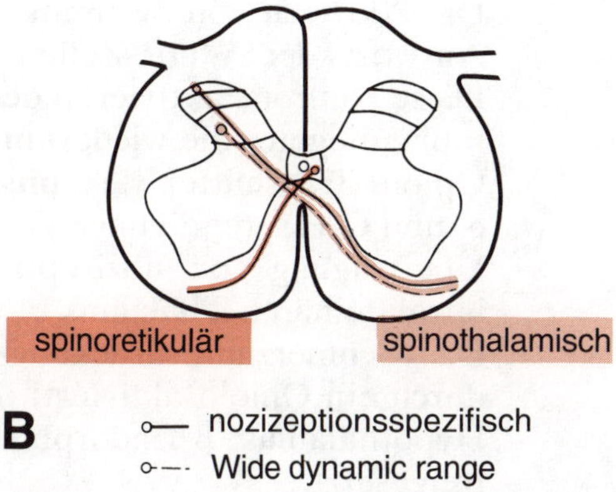

B

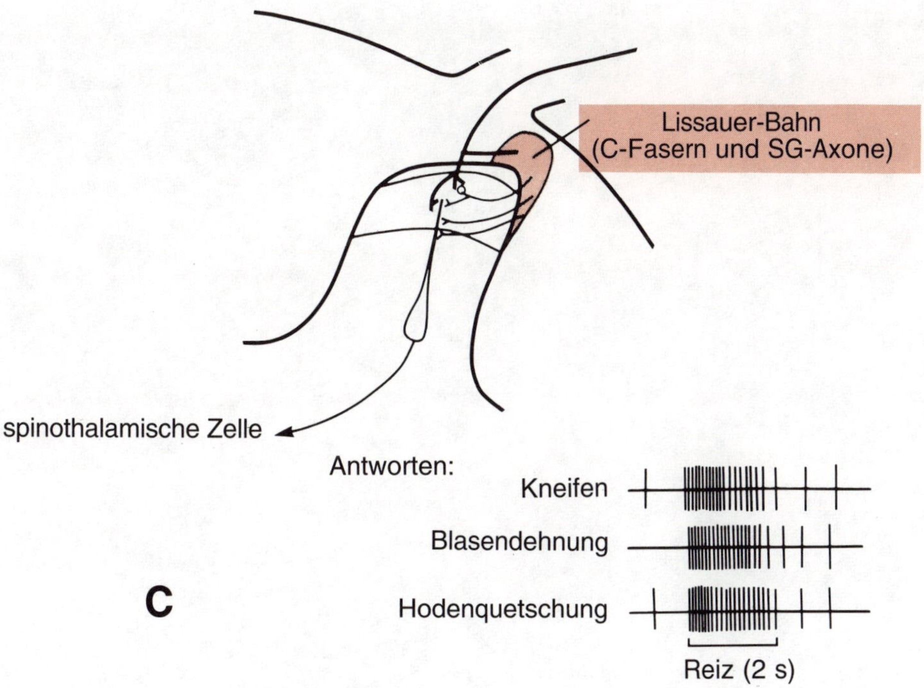

C

Abb. 13.5 A Gate-control-Hypothese.

Abb. 13.5 B Projektionszelle.

Abb. 13.5 C Konvergenz von Schmerzafferenzen.

Übertragener Schmerz

Viele WDR-Zellen und einige nozizeptionsspezifische Neurone antworten auf viszerale Schmerzreize. Die Konvergenz viszeraler, muskulärer und kutaner Afferenzen von verschiedenen benachbarten Segmenten auf die gleichen Projektionsneurone ist wahrscheinlich die Grundlage dafür, daß Schmerzen, die in tiefgelegenen Geweben oder den Eingeweiden entstehen, auf bestimmte Hautregionen übertragen werden (Abb. 13.5C). (Periphere Axone von Hinterwurzel-Ganglienzellen können sich auch aufteilen und Haut sowie tiefe Strukturen innervieren.)

Periaquäduktales Grau

Die Aktivität von bestimmten Neuronen im periaquäduktalen Grau kann die Antwort der WDR-Zellen auf Schmerzreize unterdrücken (Abb. 13.5D). Diese Neurone aktivieren deszendierende serotoninerge Neurone des Nucleus raphe magnus, die wiederum enkephalinerge SG-Interneurone aktivieren. Der Opioid-Transmitter **Enkephalin** hemmt präsynaptisch die Endigungen von A-δ- und C-Faserendigungen in der SG. Das periaquäduktale Grau kann auch die Übertragung von nozizeptiven Signalen von der Formatio reticularis zum intralaminären Thalamus blockieren.

Das Schmerzunterdrückungssystem des periaquäduktalen Graus wird auch durch ein Opioid aktiviert: durch β-endorphinhaltige Fasern aus dem basalen Hypothalamus. β-Endorphin wird von der Hypophyse auch als Streßhormon freigesetzt.

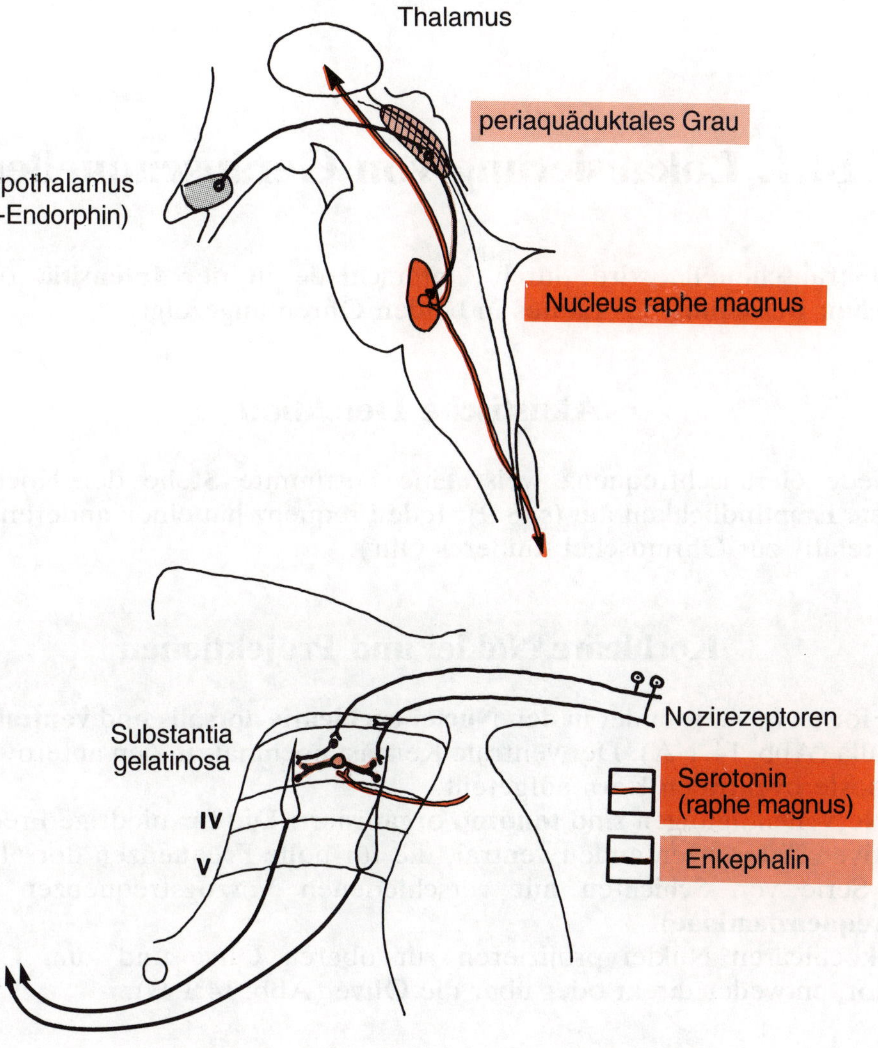

Abb. 13.5D Kontrolle der Schmerzübertragung.

14

Hören und Gleichgewicht

14.1. Lokalisierung von Geräuschquellen

Die Geräuschquelle wird durch Unterschiede in der **Intensität** oder der **zeitlichen Beziehung** des Lautes in beiden Ohren angezeigt.

Akustische Detektion

Für jede Geräuschfrequenz weist eine bestimmte Stelle der Kochlea die höchste Empfindlichkeit auf (s. 8.9). Jede Frequenz hat einen anderen »besten Ort« relativ zur Ohrmuschel (äußeres Ohr).

Kochleäre Nuklei und Projektionen

Der Hörnerv (VIII) endet in den **Nuclei cochlearis dorsalis** und **ventralis** in der Medulla (Abb. 14.1 A). Der ventrale Kern ist nochmals in den anteroventralen und posteroventralen Kern aufgeteilt.
Die Nervenendigungen sind **tonotop** organisiert: Die für niedrige Frequenzen sensitiven Afferenzen enden ventral, die für hohe Frequenzen dorsal, so daß eine Serie von Schichten mit verschiedenen Vorzugsfrequenzen entsteht (**Isofrequenzlaminae**).
Die kochleären Nuklei projizieren zur oberen Olive und zum Colliculus inferior, entweder direkt oder über die Olive (Abb. 14.1 B).

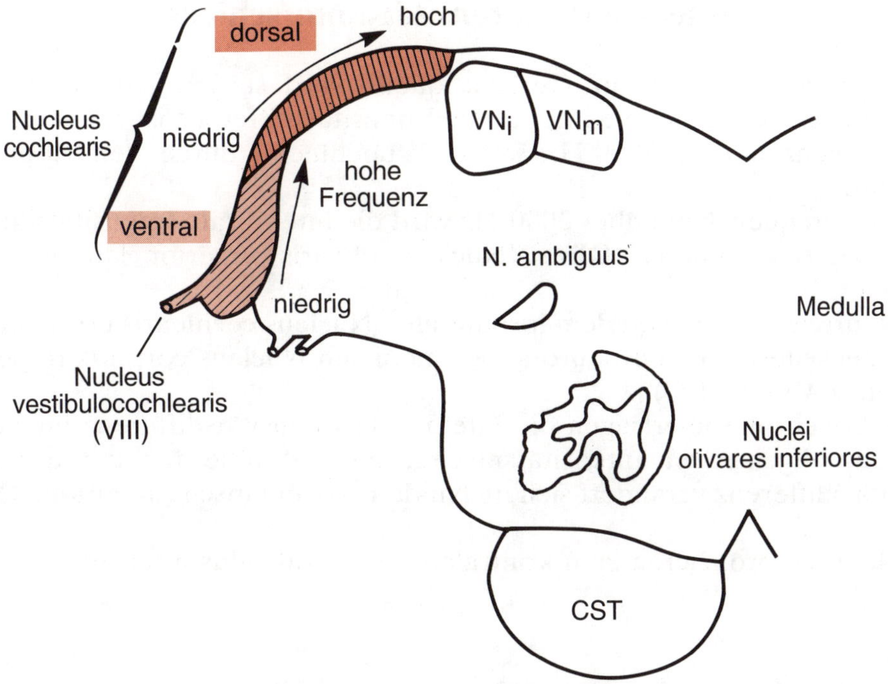

Abb. 14.1 A Nuclei cochleares.

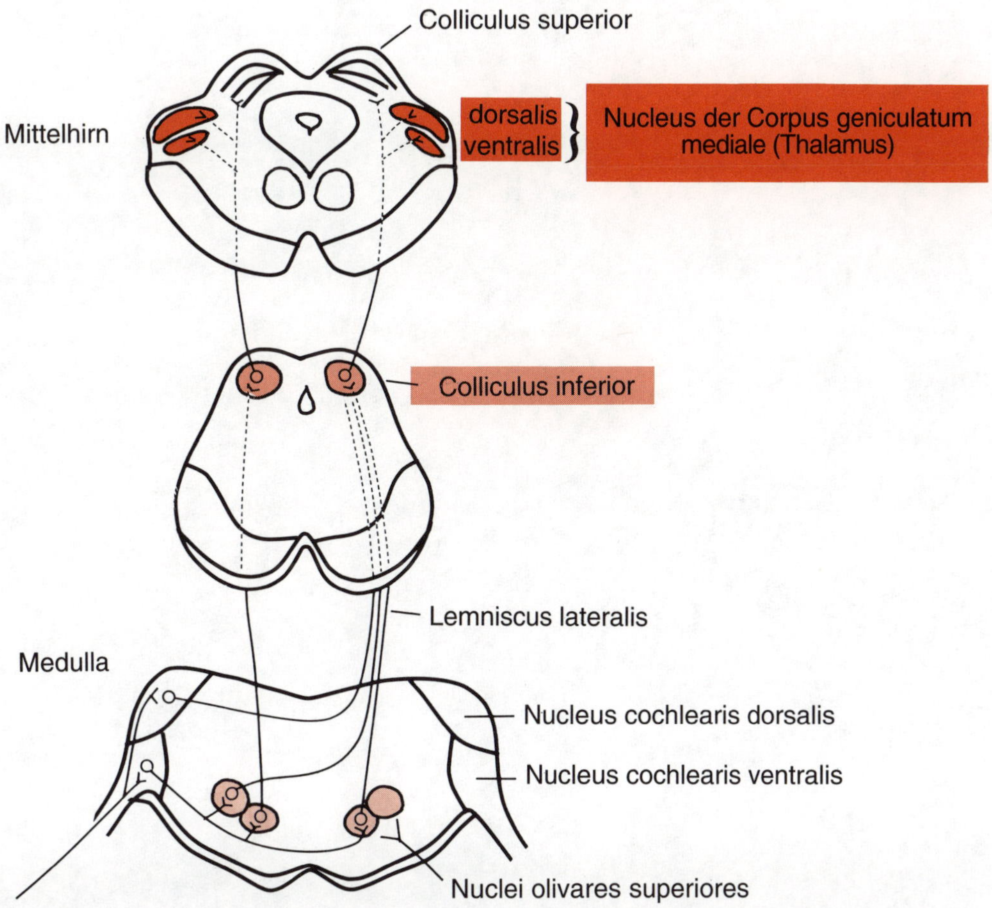

Abb. 14.1 B Auditorische Hirnstammbahnen (nach: Cohen DH, Sherman SM. The nervous system. In: Berne RM, Levy MN, eds. Physiology. 2nd ed. St. Louis: Mosby 1988; 173).

Interaurale Intensitätsunterschiede

Die Kochlea ipsilateral zur Geräuschquelle wird stärker stimuliert als die kontralaterale Kochlea. Die interaurale Intensitätsdifferenz ist frequenzabhängig. Frequenzen *über* 2000 Hz werden zunehmend durch den Kopf abgeschwächt.

Für jedes Frequenzband über 2000 Hz wird die interaurale Intensitätsdifferenz in der **lateralen oberen Olive** (Nucleus olivaris superior lateralis, OSL) berechnet.

OSL-Neurone werden von dem ipsilateralen Nucleus cochlearis erregt und von der Gegenseite über Interneurone des medialen Nucleus corporis trapezoidei gehemmt (Abb. 14.1 C).

Die OSL-Neurone übertragen die interaurale Intensitätsdifferenz unabhängig von dem allgemeinen Intensitätsniveau: die Schwelle für die interaurale Intensitätsdifferenz verändert sich im Nukleus systematisch (**amplitope Organisation**).

OSL-Neurone projizieren zum kontralateralen Colliculus inferior.

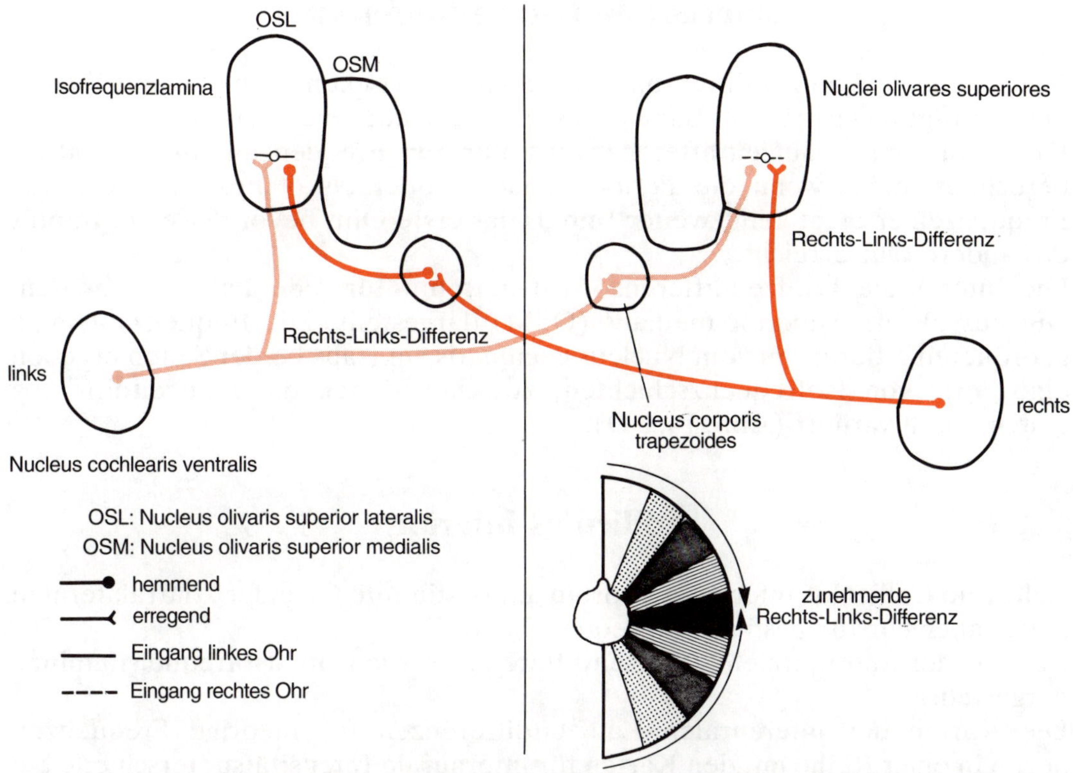

Abb. 14.1C Interaurale Intensitätsunterschiede.

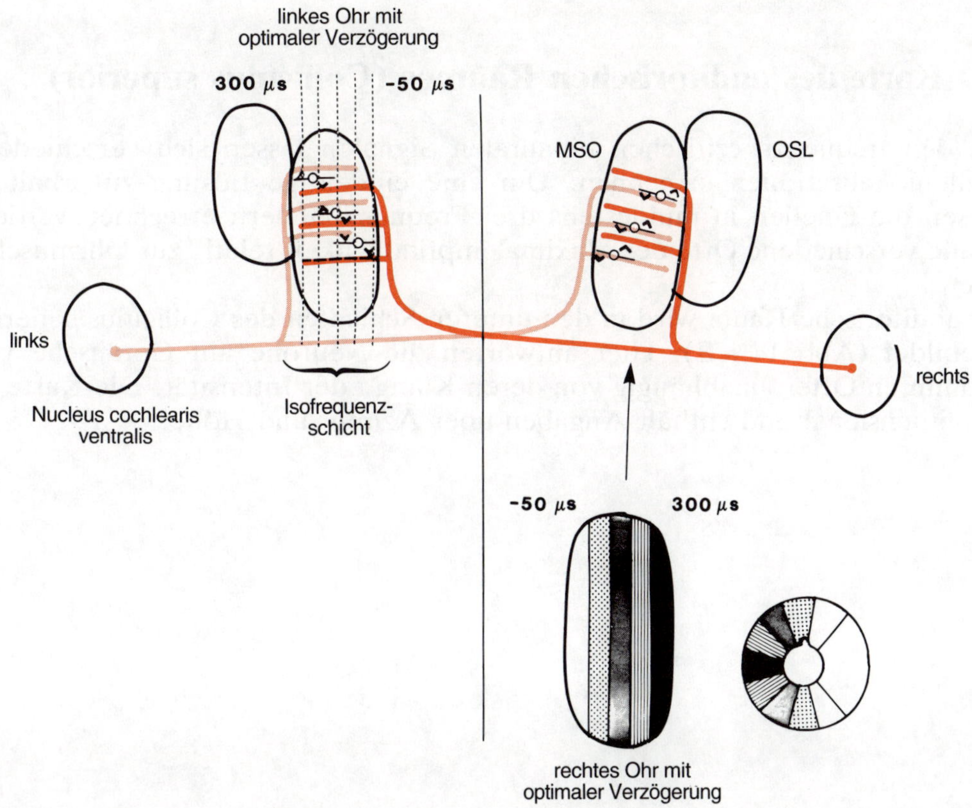

Abb. 14.1D Berechnung der interauralen Verzögerung.

Interaurale Laufzeitdifferenz

Die maximale Laufzeitdifferenz eines Signals zwischen rechtem und linkem Ohr beträgt 600 μs für ein Signal, das sich ganz auf einer Seite befindet.
Die interaurale Laufzeitdifferenz wird nur für Frequenzen *unter* 2000 Hz berechnet, d. h., wenn die Periodendauer größer als 600 μs ist. Für diese Frequenzen erreicht kein zweiter Impuls das erste Ohr, bevor der erste Impuls das andere Ohr erreicht.
Die interaurale Laufzeitdifferenz wird getrennt für jede Frequenz in dem Nucleus olivaris superior medialis (OSM) dargestellt. Die frequenzabhängig geordneten Afferenzen vom Nucleus cochlearis ventralis beider Seiten ergeben eine Serie von Isofrequenzschichten, zwischen denen die Laufzeitdifferenz systematisch variiert (Abb. 14.1 D).

Colliculus inferior

Zellen im Colliculus inferior antworten auf bestimmte Orte der kontralateralen Seite, aber nur für bestimmte Frequenzbänder.
Karten der interauralen Laufzeitdifferenz werden in Isofrequenzlaminae dargestellt.
Die Karten der interauralen Laufzeitdifferenzen für niedrige Frequenzen liegen in einer Reihe mit den Karten für interaurale Intensitätsunterschiede bei hohen Frequenzen.
Der Colliculus inferior projiziert zu den tiefen Anteilen des Colliculus superior und zum thalamischen Corpus geniculatum mediale (s. Abb. 14.1 B).

Karte des auditorischen Raumes (Colliculus superior)

Aus den frequenzspezifischen binauralen Signalen lassen sich verschiedene Quellenlokalisationen errechnen. Um eine eindeutige Lösung zu erhalten, müssen die Quellen in mindestens drei Frequenzbändern errechnet werden, die alle verschiedene Orte der Maximalempfindlichkeit relativ zur Ohrmuschel haben.
Der auditorische Raum wird in den unteren Schichten des Colliculus superior abgebildet (Abb. 14.1 E). Hier antworten die Neurone auf Geräusche von bestimmten Orten unabhängig von deren Klang oder Intensität. Die Karte ist zweidimensional und enthält Angaben über Azimut und Höhe.

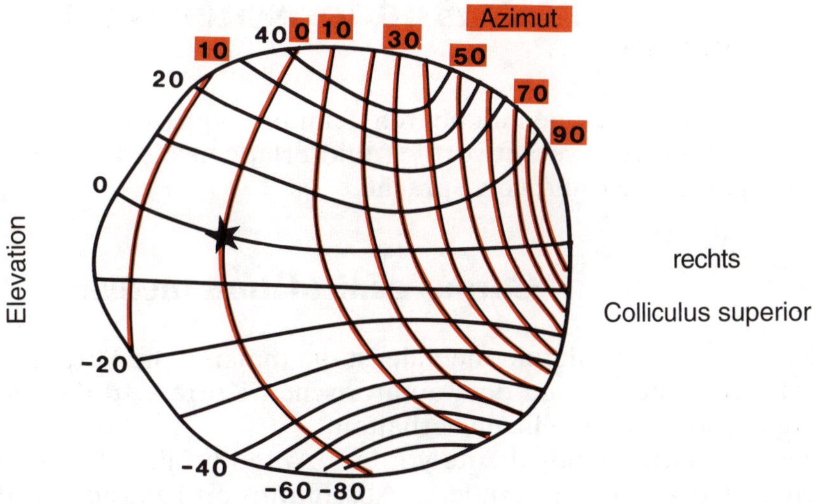

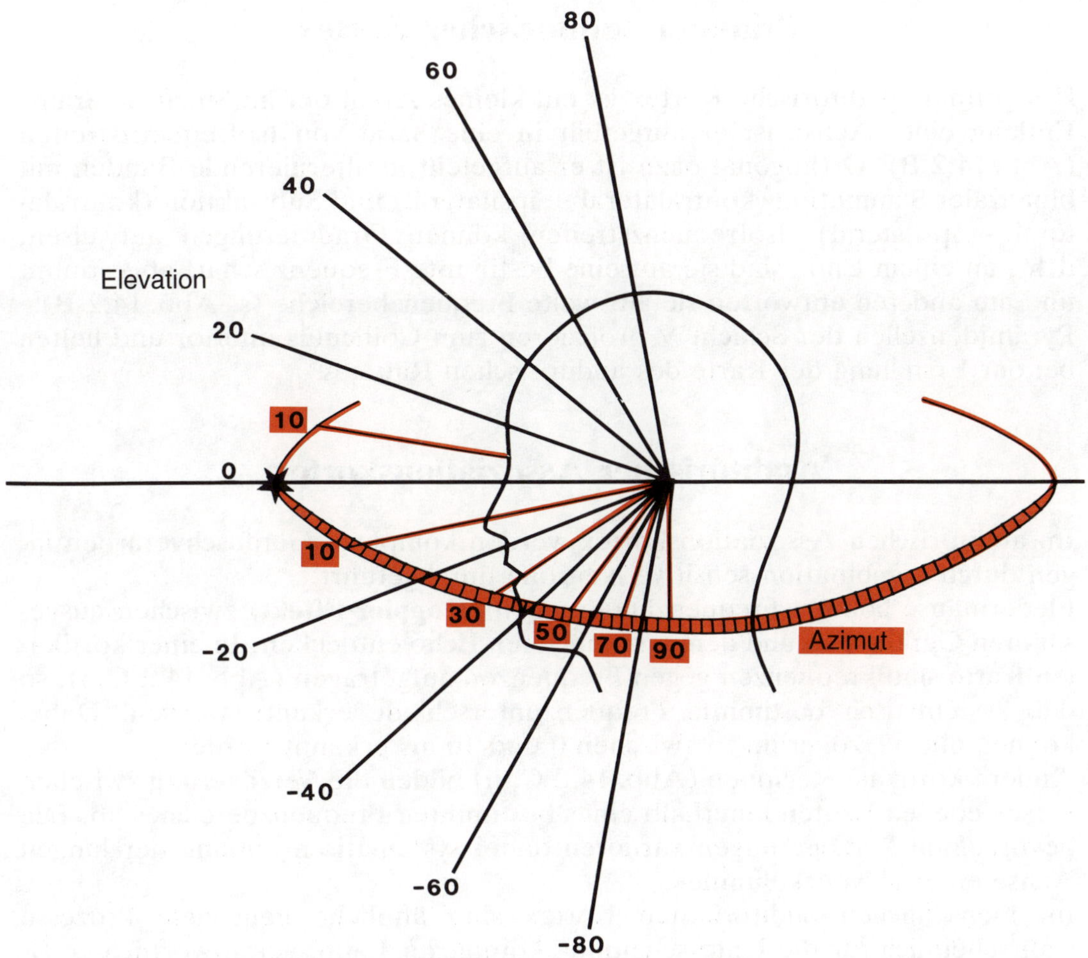

Abb. 14.1E Karte des auditorischen Raumes (nach: Knudsen EI, du Lac S, Esterly SD, Computational maps of the brain. Ann Rev Neurosci 1987; 10: 54).

14.2. Auditorischer Kortex

Auditorische Regionen im oberen Temporallappen sind für die Erkennung von Geräuschmustern verantwortlich und erlauben die Interpretation von Umgebungsgeräuschen und von Sprache.

Corpus geniculatum mediale

Das Corpus geniculatum mediale ist die thalamische Verbindung zwischen dem Colliculus inferior und dem auditorischen Kortex. In ihm bleibt die tonotope Organisation des Colliculus erhalten.
Der in Schichten aufgebaute vordere Anteil projiziert zum primären auditorischen Kortex (A1). Andere Abschnitte projizieren zu den umgebenden auditorischen Assoziationsarealen (Abb. 14.2 A).

Primärer auditorischer Kortex

Der primäre auditorische Kortex ist ein kleines Areal tief im Sulcus lateralis. Entlang einer Achse ist er aufgeteilt in eine Serie von Isofrequenzstreifen (Abb. 14.2 B). Orthogonal dazu ist er aufgeteilt in alternierende Banden mit binauraler Summation (kontralateral + ipsilateral) und Subtraktion (kontralateral – ipsilateral). Isofrequenzstreifen können Graduierungen aufweisen, d. h., an einem Ende sind sie auf eine bestimmte Frequenz scharf abgestimmt und am anderen antworten sie auf weite Frequenzbereiche (s. Abb. 14.2 B).
Pyramidenzellen der Schicht V projizieren zum Colliculus inferior und helfen bei der Erstellung der Karte des auditorischen Raumes.

Auditorischer Assoziationskortex

Im auditorischen Assoziationskortex werden komplexe Geräuschverarbeitungen durch kombinationssensitive Neurone durchgeführt.
Fledermäuse können Frequenzänderungen (**Doppler-Effekt**) zwischen ausgesandten Geräuschen und dem empfangenen Echo entdecken: In einer kortikalen Karte sind Frequenzen gegen Frequenzen aufgetragen (Abb. 14.2 C, i), so daß systematisch bestimmte Frequenzunterschiede erkannt werden. Dabei können alle Verzögerungen zwischen 0 und 10 ms erkannt werden.
Andere kortikale Regionen (Abb. 14.2 C, ii) bilden die **Verzögerung** zwischen verschiedenen Lauten innerhalb eines bestimmten Frequenzbereiches ab. Die bevorzugten Verzögerungen variieren dabei systematisch entlang der langen Achse einer »Hyperkolumne«.
Im menschlichen auditorischen Kortex sind ähnliche neuronale Prozesse wahrscheinlich für die Unterscheidung komplexer Laute verantwortlich, z. B. für die Unterscheidung einer speziellen Stimme in einer Menge (**Cocktailparty-Effekt**). Für die Erkennung von Phonemen werden sowohl die Intervalle zwischen den verschiedenen Lautelementen wie auch die Frequenzkombinationen analysiert.

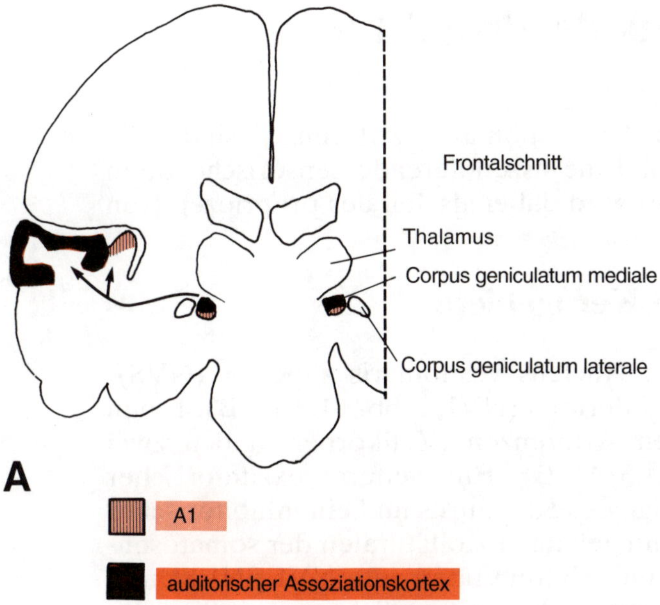

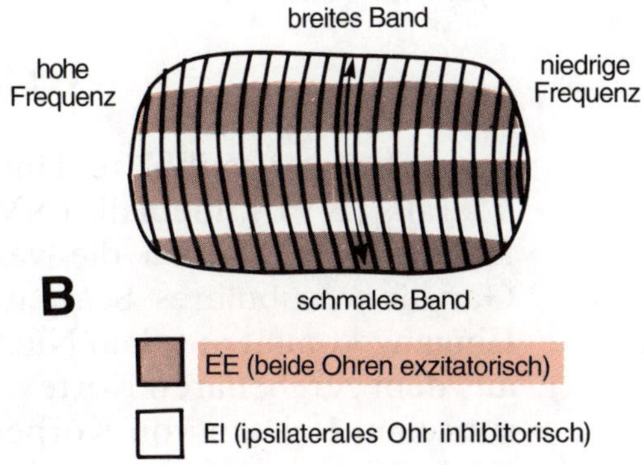

Abb. 14.2 A Thalamokortikale Projektion.

Abb. 14.2 B Auditorischer Kortex.

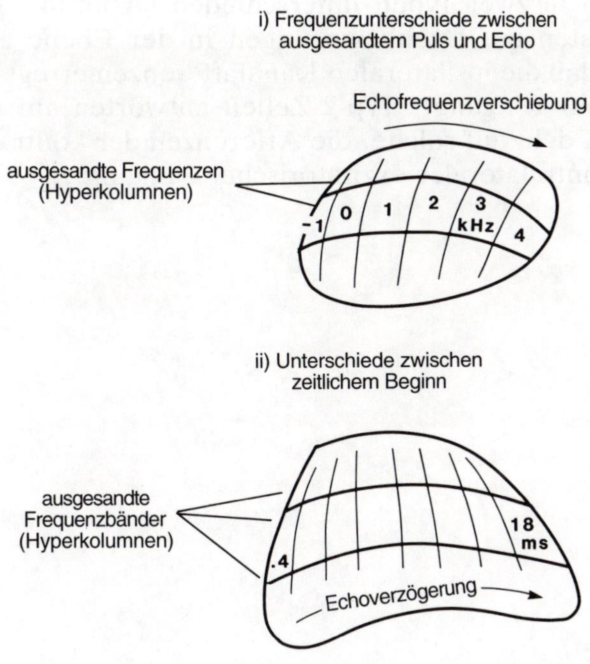

Abb. 14.2 C Auditorischer Assoziationskortex der Fledermaus.

14.3. Der Vestibulärkomplex und seine kortikale Projektion

Die meisten zentralen Verbindungen der vestibulären Afferenzen sind Teile von Reflexkreisen (s. 17.3 und 17.4). Eine aszendierende sensorische Bahn zum Thalamus und zum Cortex cerebri wird dabei als Teil des propriozeptiven Systems behandelt.

Vestibuläre Kerngebiete

Es gibt vier vestibuläre Hauptkerne: Nucleus vestibularis superior (NVS), lateralis (NVL), medialis (NVM) und inferioris (NVI; Abb. 14.3 A, B). Einen Haupteingang bilden die vestibulären Afferenzen (Zellkörper in den zwei Ganglia vestibulares Scarpa; Abb. 14.3 A, B). Ein weiterer exzitatorischer Eingang kommt aus dem Nucleus fastigii des Kleinhirns und ein inhibitorischer aus dem zerebellären Kortex. Weiterhin gelangen Kollateralen der somatosensorischen Bahnen von Körperstamm und Extremitäten zum NVL, NVM und NVI. Visuelle Bewegungssignale treffen auch ein, möglicherweise über das akzessorische optische System.
Die Afferenzen des Bogenganges enden in NVS, NVM und NVL (s. Abb. 14.3 B) und die Afferenzen des Otholithenorgans in NVL, NVM und NVI (das Utrikulum projiziert hauptsächlich zum NVL, das Sakkulum zum NVI). Sekundäre vestibuläre Neurone, die auf Signale der Bogengänge reagieren, werden in zwei Typen unterschieden (Abb. 14.3 C). Typ-1-Zellen antworten am besten auf Drehbewegungen in der Ebene eines bestimmten Bogenganges, so daß die ipsilateralen Kanalafferenzen erregt werden (ipsilateraler exzitatorischer Eingang). Typ-2-Zellen antworten auf entgegengesetzte Drehbewegungen, d. h. auf solche, die Afferenzen der kontralateralen Bogengänge erregen (kontralateraler exzitatorischer Eingang).

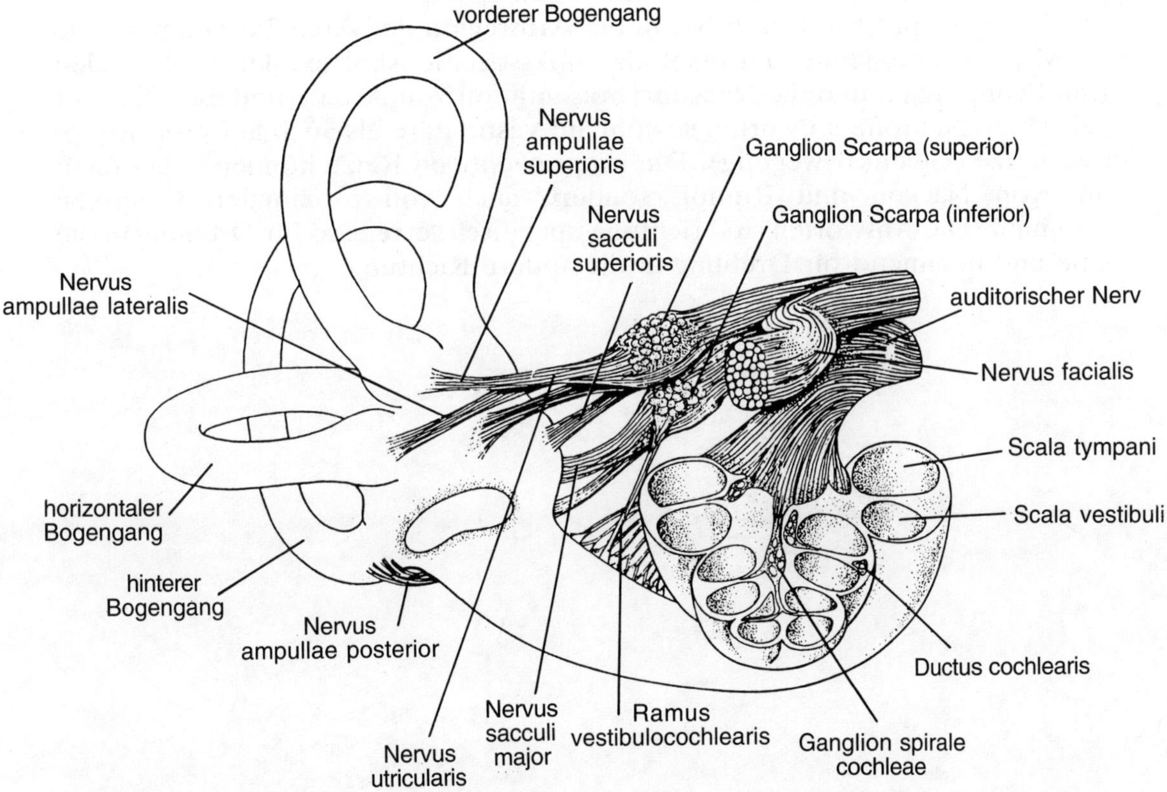

Abb. 14.3A Peripherer Vestibularapparat (nach: Cohen DH, Sherman SM. The nervous system. In: Berne RM, Levy MN, eds. Physiology. 2nd ed. St. Louis: Mosby 1988; 181. Mit freundlicher Genehmigung des Verlags).

Kortikale Projektion

Die vestibulären Kerne projizieren zu den tiefen Schichten des Colliculus superior, zusammen mit propriozeptiven Nackenafferenzen. Der Colliculus erhält alle Informationen über die Position und die Bewegung des Kopfes. Eine kleine aszendierende Projektion (hauptsächlich vom NVL) setzt sich zum kontralateralen Thalamus fort, wo sie in zwei Zonen endet (Abb. 14.3 D):

1. im unteren Teil der propriozeptiven Kapsel im Nucleus ventralis posterior (VP) und
2. im medialen (magnozellulären) Kerngebiet des Corpus geniculatum mediale (CGM_m), das Teil des posterioren Thalamus ist. In beiden Kerngebieten führen Stimulationen zu vestibulären Sensationen.

Die VP-Zone projiziert nach S1, in die Armregion der Area 3a. Die parallele CGM_m-Zone projiziert zum vestibulären Assoziationskortex, der den lateralen Rand von Area 5 und die Nackenrepräsentation von Area 2 umfaßt. Die dort gelegenen Neurone antworten sowohl auf vestibuläre als auch auf propriozeptive Reize (Gelenkbewegung). Die propriozeptiven Reize können dabei nicht nur von Nacken und Rumpf, sondern auch von proximalen Gelenken stammen. Die Antworten sind richtungsspezifisch: erregend für Drehung in die eine und hemmend für Drehung in die andere Richtung.

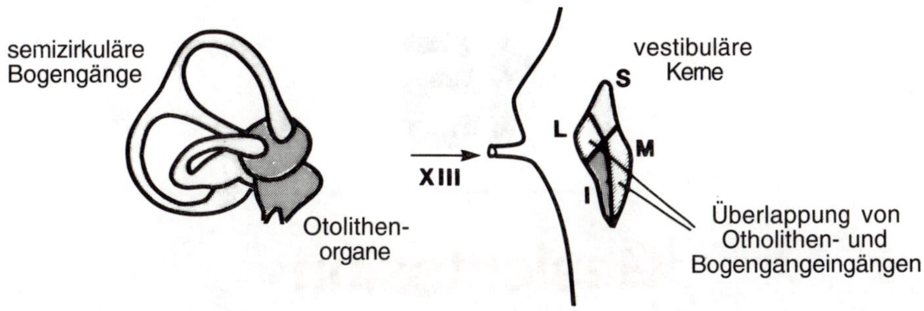

Abb. 14.3B Vestibuläre Kerne (nach: Nieuwenhuys R, Voogd J, van Huijen C. The human central nervous system. Heidelberg: Springer 1981; 137).

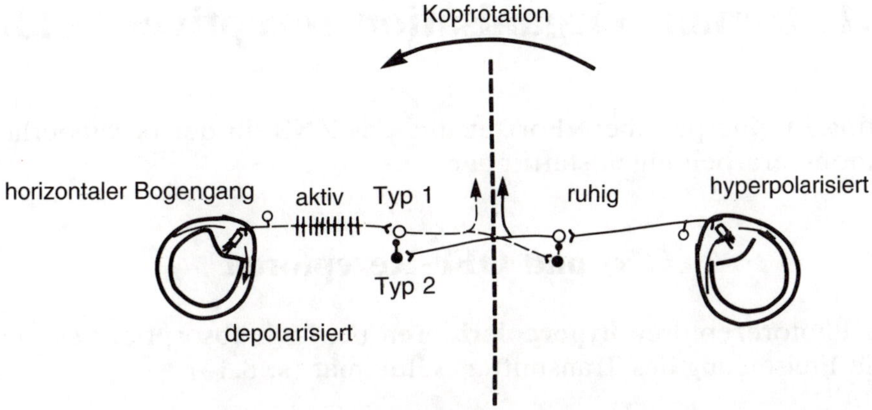

Abb. 14.3C Bilaterale Interaktionen.

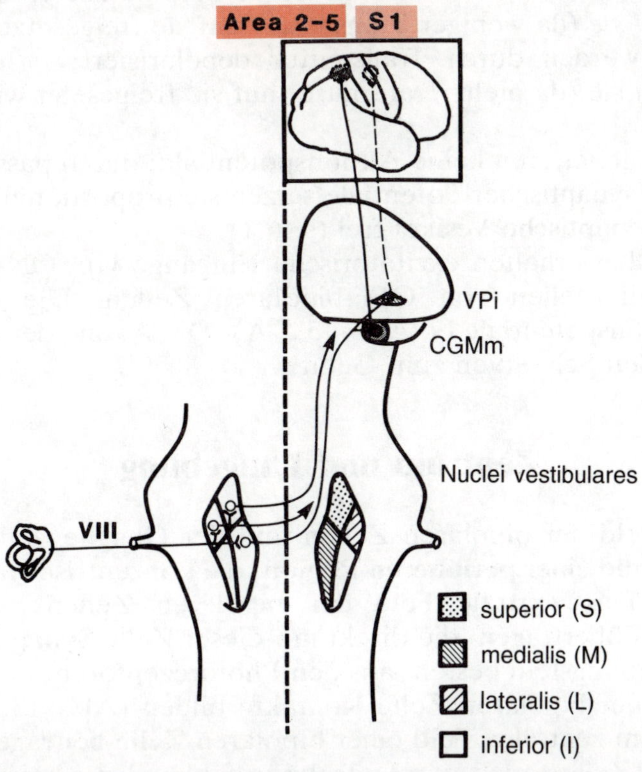

Abb. 14.3D Vestibuläre sensorische Bahnen (nach: Nieuwenhuys R, Voogd J, van Huijen C. The human central nervous system. Heidelberg: Springer 1981; 137).

15

Gesichtssinn

15.1. Retina: Organisation rezeptiver Felder

Die Retina ist eine periphere Fortsetzung des ZNS, in der bereits erhebliche Informationsverarbeitungen stattfinden.

ON- und OFF-Rezeptoren

Retinale Photorezeptoren **hyperpolarisieren** bei Lichtabsorption; sie beenden damit die Freisetzung des Transmitters Glutamat (s. 8.14).

Es gibt zwei Typen postsynaptischer **bipolarer Zellen** (Abb. 15.1 A):

1. ON-Zellen werden durch Transmitter hyperpolarisiert; *bei Lichteinfall depolarisieren sie* (da weniger Transmitter auf sie freigesetzt wird).
2. OFF-Zellen werden durch Transmitter depolarisiert; *in der Dunkelheit depolarisieren* sie (da mehr Transmitter auf sie freigesetzt wird).

Bipolare Zellen generieren keine Aktionspotentiale: durch passive Fortleitung summierter postsynaptischer Potentiale setzen sie proportional zur Membrandepolarisation synaptische Vesikel frei (s. 6.1).
ON-Ganglienzellen erhalten exzitatorische Eingänge von ON-bipolaren Zellen, OFF-Ganglienzellen von OFF-bipolaren Zellen. Die Ganglienzellen generieren Aktionspotentiale (s. Abb. 13.1 A). Die Axone der Ganglienzellen gelangen über den Sehnerven zum Gehirn.

Zentrum und Umgebung

Das rezeptive Feld der bipolaren Zellen und der Ganglienzellen besteht aus einer **zentralen** und einer **peripheren** Region, die konzentrisch angeordnet sind (Abb. 15.1 B). Das zentrale Feld der bipolaren Zellen wird durch die Photorezeptoren übertragen, die direkt mit dieser Zelle Synapsen bilden. Das periphere Umgebungsfeld besteht aus den Photorezeptoren, die über horizontale Zellen mit der bipolaren Zelle Kontakte bilden (Abb. 13.1 B). Photorezeptoren, die zum zentralen Feld einer bipolaren Zelle beitragen, tragen über die horizontalen Zellen auch zum Umgebungsfeld anderer horizontaler Zellen bei.

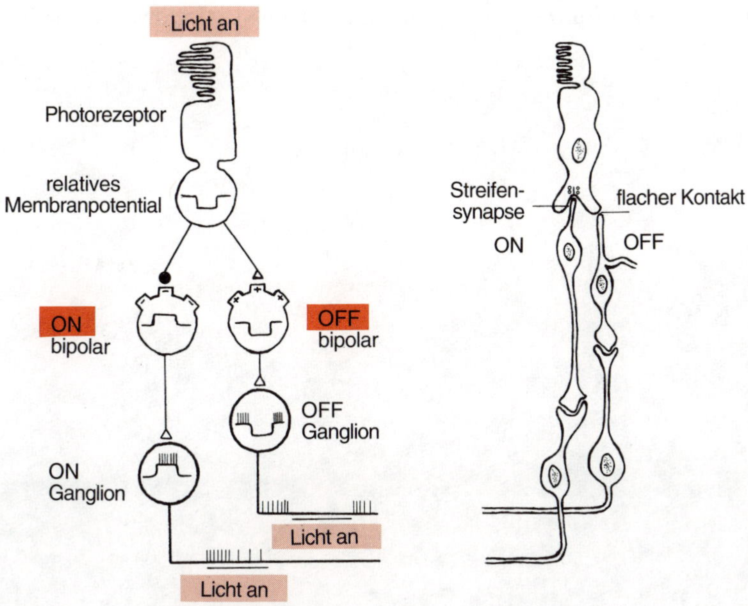

Abb. 15.1 A ON- und OFF-Kanäle (nach: Kandel ER, Schwartz JH. Principles of neural science. New York: Elsevier 1985; 350).

Laterale Hemmung (horizontale Zellen)

Horizontale Zellen sind hemmende Interneurone, die keine Aktionspotentiale entladen. Sie bilden komplexe synaptische Verbindungen mit benachbarten Photorezeptoren und bipolaren Zellen. Bei Stimulation von Photorezeptoren durch Licht werden die horizontalen Zellen hyperpolarisiert. Wenn sie depolarisieren (und Transmitter freisetzen), *hemmen* sie die Photorezeptoren (Abb. 15.1 C).

Wenn das zentrale Feld einer bipolaren Zelle oder einer Ganglienzelle auf ON ist, ist das Umgebungsfeld OFF und umgekehrt. Die gleichzeitige Reizung beider Felder durch Licht ergibt keine Nettoantwort, da die antagonistischen erregenden und hemmenden Eingänge sich gegenseitig neutralisieren. Aufgrund des Antagonismus von Zentrum und Umgebung registrieren die Ganglienzellen *Unterschiede* in der Beleuchtungsstärke zwischen Zentrum und Umgebung.

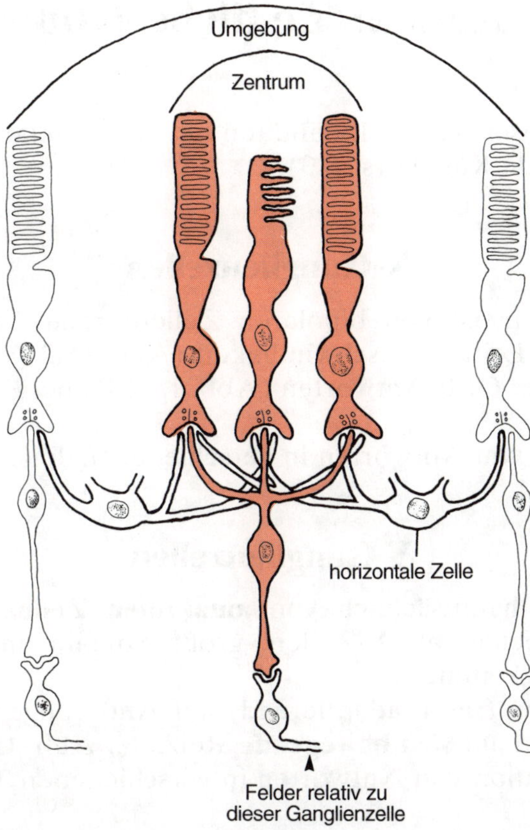

Abb. 15.1 B Rezeptive Felder mit Zentrum und Umgebung.

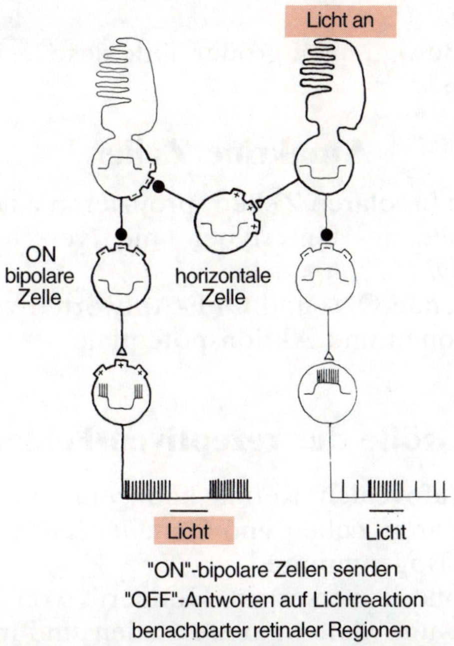

Abb. 15.1 C Laterale Inhibition (nach: Kandel ER, Schwartz JH. Principles of neural science. New York: Elsevier 1985; 354).

15.2. Retina: Zeitliche Kodierung

Wie die anderen sensorischen Modalitäten hat das visuelle System schnell und langsam adaptierende Kanäle (s. 8.3).

X-Ganglienzellen

Erhalten Eingänge meist von bipolaren Zellen; relativ kleine Somata mit langsamer axonaler Leitungsgeschwindigkeit (Abb. 15.2 A).
Anhaltende ON- oder OFF-Antworten (Abb. 15.2 B) bei Lichtreizen (langsam adaptierend).
Lineare Summation von Antworten in verschiedenen Teilen von Zentrum und Umgebung.

Y-Ganglienzellen

Erhalten Eingänge hauptsächlich von **amakrinen Zellen** (s. Abb. 15.2 A); größere rezeptive Felder als X-Zellen, große Somata und schnelle axonale Leitungsgeschwindigkeiten.
Transiente Antworten (rasch adaptierend) auf Änderungen der Beleuchtung: antworten am besten auf **sich bewegende** Reize (s. Abb. 15.2 B).
Nichtlineare Summation von Antworten in verschiedenen Teilen von Zentrum und Umgebung.

W-Ganglienzellen

Kleinste Zellkörper, geringste Leitungsgeschwindigkeit; funktionell heterogen.
Antagonismus von Zentrum und Umgebung fehlt vielfach; wirken als Detektoren von Lichtintensität.
Einige antworten auf Bewegungen großer Teile des Gesichtsfeldes; sie können richtungsspezifisch sein.

Amakrine Zellen

Erhalten Eingänge von bipolaren Zellen, projizieren zu den Ganglienzellen (s. Abb. 15.2 A); verschiedene Untertypen mit verschiedenen Transmittern (GABA, Dopamin, usw.).
Transformieren anhaltende ON- und OFF-Antworten von bipolaren Zellen in *transiente* Depolarisationen und Aktionspotentiale.

Größe der rezeptiven Felder

In der Fovea und parafovealen Retina kann ein 1:1:1-Verhältnis zwischen Photorezeptoren, bipolaren Zellen und Ganglienzellen bestehen, mit rezeptiven Feldern von einer Bogenminute.
In der retinalen Peripherie versorgen Hunderte von Photorezeptoren eine einzelne bipolare Zelle und viele bipolare Zellen sind mit einer Ganglienzelle verbunden. Einige Ganglienzellen haben gemischte Eingänge aus Stäbchen und Zapfen. Die rezeptiven Felder haben die Größe eines Grades oder mehr.

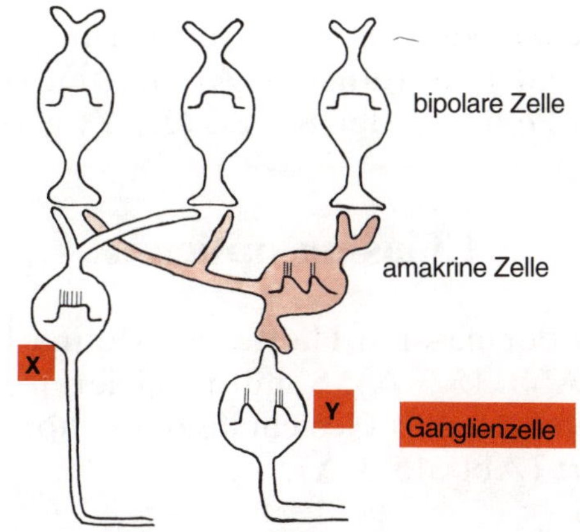

Abb. 15.2 A Ganglienzelleingänge.

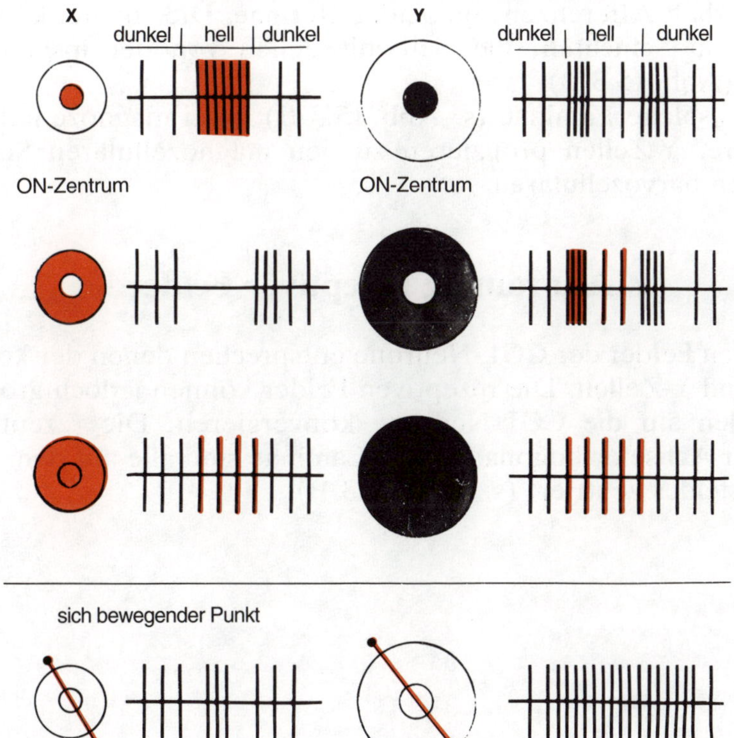

Abb. 15.2 B Antworten von X- und Y-Zellen (nach: Kuffler SW, Nicholls JG, Martin AR. From neuron to brain. Sunderland, MA: Sinauer 1984; 27).

15.3. Corpus geniculatum laterale

Als primärer thalamischer Nukleus für retinale Eingänge werden im Corpus geniculatum laterale (GCL) die retinalen Afferenzen von beiden Augen nach dem Ort im rezeptiven Feld und der Klasse (X, Y) geordnet.

Chiasma opticum

Ganglienzellaxone von der nasalen Hälfte der Retina kreuzen die Mittellinie im Chiasma opticum (Abb. 15.3 A). Somit projizieren Afferenzen von beiden Retinae, die zur rechten Seite des Gesichtsfeldes gehören, zur linken Seite des Gehirns und umgekehrt (Abb. 15.3 A).

Okuläre Schichten

Jedes CGL erhält Afferenzen von beiden Retinae. Die von der kontralateralen Seite enden in Schichten, die sich mit denen von der ipsilateralen Seite abwechseln (Abb. 15.3 B)
Es gibt sechs solche Laminae (s. Abb. 15.3 B): zwei magnozelluläre und vier parvozelluläre. Y-Zellen projizieren zu den magnozellulären Schichten, X-Zellen zu den parvozellulären.

Anordnung rezeptiver Felder

Die rezeptiven Felder der CGL-Neurone entsprechen denen der korrespondierenden X- und Y-Zellen. Die rezeptiven Felder können jedoch größer sein, da Ganglienzellen auf die CGL-Neurone konvergieren. Die rezeptiven Felder entlang einer Achse orthogonal zu den Laminae sind alle auf denselben Punkt des Gesichtsfeldes zentriert (s. Abb. 15.3 B).

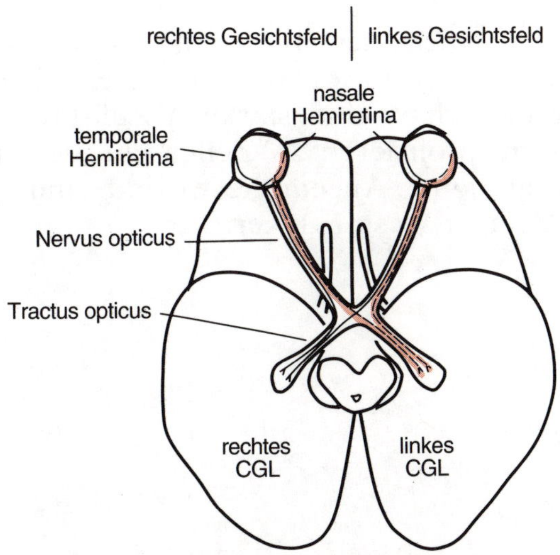

Abb. 15.3 A Nervus und Tractus opticus.

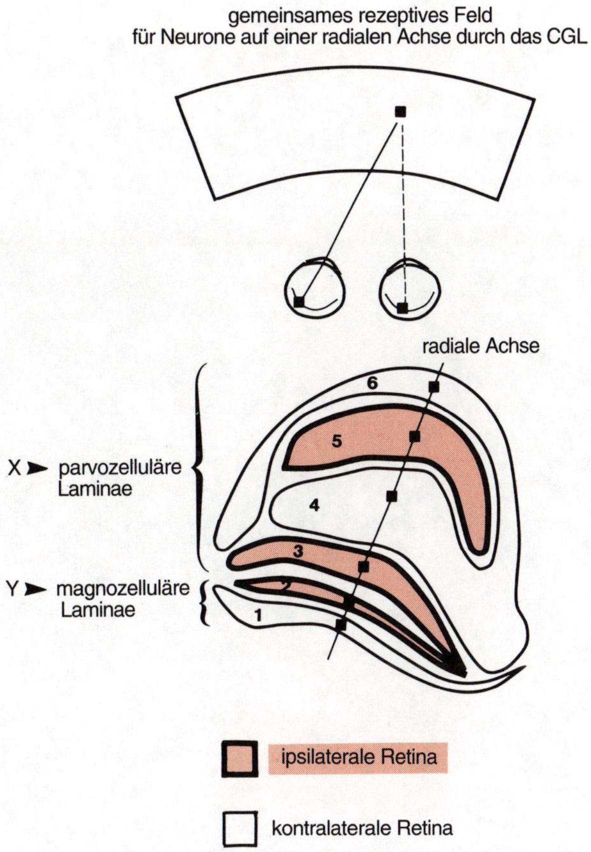

Abb. 15.3 B Corpus geniculatum laterale (nach: Cohen DH, Sherman SM. The nervous system. In: Berne RM, Levy MN, eds. Physiology 2nd ed. St. Louis: Mosby 1988; 115).

Extragenikuläre Ziele (Abb. 15.3 C)

Der Nucleus suprachiasmaticus des Hypothalamus ist ein zirkadianer Rhythmusgenerator, der vom Lichtzyklus über den W-Zell-Eingang gesteuert wird. Der Colliculus superior erhält eine starke Y-Zell-Projektion in die obere Schicht. Im Mittelhirn projizieren W-Zellen zu den prätektalen Nuklei (verantwortlich für autonome Augenreflexe) und zum Nucleus accessorius nervi oculomotorii (Edinger-Westphal-Kern).

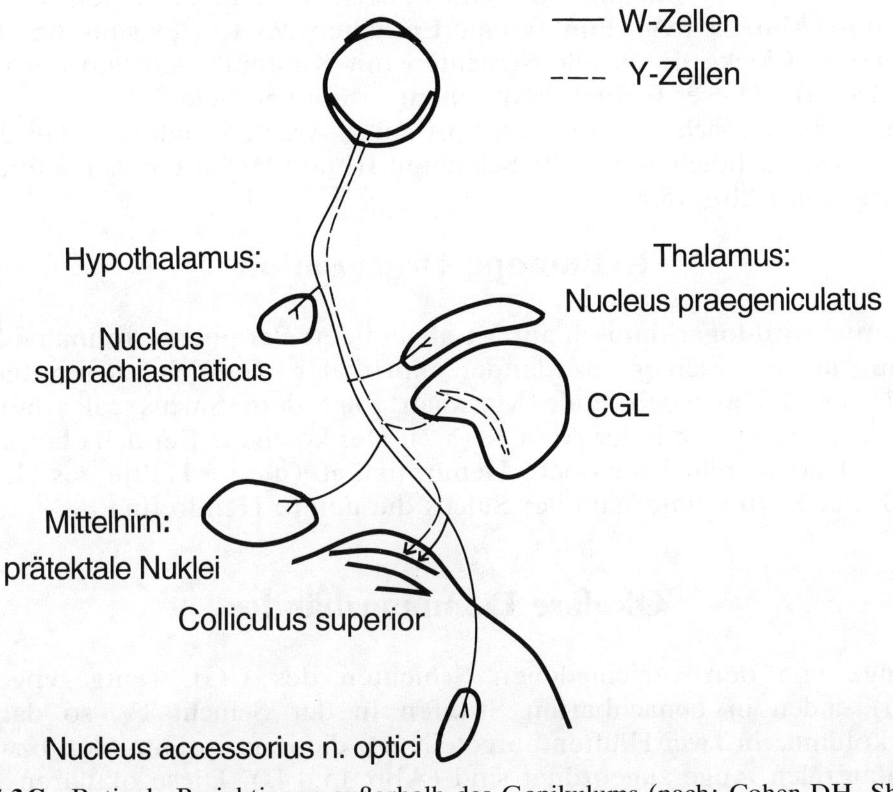

Abb. 15.3C Retinale Projektionen außerhalb des Genikulums (nach: Cohen DH, Sherman SM. The nervous system. In: Berne RM, Levy MN, eds. Physiology 2nd ed. St. Louis: Mosby 1988; 114).

15.4. Primärer visueller Kortex

Die kortikale Area 17 (oder V1) ist der primäre sensorische Kortex für den visuellen Eingang. Sie liegt weitgehend auf der medialen Wand der Hemisphären im Bereich des Okzipitalpols und bedeckt dort beide Seiten des Sulcus calcarinus (Abb. 15.4 A). Funktionale Einheiten des Kortex sind die »Hyperkolumnen«, Blöcke durch alle Schichten mit Kantenlängen von etwa 1 mm (Abb. 15.4 B). Dieses Gebiet dient einem rezeptiven Feld.
V1 unterscheidet sich von anderen kortikalen Arealen dadurch, daß es etwa die zweifache Zelldichte hat. Die Schichten III und IV sind in viele Unterlaminae aufgeteilt (Abb. 15.4 C).

Retinotope Organisation

Die Retina wird logarithmisch auf V1 abgebildet: Peripheren retinalen Zonen ist ein immer kleiner werdender kortikaler Bereich zugeordnet (s. Abb. 15.4 A). Der horizontale Meridian folgt dem Sulcus calcarinus, der vertikale der Grenze mit der Area 18 (V2). Der kortikale Bereich oberhalb des Sulcus calcarinus bildet die obere Hemiretina ab (untere Hälfte des Gesichtsfeldes), der Kortex unterhalb des Sulcus die untere Hemiretina.

Okuläre Dominanzbänder

Eingänge von den verschiedenen Schichten des CGL (entgegengesetzte Augen) enden in benachbarten Streifen in der Schicht IV, so daß jede Hyperkolumne in zwei Hälften aufgeteilt ist, die dem ipsilateralen bzw. dem kontralateralen Auge zugeordnet sind (Abb. 15.4 B). Diese okulären Dominanzbänder erstrecken sich kontinuierlich entlang langer Reihen von Hyperkolumnen. Sternzellen der Schicht IV, die Eingänge vom CGL erhalten, haben konzentrische rezeptive Felder ähnlich denen der Neurone im CGL und der Ganglienzellen.
Magnozelluläre (Y) und parvozelluläre (X) CGL-Endigungen sind strikt auf verschiedene Unterschichten der Lamina IV verteilt (s. Abb. 15.4 C).

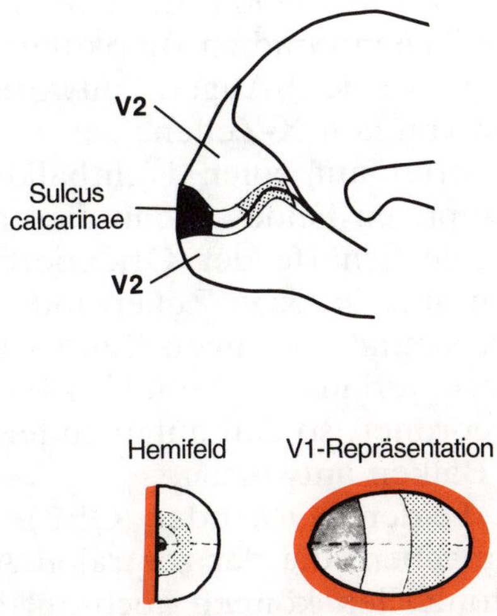

Abb. 15.4 A Retinotrope Organisation von V1.

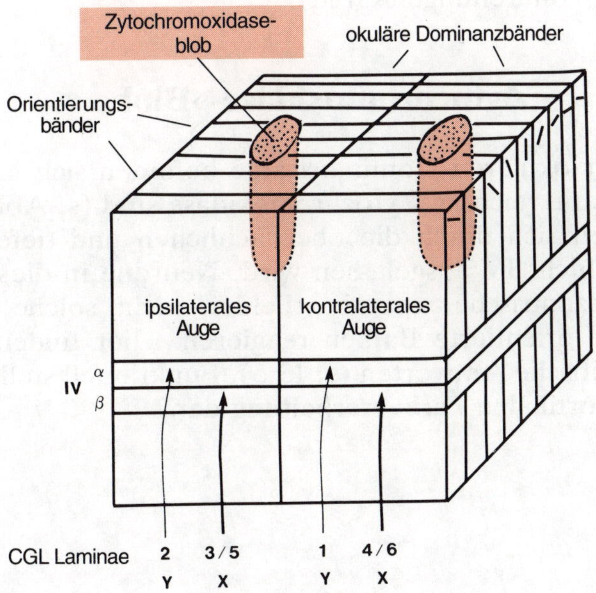

Abb. 15.4 B Hyperkolumne (V1).

Einfache Zellen

Über und unter der Schicht IV liegen »einfache Zellen« (Abb. 15.4 C): Sie integrieren konzentrische rezeptive Felder in linearen Banden (Abb. 15.4 D), wobei sie einen unterschiedlichen Grad an Binokularität aufweisen, so daß sie auf visuelle Eingänge von beiden Augen antworten. Die Eingänge der einfachen Zellen stammen von den X-Zellen.
Eine einfache Zelle antwortet auf einen Lichtbalken (oder einen dunklen Balken) innerhalb des rezeptiven Feldes, wenn dieser eine spezielle *Orientierung* hat (Abb. 15.4 C). Die Schärfe der Orientierungsspezifität hängt von lokalen Hemmechanismen ab. Einfache Zellen mit ähnlicher Orientierungspräferenz befinden sich zusammen in engen Bändern, die orthogonal zu den okulären Dominanzbändern verlaufen (Abb. 15.4 E). Die Orientierungsbänder sind systematisch angeordnet, so daß aufeinanderfolgende Bänder jeweils auf etwas mehr gedrehte Balken antworten.
Exzitatorische rezeptive Felder (ON oder OFF) sind jeweils von zwei inhibitorischen Feldern umgeben, die der zentralen Antwort entgegenwirken (s. Abb. 15.4 D). Einfache Zellen können auch auf bestimmte Gittermuster antworten, die sich mit einer Geschwindigkeit von etwa 2 Grad pro Sekunde orthogonal zu dem Gittermuster bewegen (Gittermuster mit räumlicher Frequenz von 0,5 Umdrehungen/Grad).

Zytochromoxidase-»Blobs«

Im Zentrum jeder okulären Dominanzsäule befinden sich in einer Hyperkolumne Regionen, die reich an Zytochromoxidase sind (s. Abb. 15.4 B). Diese Flecken erstrecken sich durch die oberflächlichen und tiefen Schichten des Kortex, wobei Schicht IV ausgelassen wird. Neurone in diesen Flecken oder *Blobs* haben konzentrische rezeptive Felder, nicht solche, die nur auf in bestimmter Weise orientierte Balken reagieren. Hier finden sich auch viele wellenlängenspezifische Antworten (s. 13.5). Funktionell stellen diese Flecken den Beginn der kortikalen **Farbverarbeitung** dar.

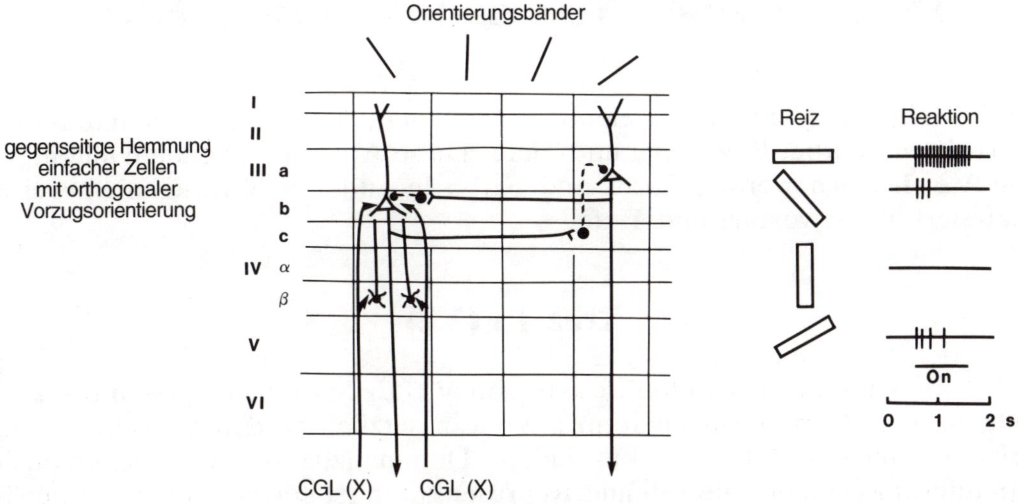

Abb. 15.4C Einfache Zellen (V1).

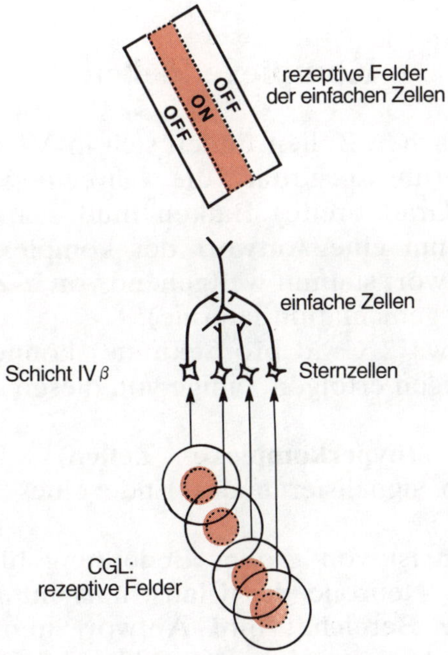

Abb. 15.4D Verschaltung einer einfachen Zelle.

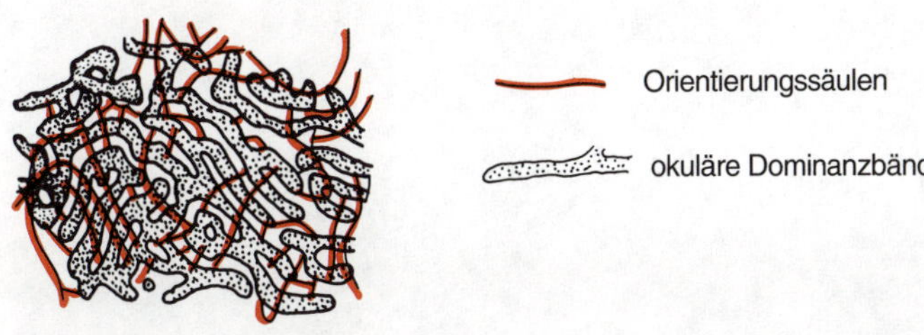

Abb. 15.4E Okuläre Dominanz- und Orientierungsbänder.

15.5. Visueller Assoziationskortex: Form

Die visuelle Analyse wird in vielen verschiedenen, parallelen Bahnen durchgeführt: Form, Farbe, Bewegung und Tiefe. Diese Analysen beginnen alle in V1 und V2. Danach werden Form und Farbe in anderen Hirnregionen weiter analysiert als Bewegung und Tiefe.

Area 18 (V2)

In V2 wiederholen sich viele Aspekte von V1. Er hat einen eigenen direkten Eingang vom Corpus geniculatum laterale zusätzlich zu den Eingängen vom Pulvinar und von V1. Es gibt okuläre Dominanzbänder und orthogonale Orientierungsbänder. Die retinale Repräsentation ist spiegelbildlich zu der in V1. Sie entspricht ihr entlang des vertikalen Meridians und ist entlang des horizontalen Meridians in eine untere und obere Hälfte aufgeteilt.
In Regionen mit hoher Zytochromoxidasekonzentration bilden sich abwechselnd »dicke« und »dünne« Streifen (s. 15.8) und nicht Flecken wie in V1.

Komplexe Zellen

Vermischt mit den einfachen Zellen finden sich in V1 und zunehmend in V2 Neurone mit Orientierungsspezifität, die *bewegungsabhängige* Antworten zeigen. Der (etwa 1 Grad breite) Balken muß sich orthogonal zu seiner Längsachse bewegen, um eine Antwort der komplexen Zellen auszulösen (Abb. 15.5 B). Die Antwort stammt weitgehend von Y-Zell-Signalen (über das magnozelluläre Corpus geniculatum laterale).
Balkenbewegungen (etwa 2 Grad pro Sekunde) können für viele komplexe Zellen in beide Richtungen erfolgen, einige von diesen sind aber *richtungsspezifisch* (s. 13.8).
Begrenzungsantworten (hyperkomplexe Zellen): Begrenzungsantworten hyperkomplexer Zellen signalisieren das Ende eines Liniensegmentes oder eine Ecke (Abb. 15.5 C).
Das visuelle Claustrum ist von großer Bedeutung für die Entstehung der Begrenzungsantworten. Neurone des Claustrums integrieren die kortikalen Antworten über große Bereiche; ihre Antwort nimmt monoton mit der Balkenlänge bis 40 Grad oder mehr zu (s. Abb. 13.5 C). Sie projizieren auch umgekehrt zurück zum Kortex. Über inhibitorische Interneurone hemmen sie die Begrenzungszellen in längenabhängiger Weise.

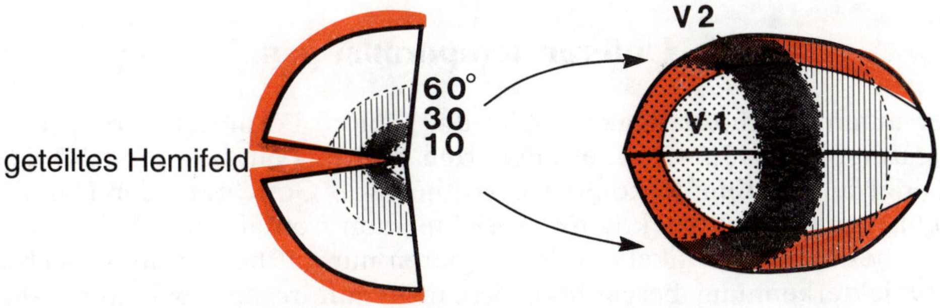

Abb. 15.5A Halbfeldkarte der Area 18.

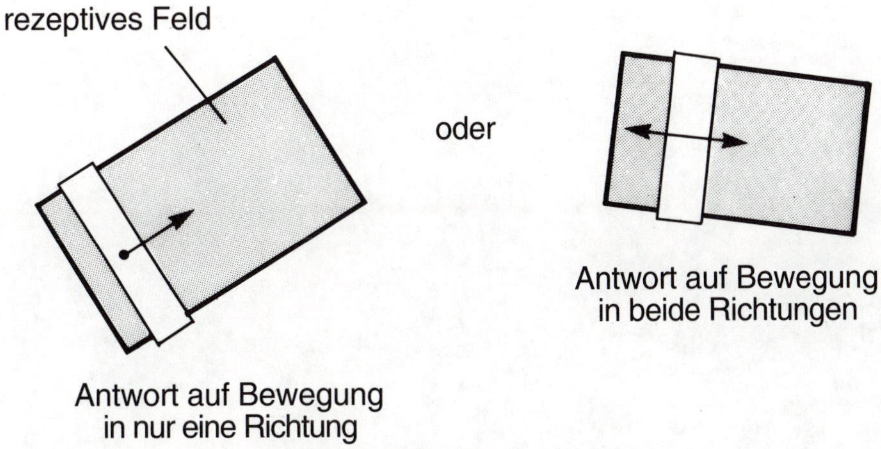

Abb. 15.5B Komplexe Zelle.

Area 19

Die Formanalyse setzt sich in verschiedenen Funktionszonen der Area 19 einschließlich V3 fort (Abb. 15.5 D). Die rezeptiven Felder sind viel größer, aber es ist nicht bekannt, ob sich hier auch neue Klassen von Antworten finden lassen.

Unterer Temporallappen

In der unteren Temporalregion findet die höchste Form der Formdiskrimination statt (s. Abb. 15.5 C). Hier antworten Neurone auf bestimmte Objektformen oder auf bestimmte komplexe Formen wie Gesichter oder Hände. Die Gesichtsneurone sind selektiv für Ansichten von frontal, im Profil, von hinten oder in bestimmten Winkeln; 10% reagieren nur auf bestimmte Gesichter.
Die Objekterkennung beschränkt sich nicht auf rezeptive Felder oder die Orientierung: die Objekte können sich überall befinden. Eingänge aus beiden Hemisphären werden über das Corpus callosum verarbeitet.

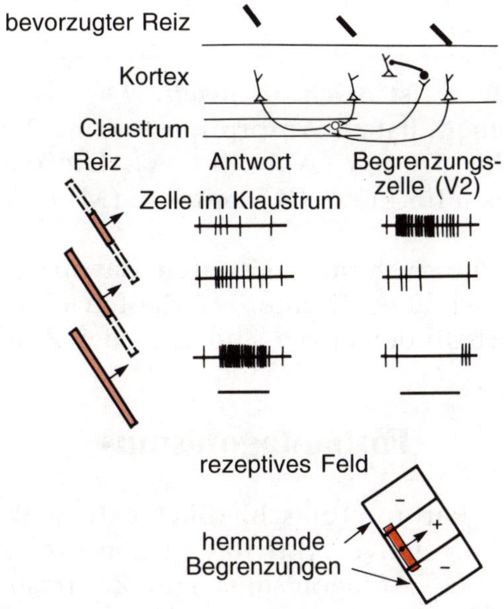

Abb. 15.5C Begrenzende rezeptive Felder (hyperkomplex).

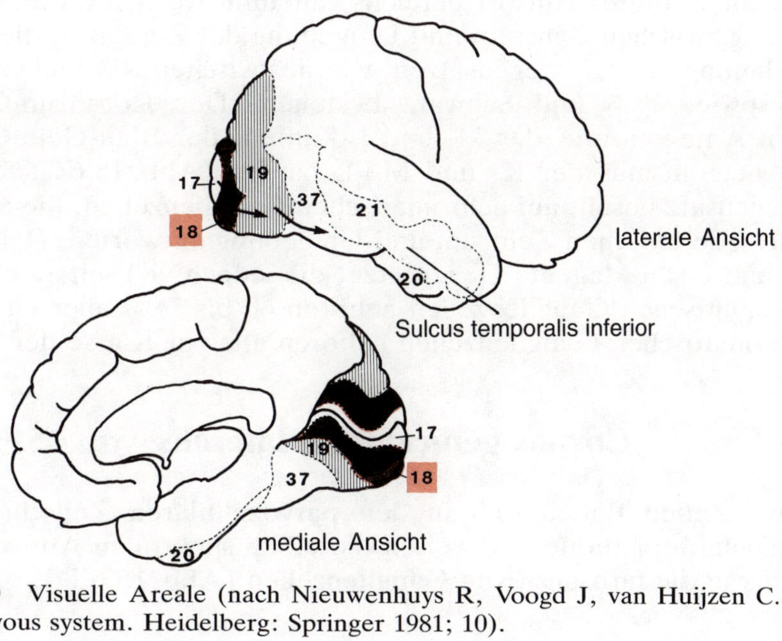

Abb. 15.5D Visuelle Areale (nach Nieuwenhuys R, Voogd J, van Huijzen C. The human central nervous system. Heidelberg: Springer 1981; 10).

15.6. Farbanalyse: Retina und Corpus geniculatum laterale

Das mechanische Sehen ist **trichromatisch.** Die drei Pigmente, die der Farbwahrnehmung dienen, haben Absorptionsmaxima bei 420 bis 440 nm, 530 bis 535 nm und 560 bis 570 nm (Abb. 15.6 A). Die entsprechenden Zapfen beinhalten Mechanismen für kurze (K), mittlere (M) und lange (L) Wellenlängen (vgl. 8.13).

In der Fovea sind alle Photorezeptoren Zapfen, davon sind 3% vom K-Typ, der Rest vom M- oder L-Typ. Die Dichte der Zapfen nimmt zur Peripherie hin zunehmend ab. Außerhalb der Fovea sind 10% der Zapfen vom K-Typ.

Farbantagonismus

Jeder wahrgenommene Farbton (einschließlich extraspektraler Farbtöne, z. B. Violett) wird durch die relative Aktivität in den drei Zapfentypen kodiert. Dieser Kode benutzt den Antagonismus von Zentrum und Umgebung der Ganglienzellen: Ein Zapfentyp versorgt das Zentrum, ein anderer die Umgebung. Farbselektive Ganglienzellen antworten auf einen engeren Bereich des Spektrums (»Aktionsspektrum«) als die Zapfen, da sie durch andere Ganglienzellen in einem Teil ihres Antwortbereichs gehemmt werden (Abb. 15.6 B).

Die Hemmung zwischen Zentrum und Umgebung der Zapfen ist die Basis für die Wahrnehmung von Farbgegensätzen, wie sie zwischen Rot und Grün, Blau und Gelb sowie Weiß und Schwarz bestehen. Der Rot-Grün-Gegensatz stammt vom Antagonismus der M- und L-Zapfen; der Blau-Gelb-Gegensatz von dem Antagonismus der K- und M+L-Zapfen (Abb. 15.6C); der Weiß-Schwarz-Gegensatz beruht auf achromatischen Ganglienzellen, die auf Helligkeitsunterschiede zwischen Zentrum und Umgebung antworten. (Es gibt auch Rot-Zyan- und Grün-Magenta-Gegensätze, die jedoch viel seltener sind.)

Zu den chromatischen Ganglienzellen gehören 60 bis 75% aller Ganglienzellen. Die chromatischen Ganglienzellen gehören alle zur Klasse der X-Zellen.

Corpus geniculatum laterale

Farbsensitive Zellen finden sich in den parvozellulären Zellschichten des Corpus geniculatum laterale. Sie weisen dieselben spektralen Antwortcharakteristika auf wie die farbsensitiven Ganglienzellen (Abb. 15.6 D).

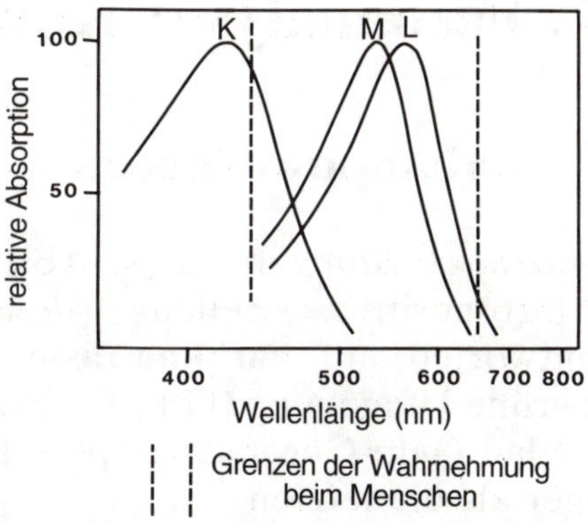

Abb. 15.6A Zapfenabsorptionsspektra (nach: Bowmaker JK. Trichromatic colour vision: Why only three receptor channels? Trends Neurosci 1983; 6: 42).

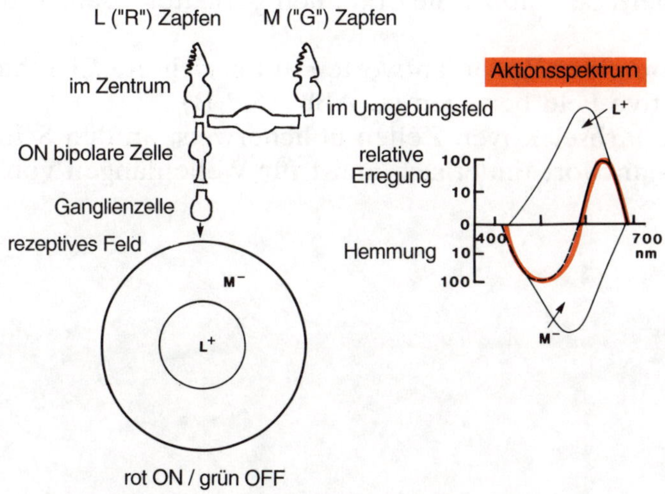

Abb. 15.6B Farbantagonistische Ganglienzellen.

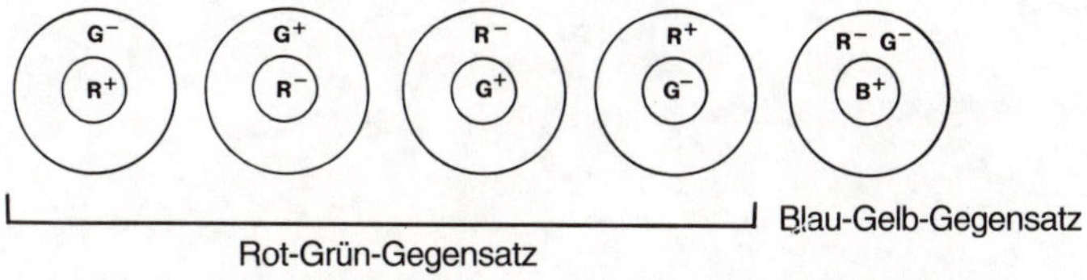

Abb. 15.6C Übliche Farbgegensatzkombinationen.

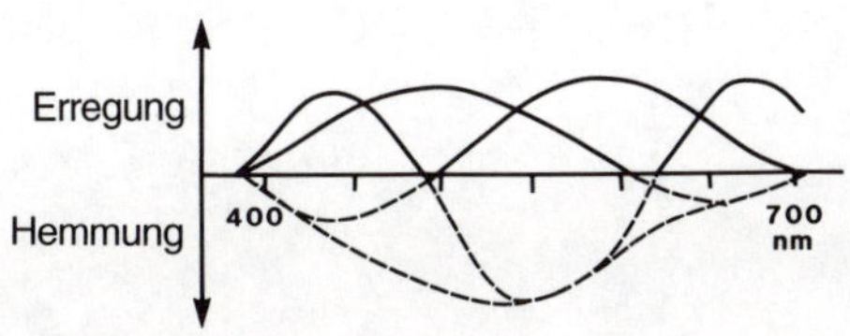

Abb. 15.6D Übliche Aktionsspektra (Ganglienzellen und CGL).

15.7. Farbanalyse: Kortex

Farbkontrast-Zellen

Innerhalb der *Zytochromoxidase-Blobs* in V1 (s. Abb. 15.4) finden sich viele doppelantagonistische farbsensitive Zellen *(double opponent cells)* (Abb. 15.7 A). Diese antworten auf **Farbkontraste** im Raum, z. B. rotes Zentrum (R+, G−) und grüne Umgebung (G+, R−). Einzelne dieser Flecken sind auf Rot-Grün- oder Blau-Gelb-Gegensätze spezialisiert; die ersten finden sich dabei dreimal häufiger als die letzten.

Richtungsspezifische Farbantworten

Richtungsspezifische farbsensitive einfache Zellen (Abb. 15.7 B) finden sich in V1 an den Rändern der *Blobs*. Sie erkennen gerichtete Balken mit spektralem Kontrast.

Farbselektive komplexe Zellen antworten auf gerichtete Lichtbalken, die sich durch das rezeptive Feld bewegen (s. Abb. 15.7 B).

In V1 liegen die farbselektiven Zellen üblicherweise in den Schichten III und IV. Die Maximalantwort findet sich meist für Wellenlängen von 450, 506, 577 oder 656 nm.

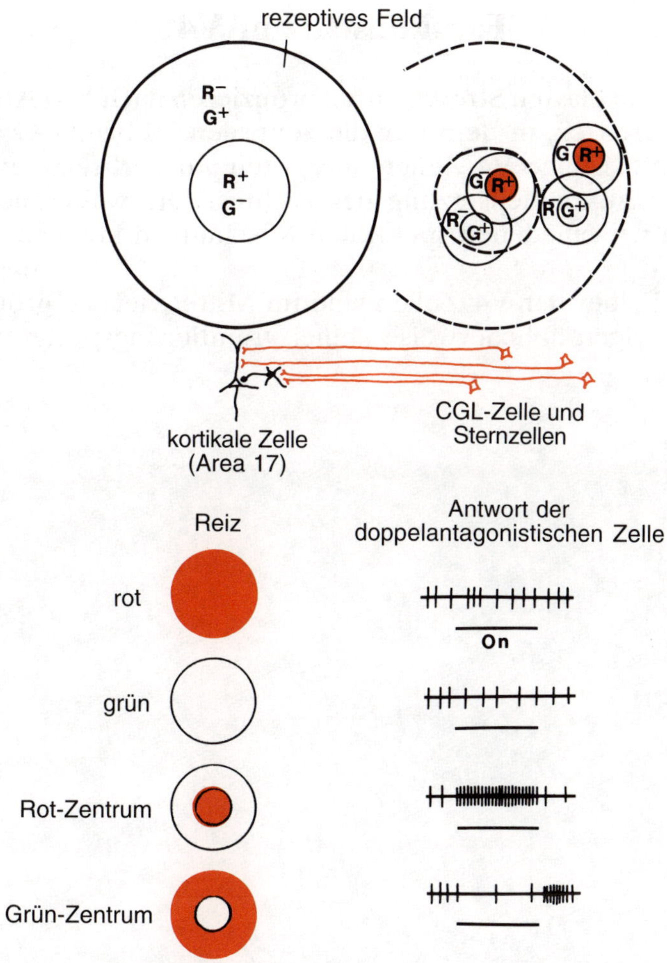

Abb. 15.7 A Doppelantagonistische Zelle.

V2-Farbzellen

In V2 finden sich farbselektive Zellen mit Begrenzungsantworten (s. Abb. 15.7 B). Der Stimulus-Balken muß die richtige Orientierung haben, sich über das rezeptive Feld bewegen, sich im richtigen Spektralbereich befinden und darf eine kritische Länge nicht überschreiten.
Die meisten farbkontrastsensitiven Zellen ohne Orientierungsselektivität in V2 liegen innerhalb **dünner** Zytochromoxidasestreifen (Abb. 15.7 C). Die V1-*Blobs* projizieren direkt auf diese Streifen (s. Abb. 15.7 C); die übrigen Zonen von V1 projizieren zu den **blassen** Streifen von V2.
Die spektrale Empfindlichkeit der V2-Zellen ist dieselbe wie in V1.

Farbkonstanz in V4

Die dünnen und die blassen Streifen in V2 projizieren nach V4 (Abb. 15.7 C, D), einen Teil der Area 19, in dem nur die zentralen 20 bis 30 Grad der Retina repräsentiert sind. Einige V4-Zellen antworten auf **Farbreize** unabhängig von der Wellenlängenzusammensetzung des Lichtes. Die wahrgenommenen Farben bleiben bei verschiedenen spektralen Mischungen konstant.

Die rezeptiven Felder der V4-Zellen sind im Mittel viermal größer als die der V1-Zellen und zeigen üblicherweise keine Orientierungspräferenz.

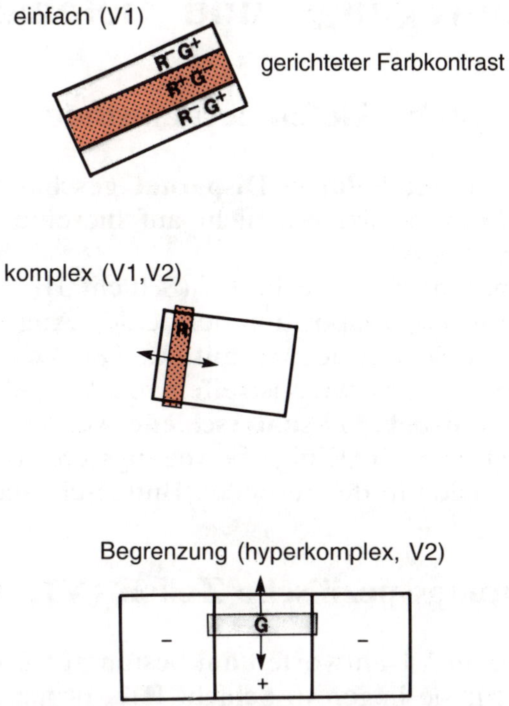

Abb. 15.7 B Farbselektive rezeptive Felder.

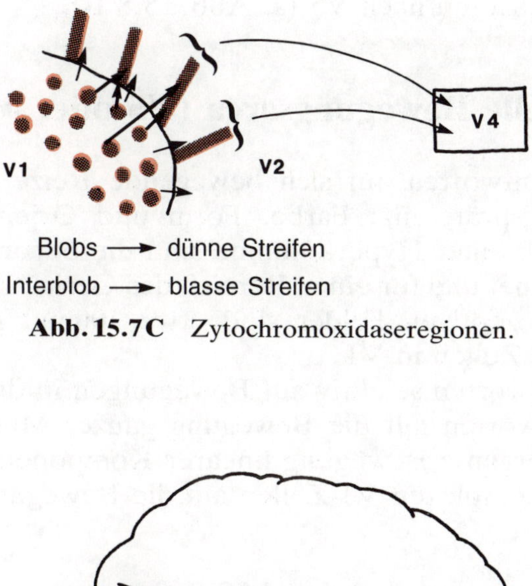

Abb. 15.7 C Zytochromoxidaseregionen.

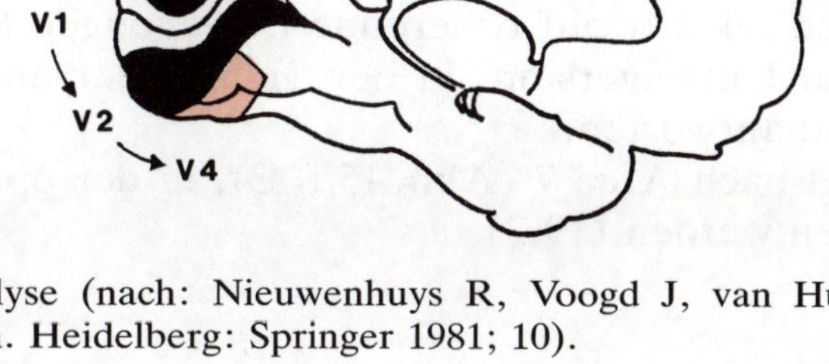

Abb. 15.7 D Farbanalyse (nach: Nieuwenhuys R, Voogd J, van Huijzen C. The human central nervous system. Heidelberg: Springer 1981; 10).

15.8. Bewegungs- und Tiefenanalyse

Stereoskopische Tiefenmechanismen (V1, V2)

Die Tiefe wird aus der **binokulären Disparität** geschätzt: Punkte vor oder hinter der fokalen Ebene projizieren nicht auf dieselbe relative Position in beiden Retinae (Abb. 15.8 A).
Die binokulären Disparitätsneurone in V1 (Schicht IIIc) antworten auf den Unterschied in der retinalen Bildposition der beiden Augen; die Unterschiede werden über weite retinale Bereiche gemittelt. Die Disparitätszellen finden sich auch in **dicken** Zytochromoxidasestreifen von V2 (Abb. 15.8 B).
Durch binokuläre **Geschwindigkeitsunterschiede** werden Bewegungen in die Tiefe festgestellt (Abb. 15.8 C). Einige bewegungssensitive Zellen in V1 und V2 entdecken Unterschiede in der retinalen Bildgeschwindigkeit.

Richtungsspezifische Zellen (V1, V2)

Viele komplexe Zellen in V1 antworten am besten auf Balkenbewegungen in eine Richtung (s. 15.5): sie liegen in Schicht IIIc, projizieren nach V5 (MT) und zu den dicken Zytochromoxidasestreifen in V2 (s. Abb. 15.8 B).
Richtungsspezifische Zellen sind häufiger in V2; sie liegen in Bändern mit derselben Richtungspräferenz.
Richtungsspezifische Zellen in V2 liegen beieinander in dicken Zytochromoxidasestreifen und projizieren nach V5 (s. Abb. 15.8 B).

Visuelle Bewegungsarea (V5 oder MT)

Alle Zellen in V5 antworten auf sich bewegende Reize, üblicherweise mit bestimmter Richtungspräferenz; Farbe, Form und Orientierung sind nicht bedeutsam. Innerhalb einer Hyperkolumne sind die bevorzugten Richtungen systematisch angeordnet und für einen Bereich des Gesichtsfeldes zuständig (s. Abb. 15.8 B). Die rezeptiven Felder sind etwa 100mal größer als die der richtungsspezifischen Zellen in V1.
Einige V5-Zellen antworten selektiv auf Bewegungen in die Tiefe.
Viele V5-Zellen antworten auf die Bewegung ganzer Muster oder Objekte, nicht auf die oft divergente Bewegung linearer Komponenten. Im Gegensatz dazu antworten die komplexen V1-Zellen auf die Bewegung einzelner Linien (Abb. 15.8 D).

Area MST

Die Neurone können selektiv auf rotierende Bewegungen (im Uhrzeigersinn, entgegengesetzt zum Uhrzeigersinn, in der Tiefe) oder auf Änderungen der Größe von Objekten antworten.
Area MST projiziert nach Area 7 (Abb. 15.8 E), in der optische Bewegungsmuster unterschieden werden (19.3).

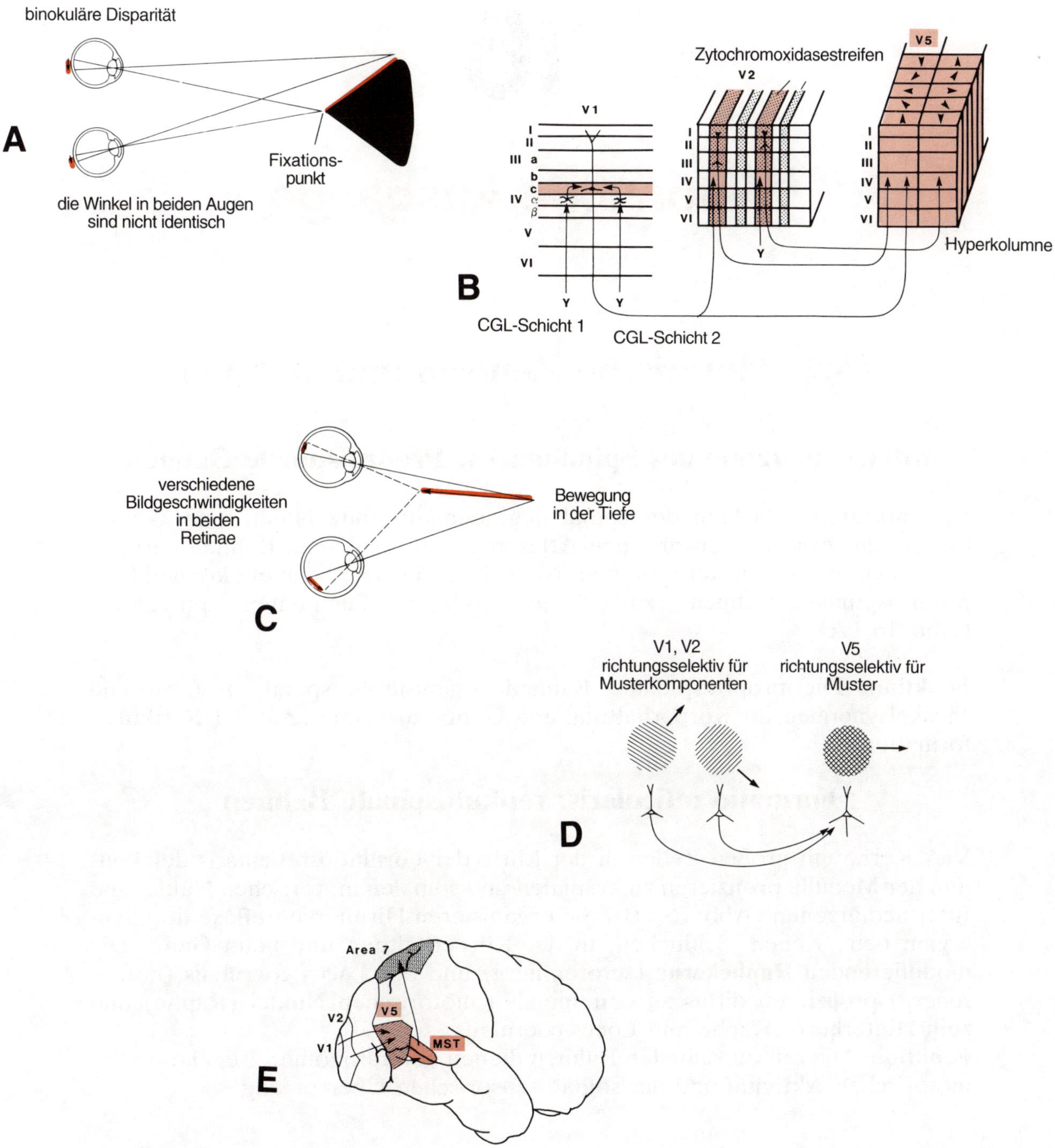

Abb. 15.8 A Tiefenwahrnehmung (Stereopsis) (nach: Poggio T. Vision by man and machine. Sci Am 1984; 250: 109).

Abb. 15.8 B Richtungsselektive Antworten.

Abb. 15.8 C Wahrnehmung von Bewegung in die Tiefe.

Abb. 15.8 D Hierarchie der richtungsspezifischen Antworten (nach: Maunsell JHR, Newsome WT. Visual processing in monkey extrastriate cortex. Ann Rev Neurosci 1987; 10: 327).

Abb. 15.8 E Visuelle Bewegungsanalyse (nach: Nieuwenhuys R, Voogd J, van Huijzen C. The human central nervous system. Heidelberg: Springer 1981; 10).

16

Motorische Ausgänge

16.1. Motorische Zentren und Bahnen

Intermediärzone des Spinalmarks: Propriospinale Bahnen

Die mittleren Schichten der spinalen grauen Substanz bilden eine Verbindungsstelle zwischen sensorischen Afferenzen, absteigenden Bahnen und den spinalen motorischen Kerngruppen. Neurone von einem Segment können über propriospinale Bahnen zu vielen anderen Segmenten projizieren (Abb. 16.1 A).

Funktion: Die propriospinalen Bahnen organisieren spinale Reflexe und Muskelsynergien für Körperhaltung und Gang (zusammen mit der Retikulärformation).

Formatio reticularis: retikulospinale Bahnen

Vier Kerne mit großen Zellen in der Mitte der Formatio reticularis der Pons und der Medulla projizieren zu kranialen und spinalen motorischen Nuklei und Intermediärzonen (Abb. 16.1 B). Sie organisieren Hirnnervenreflexe und Synergien beim Kauen, Schlucken, in der Körperhaltung und beim Gang. Die modulierenden **Raphekerne** (serotoninerg) und der **Locus coeruleus** (noradrenerg) projizieren diffus zu den spinalen motorischen Nuklei (Raphe) und zum Hinterhorn (Raphe und Locus coeruleus).
Funktion: Die retikulospinalen Bahnen dienen der autonomen Regulation der motorischen Aktivität und der somatosensorischen Übertragung.

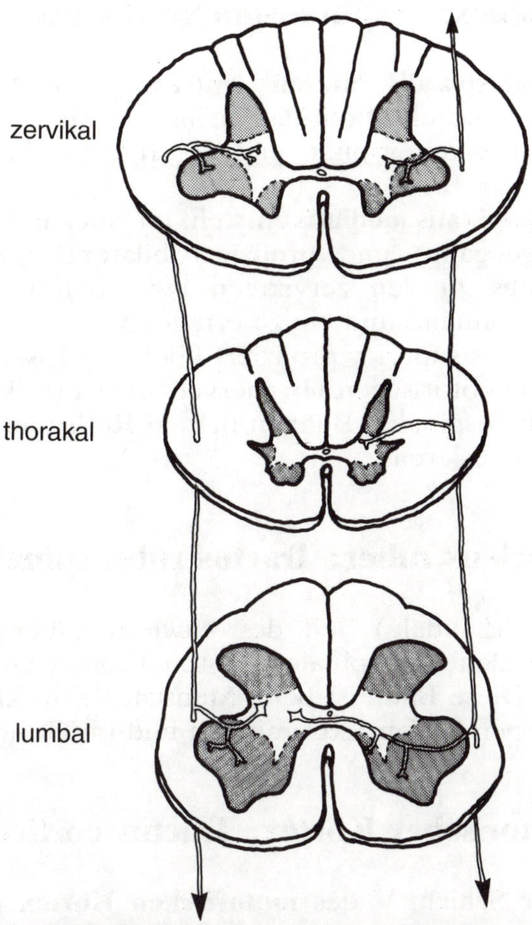

Abb. 16.1A Propriospinale Bahnen.

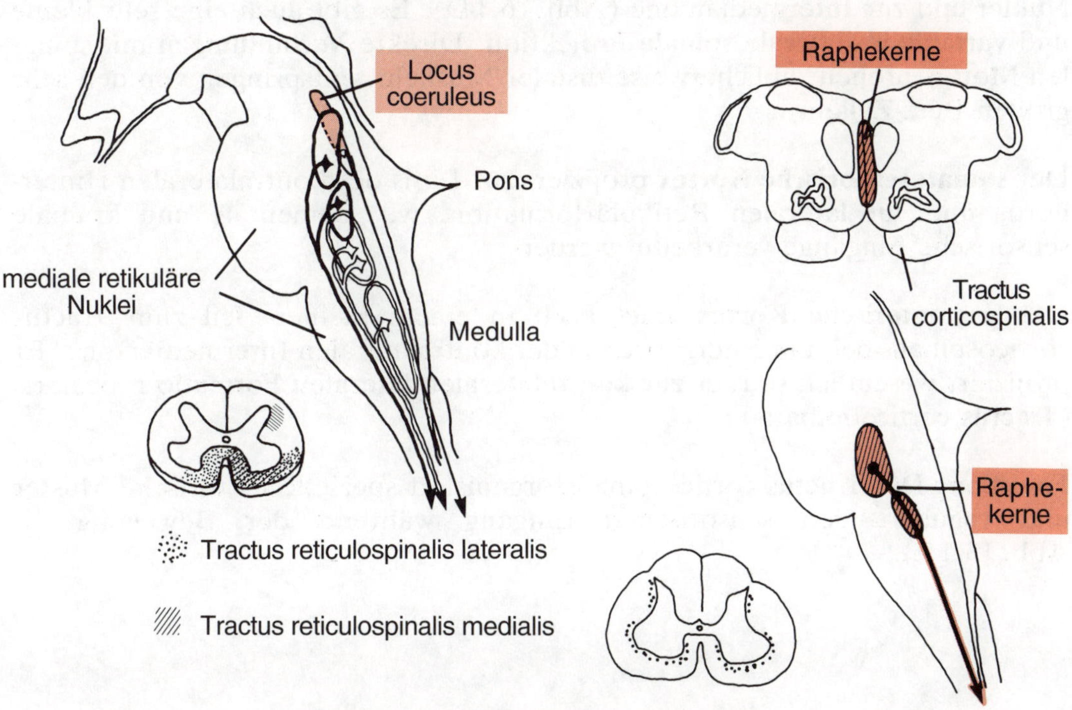

Abb. 16.1B Retikulospinale Bahnen.

Vestibulärkomplex: vestibulospinale Bahnen (Abb. 16.1 C)

Der **Tractus vestibulospinalis lateralis** entspringt im Nucleus vestibularis lateralis, der im wesentlichen Otolitheneingänge erhält, und projiziert zu den ipsilateralen Extensormotoneuronen und der Intermediärzone im gesamten Spinalmark.
Der **Tractus vestibulospinalis medialis** entsteht im Nucleus vestibularis medialis (Eingang vom Bogengang) und projiziert bilateral über den Fasciculus longitudinalis medialis zu den zervikalen motorischen Hirnnervenkernen. Einige Axone sind hemmend und einige erregend.
Der Nucleus vestibularis superior projiziert über den **Fasciculus longitudinalis medialis** zu den okulomotorischen Hirnnervenkernen (s. 17.4).
Funktion: Die vestibulospinalen Bahnen dienen Reflexen, die Körperstamm, Kopf bzw. Augen stabilisieren.

Nucleus ruber: Tractus rubrospinalis

Der magnozelluläre (kaudale) Teil des Nucleus ruber projiziert zu den kontralateralen kranialen und spinalen Motoneuronen und zur Intermediärzone (Abb. 16.1 D). Diese Bahn ist beim Menschen sehr klein. Sie beeinflußt einzelne Muskelgruppen in den Extremitäten und im Gesicht.

Sensomotorischer Kortex: Tractus corticospinalis

Pyramidenzellen der Schicht V des **motorischen Kortex** projizieren zu den Hirnnervenkernen und zur Formatio reticularis (bilateral mit Betonung der kontralateralen Seite) sowie zu den kontralateralen spinalen motorischen Nuklei und zur Intermediärzone (Abb. 16.1 D). Es gibt auch eine sehr kleine und variable ipsilaterale spinale Projektion. Direkte Verbindungen mit spinalen Motoneuronen, üblicherweise distaler Muskeln, entspringen von den sehr großen Betz-Zellen.

Der **somatosensorische Kortex** projiziert zur Basis des kontralateralen Hinterhorns und zur lateralen Retikulärformation, wo segmentale und kraniale sensorische Eingänge verarbeitet werden.

Der **prämotorische Kortex** trägt auch in einem kleinen Teil zum Tractus corticospinalis bei, mit Endigungen in der kontralateralen Intermediärzone. Er projiziert wesentlich stärker zur kontralateralen lateralen Formatio reticularis (Tractus corticobulbaris).

Funktion: Der Tractus corticospinalis organisiert spezielle motorische Muster und reguliert den sensorischen Eingang während der Bewegung (s. Abb. 13.1 E).

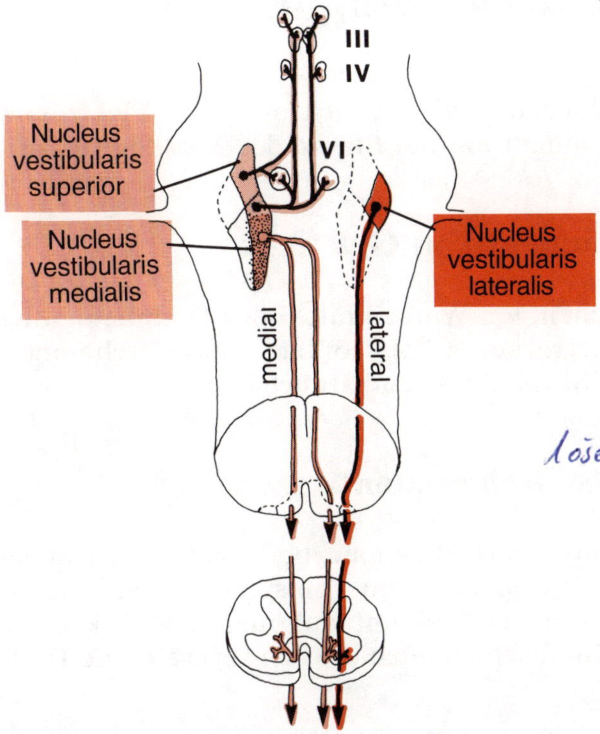

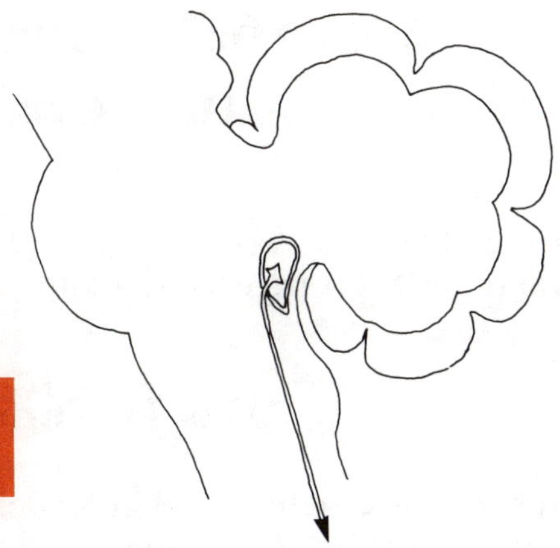

lösen Muskelanpassungsreaktion aus

Abb. 16.1C Vestibulospinale und vestibulo-okuläre Bahnen.

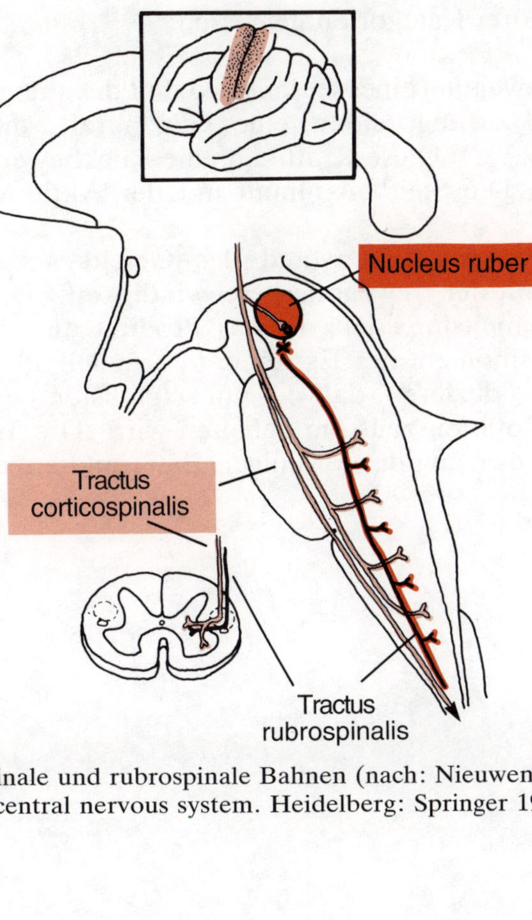

Abb. 16.1D Kortikospinale und rubrospinale Bahnen (nach: Nieuwenhuys R, Voogd J, van Huijzen C. The human central nervous system. Heidelberg: Springer 1981; 108).

16.2. Extremitätenmechanik und Elektromyographie

Die elektrische Aktivität eines Muskels, wie sie sich in einem **Elektromyogramm** (EMG) registrieren läßt, nimmt mit der Stärke des ZNS-Signals zu.

Das Drehmoment von Gelenken

Muskelkräfte ziehen an den Knochen, um Winkelkräfte oder **Drehmomente** in einem spezifischen Gelenk zu erwirken (Abb. 16.2A). Das Drehmoment ergibt sich aus dem Produkt von Muskelkraft und **Hebelarm.**

Impuls-Drehmoment

Ein Drehimpuls (Drehmoment integriert über eine bestimmte Zeit) ändert die Winkelgeschwindigkeit des Gelenkes im entsprechenden Gelenk (Abb. 16.2B). Die Winkelgeschwindigkeit nimmt aufgrund des viskoelastischen Widerstandes wieder ab. Häufig spielt auch die Schwerkraft eine Rolle.

Impedanz

Die mechanische Impedanz eines Gelenkes ist der Widerstand gegen Bewegung. Sie wird in drei Kategorien gemessen:

Elastizität. Die Bewegung eines Gelenkes dehnt die antagonistischen Muskeln, Bänder usw. und erzeugt damit eine Gegenkraft, die mit der Dehnung zunimmt (Abb. 16.2 C). Diese Kraft kann die Rückbewegung in die Ausgangslage unterstützen. Die Steifheit nimmt mit der Aktin-Myosin-Querbrückendichte zu.
Viskosität. Der visköse Widerstand des Gelenkes und des umgebenden Gewebes nimmt mit der Bewegungsgeschwindigkeit zu.
Trägheit. Die Trägheitsimpedanz ist das Produkt aus Winkelbeschleunigung und dem Trägheitsmoment der Extremität zuzüglich aller Extraladungen. Sie läßt sich dadurch reduzieren, daß der am schnellsten bewegte Punkt so dicht wie möglich am Rotationszentrum gehalten wird. Die Trägheitseigenschaften bewirken eine Fortsetzung der jeweiligen Extremitätenbewegung.

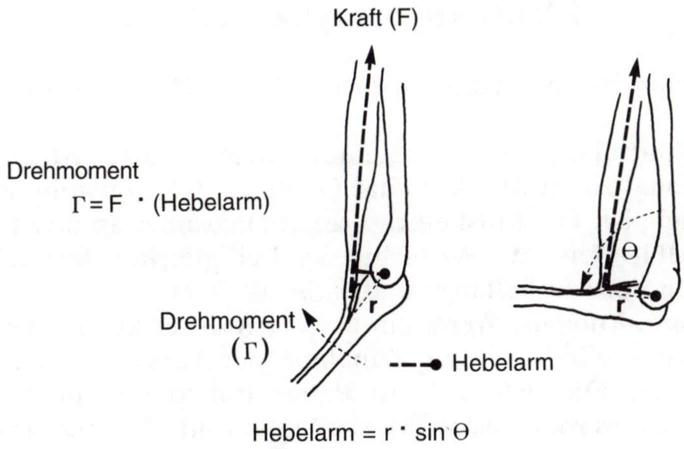

Abb. 16.2 A Muskel-Hebelarm.

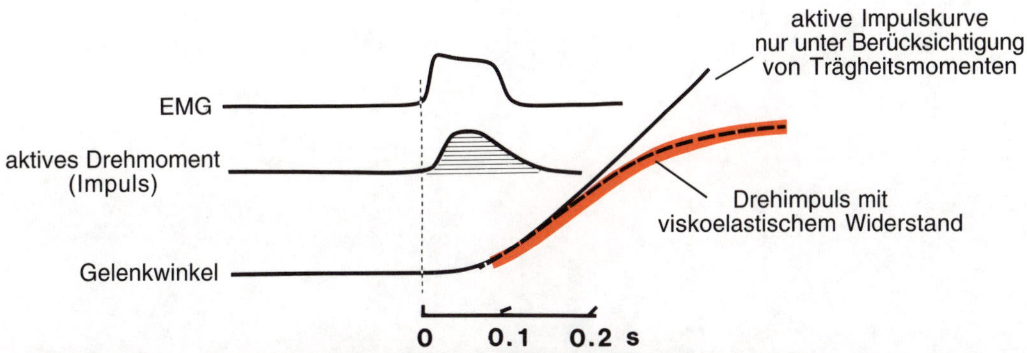

Abb. 16.2 B Impuls-Drehmoment.

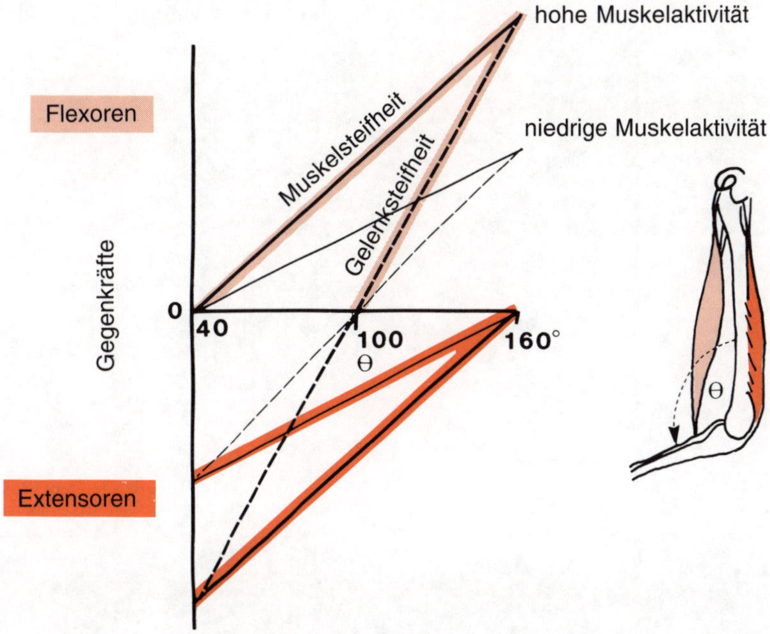

Abb. 16.2 C Elastizität.

Elektromyographie (EMG)

Unter bestimmten Bedingungen entspricht das EMG der *Muskelkraft:*

Isometrische Kontraktion. Bei konstantem Gelenkwinkel ist die Muskelkraft linear proportional zur EMG-Aktivität (Abb. 16.2D), obwohl diese Funktion auch zeitabhängig ist. Die Muskelkraft steigt langsamer an und fällt langsamer ab als die EMG-Aktivität. Weiterhin ist bei gleicher Muskelaktivität die Muskelkraft von der Muskellänge abhängig. (s. 7.4).
Verkürzungskontraktionen. Wenn ein aktiver Muskel kürzer wird, nimmt die Muskelkraft hyperbolisch mit der Zunahme der Verkürzungsgeschwindigkeit ab (Abb. 16.2. E). Das EMG kann daher nur dann zur Muskelkraft in Beziehung gesetzt werden, wenn Muskellänge und Verkürzungsgeschwindigkeit bekannt sind.

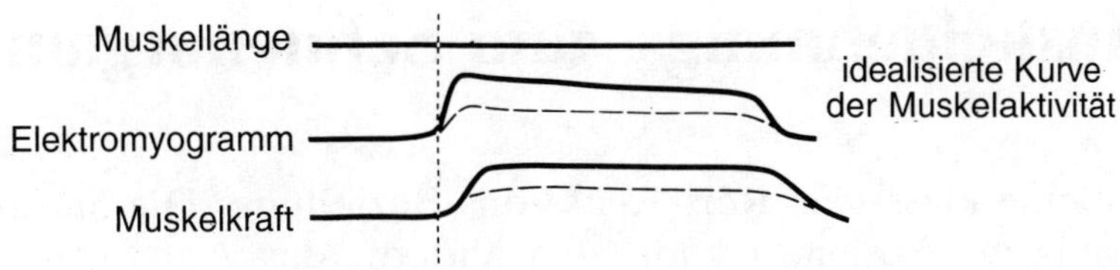

Abb. 16.2D Isometrische Kontraktion.

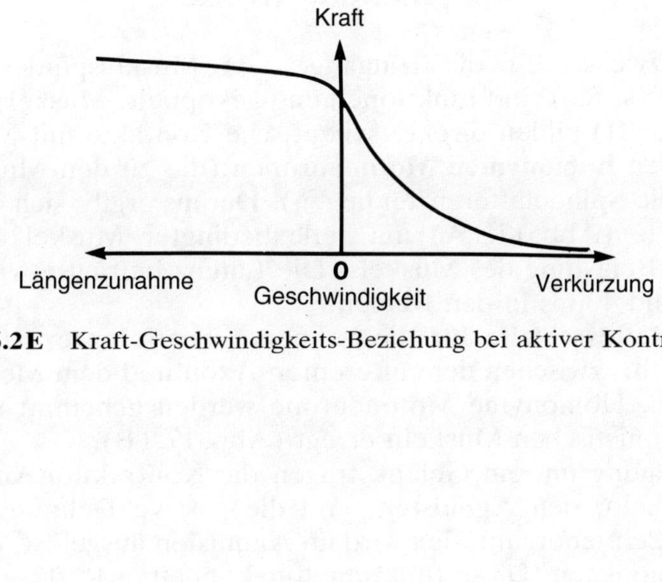

Abb. 16.2E Kraft-Geschwindigkeits-Beziehung bei aktiver Kontraktion.

17

Reflexe zur Steuerung des motorischen Systems

17.1. Muskeldehnungs- und Sehnenorganreflexe

Ein **Reflex** ist eine klassische Reiz-Reaktions-Beziehung: Die *Stärke* (Verhältnis von Eingang zu Ausgang) kann sich ändern, das Antwortmuster bleibt jedoch konstant.

Segmentale Kreise

Die Reflexnetzwerke für die Eingänge von Muskelspindeln und Golgi-Sehnenorganen (s. 8.6) sind funktionell eng gekoppelt. Muskelspindelafferenzen (Gruppe Ia, II) bilden direkte synaptische Kontakte mit Motoneuronen, insbesondere den **homonymen Motoneuronen** (die zu den Muskeln projizieren, in denen die Spindelafferenzen liegen). Daraus ergibt sich eine **monosynaptische** Schleife (Abb. 17.1A) mit reflexbedingter Muskelkontraktion bei Dehnung oder Belastung des Muskels. Die Latenz beträgt etwa 20 ms in den Armmuskeln und 40 ms in den Beinen.
Die kürzeste Reflexschleife für die Sehnenorganafferenzen (Gruppe Ib) ist **disynaptisch;** d. h., zwischen dem afferenten Axon und dem Motoneuron liegt ein Interneuron. Homonyme Motoneurone werden gehemmt und Motoneurone von antagonistischen Muskeln erregt (Abb. 17.1B).
Zur Nettobewegung um ein Gelenk tragen die Kontraktion von einem oder mehreren Muskeln, den **Agonisten,** und die passive Dehnung der **Antagonisten** bei. Ein Sehnenorganreflex wird im Agonisten ausgelöst, ein Dehnungsreflex im Antagonisten. Diese funktionell gekoppelten Reflexe haben gleichsinnige Effekte: Aktivierung des gedehnten Antagonisten und Beruhigung des sich aktiv kontrahierenden Agonisten.

Funktion

Da dieses Reflexsystem die Bewegung um ein Gelenk bremst, ist es besonders zur Stabilisierung der Gelenke sinnvoll, wie z. B. bei der Aufrechterhaltung der Körperposition gegen die Schwerkraft. Dieses gilt für kleinste Abweichungen von der gewünschten Position, solange sie sich innerhalb des normalen Schwankungsbereichs bewegen. Grobe Abweichungen lassen sich nicht allein durch Reflexe korrigieren.

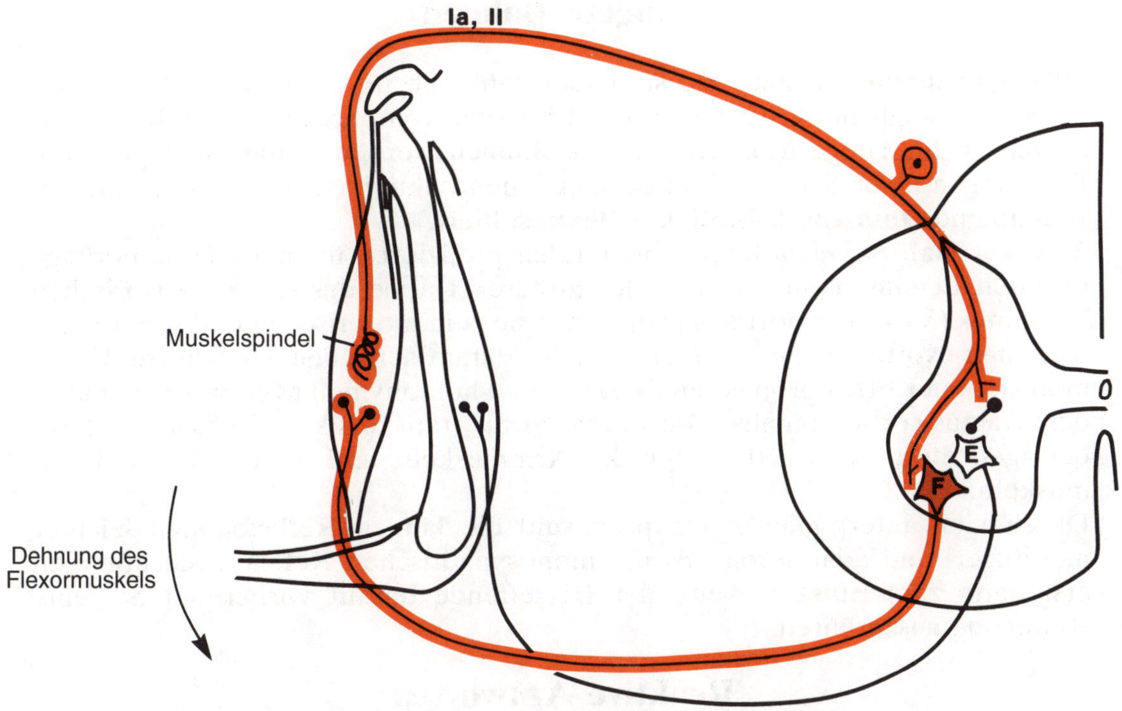

Abb. 17.1 A Dehnungsreflex (monosynaptisch).

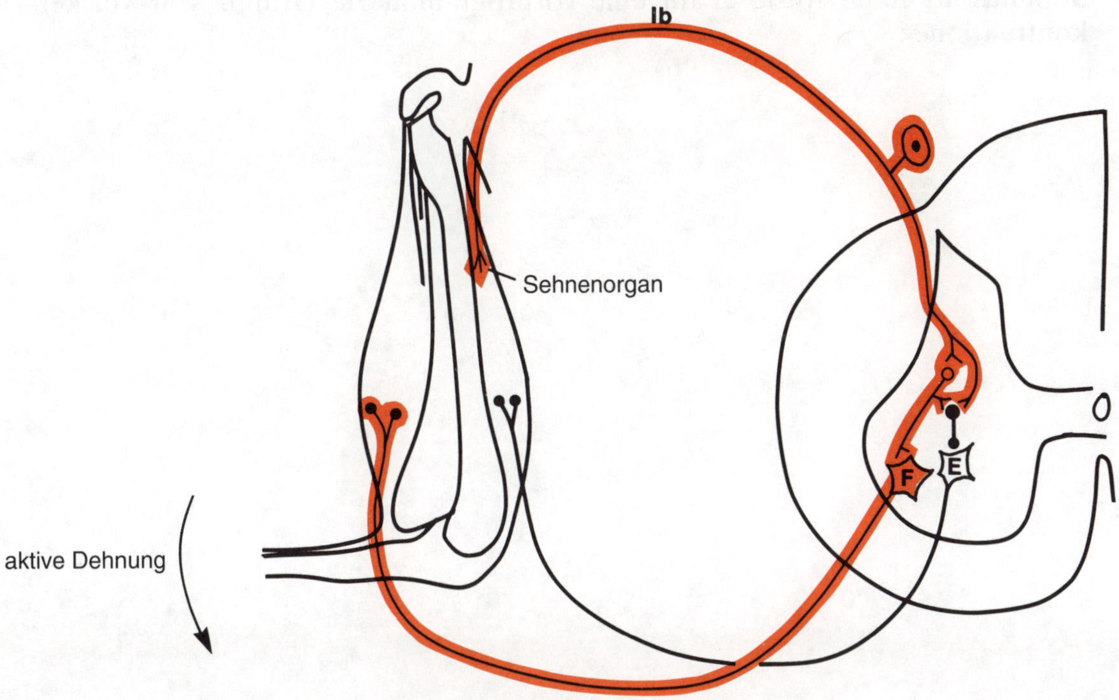

Abb. 17.1 B Sehnenorganreflex.

Längere Bahnen

Oligosynaptische Bahnen. Sie sind sehr zahlreich im gesamten Rückenmark vertreten (möglicherweise auch im vestibulären Komplex und in der Retikulärformation für einige Muskeln). Diese Bahnen werden durch die repetitiven Dehnungen einer Sehnenvibration zunehmend aktiviert, woraus der langsam zunehmende **tonische Vibrationsreflex** resultiert.

Transkortikal. Spindelafferenzkollateralen projizieren über die Hinterstränge und den Lemniscus medialis zu der hinteren Kappe des somatosensorischen Thalamus (VP). Von dort aus projizieren sie zum motorischen und somatosensorischen Kortex (Abb. 17.1C). Große Pyramidenzellen in Schicht V des motorischen Kortex projizieren direkt zu den homonymen Motoneuronen über den Tractus corticospinalis. Die Latenzen für transkortikale Dehnungsreflexe betragen etwa 50 bis 60 ms für die Armmuskeln und 90 ms für die Beinmuskeln.

Durch viele interponierte Synapsen sind die langen Reflexbahnen leichter modifizier- und adaptierbar als die monosynaptischen Reflexe. Sie kommen erst dann zum Einsatz, wenn der Betreffende darauf vorbereitet ist, eine Bewegung auszuführen.

Reaktive Antworten

Mit noch längeren Latenzen von etwa 100 ms können propriozeptive oder kutane Reize starke Muskelkontraktionen auslösen (s. Abb. 17.1C). Diese Reiz-Reaktions-Beziehungen sind stark aufgabenabhängig und ideosynkratisch. Muskeldehnung kann beispielsweise Kontraktionen in dem gedehnten Muskel, seinem Antagonisten und einigen anderen Muskeln auslösen. Bei diesen reaktiven Antworten handelt es sich dementsprechend nicht um Reflexe im Sinne fester Eingang/Ausgang-Beziehungen. Sie benutzen den sensorischen Stimulus als einen Auslöser für eine vorprogrammierte Gruppe von Muskelkontraktionen.

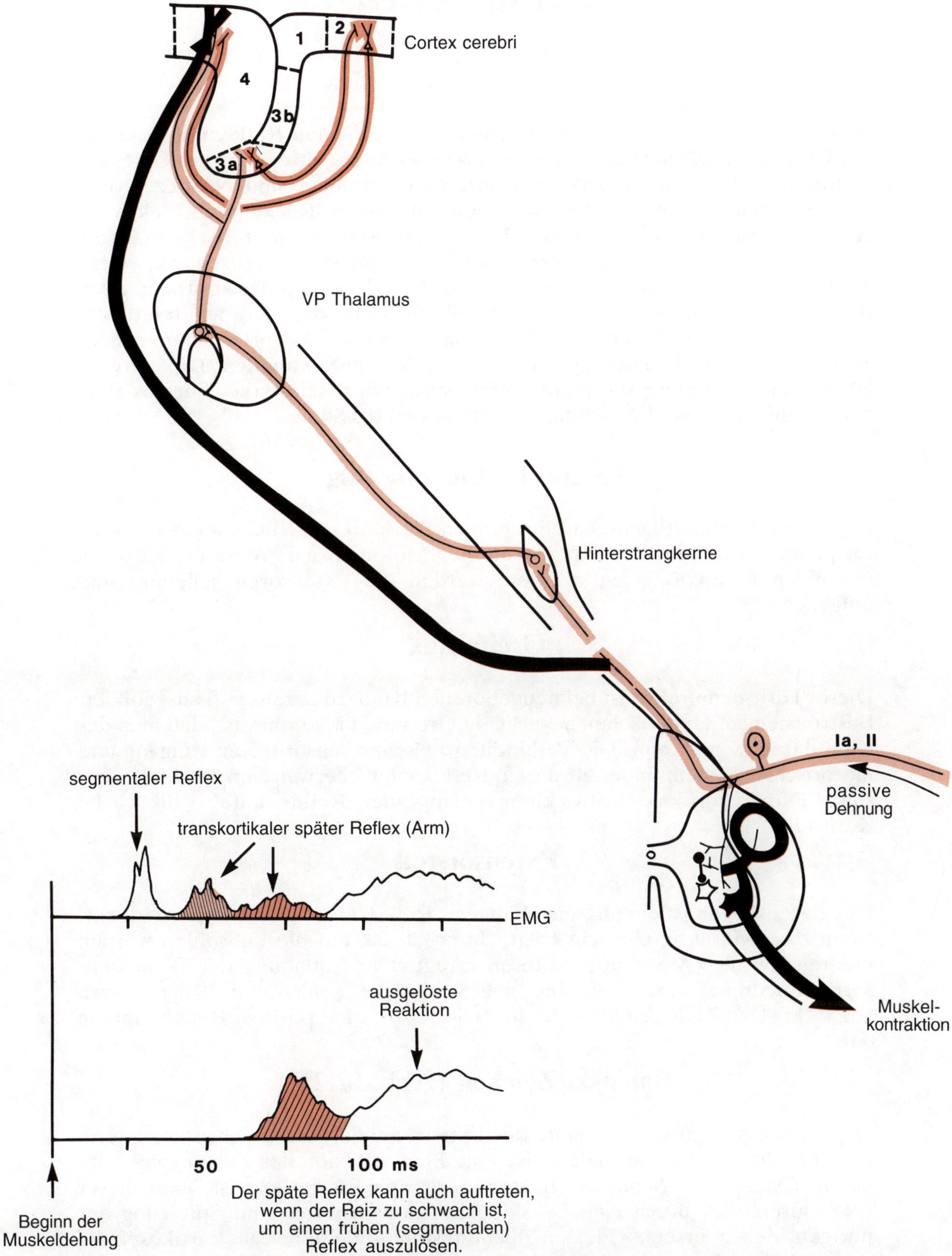

Abb. 17.1 C Späte, transkortikale Dehnungsreflexbögen.

17.2. Kutane Reflexe

Gekreuzter Streckreflex

Schmerzreize an der Haut der Extremitäten lösen einen Reflex mit Beugung des Gelenkes proximal der Reizstelle aus (aber häufig Streckung des Gelenkes unmittelbar distal davon). An den afferenten Bahnen sind Nozirezeptoren der Gruppen A δ und C beteiligt. Innerhalb des Rückenmarks aktiviert ein polysynaptisches Netzwerk die entsprechenden motorischen Kerne (Abb. 17.2A). Segmentale Neurone, die zur Gegenseite kreuzen, aktivieren die Extensormotoneurone auf dieser Seite. Die Extension des kontralateralen Beines ist essentiell, wenn das stimulierte Bein den Körper trägt; das kontralaterale Bein muß dann plötzlich das Gewicht, das vorher vom anderen Bein getragen wurde, mittragen. Dieser Reflex zeigt **Summation:** Die Antwort wächst und die Latenz schrumpft bei zunehmender Reizstärke. Für das Bein beträgt die minimale Latenz dieses Reflexes 60 bis 80 ms.

Reziproke Innervierung

Eine fundamentale Eigenschaft der grauen Substanz des Rückenmarkes ist die reziproke Anordnung der antagonistischen Motoneurone. Wenn die Flexoren des einen Gelenkes erregt werden, werden die Extensoren gehemmt und umgekehrt.

Greifreflex

Dieser Hirnstammreflex ist bei neugeborenen Kindern bereits voll ausgebildet. Bestreichen der Handflächen bewirkt ein Greifen, das so stark ist, daß man das Kind daran tragen kann. Die Verbindung zwischen sensorischem Eingang und motorischem System findet für diesen Reflex möglicherweise im Nucleus ruber statt. Durch kortikale Entwicklung gelangt der Reflex unter willkürliche Kontrolle.

Extensorstoß

Der Extensorstoß ist ein phasenabhängiger Reflex, der sich nur dann darstellt, wenn das Bein aktiv Gewicht trägt; durch Druck auf die Fußsohlen werden niedrigschwellige Mechanorezeptoren erregt. Die Entladung der Beinextensormotoneurone wird über eine polysynaptische Schleife im Rückenmark verstärkt. Der Reflex stellt somit ein Beispiel für eine positive Rückkopplung dar.

Babinski-Zeichen (Abb. 17.2B)

Dieses ist eine klinische Variante des Extensorstoßes: Bestreichen der lateralen Fußsohle bewirkt normalerweise eine Plantarflexion der Zehen (physiologische Extension). Wenn der Tractus corticospinalis verletzt ist, wird dieser Extensorenreflex durch eine Dorsalflexion der Großzehe mit Spreizung der übrigen Zehen ersetzt (Flexionsfluchtmuster). Die tonische kortikospinale Aktivität bewirkt in den spinalen Reflexkreisen normalerweise ein Überwiegen der Plantarflexion, einem Element der normalen Körperhaltung.

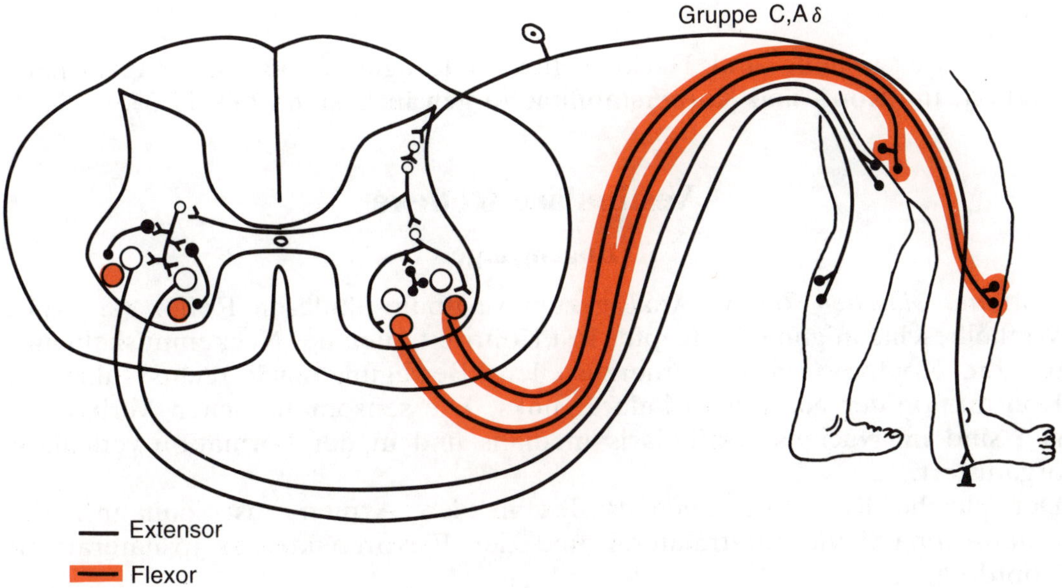

Abb. 17.2 A Gekreuzter Extensorreflex.

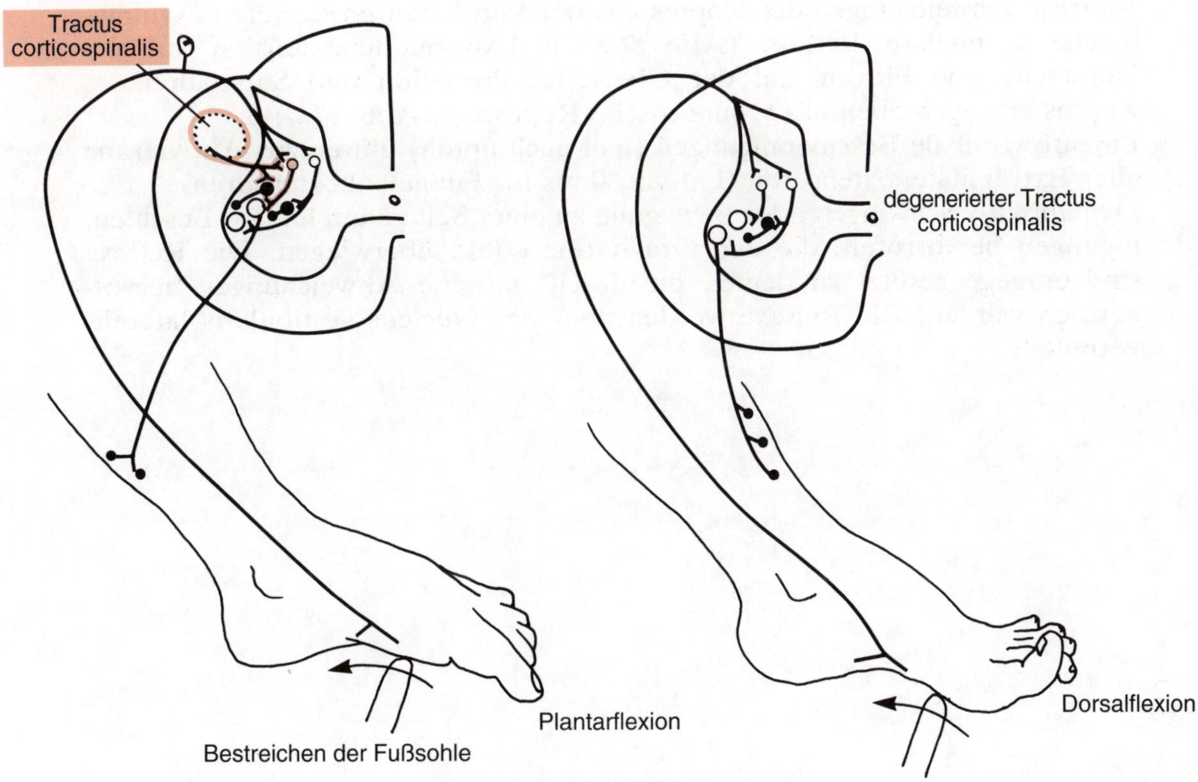

Abb. 17.2 B Babinski-Zeichen.

17.3. Haltungs- und Lagereflexe

Vestibuläre, visuelle und Nackenreflexe interagieren als eine funktionelle Einheit, um Kopf- und Körperstabilität zu gewährleisten (Tab. 17.3).

Vestibuläre Reflexe

Bogengänge

Vestibulocollischer Reflex. Analog zum vestibulo-okulären Reflex (s. 17.4). Winkelbeschleunigung des Kopfes löst Kontraktionen der Nackenmuskeln aus, um die Kopfposition wiederherzustellen. Bewegung nach rechts führt zur Kontraktion der Nackenmuskulatur links. Die sensomotorischen Verbindungen sind im Nucleus vestibularis medialis und in der Formation reticularis organisiert.
Der gleiche Reiz löst einen Reflex in den Armen aus: Zunahme der Extensorenaktivität kontralateral und der Flexorenaktivität ipsilateral zur Kopfdrehung.

Otolithenorgan

Statische Abweichungen des Kopfes aus der Vertikalen produzieren asymmetrische vestibuläre Reflexe (Abb. 17.3 A): Extremitätenextension auf der Unterseite und Flexion auf der Oberseite. Pronation und Supination des Kopfes erzeugen ebenfalls symmetrische Reflexe (s. Abb. 17.3 A).
Lineare vertikale Beschleunigungen (Fall nach unten) führen zur Aktivierung aller Extremitätenextensoren (Latenz 80 ms für Fußgelenkextensoren).
Dynamisches Schwingen oder Bewegung zu einer Seite kann lineare Beschleunigungen hervorrufen, die den Gravitationseffekt überwiegen. Die Reflexe sind entgegengesetzt zu denen, die durch statische Abweichungen hervorgerufen werden. Die Reflexe werden über den Nucleus vestibularis lateralis vermittelt.

Tab. 17.3 Reflexe zur Aufrechterhaltung der Kopf- und Körperstabilität.

Reflex	Drehung oder Beugung	Arm l	Arm r	Bein l	Bein r
Nacken					
– symmetrisch	vorwärts	beugen	beugen	beugen	beugen
(Kopfsprung)	rückwärts	strecken	strecken	strecken	strecken
– asymmetrisch (Fechter)	nach rechts	beugen	strecken	beugen	strecken
Taille					
– symmetrisch		(wie Nacken)			
– asymmetrisch (Golfspieler)	nach rechts	strecken	beugen	beugen	strecken

Nackenreflexe

Tonische Nackenreflexe (Abb. 17.3B)

Reiz: Drehung oder Streckung der oberen Halswirbelsäule, so daß Muskelspindeln in kleinen Intervertebralmuskeln gedehnt werden.
Die Bahn ist spinal, polysynaptisch und unter tonischer absteigender Hemmung – außer unter pathologischen Bedingungen. Diese Reflexe werden normalerweise bei sportlicher Betätigung und physischer Arbeit für die Erzeugung maximaler Muskelkraft genutzt.
Analoge lumbale Reflexe (Abb. 17.3C) werden durch Rotation und Beugung der Wirbelsäule in der Hüfte ausgelöst.

Nackenausrichtungsreflex

Der Nackenausrichtungsreflex tritt bei Tieren auf, die auf einer Seite liegen: Wenn der Kopf passiv angehoben wird, bringt »Reflex«aktivität den Körper in eine Ebene mit dem Kopf; der untere Teil des Körpers folgt und richtet den gesamten Körper auf.
Posturale Programme (s. 17.4), die propriozeptive und kutane Eingänge benutzen: das Mittelhirn muß intakt sein.

Visuelle Ausrichtungsreflexe

Reiz: Langsame Bewegung des Gesichtsfeldes, auch wenn dieses nicht bewußt wahrgenommen wird.
Antwort: Körperneigung in die Richtung der visuellen Bewegung.
Bahnen möglicherweise über das akzessorische optische System (s. 17.4).

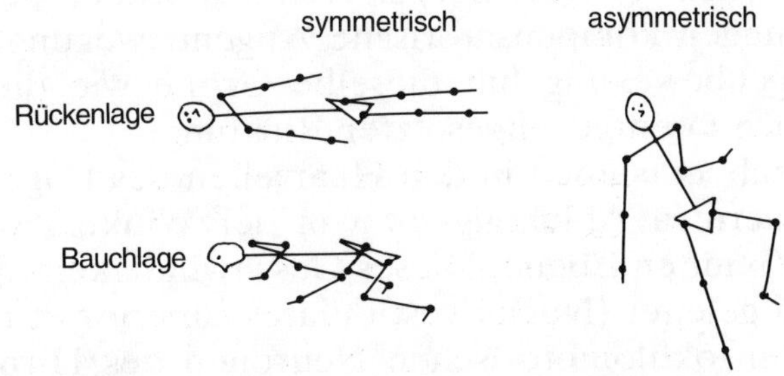

Abb. 17.3 A Tonische vestibuläre Reflexe.

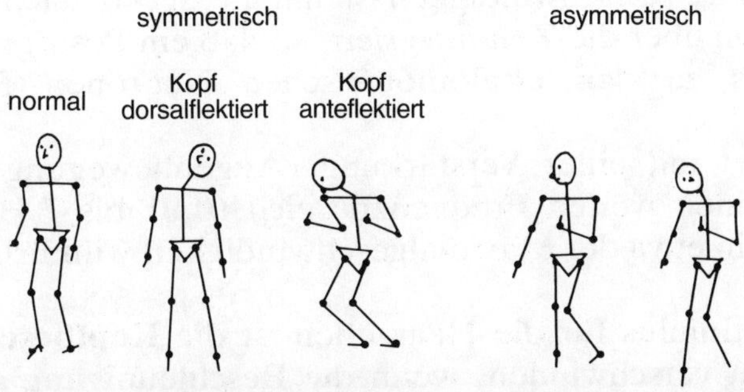

Abb. 17.3 B Tonische Nackenreflexe.

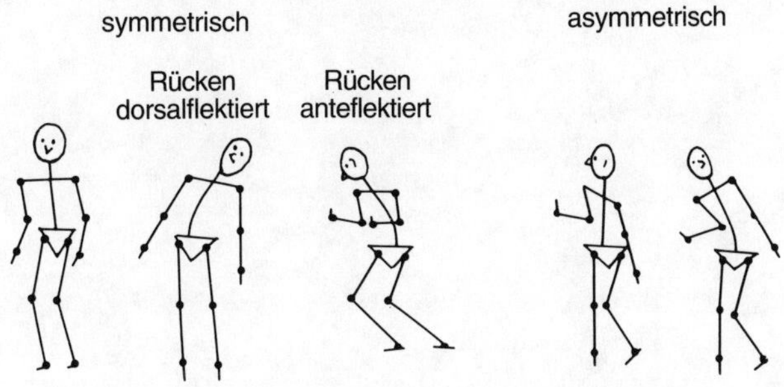

Abb. 17.3 C Tonische lumbale Reflexe.

17.4. Okuläre Reflexe

Vestibulo-okuläre Reflexe

Vestibulo-okuläre Reflexe (VOR) stabilisieren das Bild auf der Retina, indem sie bei Kopfbewegungen kompensatorische Augenbewegungen auslösen. Die reflexbedingte Augenbewegung hat dieselbe Größe wie die Kopfbewegung (Abb. 17.4A), jedoch in entgegengesetzter Richtung.
Die afferenten Signale entstehen in den Haarzellen des Bogenganges (s. 8.8). Die Afferenzen feuern in Abhängigkeit von der Winkelgeschwindigkeit des Kopfes in einer bestimmten Ebene. Dieses Geschwindigkeitssignal wird zu den vestibulären Nuklei geleitet (Nuclei vestibulares superior et medialis; s. 14.3) und von dort zu den okulomotorischen Neuronen des Hirnstamms, die die Augen entgegengesetzt zur Kopfwendung bewegen. Um die Augenbewegung zu regulieren, benötigen die okulomotorischen Neurone sowohl ein **Positions-** als auch ein phasisches **Geschwindigkeitssignal** (s. 18.6). Aus diesem Grund wird das vestibuläre Geschwindigkeitssignal in der benachbarten pontinen Retikulärformation über die Zeit *integriert,* so daß ein Positionssignal entsteht, welches ebenfalls zu den okulomotorischen Neuronen fortgeleitet wird (Abb. 17.4B).
Der VOR arbeitet mit einer Verstärkung (Augenbewegung/Kopfbewegung) von −0,9 über einen weiten Frequenzbereich (0,01 bis 7 Hz). Seine Obergrenze entspricht in etwa der Maximalgeschwindigkeit willkürlicher Kopfbewegungen.
Der eigentliche Stimulus für die Haarzellen ist die **Kopfbeschleunigung.** Die Haarzellantworten verschwinden, wenn die Beschleunigung auf Null zurückgeht (konstante Geschwindigkeit). Der VOR sistiert dann nach 15 bis 20 s.

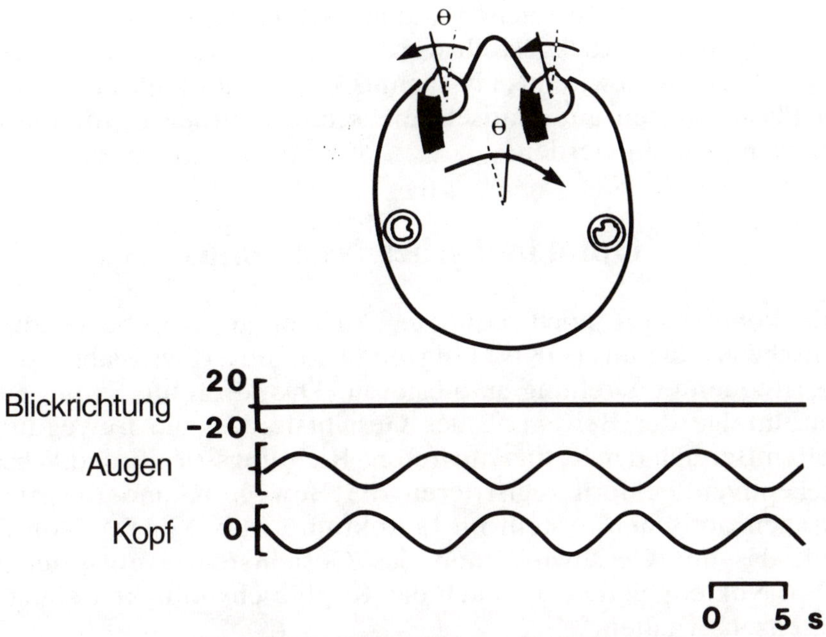

Abb. 17.4 A Vestibulo-okulärer Reflex.

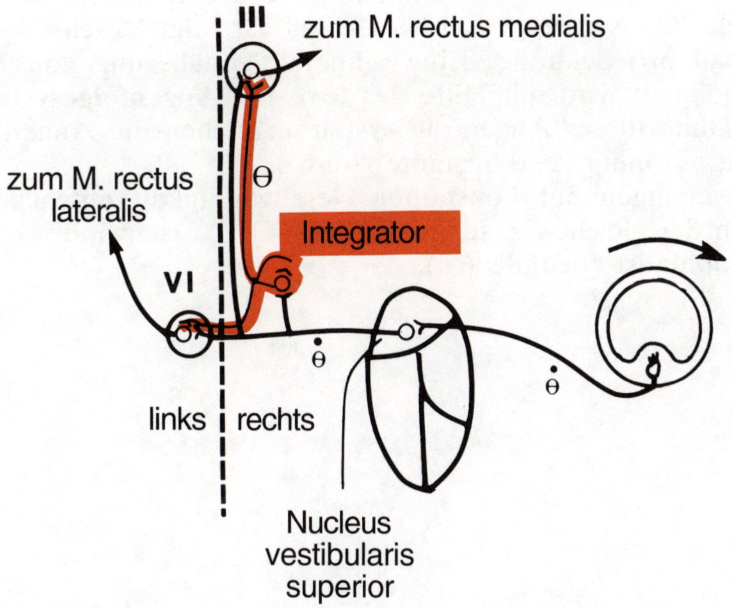

Abb. 17.4 B Vestibulo-okuläre Reflexbahn.

Nystagmus

Während der Kopfbewegungen können die Augenbewegungen die mechanischen Grenzen der Orbita erreichen und müssen dann durch rasche, entgegengesetzte Bewegungen zurückgestellt werden. Dieses Muster aus schnellen und langsamen Bewegungen wird als **Nystagmus** bezeichnet (vgl. Abb. 17.4C). Die schnellen Phasen treten automatisch auf, schon deutlich bevor die mechanischen Grenzen erreicht werden.

Optokinetischer Nystagmus

Der VOR kompensiert hochfrequente, kurzzeitige Kopfbewegungen. Der optokinetische Nystagmus (OKN) hingegen kann den Blick während anhaltender, niederfrequenter Drehung stabilisieren. Das afferente Signal entsteht in der Retina infolge der Bewegung des Gesichtsfeldes; die Bewegung muß in einem weiten Bereich der Retina auftreten. Richtungsspezifische W-Zellen mit großen rezeptiven Feldern registrieren die Bewegung und projizieren zum akzessorischen optischen System im Prätektum (Abb. 17.4D). Von dort wird ein Signal, das der Geschwindigkeit des Gesichtsfeldes entspricht, zu den vestibulären Nuklei geleitet, die auch das Kopfgeschwindigkeitssignal aus den Kanalafferenzen erhalten.

Ein Geschwindigkeits- sowie ein integriertes Positionssignal wird wiederum zum entsprechenden konjugierten Paar okulomotorischer Nuklei gesandt, um die Augen mit derselben Geschwindigkeit wie das Gesichtsfeld zu bewegen. Die Latenz des OKN beträgt 100 bis 130 ms. Er folgt Geschwindigkeiten bis etwa 100 Grad pro Sekunde. Eine schnelle Annäherung von Augen- und Zielgeschwindigkeit wird mit Hilfe des **fovealen Augenfolgesystems** erreicht (vgl. 18.6). Ohne dieses Augenfolgesystem erreichen die Augen die Zielgeschwindigkeit mit einer Zeitkonstante von 6 s.

Bei Kopfbewegungen mit konstanter Geschwindigkeit entwickelt sich der OKN etwa in der gleichen Zeit, in der der VOR verschwindet (die Zeitkonstante der Kupula ist ebenfalls 6 s).

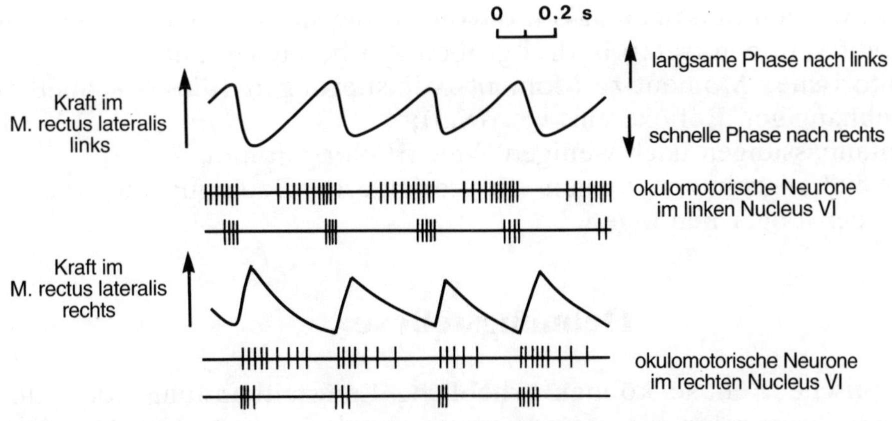

Abb. 17.4C Nystagmus.

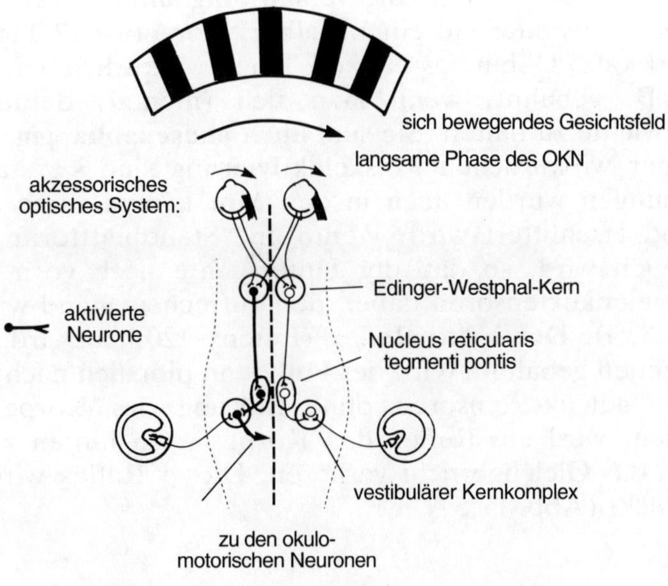

Abb. 17.4D Optokinetischer Nystagmus.

17.5. Modifizierbarkeit von Reflexen

Obwohl Reflexaktionen einfach und stereotyp sind, können sie gebahnt oder unterdrückt werden in Abhängigkeit davon, ob sie sinnvoll oder störend sind. Solche Modifikationen treten in drei groben Zeitbereichen auf:

1. antizipatorische, Moment-zu-Moment-Adjustierungen (dieses schließt die phasenabhängigen Reflexe ein, vgl. 18.3);
2. Kurzzeitanpassungen nach wenigen Wiederholungen und
3. plastische Langzeitanpassungen an veränderte Bedingungen, die eine Woche oder länger benötigen.

Dehnungsreflexe

Monosynaptische Reflexe können erhebliche Langzeitbahnung oder -unterdrückung erfahren, wenn diese Änderungen durch operante Konditionierung verstärkt werden. Am ersten Tag tritt eine abrupte Änderung auf, die in den folgenden Tagen von langsamen Änderungen gefolgt wird und sich in dieser Weise ohne Ende fortsetzt. Wenn die Verstärkung aufhört, vermindert sich ein so gebahnter Reflex wieder mit einer Halbzeit von etwa 17 Tagen.
Späte (transkortikale) Dehnungsreflexe können willkürlich verändert werden; sie werden z. B. gebahnt, wenn man sich (mental) darauf vorbereitet, zugeladene Gewichte zu halten. Sie sind auch **phasenabhängig:** In den letzten 100 ms vor einer willkürlichen Muskelaktivierung sind sie stark faszilitiert. Kurzzeitanpassungen wurden auch in den Mm. triceps surae nachgewiesen, wenn der Stand erschüttert wird. Wenn eine Standplattform plötzlich nach hinten verschoben wird, so daß der Untersuchte nach vorn gebeugt wird, helfen die Fußgelenkextensoren dabei, den aufrechen Stand wiederherzustellen (Abb. 17.5 A, i). Der späte Reflex (Latenz 120 ms) wird nach wenigen Durchläufen schnell gebahnt. Wird der Fuß dann plötzlich nach oben gedreht, so daß die Fußgelenkextensoren ohne Störung des Körperschwerpunkts gestreckt werden, wird ein Reflex den Körper nach hinten ziehen und die Versuchsperson das Gleichgewicht verlieren. Dieser Reflex wird auch schnell wieder unterdrückt (Abb. 17.5 A, ii).

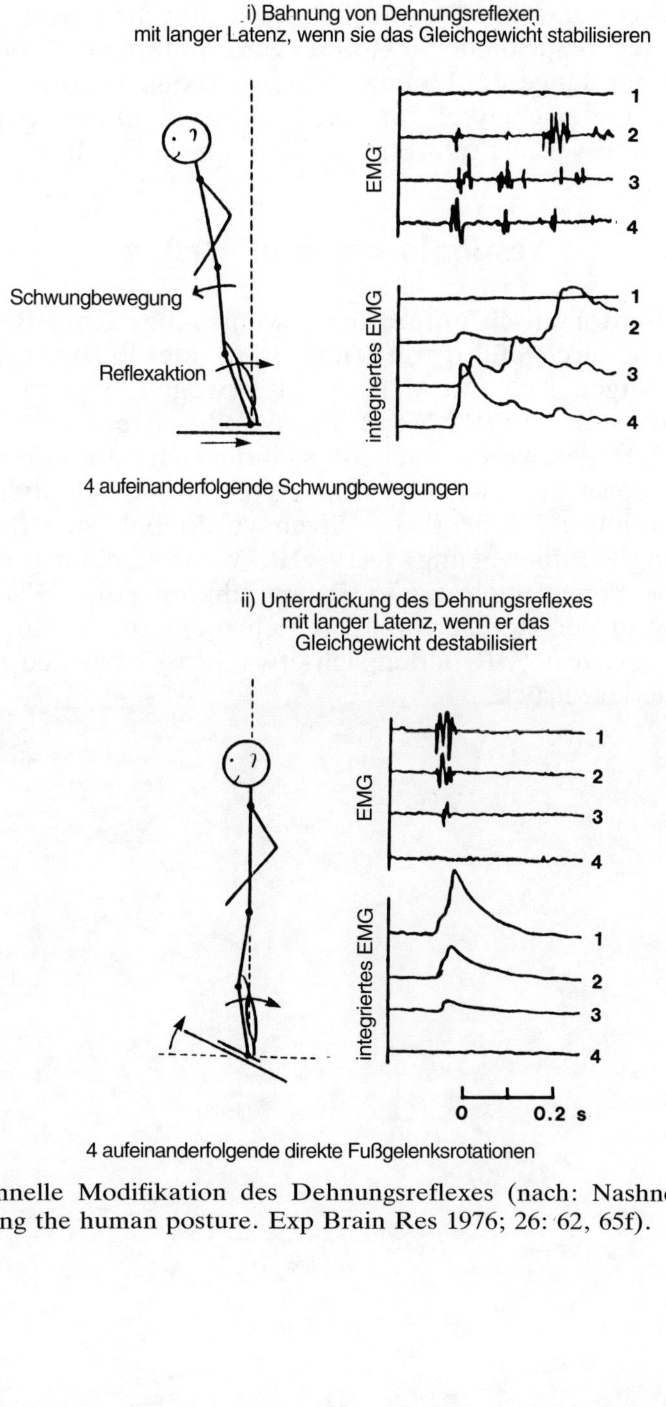

Abb. 17.5 A Schnelle Modifikation des Dehnungsreflexes (nach: Nashner LM. Adapting reflexes controlling the human posture. Exp Brain Res 1976; 26: 62, 65f).

Flexionsfluchtreflex

Es gibt Situationen, in denen der Flexionsfluchtreflex die Extremität von einem schmerzhaften Reiz nicht entfernt, sondern diesen Stimulus sogar noch verstärkt. So kann eine Kniebeugung eine Nadel sogar noch weiter in die Wade treiben, statt das Bein von der Nadel wegzuführen. Wenn ein solcher Reiz auftritt, ändert sich das Flexionsmuster rasch innerhalb von zwei oder drei Durchläufen. Der ursprüngliche Reflex wird unterdrückt und durch eine Antwort mit einer längeren Latenz (120 ms, möglicherweise transkortikal) ersetzt, die den Unterschenkel vom Reiz entfernt. Diese späte Antwort ist hochorganisiert und variiert in Abhängigkeit von der Position des Beines.

Vestibulo-okulärer Reflex

Der VOR wird automatisch unterdrückt, wenn Auge-Kopf-Bewegungen mit großer Amplitude durchgeführt werden (s. 18.6) oder in Blickfolgesituationen, in denen die Augen sich mit dem Kopf bewegen müssen. Es gibt auch Langzeitadaptation des VOR. Wenn Teleskoplinsen mit zweifacher Verstärkung konstant getragen werden, scheint sich die sichtbare Umgebung doppelt so schnell zu bewegen wie der Kopf. Der VOR adaptiert, indem die Verstärkung zunimmt: Nach etwa 5 Tagen verdoppelt sich die Verstärkung (Augenbewegung/Kopfbewegung) des VOR. Wenn Umkehrprismen getragen werden, fällt die Verstärkung des VOR langsam auf etwa 25% der normalen Amplitude ab und der Reflex verzögert sich mehr und mehr (Abb. 17.5B). Diese Änderungen des VOR bilden sich etwa 2 bis 3 Wochen nach Ende der Testsituation wieder zurück.

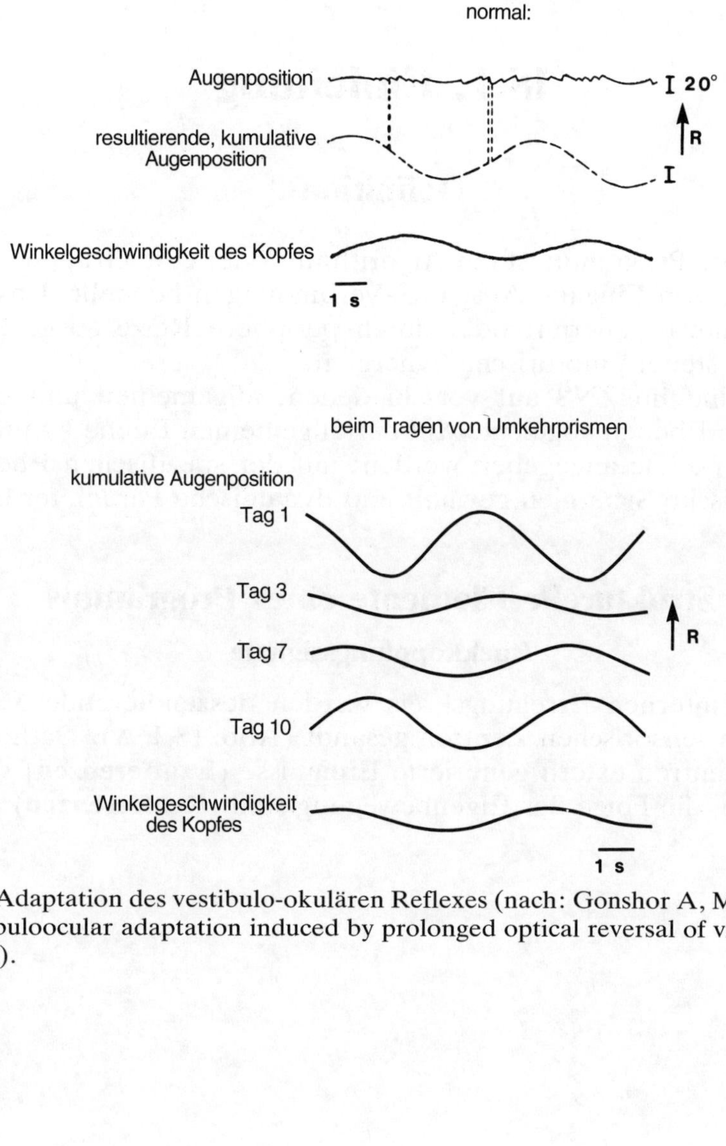

Abb. 17.5B Adaptation des vestibulo-okulären Reflexes (nach: Gonshor A, Melvill Jones G. Extreme vestibuloocular adaptation induced by prolonged optical reversal of vision. J Physiol 1976; 256: 386).

18

Motorische Programme

18.1. Einleitung

Definition

Ein motorisches Programm ist ein Algorithmus oder eine Gruppe von Regeln, die eine Folge von Eingang-Ausgangs-Verbindungen herstellt. Das Eingangssignal kann intern generiert oder durch periphere Reize ausgelöst werden; die Ausgänge steuern motorische Synergien.
Programme sind im ZNS auf verschiedenen, allgemeinen und spezifischen hierarchischen Ebenen abgelegt. Auf der allgemeinen Ebene können zeitliche Abfolgen oder Ziele angegeben werden; auf der spezifischen Ebene werden exakte motorische Synergien gewählt und dynamische Parameter bestimmt.

Strukturelle Elemente eines Programms

Rückkopplungssignale

Durch einen internen Erregungskreis werden deszendierende Motorsignale zurück zu den sensorischen Zentren gesandt (Abb. 18.1 A). Dadurch können sensorische Zentren extern generierte Ereignisse (**Exafferenzen**) von solchen unterscheiden, die Folge der Eigenbewegung sind (**Reafferenzen**).

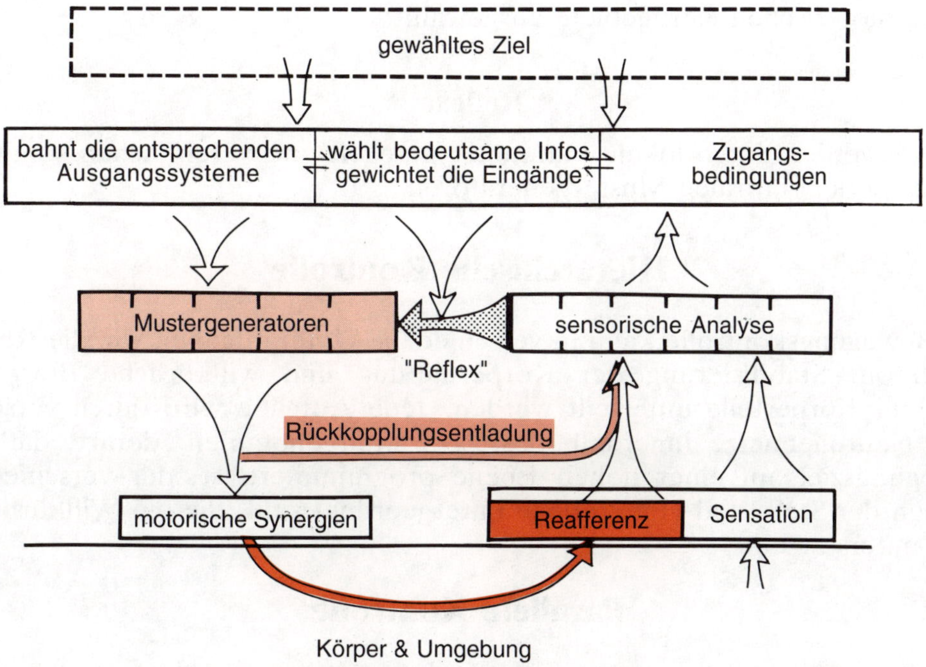

Abb. 18.1 A Programmelemente.

Zentrale Mustergeneratoren

Zentrale Mustergeneratoren bestehen aus neuronalen Netzen, die als autonome Zeitgeber und zur Ordnung von Bewegungssequenzen dienen; sie benötigen einen externen Auslöser. Viele zentrale Mustergeneratoren können phasengekoppelt parallel arbeiten.

Motorische Synergien

Motorische Synergien entstehen durch die Koaktivierung von motorischen Einheiten, die sich in weit verteilten Muskeln befinden können und gemeinsam eine bestimmte Funktion durchführen. Die Synergien sind aufgabenabhängig; mit Ausnahme der Beziehung zur Aufgabe bilden sie keine physikalische Einheit. Synergien werden durch die konvergente Summation vieler Eingänge auf die motorischen Kerngebiete ausgewählt.

Reflexe

Reflexe werden durch lokale Parameter geregelt und vereinfachen somit die Aufgaben der zentralen Mustergeneratoren.

Hierarchische Kontrolle

Die Bewegungskontrolle kann in verschiedene Unteraufgaben wie die Reflexregulation, Stabilisierung der Körperhaltung und willkürliche Bewegung einzelner Körperteile unterteilt werden. Jede Aufgabe wird durch verschiedene Neuronennetze innerhalb des ZNS wahrgenommen, derart, daß das Bewegungsziel auf einer hohen Ebene programmiert ist, der verschiedene Ebenen der Stell- und Haltereflexe untergeordnet sind, die die Willkürbewegung unterstützen.

Parallele Kontrolle

Spinale, Hirnstamm- und kortikale Untersysteme sind hierarchisch und parallel aufgebaut (Abb. 18.1 B). Neuronennetze, die ähnliche Aufgaben erfüllen (z. B. spinale und kortikale Dehnungsreflexe) können unter verschiedenen Bedingungen aktiv sein. Spinale Kreise sind für häufige, stereotype Reize zuständig; kortikale Netzwerke dienen spezielleren und wechselhafteren Situationen.

Zeitliche Ordnung

Die kritische Aufgabe motorischer Programme ist die Anordnung von Bewegungsphasen in einer exakten zeitlichen Abfolge. Die Zeitintervalle zwischen aufeinanderfolgenden Bewegungen stehen üblicherweise in einem festen Verhältnis zueinander, unabhängig davon, ob die Gesamtgeschwindigkeit schnell oder langsam ist (Abb. 18.1 C). An der zeitlichen Ordnung sind sowohl oszillatorische Netze wie auch bestimmte sensorische Signale beteiligt.

Beispiel: Die Regelmäßigkeit des Schreibmaschinentippens erfordert den physischen Kontakt mit den Tasten; propriozeptive Hautafferenzen helfen, nachfolgende Anschläge auszulösen.

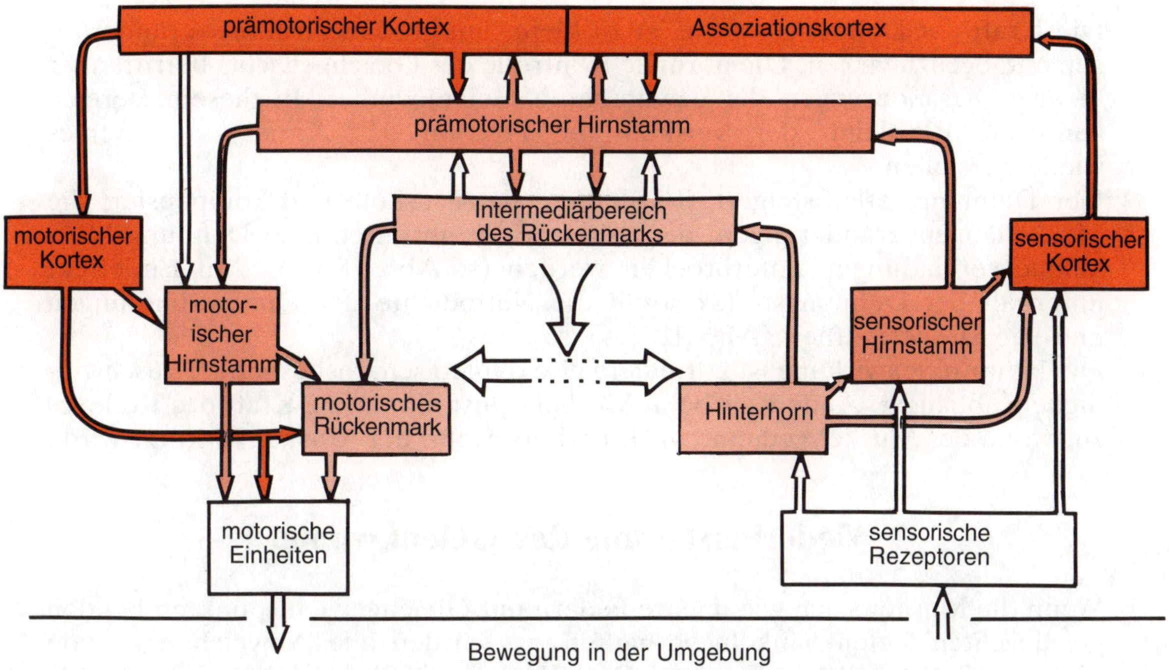

Abb. 18.1 B Programmebenen im Zentralnervensystem.

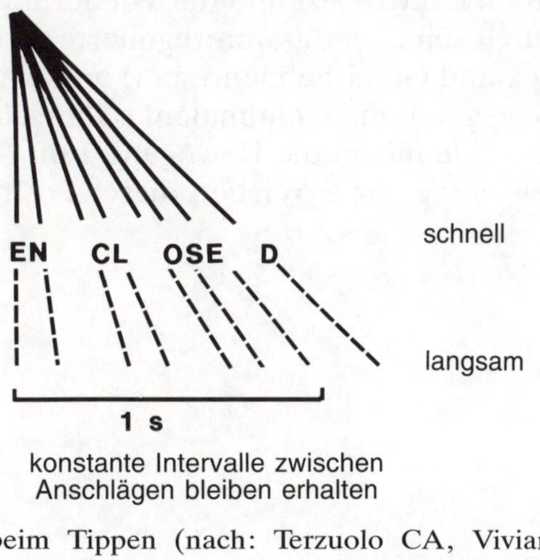

Abb. 18.1 C Rhythmus beim Tippen (nach: Terzuolo CA, Viviani P. Determinants and characteristics of motor sensory patterns used for typing. Neuroscience 1980; 5: 1092).

18.2. Standregulation

Eigenschaften der Dehnungsreflexe

Die Kraft der Dehnungsreflexe ist zu klein, um großen Positionsveränderungen entgegenzuwirken. Die normale Kontrolle des Gleichgewichts betrifft aber kleinste Veränderungen der gewünschten Gelenkwinkel. In diesem Bereich kann die Elastizität der Muskeln die Position des Armes oder Beines wiederherstellen.
Der Dehnungsreflex steigert die Steifheit der Muskeln und kompensiert die Muskellängenveränderungen, die auftreten, wenn durch eine Dehnung Muskelquerverbindungen unterbrochen werden (s. Abb. 18.2 A). Im Endeffekt unterhält der Dehnungsreflex somit die Nettodichte der Querverbindungen und der Muskelsteifheit (Abb. 18.2 A).
Die Hauptreflexwirkung ist normalerweise dynamisch, insbesondere geschwindigkeitsabhängig. Anders als beim Muskel selbst nimmt die Kraft des Reflexes zu, wenn der Muskel gedehnt wird, und ab, wenn der Muskel verkürzt wird.

Wiederherstellung der Gelenkwinkel

Wenn die Muskeln sich wie lineare Federn mit Gleichgewichtspunkten bei den gewünschten Gelenkwinkeln verhielten, so würden alle Abweichungen von diesem Winkel voll kompensiert. Die Wiederherstellung der Position würde jedoch Oszillationen um den Gleichgewichtspunkt zur Folge haben, die durch die Systemviskosität gedämpft würden (Abb. 18.2 B).
Die Oszillationen werden kontrolliert und die Wiederherstellung des Gleichgewichts erleichtert durch eine programmregulierte Abfolge von Reflexen (Muskeldehnungsreflex und Golgi-Sehnenorgan) und anderen Reaktionen, die dazu dienen, die Bewegung mit minimalem Überschwingen zu beenden. Kurzzeitige Impulse beschleunigen die Bewegung zum Ausgangspunkt zurück und verzögern die Bewegung vor Erreichen dieser Position (Abb. 18.2 C).

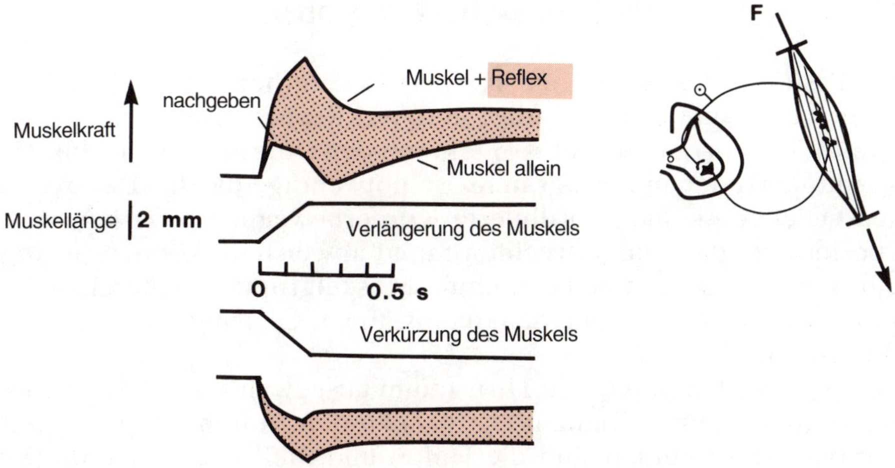

Abb. 18.2 A Viskoelastische Kräfte (nach: Nichols TR, Houck JC. Improvements in linearity and regulation of stiffness that results from actions of stretch reflex. J Neurophysiol 1976; 39: 128).

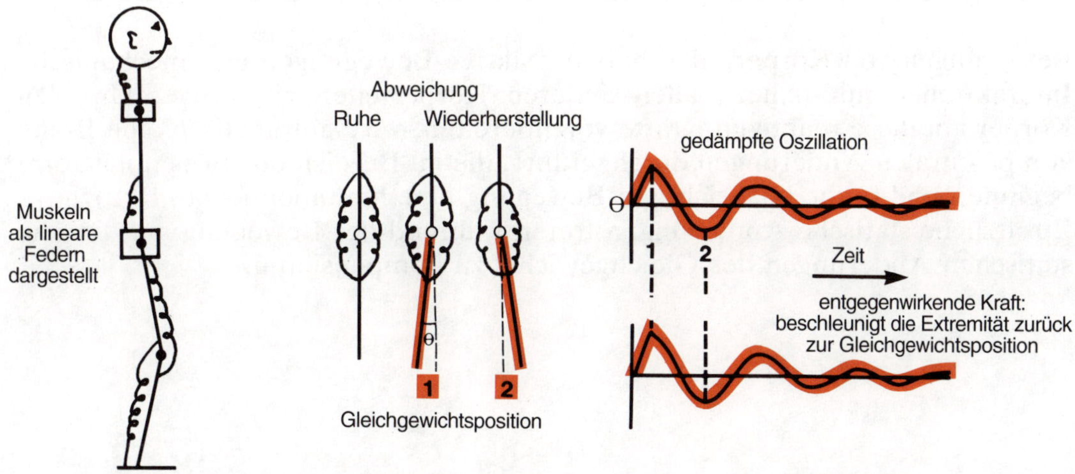

Abb. 18.2 B Wiederherstellung der Ausgangsposition durch Elastizität.

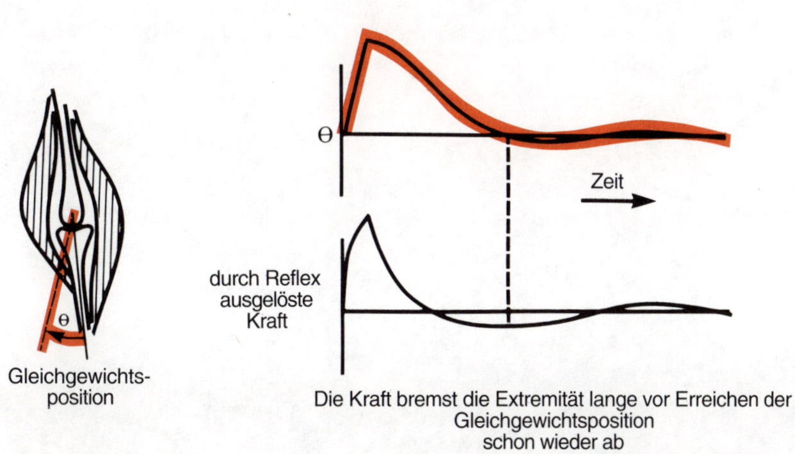

Abb. 18.2 C Wiederherstellung der Ausgangsposition durch Reflexe.

Das statische Programm

Um die Position des gesamten Körpers wiederherzustellen, müssen die Muskeln in einer räumlichen Abfolge aktiviert werden. Der Ablauf beginnt in dem Bereich, in dem der Körper Kontakt mit der Unterlage hat (Abb. 18.2 D). Ein Gesamtplan oder ein **Programm** ist notwendig, da die Reflexe an den einzelnen Gelenken keine koordinierte Körperbewegung bewirken.

Körperpositionen, die vom aufrechten Stand abweichen, können in Regionen unterteilt werden, in denen bestimmte Muskelgruppen synergistisch dabei wirken, den Körper wieder zu einem metastabilen Gleichgewicht zurückzuführen (Abb. 18.2 D).

Die Synergien werden durch den Hirnstamm ausgewählt und über retikulospinale und vestibulospinale Bahnen (s. 16.1) zu den Motoneuronen geleitet. In das Programm eingebunden sind die Halte- und Stellreflexe, die die Muskelkraft in Abhängigkeit von der exakten Körperposition modulieren. Die Muskeldehnungs- und die Sehnenreflexe regulieren diese Synergien, um ein Überschießen zu verhindern.

Statische Änderungen zur Vorbereitung von Bewegungen

Bewegungen von Körperteilen haben reaktive Bewegungen und mechanische Interaktionen mit nahezu allen anderen Körperteilen zur Folge. Um den Körper auf diese reaktiven Kräfte vorzubereiten, wird automatisch eine Reihe von posturalen Änderungen durchgeführt, die im Bereich der Bodenplattform beginnen und in die beabsichtigte Bewegung hineinmünden (Abb. 18.2).

Zusätzliche statische Anpassungen treten während der Bewegung auf, um die statischen Änderungen des Gleichgewichts zu kompensieren.

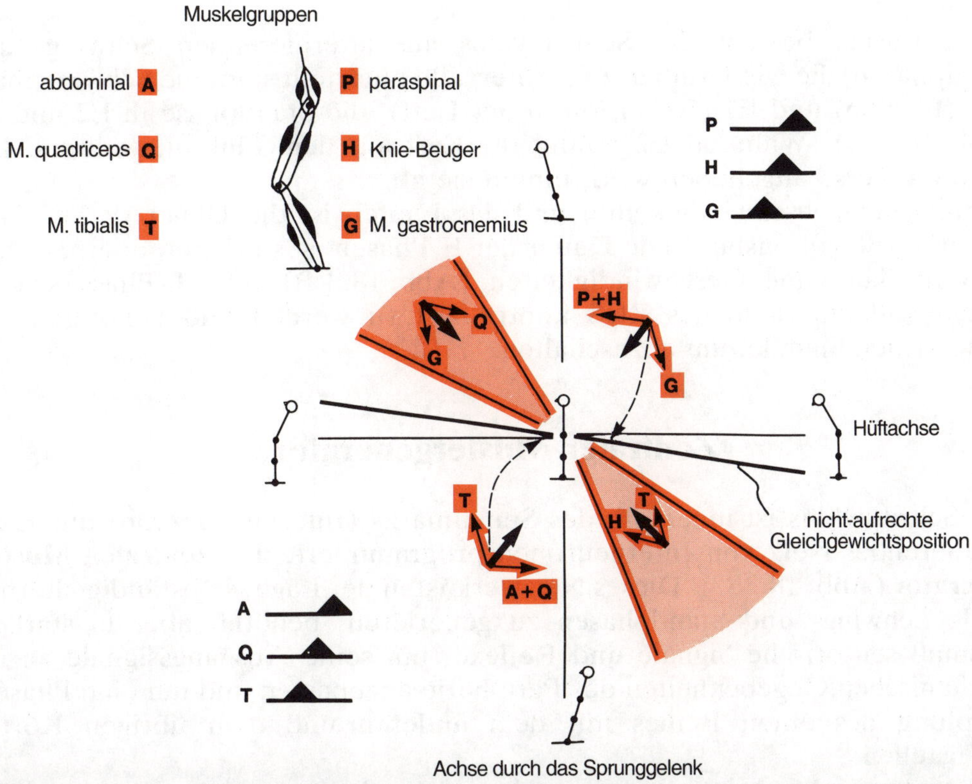

Abb. 18.2D Synergien, die eine anteroposteriore Bewegung korrigieren (nach: Nasher LM, McCollum G. The organization of human postural movements: a formal basis and experimental synthesis. Behav Brain Sci 1985; 8: 136, 139, 141).

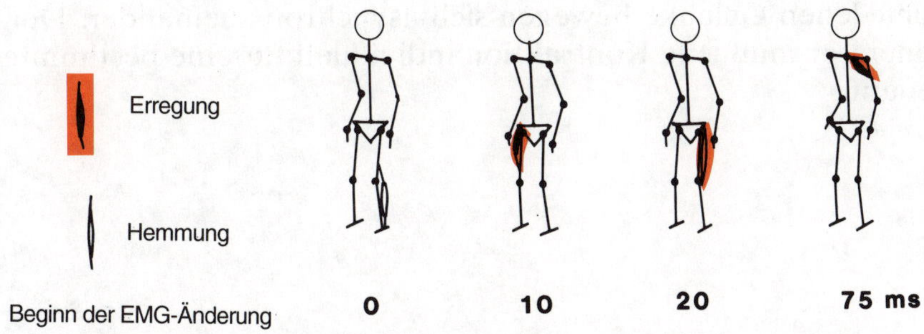

Abb. 18.2E Posturale Adjustierungen vor einer Armhebung.

18.3. Der Gang

Der Schrittzyklus

Für ein Bein besteht der Schrittzyklus aus alternierenden Schwing- und Standphasen, die wiederum in zwei Intervalle unterteilt sind: die Schwingphase in F (Flexion) und E1 (Extension in der Luft); die Standphase in E2 und E3 (Abb. 18.3 A). Während E2 nimmt die Last auf dem Fuß zu; während E3, wenn die Ferse angehoben wird, nimmt sie ab.
Für alle Ganggeschwindigkeiten und das Laufen ist die Dauer der F-Phase bemerkenswert konstant. Die Dauer der E-Phasen ist stark veränderbar, d. h. groß für langsame Geschwindigkeiten (Abb. 18.3 B). Die F-Phase scheint weitgehend innerhalb des ZNS kontrolliert zu werden und benötigt keine sensorischen Signale, um abzuschalten.

Zentraler Mustergenerator

Der Schrittzyklus ist innerhalb des Spinalmarks (Intermediärzone) durch ein oszillierendes Netz von Interneuronen programmiert, den **zentralen Mustergenerator** (Abb. 18.3 C). Dieses Netzwerk ist in der Lage, selbständig alternierende Schwing- und Standphasen zu generieren, benötigt aber in starkem Ausmaß sensorische Signale und Reflexe, um seine Ausgangssignale an die mechanischen Gegebenheiten der Peripherie anzupassen und um eine Phasenkopplung des einen Beines mit dem anderen und dem übrigen Körper herzustellen.
Am zentralen Mustergenerator ist eine reziproke Innervation beteiligt. Die Entladungen der Flexor- und Extensormotoneuronen hemmen sich gegenseitig (Abb. 18.3 C). Der Generator der Flexorentladungen kann sich auch abschalten (s. Diskussion des Generators der frühen inspiratorischen Entladungen, 18.3), möglicherweise durch Membranakkomodation.
Die verschiedenen Gelenke bewegen sich asynchron zueinander. Der zentrale Mustergenerator muß jede Kontraktion individuell für eine bestimmte Zyklusphase steuern.

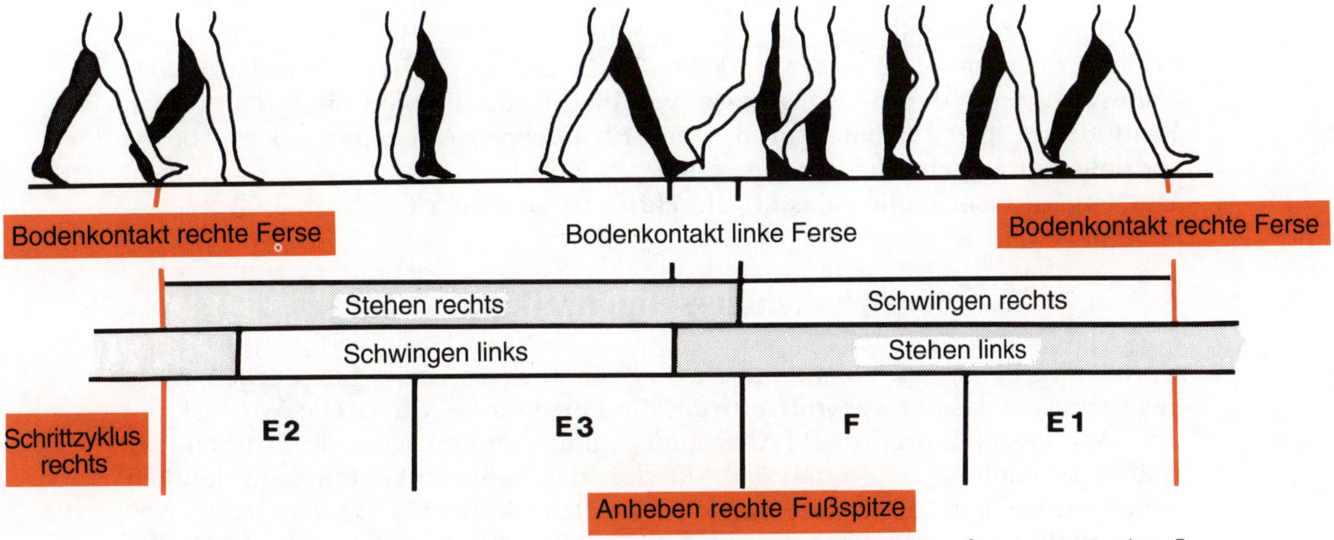

Abb. 18.3 A Schrittzyklus (nach: Murray MP. Gait as a total pattern of movement. Am J Phys Med 1967; 46: 293).

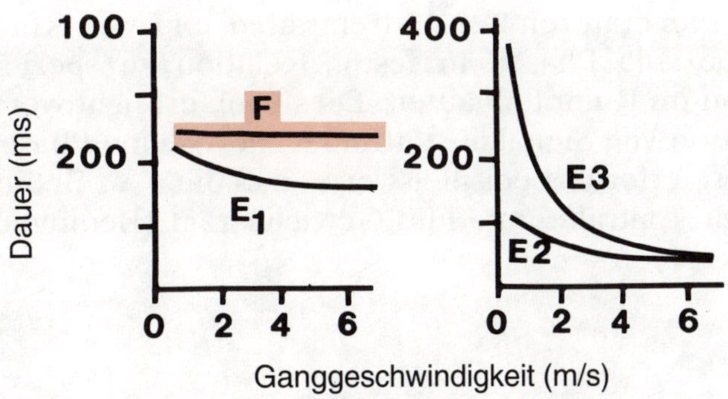

Abb. 18.3 B Dauer der Phasen eines Schrittzyklus (nach: Grillner S. Locomotion in vertebrates: central mechanisms and reflex interaction. Physiol Rev 1975; 55: 250. Mit freundlicher Genehmigung der American Physiological Society).

Phasenabhängige Reflexe

Viele sensorische Eingänge lösen Übergänge zu neuen Phasen aus oder erleichtern diese. Diese reflexartigen Aktionen können nur während bestimmter Phasen innerhalb des Zyklus ausgelöst werden. Berührung der Ferse initiiert die Phase E2 und verstärkt die Extensoraktivität. Stimulation des Fußes während der Schwingphase verlängert die Flexion und hat keinen Einfluß auf die Fußextensoren. Die Flexionsphase beginnt nicht, bevor spezielle sensorische Signale eintreffen:
Der Fuß ist nicht mehr belastet, die Hüfte ist gestreckt (Abb. 18.3 C).

Achillessehnenreflex

Berührung der Ferse entspannt die Fußgelenkextensoren. Sie werden nicht gestreckt, bis das Schwerkraftzentrum die Ferse passiert hat. Die Verstärkung des Achillessehnenreflexes (Ausgang/Eingang) nimmt von der frühen zur späten Standphase zu, so daß die Aktivität der Fußgelenkextensoren deutlich zunimmt, wenn die Extensoren gedehnt werden (Abb. 18.3 D). Die Reflexwirkung paßt somit die Extensoraktivität an die Last an, so daß durch die Kontraktion während der E3-Phase eine angemessene Vorwärtsbewegung entsteht.

Phasenkopplung der Extremitäten

Propriospinale Bahnen und kommissurale Fasern verbinden die individuellen zentralen Mustergeneratoren der Extremitäten und des Rumpfes. In einem Bein müssen spezielle Phasen in fester Relation zu speziellen Phasen im anderen Bein und im Rumpf ablaufen. Dies kann erreicht werden, indem eine größere Summation von Signalen stattfindet, bevor eine Phase ausgelöst wird. Die Flexionsphase erfordert beispielsweise, daß die o. g. Bedingungen 1 und 2 vorliegen und der kontralaterale Fuß Gewicht trägt (Bedingung 3).

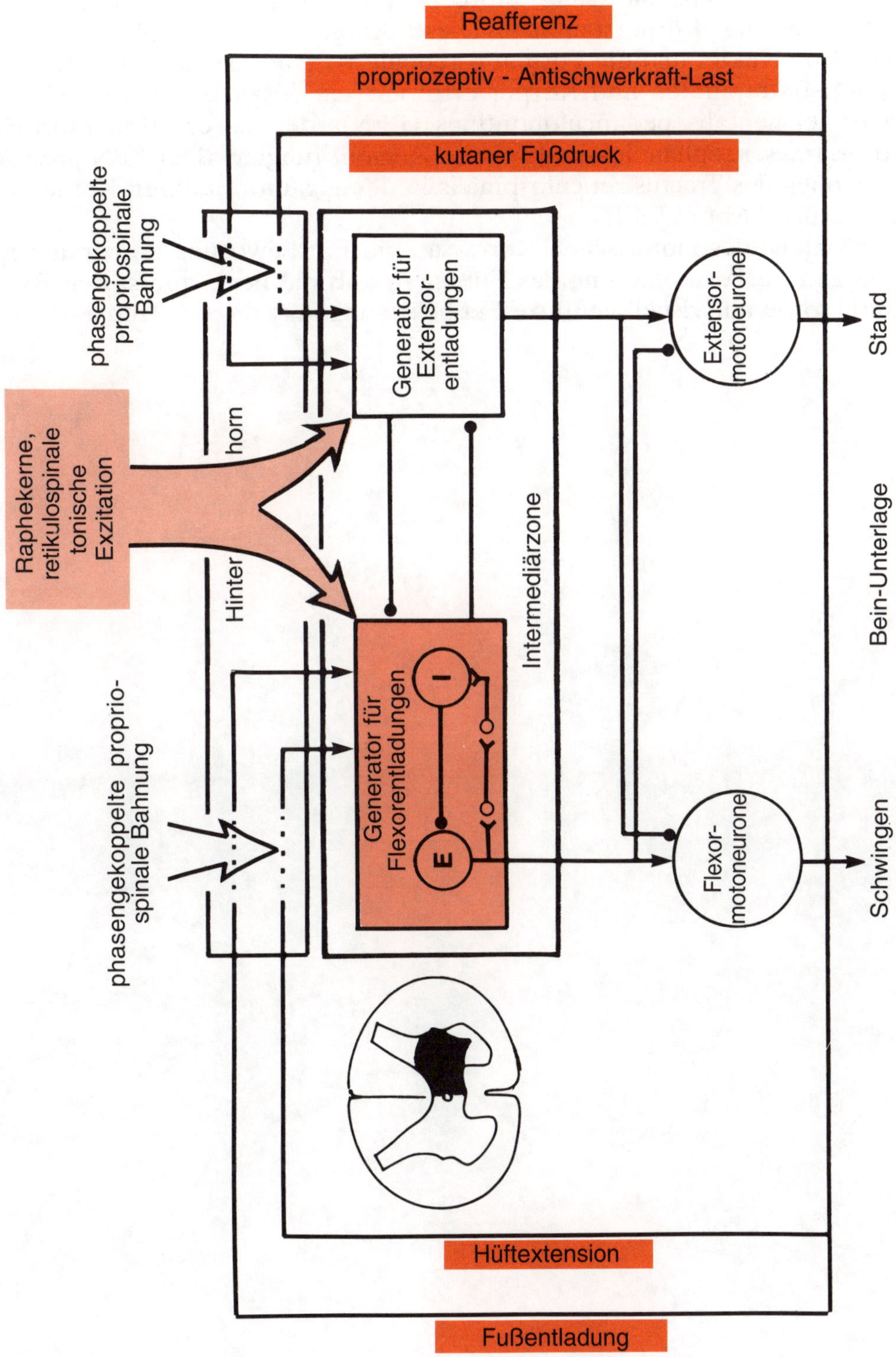

Abb. 18.3 C Spinaler Schrittmustergenerator.

Supraspinale Kontrolle

Der menschliche bipedale Gang erfordert zusätzlich zur Bewegung der Beine eine Balance des Körperstammes. Diese Aufgabe ist unmöglich ohne die vestibulären Nuklei und die Formatio reticularis. Die koordinierte Fortbewegung von Extremitäten und Körper erfordert die gesamte Neuraxis bis zum Nucleus tegmentalis pedunculopontinus (PPN), der als ein prämotorisches Zentrum (mesenzephale lokomotorische Region) fungiert. Der PPN projiziert zu Neuronen des Tractus reticulospinalis in den gigantozellulären Kernen und Raphekernen (Abb. 18.3 E).

Die Teilnahme des motorischen Kortex an der Fortbewegung beschränkt sich auf die genaue Positionierung des Fußes, so daß die Ferse zuerst den Boden berührt, sowie auf visuell geführte Fußbewegungen (z. B. bei Treppen).

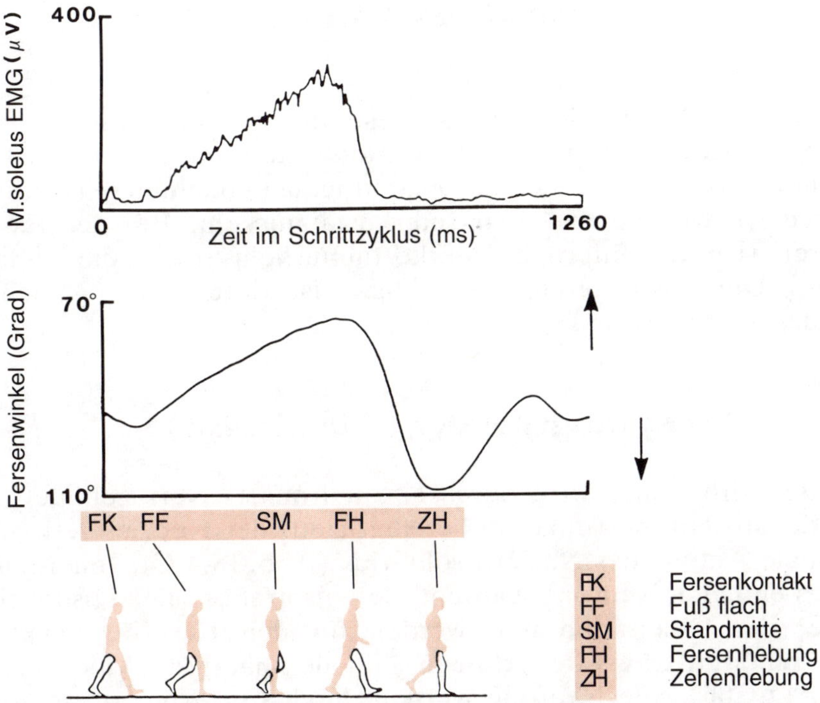

Abb. 18.3D Fersendehnungsreflex während der Standphase (nach: Stein RB, Capaday C. The modulation of human reflexes during functional motor tasks. Trends Neurosci 1988; 11: 332).

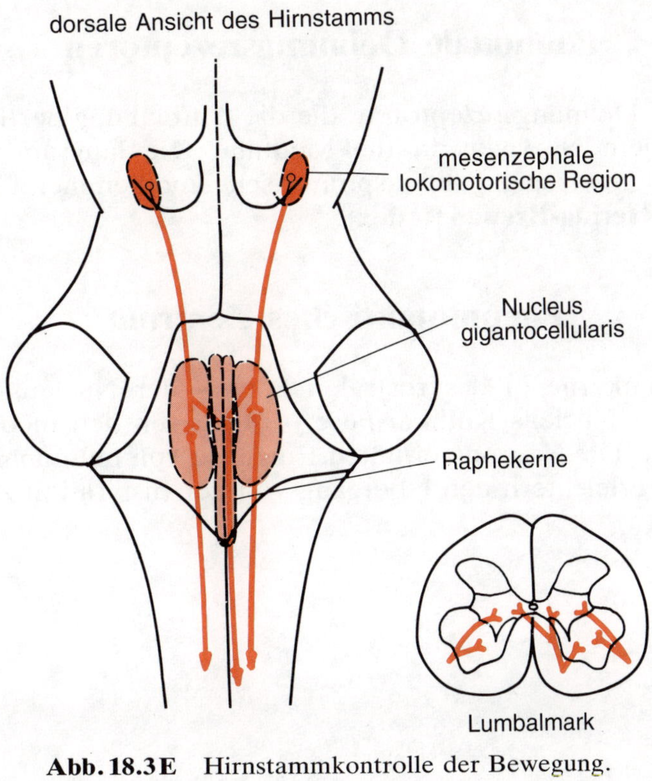

Abb. 18.3E Hirnstammkontrolle der Bewegung.

18.4. Atmung

Der Atemzyklus (Respirationszyklus) besteht aus drei Phasen: **Inspiration** (Einatmung), **Postinspiration** und **Exspiration** (Ausatmung; Abb. 18.4 A). Bei der Inspiration kontrahieren sich das Diaphragma (Zunahme der Aktivität des N. phrenicus) sowie die externen Interkostalmuskeln. Bei der Exspiration kontrahieren sich die internen Interkostalmuskeln sowie die abdominelle Muskulatur. Die postinspiratorische Phase ist durch eine Abnahme der Aktivität des N. phrenicus gekennzeichnet.

Zyklusgenerator (Abb. 18.4 B)

Der Atemgrundrhythmus wird durch ein neuronales Netz gebildet, an dem einige medulläre Hirnnervenkerne beteiligt sind: der Nucleus retroambiguus sowie kaudale Anteile des Nucleus solitarius (Abb. 18.4 C). Innerhalb dieses Netzwerkes entladen Neurone während der Inspiration, der Postinspirationsphase oder der Exspiration und werden für den Rest des Zyklus aktiv gehemmt. **Inhibitorische Interaktionen** sind der häufigste Mechanismus für zyklische Aktivität. Alle Neurone werden durch CO_2-Chemorezeptor-Entladungen tonisch erregt. Einige Neuronentypen wie z. B. inhibitorische Neurone, die in der frühen Inspirationsphase aktiviert werden, hören aufgrund der Membranakkomodation rasch auf zu feuern.
Efferente Axone von exspiratorischen und inspiratorischen Zellen projizieren zu respiratorischen Motoneuronkernen oder assoziierten Interneuronen im zervikalen (N. phrenicus) oder thorakalen Rückenmark (Nn. intercostales).

Pulmonale Dehnungsrezeptoren

Afferenzen von Dehnungsrezeptoren, die die Aufblähung der Lunge melden, gelangen mit dem N. vagus in die Medulla. Die langsam adaptierenden Rezeptoren wirken erregend auf exspiratorische und hemmend auf inspiratorische Neurone **(Hering-Breuer-Reflex)**.

Pneumotaktisches Zentrum

Zwei Hirnnervenkerne in der rostralen Pons – der Nucleus parabrachialis medialis und der Nucleus Kolliker-Fuse – regulieren den medullären Atemmustergenerator. Die Neurone erhalten Eingänge von pulmonalen Dehnungsrezeptoren und erleichtern den Übergang von der Inspiration zur Exspiration und umgekehrt.

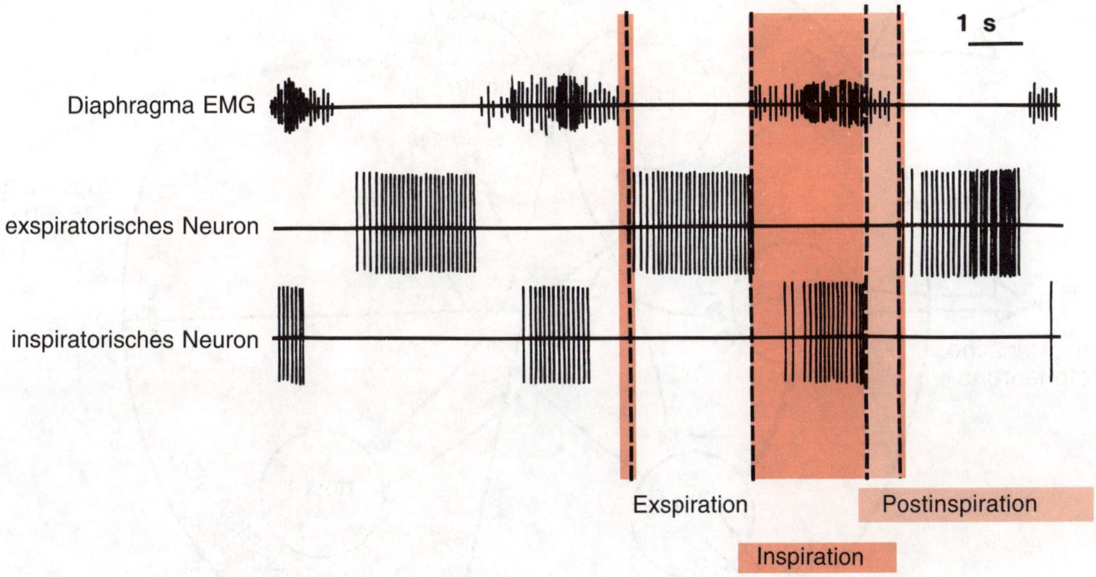

Abb. 18.4 A Respiratorische Aktivität in der Medulla (nach: Graham K, Duffin J. Cross correlation of medullary expiratory neurons in the cat. Exp Neurol 1981; 73: 460).

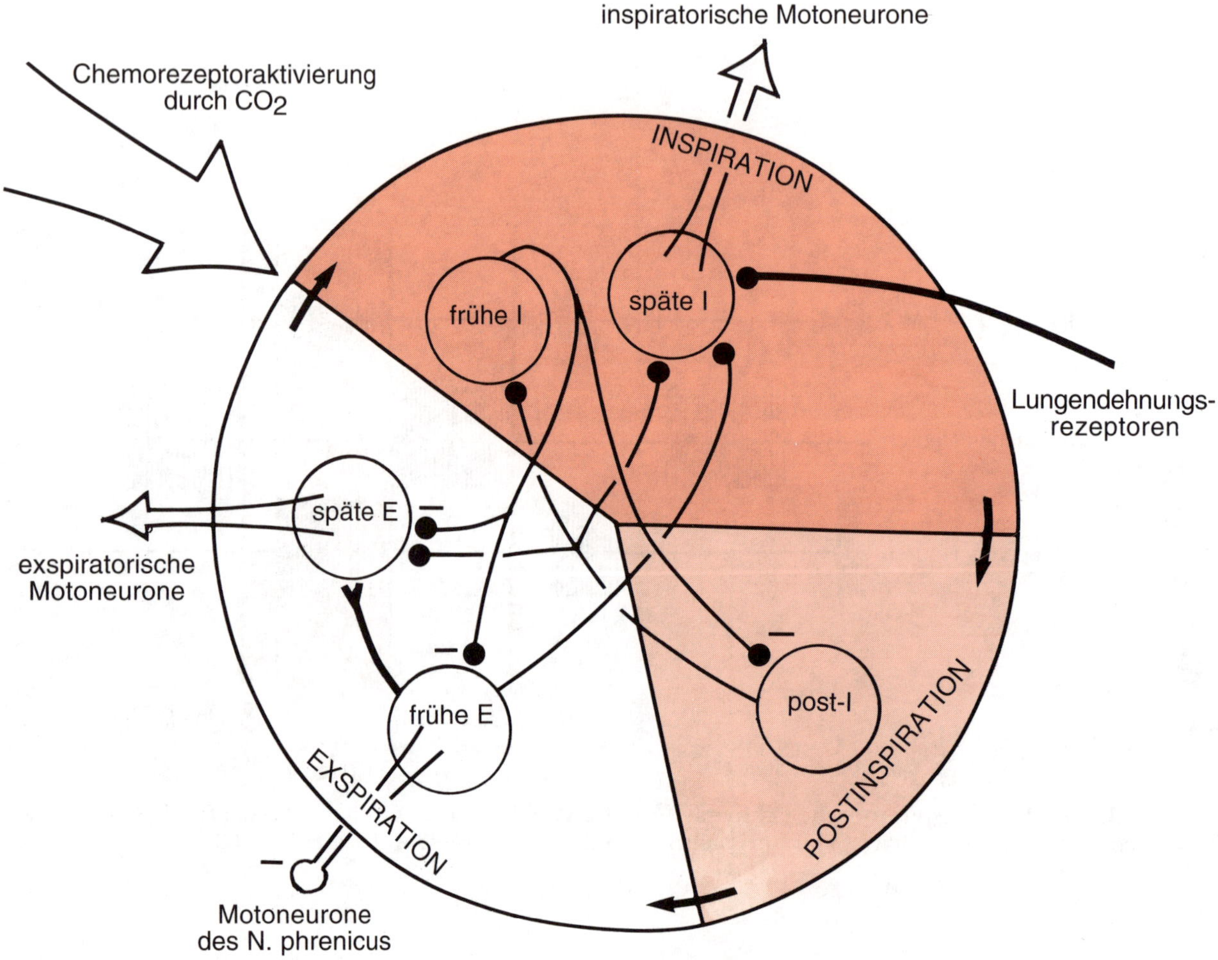

Abb. 18.4B Bekannte Interaktionen innerhalb des Zyklusgenerators (nach: Long SE, Duffin J. The medullary respiratory neurons: a review. Can J Physiol Pharmacol 1984; 62: 177).

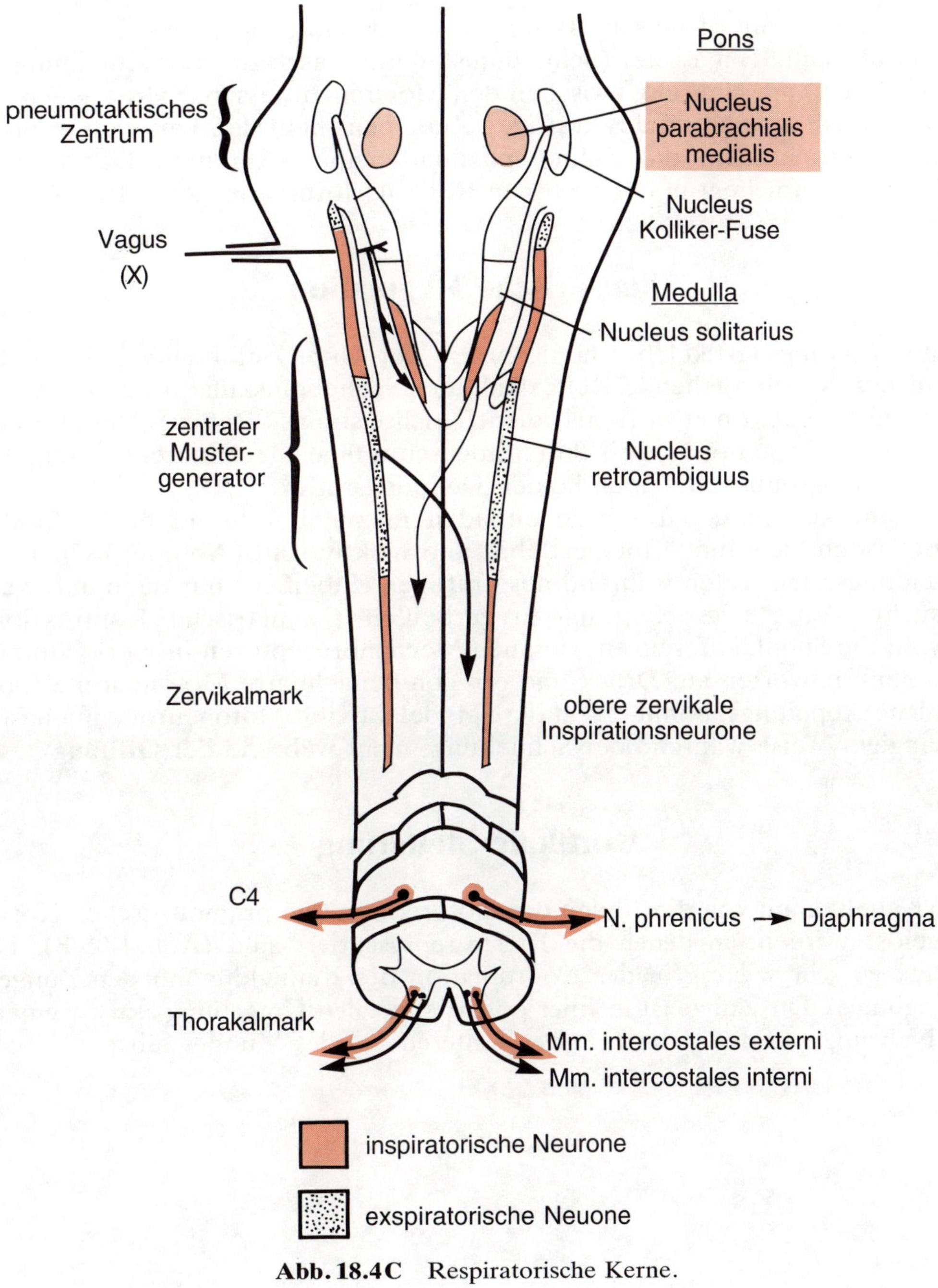

Abb. 18.4C Respiratorische Kerne.

18.5. Kauakt

Der Kauzyklus läßt sich in drei Phasen unterteilen: Öffnen, Schließen und kräftiges Zubeißen. Bei der Mundöffnung ist der M. digastricus aktiv, die Schließmuskulatur ist inaktiv. Beim Schließen führt leichte Aktivität des M. temporalis und M. masseter (Schließmuskulatur) rasch zu einer Anhebung des Unterkiefers, um Nahrung zwischen den Molaren zu fassen. Stärkere Schließmuskelaktivität während des kräftigen Zubeißens hebt den Unterkiefer bis zu dem Punkt, an dem die Zähne maximal ineinandergreifen. Der zentrale Mustergenerator liegt in der pontinen Retikulärformation (Abb. 18.5 A, B).

Sensorische Regulation

Wenn Nahrungspartikel brechen, springt der Unterkiefer aufwärts und hat damit eine vorübergehende Reflexstille der Schließmuskulatur zur Folge, die mit einer Latenz von etwa 10 ms auftritt (»Entlastungs«-Reflex). Das afferente Signal entsteht hauptsächlich durch hochschwellige Mechanorezeptoren. Die Kieferöffnungsmuskeln haben keinen Dehnungsreflex.

Schließmuskel-Spindelafferenzen entladen maximal während der Öffnungsphase, wenn die Mundöffner gedehnt und inaktiv sind (Abb. 18.5 C). Hohe Entladungsraten treten während des kräftigen Zubeißens nur dann auf, wenn versucht wird, harte Nahrung zu zerbeißen (isometrische Kontraktion). Sowohl die Spindelafferenzen wie auch Mechanorezeptoren im periodontalen Ligament antworten auf Druck und erregen benachbarte Motoneurone (positive Rückkopplung). Somit erregt die Spindelaktivität Motoneurone in phasenabhängiger Weise während der Schließung, nicht während der Öffnung.

Kortikale Steuerung

Der Kauakt kann von den Teilen des motorischen und prämotorischen Kortex ausgelöst werden, in denen die Kiefer repräsentiert sind (Abb. 18.5 B). Der Kortex ist sehr wichtig in der Koordination des Kauzyklus mit den Zungenbewegungen. Die Zunge ist in einer potentiell letalen Umgebung aktiv, wenn sie die Nahrung von den Zähnen in den hinteren Teil des Mundes führt.

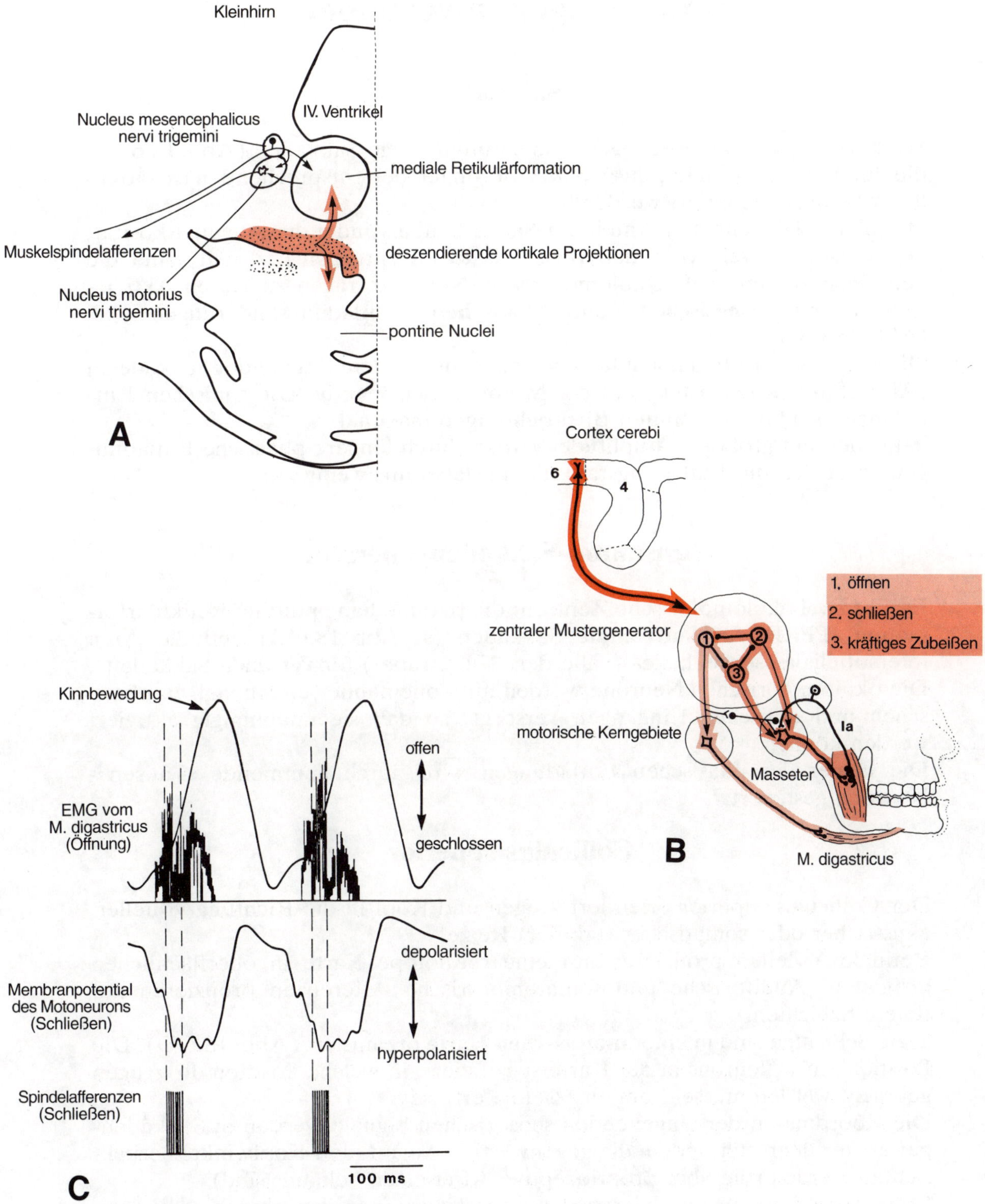

Abb. 18.5A Pontine Kerne für das Kauen.

Abb. 18.5B Schema der Interaktionen der Mustergeneratoren.

Abb. 18.5C Motorische und sensible Aktivität während eines Kauzyklus (ohne Nahrung) (nach: Goldberg LJ, Chandler SH. Evidence of pattern generator control of the effects of spindle afferent input during rhythmical jaw movements. Can J Physiol Pharmacol 1981; 59: 710).

18.6. Augenbewegungen

Sakkade

Willkürliche Augenbewegungen sind sprungförmige Sakkaden (Abb. 18.6 A), die durch phasische und tonische Aktivierungen der entsprechenden extraokulären Muskeln generiert werden.
Der phasische (schnelle) Anteil der Sakkade überwindet die Augenviskosität; der tonische Anteil wirkt der Muskelelastizität entgegen und hält somit die neue Position aufrecht. Okulomotorische Neurone tragen zu diesen Aktivierungen mit **phasischen** und **tonischen** Entladungsänderungen bei (Abb. 18.6 B).
Die phasischen Entladungen fangen 5 bis 8 ms vor dem Beginn der Sakkade an (Abb. 18.6 C), ansonsten sind die Motoneurone inaktiv. Die tonischen Entladungen sind in bestimmten Blickrichtungen maximal.
Sakkaden mit größerer Amplitude werden durch längere phasische Entladungen ausgelöst; die Entladungsrate nimmt dabei nur wenig zu.

Hirnstamm-Sakkadengenerator

Es gibt zwei okulomotorische Zentren: die paramediane pontine Retikulärformation (PPRF) für **horizontale** Sakkaden (s. Abb. 18.6 B) und die Area interstitialis mesencephalica (nahe dem Nucl. ruber) für **vertikale** Sakkaden.
Die okulomotorischen Neurone werden mit voneinander unabhängigen phasischen und tonischen Eingängen versorgt, so daß sie unabhängig aktiviert werden können.
Die Dauer der phasischen Entladungen wird durch hemmende »Pausen«-Neurone gesteuert.

Colliculus superior

Der Colliculus superior orientiert Augen und Kopf in die Richtung visueller, akustischer oder somatischer (taktiler) Reize.
Retinale Y-Zellen projizieren auf eine retinotope Karte in oberflächlichen Schichten. Auditorische und somatomotorische Afferenzen projizieren auf tiefere Schichten.
Tiefe Schichten sind in einer **motorischen Karte** organisiert (Abb. 18.6 D). Die Position eines Neurons in der Karte spezifiziert, in welche Position die Augen gebracht werden müssen, um ein Ziel zu erfassen.
Die Koordinaten der eingehenden sensorischen Signale werden in Sakkadenparameter übersetzt, indem die gegenwärtige Augen- und Kopfwinkel berücksichtigt werden (die über propriozeptive Afferenzen bekannt sind).
Collikuläre Ausgänge aktivieren phasische Neurone in den okulomotorischen Hirnstammzentren und die »Dauerhemm«-Neurone in der Mittellinie (Abb. 18.6 B). Dadurch werden phasische Entladungen ausgelöst, die den beabsichtigten Sakkaden entsprechen.

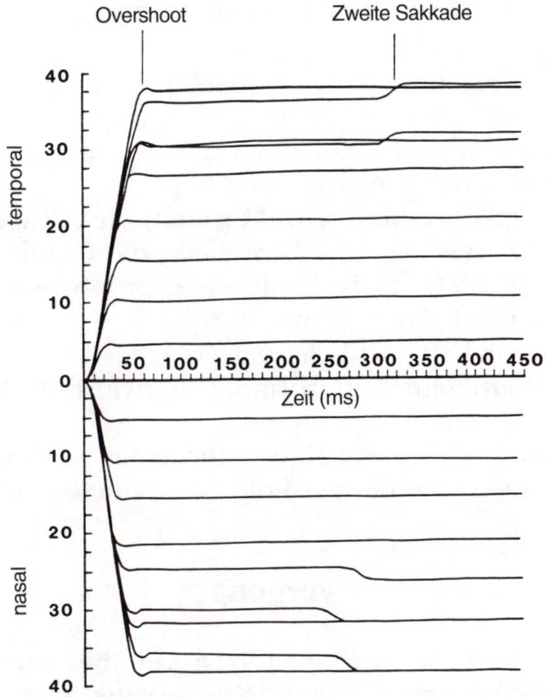

Abb. 18.6 A Sakkadische Augenbewegung (nach: Fuchs AF. Saccadic and smooth pursuit eye movements in the monkey. J Physiol 1967; 191: 615).

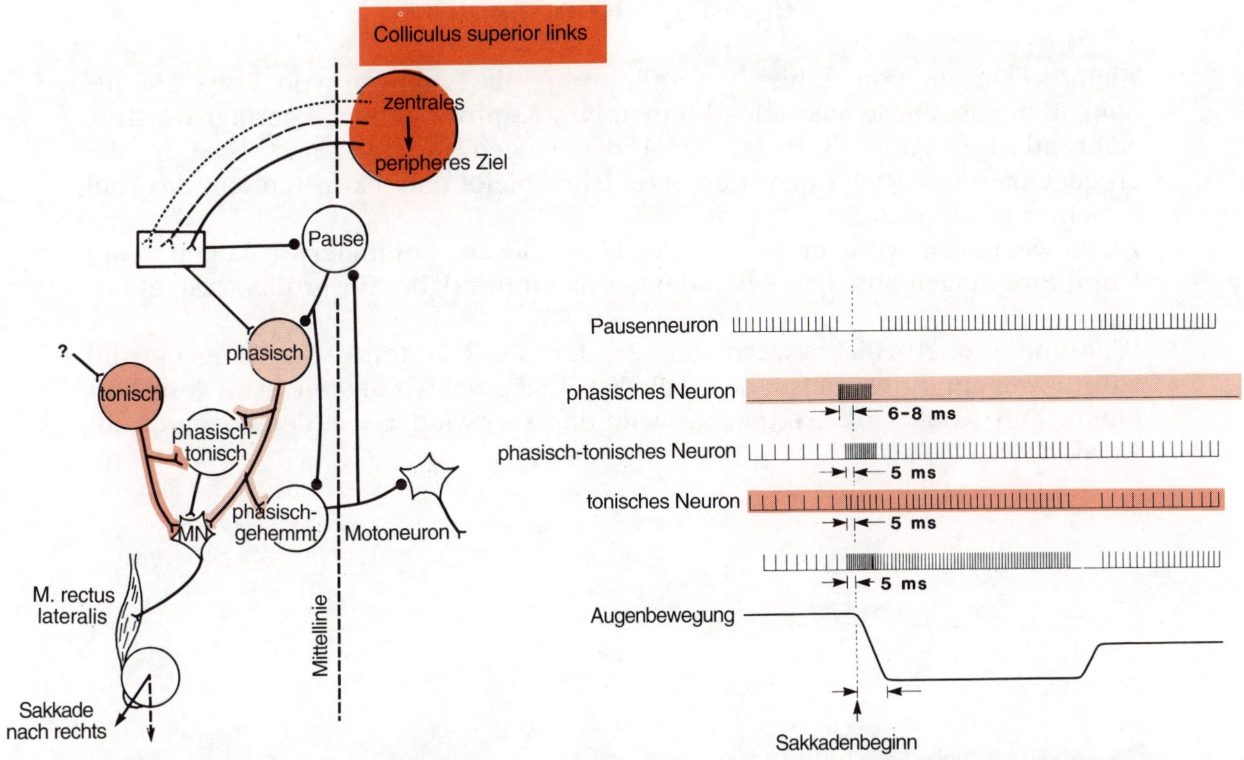

Abb. 18.6 B Pontiner Sakkadengenerator (rechts nach: Fuchs AF, Kanecko CRS, Scudder CA. Brainstem control of saccadic eye movements. Ann Rev Neurosci 1985; 8: 319. Links nach: Kandel ER, Schwartz JH. Principles of neural science. New York: Elsevier 1985; 581. Mit freundlicher Genehmigung des Verlags).

Augenfolgebewegungen

Mit Hilfe des Augenfolgebewegungssystems werden *bewegte* visuelle Signale verfolgt. Es funktioniert recht genau für Bewegungen mit Geschwindigkeiten unter 30 Grad pro Sekunde. Die Folgebewegungen treten mit Latenzen von 65 bis 130 ms nach Beginn der Zielbewegung auf.
Retinale Geschwindigkeitsfehler, ein Verlieren des Zieles aus der Fovea, werden durch die kortikale Area MT entdeckt, die für die Bewegungsanalyse zuständig ist. Der Fehler wird durch eine proportionale Änderung der Augengeschwindigkeit korrigiert (Abb. 18.6 E).
Die neue Geschwindigkeit wird automatisch in einem ZNS-Modell der Zielgeschwindigkeit aufrechterhalten (möglicherweise in der kortikalen Area MST; s. 19.3).
Inhibitorische Eingänge vom zerebellären Flocculus modulieren die okulomotorischen Hirnstammzentren, um die Folgebewegungen zu optimieren.

Vergenz

Bei Objekten, die sich auf die Augen zu- bzw. von ihnen wegbewegen, werden konjugierte Augenbewegungen durch **Konvergenz** bzw. **Divergenz** ersetzt (Abb. 18.6). Vergenzbewegungen können asymmetrisch sein. Sie werden von kortikalen Arealen gesteuert, die der Tiefenanalyse dienen (Stereopsie).

Auge-Kopf-Koordination

Zielbewegungen von 2 bis 20 Grad lösen mit Latenzen von etwa 200 ms Sakkaden aus. Diese Sakkaden können von Kopfbewegungen gefolgt werden, während derer der VOR (s. 17.4) die Augen in gleichem Maße in die entgegengesetzte Richtung rotiert. Der Blick bleibt dabei konstant auf das Ziel gerichtet (Abb. 18.6 G).
Zielbewegungen von mehr als 20 Grad lösen konjugierte Augen- und Kopfbewegungen aus. Die Sakkadenlatenz nimmt dabei für große Auslenkungen zu.
Während großer Blickbewegungen ist der VOR unterdrückt; Augen- und Kopfbewegung interagieren so, daß die Blickgeschwindigkeit etwa konstant bleibt. Der Kopf wird reaktiviert, wenn das Ziel wieder von der Fovea erfaßt worden ist.

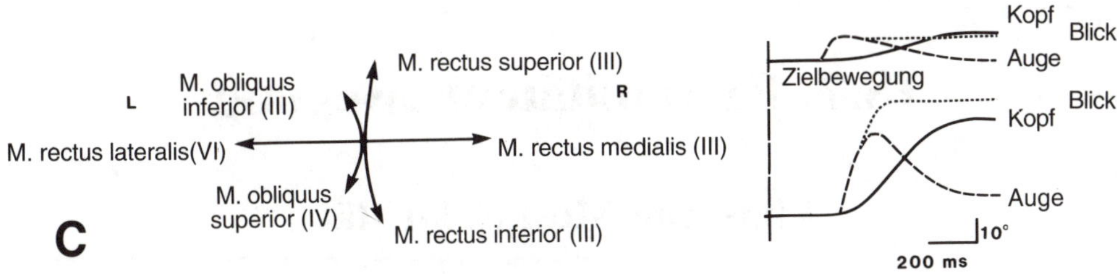

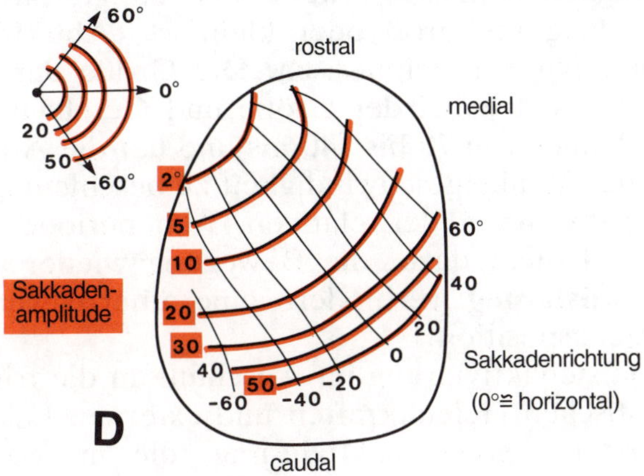

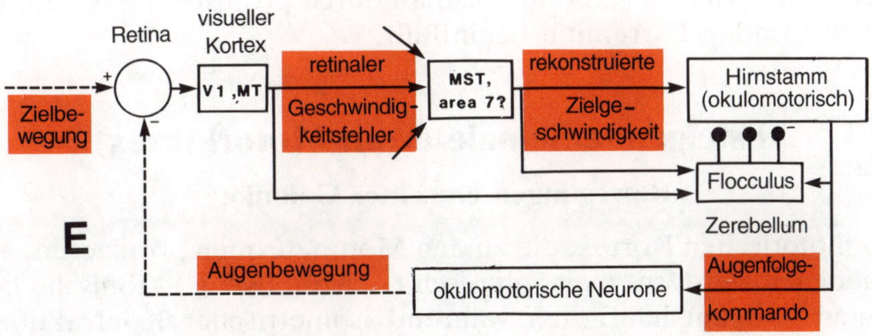

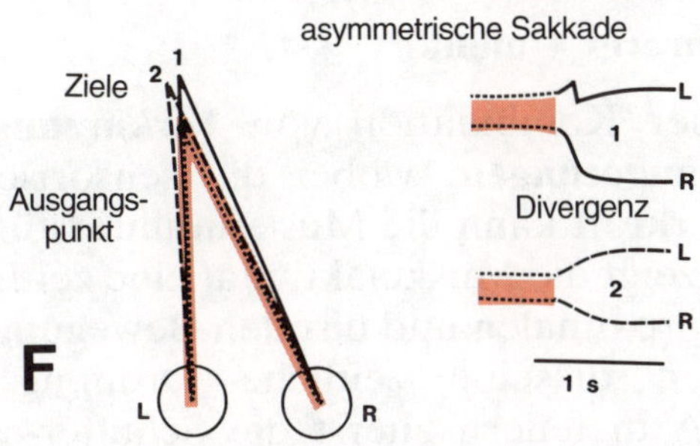

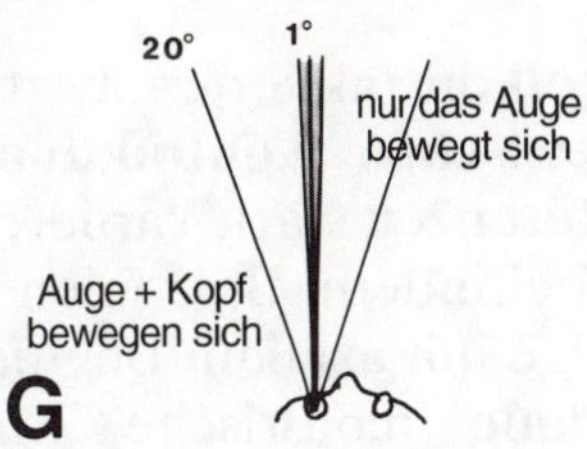

Abb. 18.6C Aktion der extraokulären Muskeln (nach: Hering E. Der Raumsinn und die Bewegungen des Auges. In: Handbuch der Physiologie. Bd. 3. Teil 1. Vogel 1879; 515 und Uemura T, Shimazaki C. Arai Y. Eye head coordination during lateral gaze in normal subjects. Acta Otolaryngol 1980; 90: 193).

Abb. 18.6D Motorische Karte des Colliculus superior (nach: Robinson DA. Eye movements evoked by collicular stimulation in the alert monkey. Vision Res 1972; 12: 1800).

Abb. 18.6E Kontrollsystem für Augenfolgebewegungen (nach: Lisberger SG, Morris EJ, Tychsen L. Visual motion processing and sensory motor integration for smooth pursuit eye movements. Ann Rev Neurosci 1987; 10: 103).

Abb. 18.6F Vergenzbewegungen.

Abb. 18.6G Koordination von Auge und Kopf.

18.7. Extremitätenbewegung

Phasische Muskelaktivität

Für die Bewegung einzelner Gelenke ist die Zeit bis zum Erreichen der Maximalgeschwindigkeit nahezu konstant, unabhängig davon, ob die Bewegung schnell oder langsam, groß oder klein ist (Abb. 18.7 A). Die dabei ausgelöste Muskelaktivität ist triphasisch. Die Größe der **ersten** Agonisten-EMG-Aktivität entspricht dabei der Größe und Geschwindigkeit der Bewegung. Sie hat eine Dauer von 70 bis 140 ms und hat die Aufgabe, das Gelenk auf die entsprechende Winkelgeschwindigkeit zu beschleunigen. Eine **Antagonistenaktivierung** tritt während der relativen »Ruheperiode« des Agonisten auf (s. Abb. 18.7 A) und dient dazu, die Bewegung wieder abzubremsen. Die **zweite Agonistenaktivierung** verhindert eine überschwingende Bewegung zurück in die Ausgangsposition.
Eine tonische Agonistenaktivierung im Anschluß an die triphasische Muskelaktivität wirkt elastischen Gelenkkräften und externen Lasten entgegen. Mit Ausnahme der ersten Agonistenaktivierung, die im wesentlichen zentral aufgrund vorherbestehender Informationen entsteht, sind alle Teile der triphasischen Aktivität in starkem Ausmaß durch propriozeptive Einflüsse aus der sich bewegenden Extremität beeinflußt.

Absteigende Signale (vom Motorkortex)

Bewegungen einzelner Gelenke

Zellen im motorischen Kortex, die zu den Motoneuronen projizieren, entladen in verschiedenen Mustern, meist phasisch (s. Abb. 18.7 E). Tonische kortikale Entladungen sind am häufigsten während isometrischer Kontraktion gegen eine Last.

Bewegungen mehrerer Gelenke

Muskelkontraktionen bestehen aus einer Kombination von **Verkürzungen, isometrischen Kontraktionen** und **Verlängerungen,** wobei die sensorischen Reafferenzen stark variieren. Die Schwerkraft kann die Muskeln unterstützen oder behindern. Bei vielen Bewegungen zeigt die Muskelaktivität eine zeitliche Abfolge mit axialem Beginn gefolgt von proximalen und distalen Bewegungen. Kortikale motorische Einheiten zeigen dieselbe zeitliche Ordnung (s. Abb. 18.7 B). Beim Greifen mit dem Arm feuern zuerst die Schulter- und Ellenbogeneinheiten, dann diejenigen von Handgelenk und Finger.
Wie die Muskeln, so entladen auch die kortikalen Motoneurone vorzugsweise für eine bestimmte Richtung der Extremitätenbewegung. Die Richtung der Bewegungsbahn sowie die Entfernung von den Grenzen des Arbeitsraumes bestimmen die Winkelgeschwindigkeiten zwischen den aufeinanderfolgenden Gelenken.

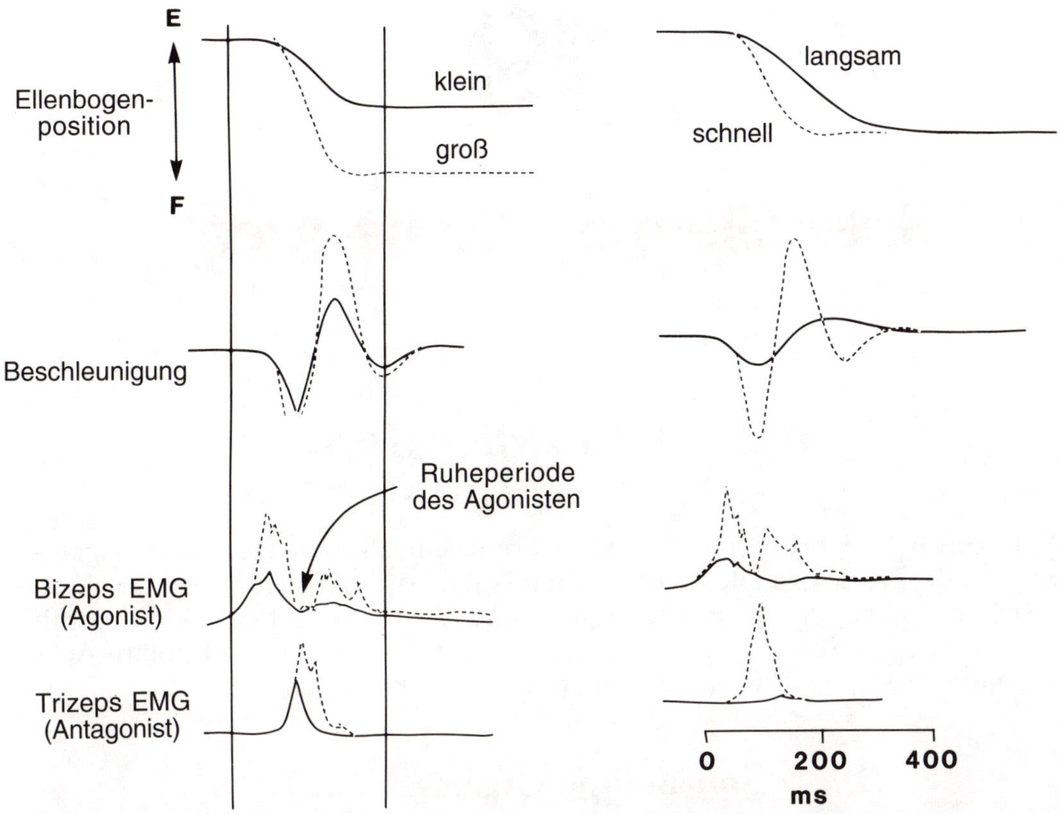

Abb. 18.7 A Bewegung eines Gelenks (Flexion): Muskelaktivität (nach: Gielen CCAM, van den Oosten K, Pull ter Gunne F. Relation between EMG activation patterns and kinematic properties of aimed arm movements. J Motor Behav 1985; 17: 426, 430).

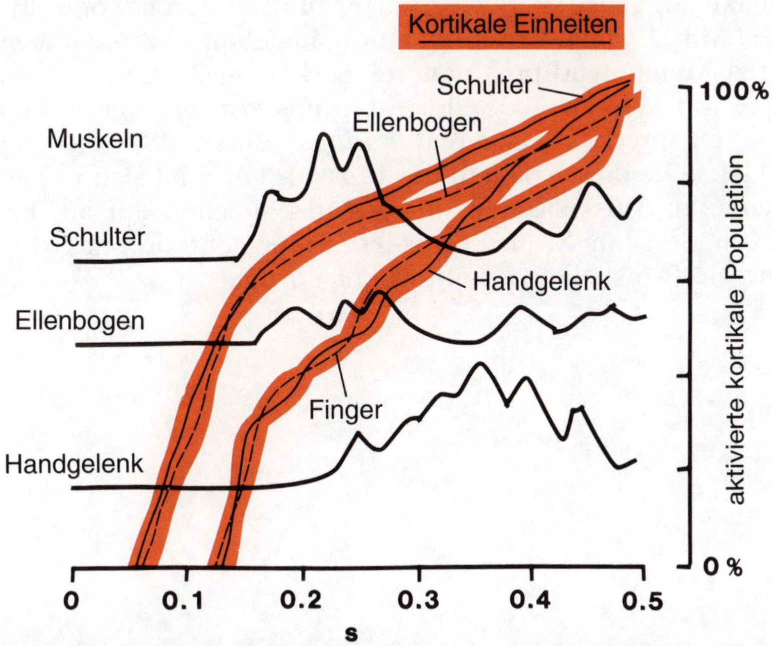

Abb. 18.7 B Bewegung mehrerer Gelenke (Zeigen): Rekrutierungsfolge (nach: Murphy JT, Wong YC, Kwan HC. Sequential activation of neurons in primate motor cortex during unrestained forelimb movement. J Neurophysiol 1985; 53: 436, 439).

19

Spezielle motorische Areale

19.1. Motorischer Kortex

Der motorische Kortex (auf dem Gyrus praecentralis) ist das Hauptausgangszentrum des Kortex zu allen motorischen Nuklei (mit Ausnahme der okulomotorischen) sowie zur Intermediärzone und Formatio reticularis. Er wählt Muskelsynergien für Bewegungen aus, die nicht das durch die retikuläre Achse gesteuerte basale Haltungs- und Gangrepertoire betreffen.

Somatotope Organisation

Von medial nach lateral umfaßt die Area 4 die untere Körperhälfte, die obere Körperhälfte und den Kopf (Abb. 19.1 A). Jede Region ist einzeln so organisiert, daß die verschiedenen Gelenkbewegungen ineinander verschachtelt repräsentiert sind. Die Stimulation zentraler Nuklei hat Einzelbewegungen distaler Gelenke zur Folge, z. B. der Finger in der oberen Zone für die obere Körperhälfte (Abb. 19.1 B). Die Stimulation umgebender (und überlappender) Areale führt zu zunehmend proximaleren Bewegungen.
Jeder einzelne Muskel bzw. jede kleine Gruppe von synergistischen Muskeln ist in seinem entsprechenden Areal *multipel* durch »Säulen« *repräsentiert* (s. Abb. 19.1 B). Jede dieser Säulen des Muskels befindet sich in der Nachbarschaft von anderen Muskelsäulen, die auf das gleiche oder auf benachbarte Gelenke wirken. So ist im Motorkortex jede Repräsentation des Muskels einer anderen Synergie (Muskelkombination) beigeordnet.

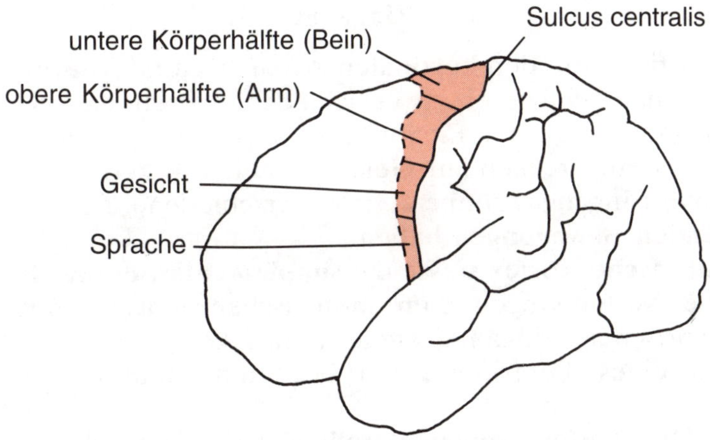

Abb. 19.1A Somatotopie der Area 4.

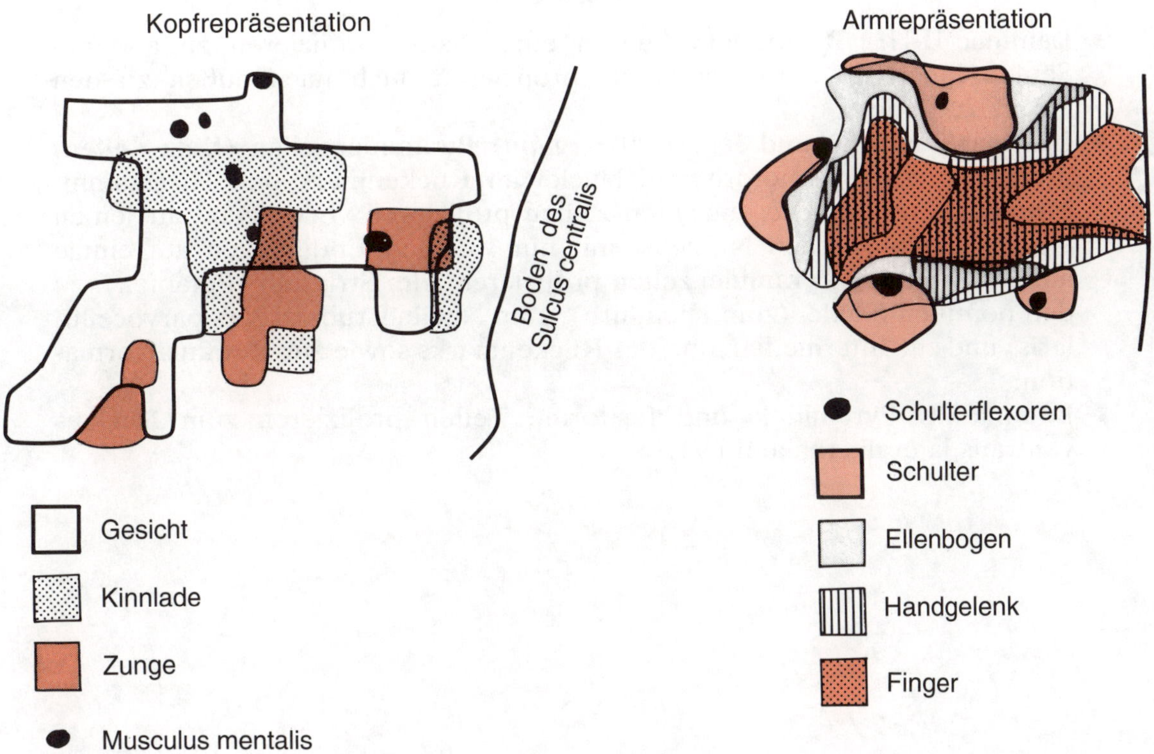

Abb. 19.1B Detaillierte Darstellung der motorischen Repräsentationsbereiche (freundlicherweise zur Verfügung gestellt von: Sessle B, Kwan H, Wong YC. University of Toronto, Toronto, Canada).

Eingänge

- Somatosensorisch von den kortikalen Arealen 1 und 2. **Propriozeptive** und **kutane** Eingänge projizieren zu verschiedenen kortikalen Säulen. Propriozeptive Eingänge zu einer Flexor-Säule treten üblicherweise bei passiver **Extension** des entsprechenden Gelenkes auf, wie z. B. beim Dehnungsreflex. Kutane Eingänge können viele verschiedene Beziehungen zu den entsprechenden Bewegungen haben.
- Der **prämotorische** Kortex sowie die **supplementärmotorische** Area (SMA) haben viele Verbindungen zum motorischen Kortex, über die sie die somatosensorischen Eingänge steuern und konditionierte Signale geben (z. B. Sicht eines Türgriffes), um bestimmte motorische Aktionen zu initiieren.
- Thalamus. Der **Nucleus ventrolateralis** (VL) übermittelt Signale von allen kontralateralen Nuclei zum motorischen Kortex (Abb. 19.1 C). Der kaudale VL übermittelt auch spinothalamische sensorische Eingänge. Die rostrale Kapsel des Nucleus ventralis posterior (VP) (s. 13.1) überträgt lemniskale propriozeptive Eingänge.

Ausgänge

- Laminae II-III. **Pyramidenzellen** in einer Säule projizieren zu anderen Säulen innerhalb der Area 4; sie projizieren auch nach außen zu den Areae 2, 5 und 6.
- Lamina V. Große und sehr große *(giant)* Pyramidenzellen (**Betz-Zellen**) projizieren zu den motorischen Nuclei im Rückenmark und Hirnstamm. **Motorisches Feld:** Die einzelnen Zellen projizieren vorwiegend auf einen einzelnen motorischen Nukleus, mit nur wenigen Endigungen auf einige andere. Kleinere Pyramidenzellen projizieren zum Striatum (Putamen), zu den pontinen Nuklei (zum Kleinhirn), zum Nucleus ruber (Pars parvocellularis) und zur Intermediärzone des Rückenmarks sowie zur Retikulärformation.
- Lamina VI. Pyramidale und fusiforme Zellen projizieren zum Nucleus ventralis lateralis thalami (VL).

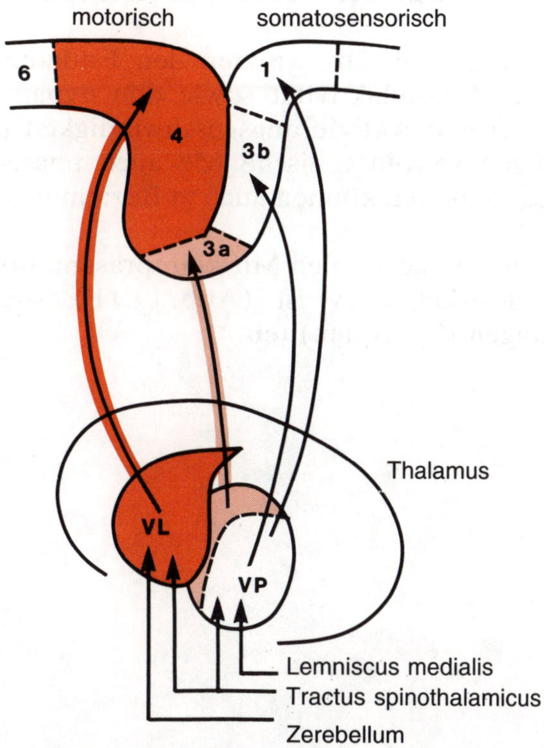

Abb. 19.1C Afferenzen des Thalamus.

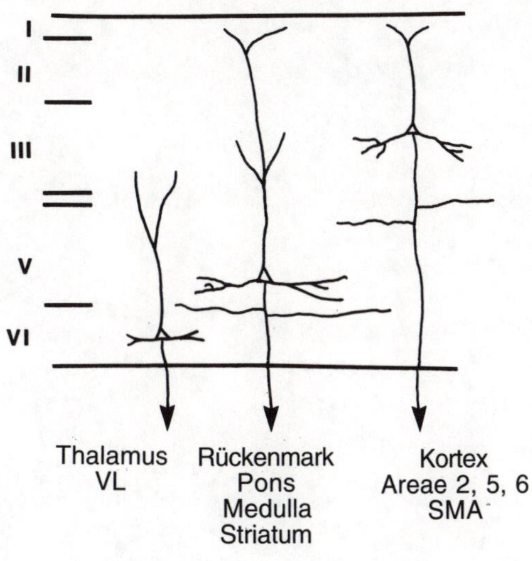

Abb. 19.1D Kortikale Efferenzen.

Beziehungen zwischen der Aktivierung von kortikalen Motoneuronen und Muskelzellen

Es bestehen lockere Beziehungen zwischen den Entladungsraten kortikaler Motoneurone und der Muskelaktivität sowie den dynamischen Parametern Kraft (tonische Zellen) und Aktivierungsgeschwindigkeit (phasische Zellen). Viele Neurone besitzen sowohl tonische wie auch phasische Eigenschaften (Abb. 19.1E). Einige Einheiten können auch in Beziehung zur fusimotorischen Aktivität stehen (s. 8.7).

Neurone in einer speziellen kortikalen Muskelrepräsentation sind nicht immer aktiv, wenn dieser Muskel aktiv ist (Abb. 19.1F). Sie nehmen nur an bestimmten Bewegungen (Synergien) teil.

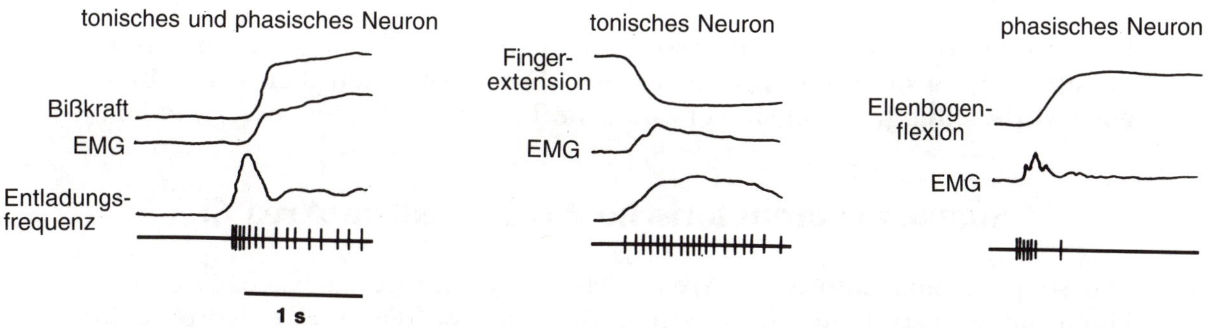

Abb. 19.1 E Aktivitätsmuster (nach: Hoffman DS, Lushei ES. Responses of monkey precentral cortical cells during a controlled jaw bite task. J Neurophysiol 1980; 44: 335 und Cheney PD, Fetz EE. Functional classes of primate corticomotoneuronal cells and their relation to active force. J Neurophysiol 1980; 44: 787).

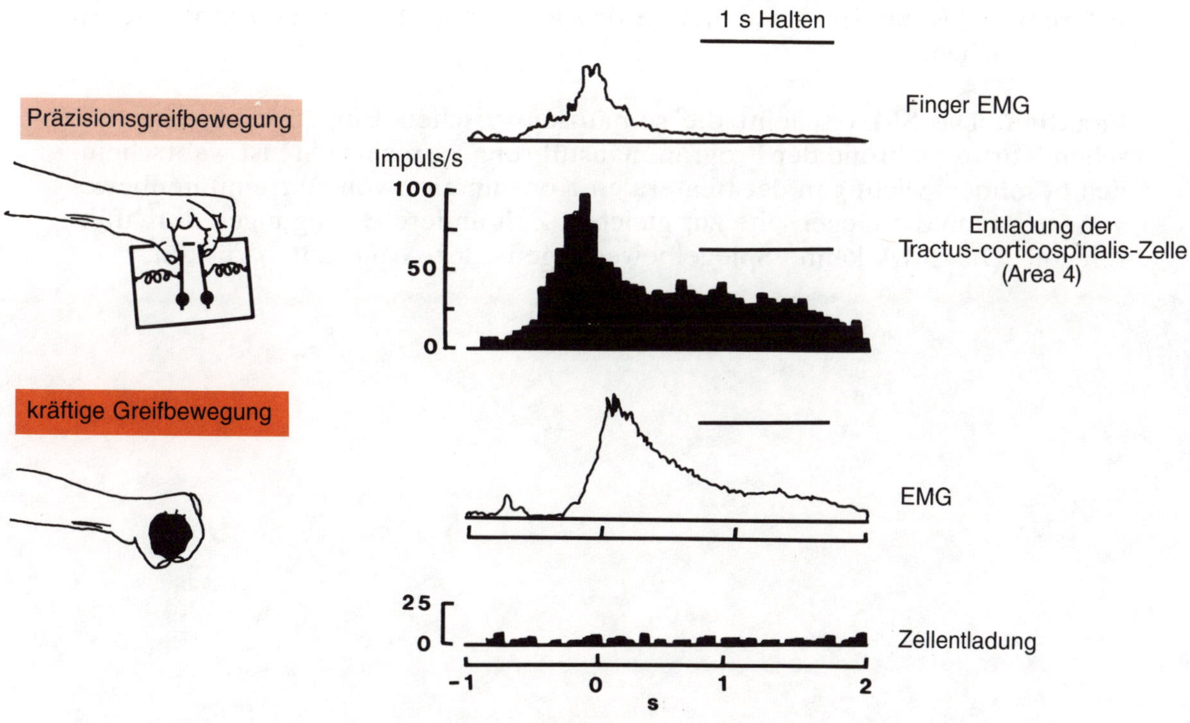

Abb. 19.1 F Spezifität synergistischer Aufgaben (nach: Muir RB, Lemon RN. Corticospinal neurons with a special role in precision grip. Bain Res 1983; 261: 315).

19.2. Prämotorische Areale

Die prämotorischen Arale umfassen einen funktionell heterogenen Streifen unmittelbar vor dem motorischen Kortex. Diese Regionen dienen der **Bewegungsvorbereitung,** wobei sie verschiedene Informationsquellen verwenden.

Supplementärmotorische Area (mediale Area 6)

Die supplementärmotorische Area (SMA) liegt auf der mesialen Wand der Hemisphäre rostral des motorischen Kortex, der die untere Körperhälfte repräsentiert. Sie enthält eine Repräsentation des gesamten Körpers, wobei der Kopf rostral und die Füße kaudal abgebildet sind (Abb. 19.2A). Eingänge kommen aus den somatosensorischen Arealen: Area 7, den anderen prämotorischen Regionen, dem motorischen Kortex und dem Nucleus ventralis anterior (VA) des Thalamus (Abb. 19.2B). Die SMA weist starke Projektionen zum motorischen Kortex und zur Retikulärformation auf, wobei einige Efferenzen bis zur Intermediärzone des Rückenmarks und den motorischen Nuklei reichen.

Funktion. Die SMA scheint die somatosensorischen Eingänge zum motorischen Kortex während der Programmausführung zu regeln. Sie ist wahrscheinlich besonders wichtig in der bilateralen Koordination von Extremitätenbewegungen, wenn die Gegenseite zur gleichen Zeit andere Bewegungen durchführen soll. Die SMA kann »Spiegelbewegungen« der Arme unterdrücken.

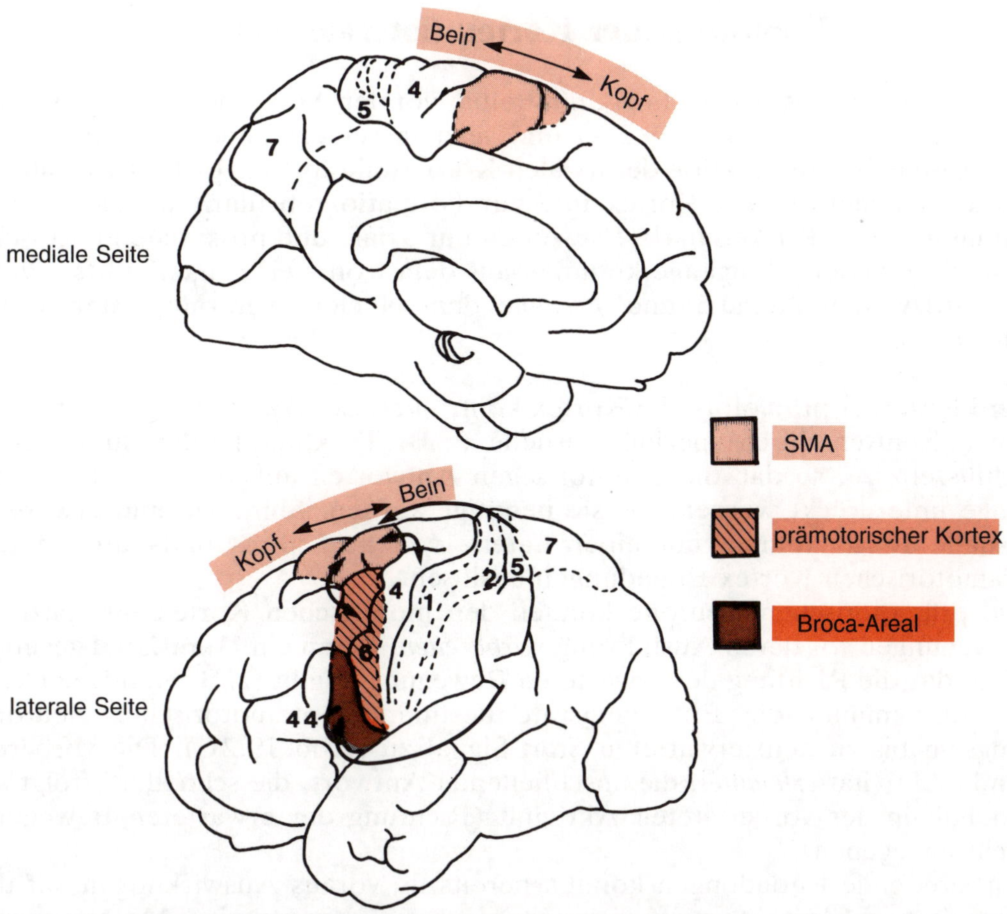

Abb. 19.2 A Prämotorische Areale (nach: Nieuwenhuys R, Voogd J, van Huijzen C. The human central nervous system. Heidelberg: Springer 1981; 10).

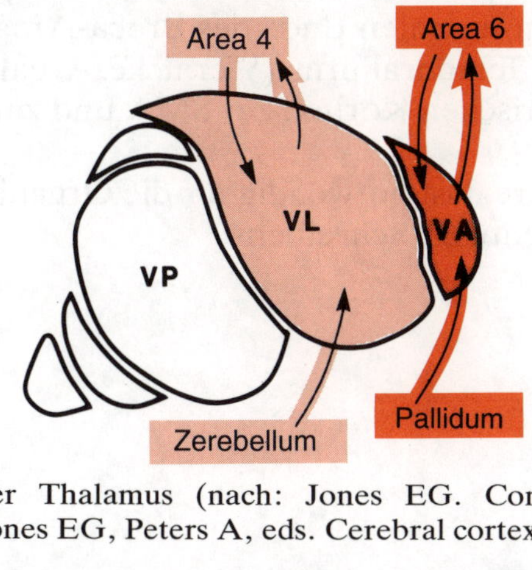

Abb. 19.2 B Prämotorischer Thalamus (nach: Jones EG. Connectivity of the primary sensory-motor cortex. In: Jones EG, Peters A, eds. Cerebral cortex. Vol 5. New York: Plenum Press 1986; 121).

Prämotorischer Kortex (laterale Area 6)

Der prämotorische Kortex liegt unmittelbar vor der Arm- und Kopfrepräsentation der Area 4 (s. Abb. 19.2A) und setzt in seinem kaudalen Bereich die motorische Repräsentation der axialen Körperteile fort (s. 19.1). Er projiziert stark zum motorischen Kortex und zur Formatio reticularis und hat einige Endigungen im Rückenmark. Es werden nur axiale und proximale motorische Nuklei innerviert. Eingänge kommen aus dem frontalen Augenfeld (s. 19.3), der SMA, den Areae 5 und 7 sowie dem Nucleus ventralis anterior des Thalamus.

Funktion. Der prämotorische Kortex kontrolliert die Aktivierung von motorischen Zentren durch spezielle visuelle (z. B. Türklinke) oder auditorische Schlüsselreize, so daß diese motorischen Antworten auf die Umweltreize so lange unterdrückt werden, bis sie benötigt werden. Sinnvolle und erwartete visuelle Reize können mit einer Latenz von nur 50 ms in Neuronen des prämotorischen Kortex Entladungen auslösen.
Die prämotorischen Neurone können den motorischen Kortex für spezielle Bewegungen vor deren Ausführung *vorbereiten.* Wenn ein **Warnsignal** gegeben wird, das die Richtung der erwarteten Bewegung angibt (z. B. Handgelenkextension), nimmt die Entladungsrate bestimmter prämotorischer Neurone langsam bis zu dem erwarteten **Start-**Signal zu (Abb. 19.2C). Die vorbereitende Aktivität *erleichtert* die anschließende Antwort, die schneller erfolgt als bei Fehlen der vorbereiteten Aktivität (Richtung der erwarteten Bewegung nicht angegeben).
Vorbereitende Entladungen können bereits im voraus Auswirkungen auf die motorischen Elemente zeigen, indem sie beispielsweise eine Motorsynergie auswählen, wenn die Richtung der erwarteten Bewegung bekannt ist.

Das Broca-Areal

Die kaudale Hälfte des Broca-Areals (Area 44) besteht aus dem lateralen Ende des prämotorischen Streifens der linken Hemisphäre (s. Abb. 19.2A). Sie erhält Eingänge vom rostralen Ende des Broca-Areals (Area 45) sowie von den Sprachzentren des Temporalhirns (Wernicke-Areal, Gyrus angularis). Sie projiziert zum prämotorischen Kortex, zur SMA und zum motorischen Kortex.

Funktion. Das Broca-Areal ist notwendig für die Organisation der Sprache und des grammatikalisch richtigen Schreibens.

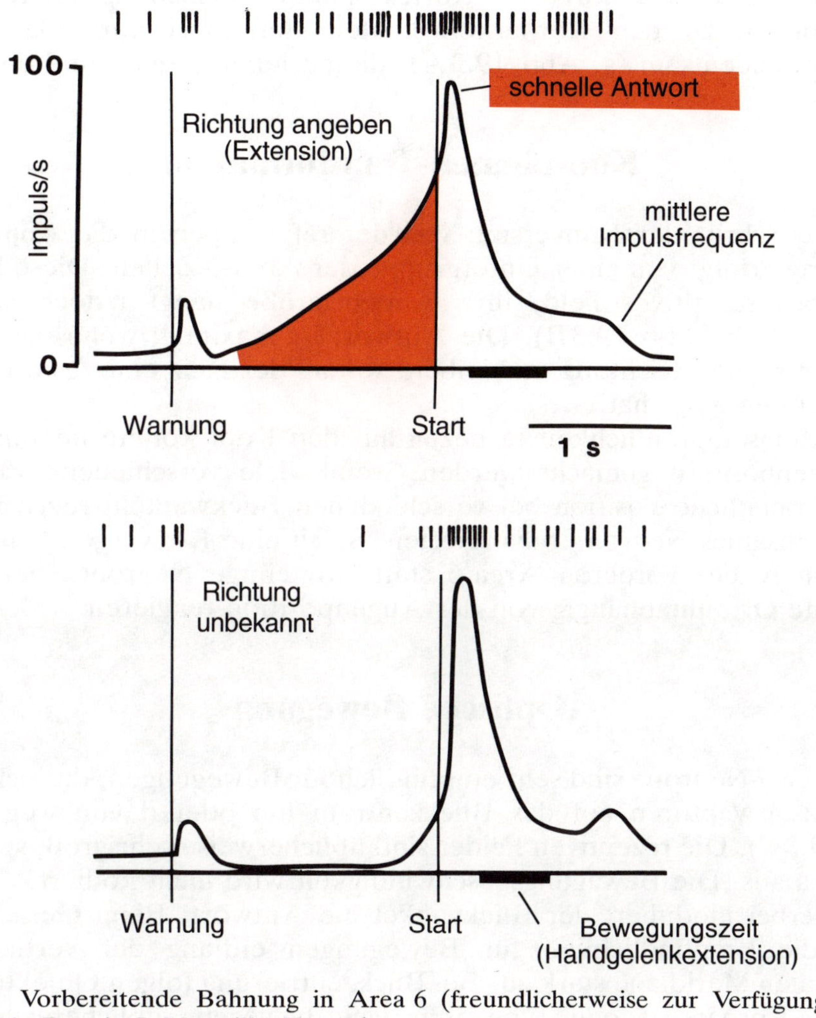

Abb. 19.2C Vorbereitende Bahnung in Area 6 (freundlicherweise zur Verfügung gestellt von: Richle A, Requin J, Marseille, France).

19.3. Visuelle Führung von Bewegungen

Um visuelle Informationen für die Führung von Körperbewegungen im Raum benutzen zu können, muß die Ziellokalisation in Beziehung zum Körper bekannt sein. Das visuelle System verarbeitet die Reize in **retinotopen** Koordinaten, die sich mit dem Blickwinkel ändern. Die Transformation in Referenzsysteme der Kopf- und Körperposition erfolgt teils in den Colliculi superiores, teils im motorischen Kortex. Für die Beziehung der retinotopen Informationen zu den Körperkoordinaten sind zwei kortikale Regionen besonders bedeutsam (s. Abb. 19.3A): die parietale Area 7 und das frontale Augenfeld.

Koordinaten-Transformation

Der erste Schritt der Konversion von der retinotopen in die **Kopfreferenz**-Abbildung erfolgt von einer Untergruppe der Area-7-Zellen. Diese haben ein retinotopes rezeptives Feld, ihre Antwortgröße hängt jedoch stark vom Blickwinkel ab (Abb. 19.3B). Die Antwort ist maximal, wenn die Augen in einer bestimmten Richtung verbleiben, so daß der Reiz eine feste Position in bezug auf den Kopf hat.
Die Positionsempfindlichkeit in bezug auf den Kopf könnte unabhängig von der Augenposition gemacht werden, wenn viele verschiedene Zellen, die dieselbe räumliche Position bei verschiedenen Blickwinkeln registrieren, auf ein gemeinsames Neuron konvergierten. Solch eine Konvergenz findet wahrscheinlich in der vorderen Area 6 statt, wo einige Neurone spezifisch auf bestimmte Orte unabhängig von der Augenposition reagieren.

Optische Bewegung

Viele Area-7-Neurone sind sehr empfindlich für Bewegungen, die sich in radial orientierten Vektoren auf das Blickzentrum hin oder davon weg bewegen (Abb. 19.3C). Die rezeptiven Felder sind üblicherweise sehr groß, sparen aber die Fovea aus. Die Bewegungsgeschwindigkeit wird nicht kodiert.
Auch hierbei moduliert der Blickwinkel die Antwort. Beim Geradeausblick nimmt die Empfindlichkeit für Bewegungen entlang der vertikalen und horizontalen Meridiane stark zu. Bei Blickzentrierung folgen Objekte, die sich auf den Körper zu oder von ihm weg bewegen, üblicherweise diesen Meridianen. Dieses Bewegungserkennungssystem scheint wichtig für die schnelle initiale Führung der Extremitäten im Raum zu sein, nicht für die feine Annäherung am Ende der Bewegung.

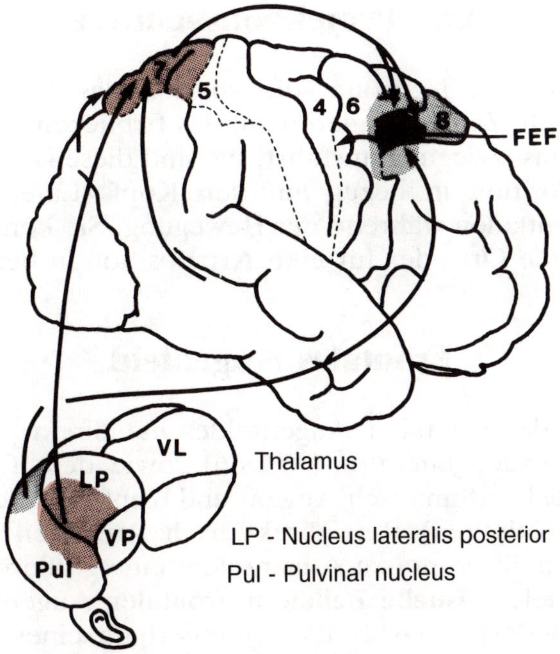

Abb. 19.3 A Thalamokortikale Region für visuelle Führung (nach: Nieuwenhuys R, Voogd J, van Huijzen C. The human central nervous system. Heidelberg: Springer 1981; 10).

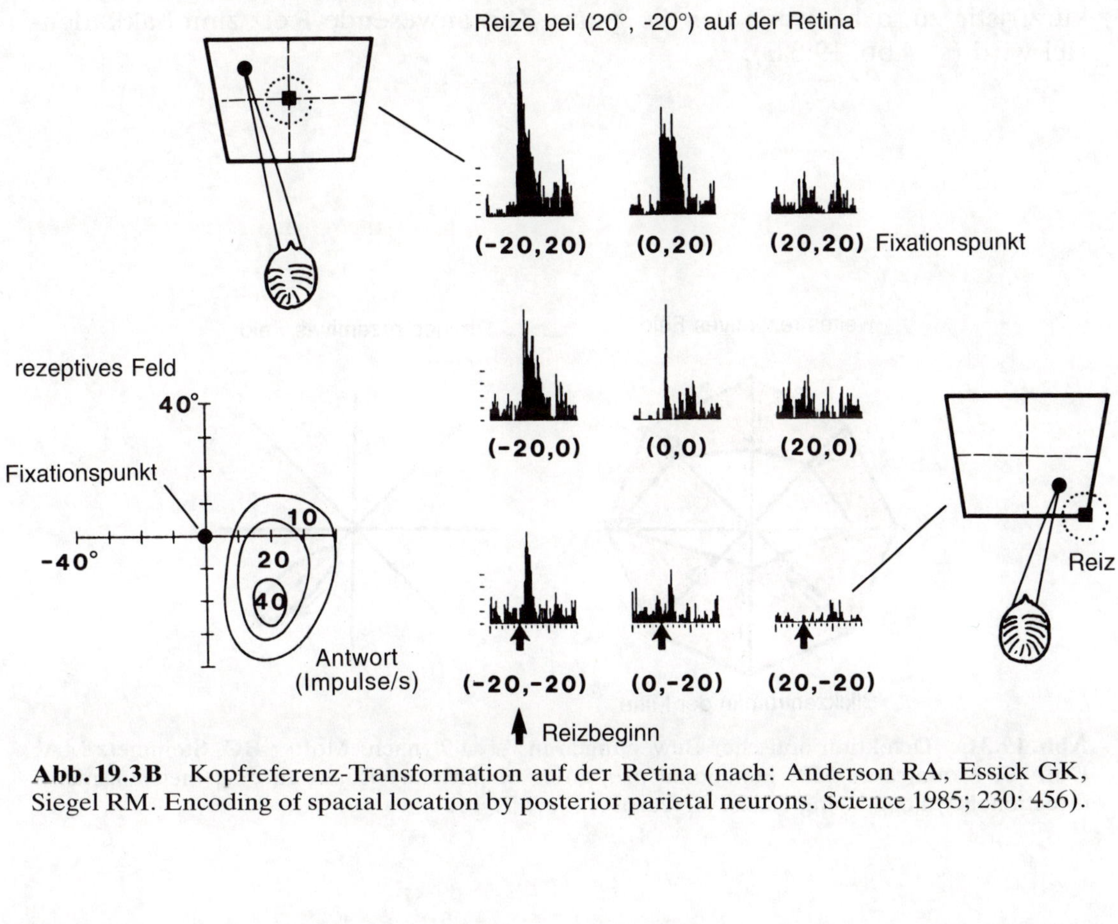

Abb. 19.3 B Kopfreferenz-Transformation auf der Retina (nach: Anderson RA, Essick GK, Siegel RM. Encoding of spacial location by posterior parietal neurons. Science 1985; 230: 456).

Arm-Projektionsneurone

In Area 7 gibt es auch Neurone, die speziell das Erreichen von Zielen unterstützen. **Visuelle Zellen** reagieren auf das Erblicken des Ziels, sobald die Hand eine Intentionsbewegung ausführt; oft sind diese Neurone spezifisch für eine bestimmte Position in bezug auf den Kopf (Latenz 60 bis 160 ms). **Bewegungszellen** entladen während der Bewegung. Sie können sehr spezifisch für einen bestimmten Ort oder für eine Armposition in bezug auf diesen Ort sein (Abb. 19.3D).

Frontales Augenfeld

Die hintere Zone des frontalen Augenfeldes hat direkte Verbindungen mit dem pontinen Sakkadengenerator (s. 18.6) sowie dem Colliculus superior. Während die Colliculi automatisch Augen- und Kopfsakkaden steuern, um den visuellen (oder akustischen) Reiz direkt nach Auftreten auf der Fovea zu zentrieren, erlauben die frontalen Augenfelder eine größere Flexibilität in der Verwendung der Ziele. **Visuelle Zellen** im frontalen Augenfeld antworten auf das Erscheinen des Zieles (Abb. 19.3E) innerhalb eines weiten rezeptiven Feldes (Latenz 50 bis 120 ms): die Antwort wird deutlich verstärkt, wenn anschließend eine Sakkade auf das rezeptive Feld hin gemacht wird. **Bewegungszellen** entladen phasisch unmittelbar vor einer Bewegung in eine bestimmte Richtung. Sie können die Sakkade selbst längere Zeit nach Auftreten des Zieles auslösen (s. Abb. 19.3E) oder auch, wenn man sich das Ziel nur vorstellt (Abb. 19.3F).

Visuell-motorische Zellen feuern kontinuierlich vom Auftreten des Zieles bis zum Sakkadenbeginn; unmittelbar vor der Sakkade nimmt die Entladungsrate kurzfristig zu, d. h., wenn der die ganze Zeit anwesende Reiz zum Sakkadenziel wird (s. Abb. 19.3E).

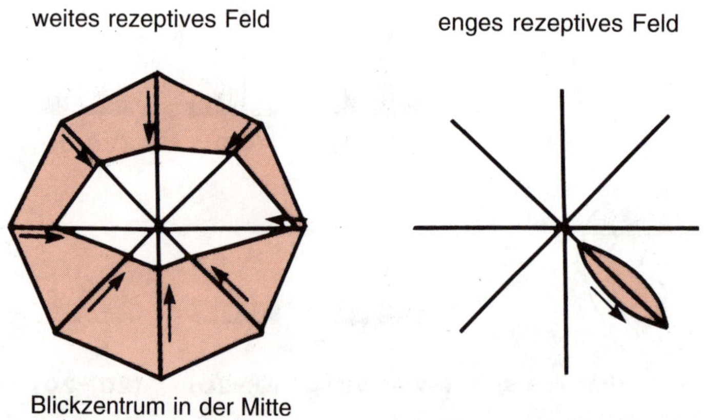

Abb. 19.3C Detektion optischer Bewegungen in Area 7 (nach: Motter BC, Steinmetz MA, Duffy J, Mountcastle VB. Functional properties of parietal visual neurons: mechanisms of directionality along a single axis. J Neurosci 1987; 7: 161).

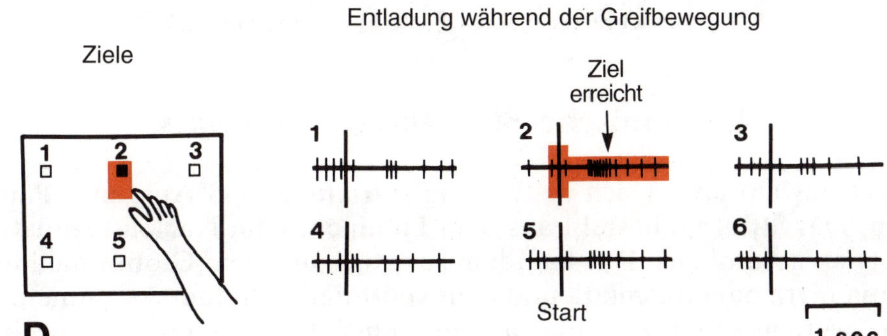

D

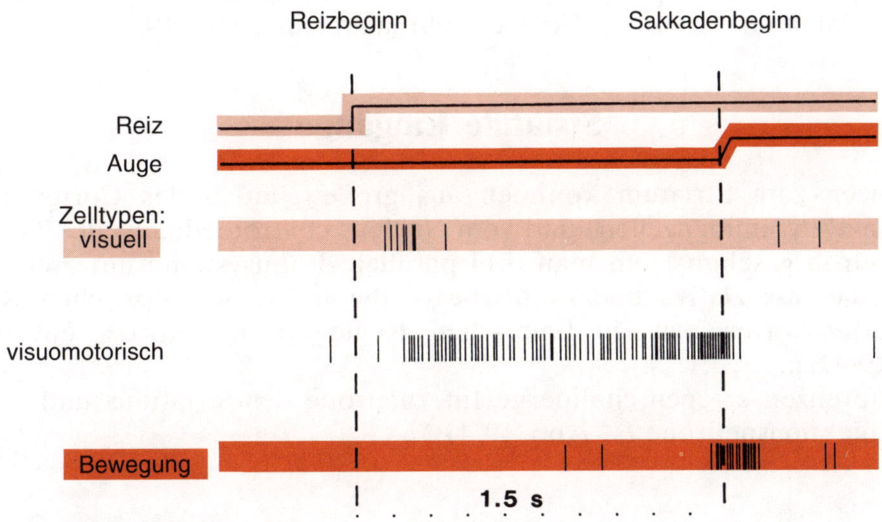

E

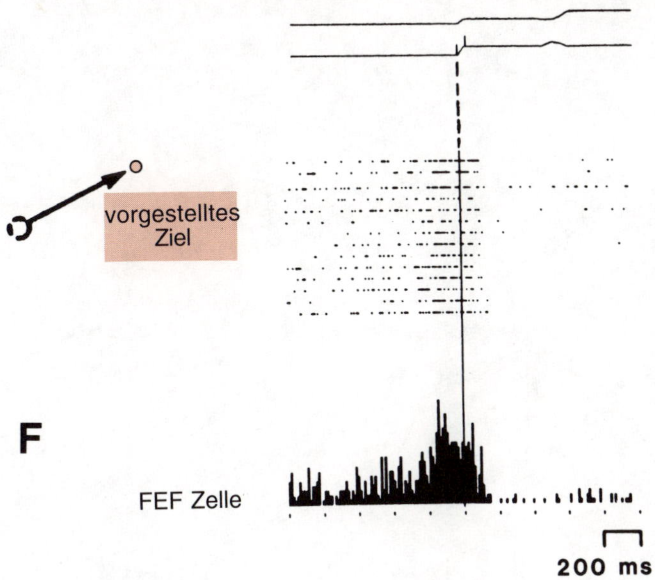

F

Abb. 19.3D Armbewegungszelle (Area 7).

Abb. 19.3E Frontales Augenfeld (nach: Bruce CJ, Goldberg ME. Physiology of the frontal eye fields. Trends Neurosci 1984; 7: 439).

Abb. 19.3F Erlernte, im Dunkeln ausgeführte Sakkaden (nach: Bruce CJ, Goldberg ME. Physiology of the frontal eye fields. Trends Neurosci 1984; 7: 438).

19.4. Basalganglien: Striatum

Anatomische Strukturen: Überblick

Die Basalganglien lassen sich in Eingang (**Striatum**) und Ausgang (**Pallidum**) einteilen. Das Striatum besteht aus dem Putamen, dem Nucleus caudatus und dem Nucleus accumbens. Das Pallidum setzt sich aus dem Globus pallidus, der Substantia nigra pars reticulata und dem ventralen Pallidum zusammen. Beide Bereiche werden durch spezielle modulierende Hirnnervenkerne beeinflußt: das Striatum durch dopaminerge Zellen der Substantia nigra pars compacta und das Pallidum durch den Nucleus subthalamicus (Abb. 19.4A).

Striatale Eingänge

Afferenzen zum Striatum kommen aus großen Teilen des Cortex cerebri (Lamina-V-Pyramidenzellen) und vom Nucleus centromedianus des Thalamus (CM). Grob gesehen kann man drei parallele Bahnsysteme unterscheiden – **motorische, assoziative** und **limbische** –, die im sensomotorischen Kortex, Assoziationskortex bzw. in limbischen Regionen des Kortex entspringen (Abb. 19.4B).
Die Afferenzen erregen cholinerge Interneurone des Striatums und GABA-erge Projektionsneurone (s. Abb. 19.4B).

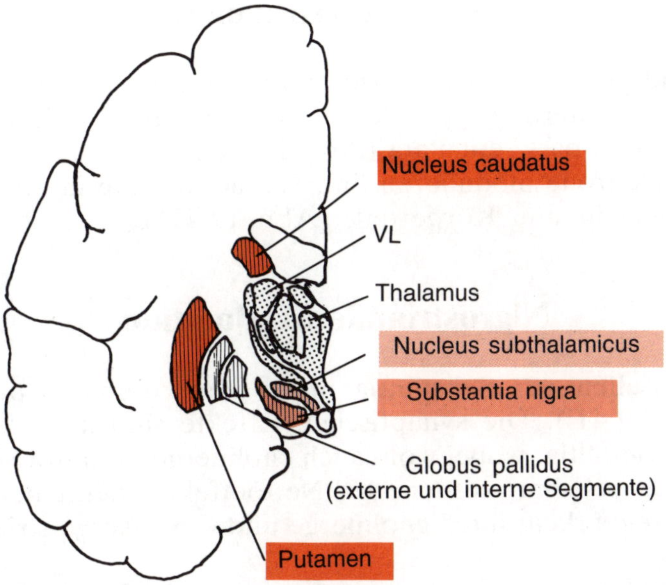

Abb. 19.4 A Anatomische Strukturen.

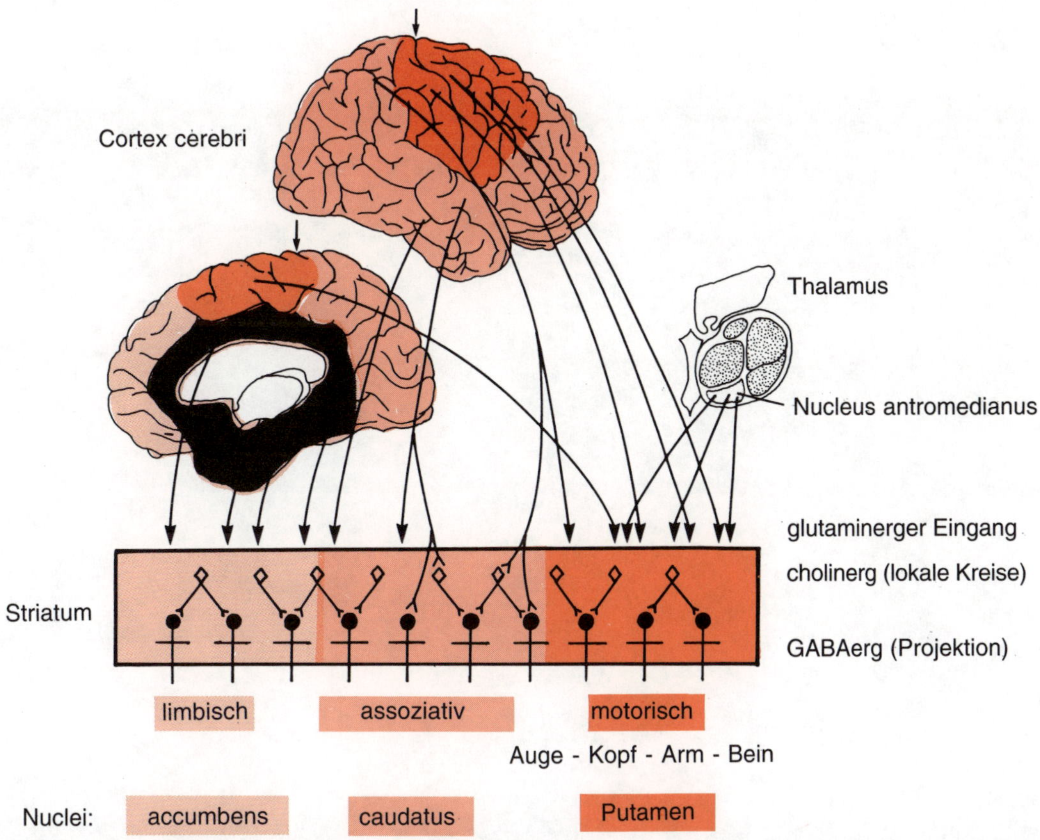

Abb. 19.4 B Striatale Eingänge (nach: Nieuwenhuys R, Voogd J, van Huijzen C. The human central nervous system. Heidelberg: Springer 1981; 10).

Striatale Ausgänge

GABAerge und peptiderge Efferenzen vom Striatum projizieren in topographischer Weise zu externen und internen Segmenten des Globus pallidus und zur Substantia nigra pars reticulata (Abb. 19.4C).
Viele striatale Neurone modulieren ihre Entladungsrate in Abhängigkeit von der Bewegung bestimmter Körperteile (Abb. 19.4D).

Nigrostriatale Modulation

Dopaminerge Zellen der Substantia nigra pars compacta projizieren zum Striatum (Abb. 19.4E). Die synaptischen Effekte sind noch kontrovers und wahrscheinlich vielfältig, wobei wohl auch cholinerge exzitatorische postsynaptische Potentiale gebahnt werden. Im Nettoeffekt scheint der dopaminerge Eingang die Erregbarkeit durch cholinerge und GABAerge striatale Eingänge zu erhöhen.
Änderungen der Entladungsrate von Neuronen in der Pars compacta während der Bewegung von Extremitäten sind langsam und langanhaltend.

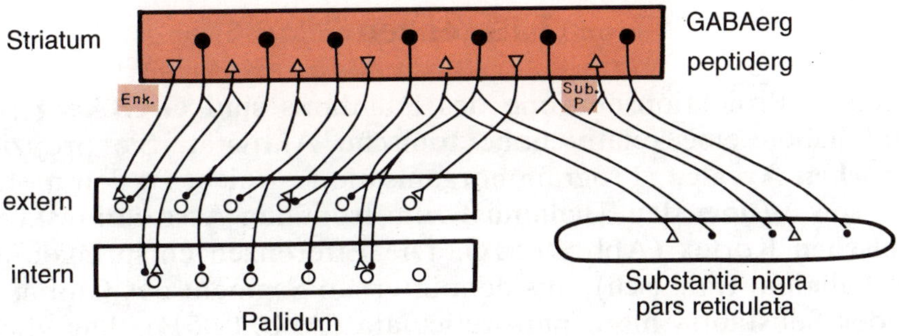

Abb. 19.4C Striatale Eingänge.

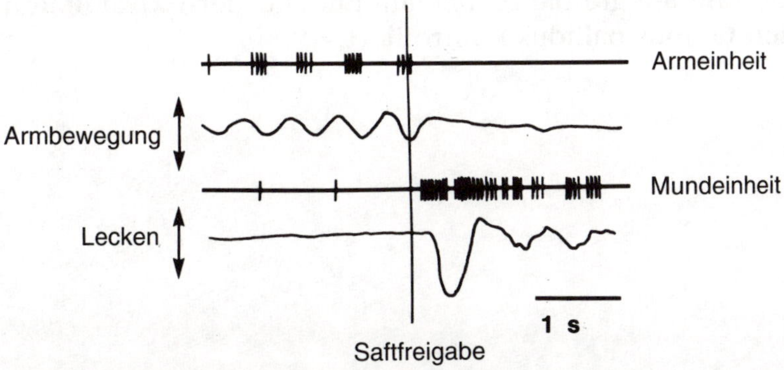

Abb. 19.4D Striatale Aktivität während der Bewegung (nach: Evarts EV, Kimura M, Wurtz RH, Hikosaka O. Behavioral correlates of activity in basal ganglia neurons. Trends Neurosci 1984; 7: 451).

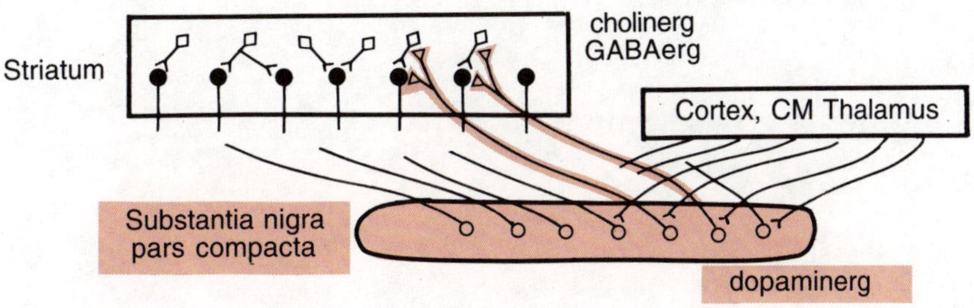

Abb. 19.4E Nigrostriatale (dopaminerge) Modulation.

19.5. Basalganglien: Pallidum

Efferenzen

Die efferenten Projektionsneurone des Pallidums sind **GABAerg** (inhibitorisch) und haben eine relativ hohe tonische Aktivität. Sie projizieren zu **prämotorischen Arealen** (Programmorganisation) – nicht zu den motorischen Zentren – sowie (über den Thalamus) zum frontalen **Assoziationskortex** und zum **limbischen** Kortex (Abb. 19.5 A). Die Efferenzen entspringen aus dem ventralen Pallidum (limbisch), aus dem internen Segment des Globus pallidus und aus der Substantia nigra pars reticulata (Abb. 19.5 B). Die Zielgebiete umfassen die Nuclei ventralis lateralis (VL), ventralis anterior (VA) und mediodorsalis (MD) des Thalamus, die Habenula (H), den Colliculus superior (CS), den Nucleus tegmentalis pedunculopontinus (NPP) und die Formatio reticularis (FR).
Innerhalb des prämotorischen Abschnitts werden Auge-Kopf-Programme durch die Substantia nigra pars reticulata und Körper-Extremitäten-Bewegungen durch den Globus pallidus kontrolliert.

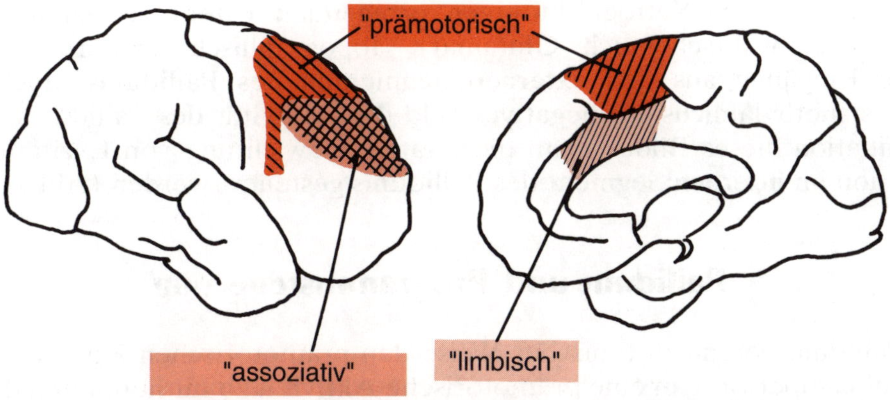

Abb. 19.5A Kortikale Ziele (über den Thalamus).

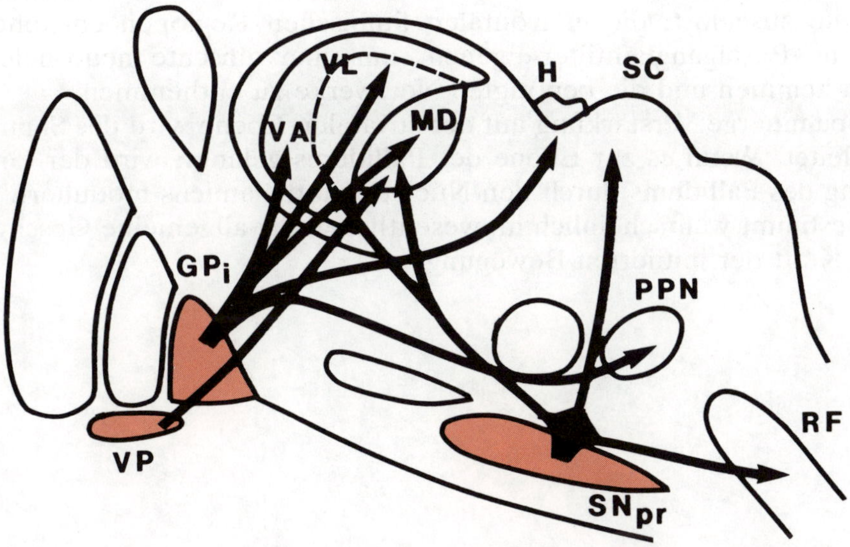

Abb. 19.5B Pallidum-Ausgänge (nach: Anderson ME, Crill WE. Basal ganglia and cerebellum. In: Ruch T, Patton HD, eds. Physiology and biophysics. The brain and neural function. 20th ed. Philadelphia: Saunders 1979; 128).

Nucleus subthalamicus

Die Ausgänge vom Pallidum werden durch den Nucleus subthalamicus moduliert, der im Nettoeffekt einen erregenden Effekt zu haben scheint (Transmitter wahrscheinlich Glutamat). Topographisch angeordnete hemmende Eingänge aus den **externen** Segmenten des Pallidums ergeben im Nucleus subthalamicus ein negatives Bild der Aktivität des Pallidums. Durch Modifikation dieses Bildes kann die relative Gewichtung von Exzitation und Inhibition im **internen** Segment des Pallidums gesteuert werden (Abb. 19.5C).

Pallidum und Programmsteuerung

Das Pallidum hemmt in tonischer Weise den prämotorischen Kortex und den Colliculus superior. Um eine prämotorische Aktivität zu initiieren und dadurch ein spezielles Motorprogramm abzurufen, muß eine bestimmte Gruppe von Neuronen im Pallidum aufhören zu entladen (Abb. 19.5D). Die Verminderung der Aktivität im Pallidum enthemmt prämotorische Netzwerke.

Funktion. Starke dynamische Reize können immer motorische Programme auslösen, auch ohne die Basalganglien. Viele willkürliche Bewegungen finden jedoch in einer »statischen« sensorischen Umgebung statt. Die bedeutsamen sensorischen Reize sowie die motorischen Ausgänge müssen durch prämotorische Zentren ausgewählt werden. Dieser Prozeß wird durch interne Motivationssignale ausgelöst, die in frontalen limbischen Regionen entstehen und durch den »Basalganglienfilter« gehen, um unerwünschte neuronale Netzwerke zu hemmen und die benötigten Netzwerke zu enthemmen.
Ohne dopaminerge Verstärkung auf der striatalen Ebene wird das Signal nicht weitergeleitet. Wenn es zur Ebene des Pallidums gelangt, wird der Grad der Hemmung des Pallidums durch den Nucleus subthalamicus moduliert. Dieser Prozeß bestimmt wahrscheinlich im wesentlichen die allgemeine Geschwindigkeit und Kraft der initiierten Bewegung.

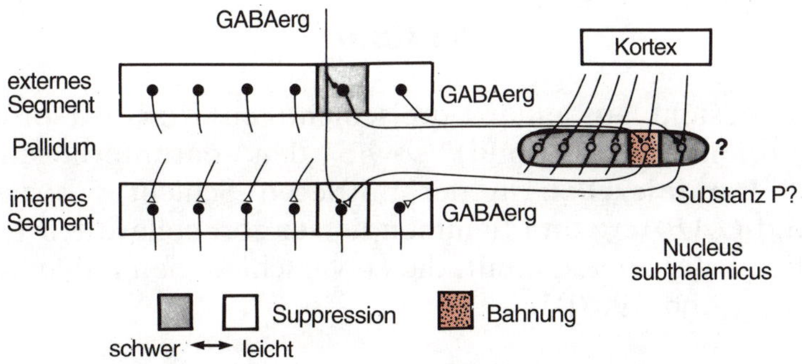

Abb. 19.5C Pallidosubthalamische Interaktionen.

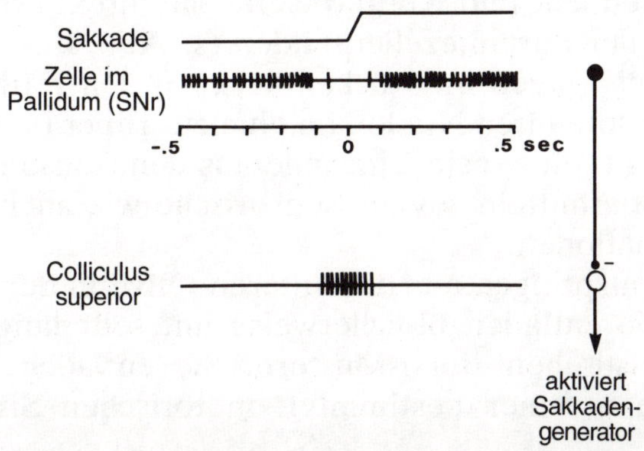

Abb. 19.5D Fehlende Nervenzellaktivität im Pallidum während der Augenbewegung.

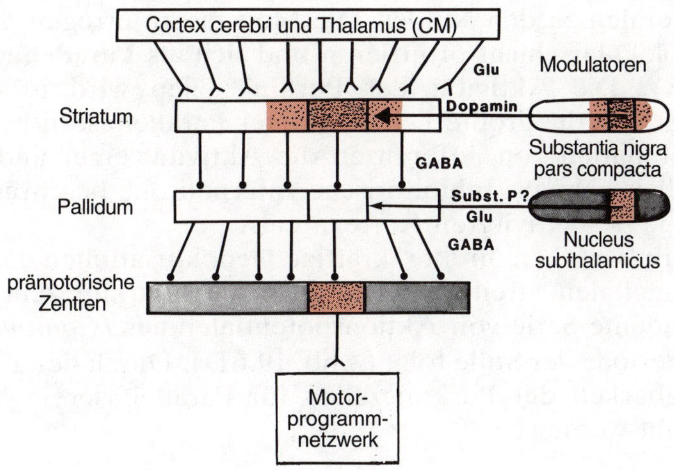

Abb. 19.5E Bahnung von Bewegungsprogrammen.

19.6. Zerebellum: Kortex

Aufbau

Das Kleinhirn besteht aus einem dreischichtigen Kortex (stark gefaltet in mediolateral orientierten Lobuli) sowie den darunterliegenden Nuklei (Abb. 19.6A). **Purkinjezellen** in der mittleren Schicht projizieren zu den Nuklei. Sie sind *GABAerg* und hemmend. Der zerebelläre Kortex ist in viele sagittal orientierte Zonen aufgeteilt, die zu verschiedenen nukleären Zielbereichen projizieren (Abb. 19.6B).

Afferenzen

Die zerebellären Afferenzen übermitteln Signale aus allen Bereichen des ZNS (Abb. 19.6C). Es gibt zwei verschiedene Typen: **Moosfasern,** die in der granulären Schicht enden, und **Kletterfasern,** die direkt synaptische Kontakte mit den Dendriten der Purkinjezellen bilden (s. Abb. 19.6A).
Die Moosfasern entspringen im Rückenmark, in den retikulären Nuklei des Hirnstamms, den vestibulären Nuklei, im Nucleus ruber (s. Einheit 16.1) sowie in den Nuclei pontis (von wo sie Eingänge aus dem sensomotorischen Kortex übermitteln). Sie übermitteln sowohl sensorische wie auch motorische (Efferenzkopien) Informationen.
Die Kletterfasern entspringen aus der unteren Olive in der ventralen Medulla (s. Abb. 19.6C). Sie entladen üblicherweise mit sehr langsamen Raten (um 1 Hz) in charakteristischen *Burst*-Mustern. Sie entladen, wenn *unerwartete* sensorische Signale in einer bestimmten motorischen Situation empfangen werden.

Kortikale Verarbeitung

Die zerebellären Afferenzen enden zum großen Teil im Kortex mit nur wenigen Kollateralen zu den Nuklei. Die Moosfasern erregen die Körnerzellen, die zur Molekularschicht projizieren und sich als **Parallelfasern** aufteilen (s. Abb. 19.6A). Die Aktivität der Purkinjezellen wird in dem Bereich gebahnt, in dem sich die größte Dichte aktiver Parallelfasern befindet. Somit wird jede Kombination von Afferenzen die Aktivität einer anderen Gruppe von Purkinjezellen bahnen. Inhibitorische Interneurone beschränken darüber hinaus die Größe des aktivierten Kortexareals.
Die Kletterfasern bewirken direkte, kräftige Depolarisationen der Purkinjezellen in einem saggitalen Streifen. Sie lösen in den Purkinjezellen damit eine kurze, hochfrequente Serie von Aktionspotentialen aus *(Complex Spike),* auf die eine kurze Periode der Stille folgt (Abb. 19.6D). Durch den *Complex Spike* kann die Erregbarkeit der Purkinjezellen für Parallelfasereingänge für eine kurze Zeit erhöht werden.

Modulierende Aktivität der Kletterfasern

Wenn ein motorisches Programm den sensorischen Effekt einer bestimmten Bewegung falsch vorhersagt, entdeckt die untere Olive diesen Fehler und bewirkt die *Complex Spikes* in bestimmten zerebellären Streifen. Dies moduliert die Aktivität der Purkinjezellen und bewirkt somit eine kompensatorische Änderung des Ausgangs der zerebellären Nuklei.

Beispiel: Eine verstärkte Last auf der Hand verschlechtert die Präzision der Bewegung (Abb. 19.6E). Die Entladungsrate der *Complex Spikes* nimmt in bestimmten zerebellären Regionen zu, bis wieder die normale Präzision der Handbewegung erreicht wird. Die Entladung von *Complex Spikes* geht mit einer anhaltenden Verminderung der Entladungsfrequenz einzelner Aktionspotentiale einher (Abb. 19.6E). Der genaue Mechanismus, wie die Veränderung der Purkinjezellaktivität die motorischen Aktionen beeinflußt, ist nicht bekannt.

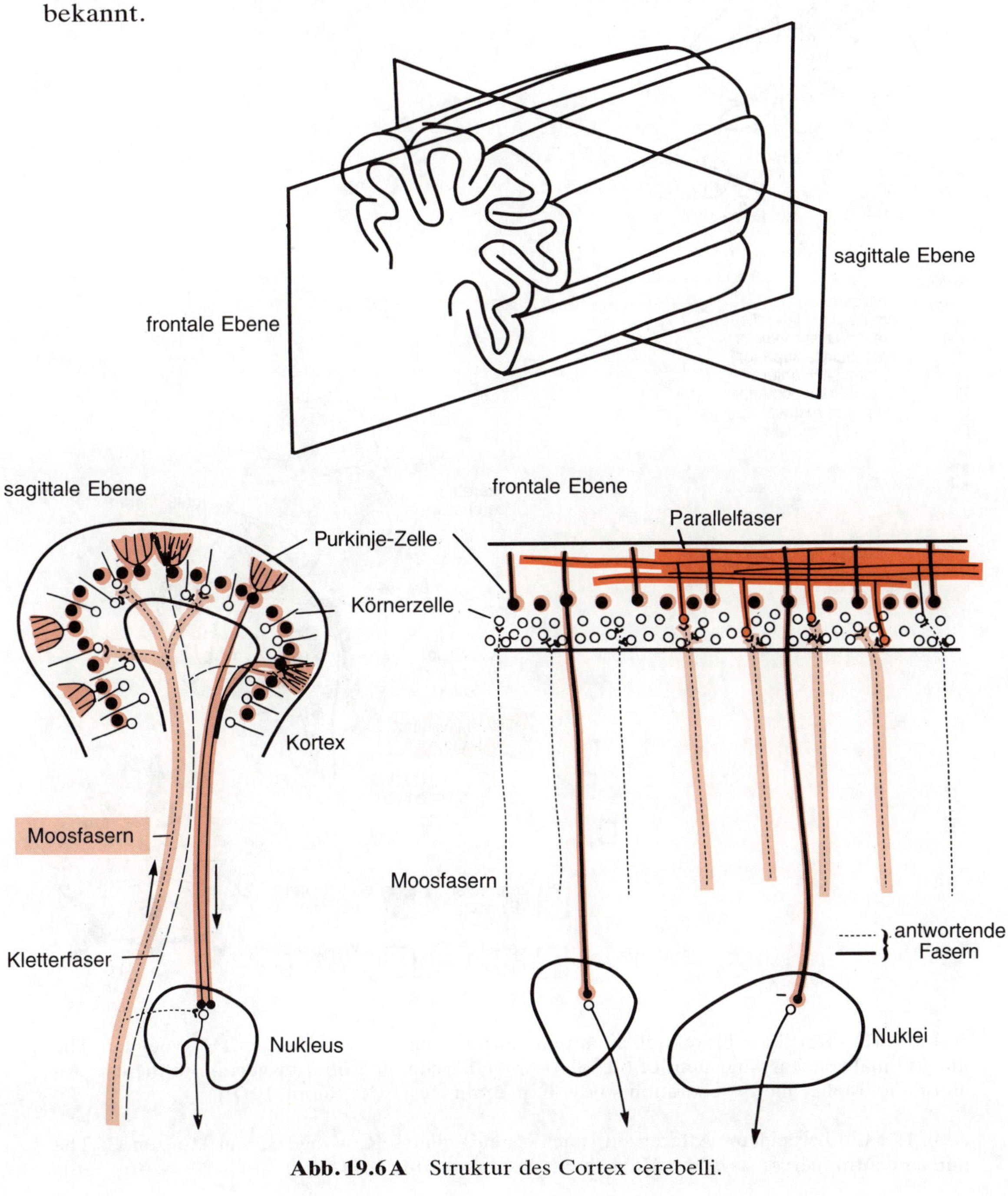

Abb. 19.6A Struktur des Cortex cerebelli.

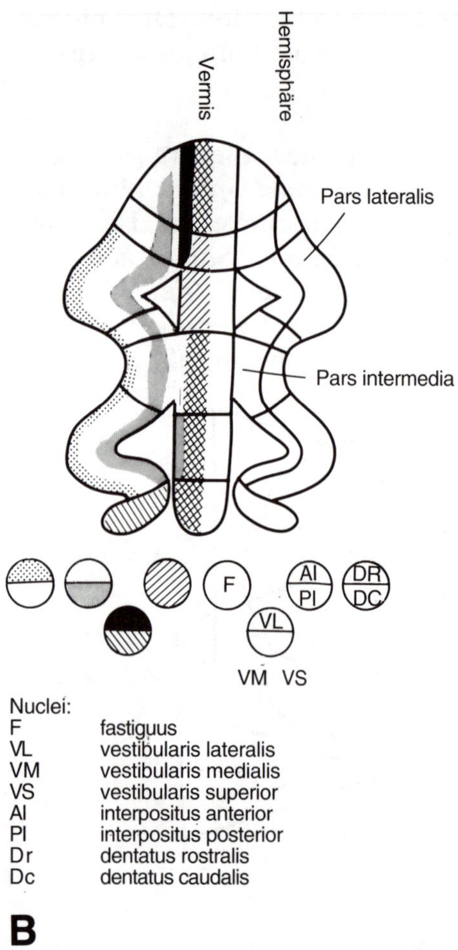

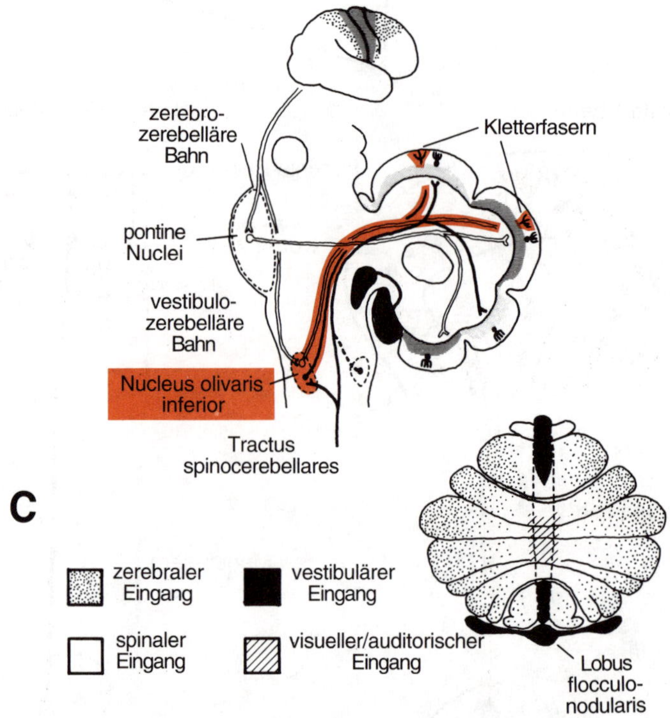

Abb. 19.6B Kortikale Projektionen zu den Kernen (nach: Groenewegen HJ, Voogd J. The longitudinal zonal arrangement of the olivocerebellar climbing fiber projection in the cat. An autoradiographic and degeneration study. Exp Brain Res 1976; Suppl. 1: 69).

Abb. 19.6C Zerebellare Afferenzen (nach: Nieuwenhuys R, Voogd J, van Huijzen C. The human central nervous system. Heidelberg: Springer 1981; 157).

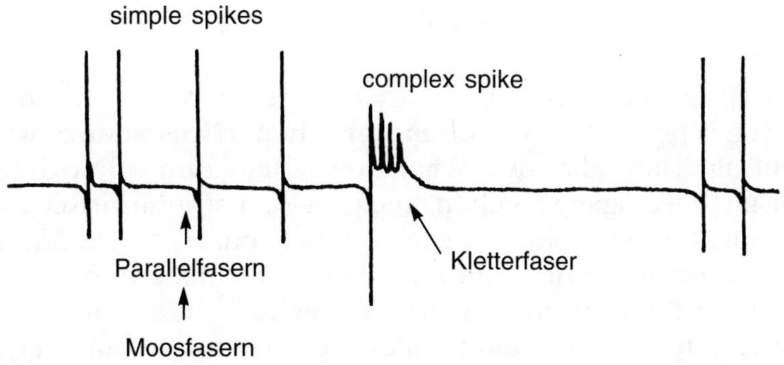

Abb. 19.6D Antwort der Purkinjezellen auf Kletterfaseraktivierung.

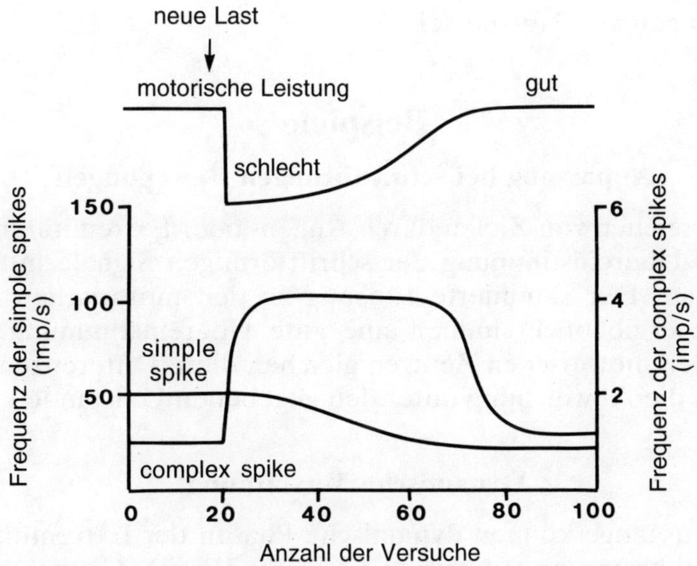

Abb. 19.6E Änderung in der Frequenz der Complex spikes bei unvorbereiteten Bewegungsbedingungen (nach: Thach WT. Complex spikes, the inferior olive, and natural behavior. In: Courville J, de Montigny C, Lamarre Y, eds. The inferior olivary nucleus: anatomy and physiology. New York: Raven Press 1980; 355).

19.7. Zerebellum: Nuklei

Efferenzen

Zerebelläre Efferenzen entspringen aus den tiefen Nuklei (Abb. 19.7A); sie bahnen die tonische Aktivität der **motorischen Hirnstammzentren** und des Nucleus ventralis lateralis des Thalamus (der zum motorischen Kortex projiziert). Einige Ausgänge gehen auch zu den prämotorischen Regionen, d. h. zum Colliculus superior, Nucleus ruber pars parvicellularis, Nucleus tegmentalis pedunculopontinus und Nucleus ventralis anterior des Thalamus (projiziert zum prämotorischen Kortex) sowie zu autonomen motorischen Regionen wie dem periaquäduktalen Grau und zum Hypothalamus (Abb. 19.7A).

Feinjustierung motorischer Signale

Das Zerebellum adjustiert die Aktivität aller motorischer Zentren, um eine genaue Abstimmung zu erhalten. Diese Adjustierung kann bei häufig wiederkehrenden transienten Umgebungsbedingungen **prädiktiv** sein, oder als **Langzeitkompensation** bei chronischen Verletzungen oder veränderten Umgebungsbedingungen von Nutzen sein.

Beispiele

Anpassung bei schrittförmigen Bewegungen

Das exakte Erreichen von Zielen durch Augen- oder Extremitätenbewegungen erfordert eine Übereinstimmung der schrittförmigen Signale mit den motorischen Einheiten. Der summierte Eingang zu den motorischen Zentren und Nervenkernen ergibt nicht immer eine gute Übereinstimmung. Zerebelläre Eingänge zu den motorischen Zentren gleichen diese Differenzen automatisch aus, indem sie die Abweichung unter den gegebenen Umständen voraussagen.

Dynamische Verstärkung

Zerebelläre Ausgänge können dynamische Phasen der Extremitätenbeschleunigung oder -abbremsung verstärken (Abb. 19.7B, ii). Gruppierte neuronale Entladungen verstärken schnelle Reaktionen. Transiente Hemmungen der zerebellären Nuklei (Abb. 19.7B, ii) unterstützen die Abbremsung der Extremitätenbewegung, um überschießende Bewegungen zu verhindern.

Symptome für zerebelläre Störungen

Überschießende Extremitäten- oder Augenbewegungen (Abb. 19.7B); das zerebelläre Signal ist zu lang oder zu stark (**Dysmetrie**).
Statische (posturale) Muskelkontraktionen werden schlecht aufrechterhalten: durch die kontinuierlichen Korrekturen ergibt sich ein Tremor von etwa 3 Hz.

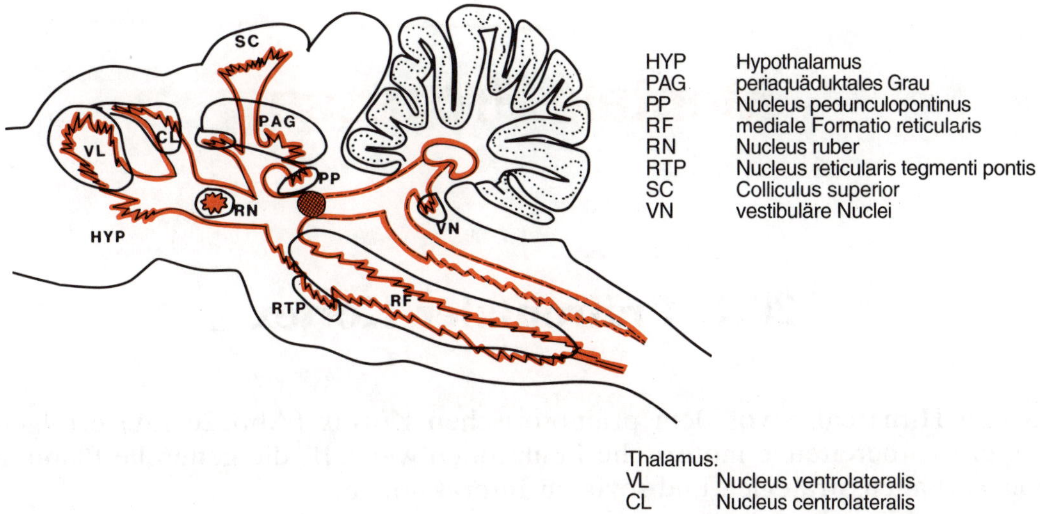

Abb. 19.7A Zerebellare Efferenzen (nach: Faull RLM. The cerebellofugal projections in the brachium conjunctivum of the rat. II. The ipsilateral and contralateral descending pathways. J Comp Neurol 1978; 178: 530).

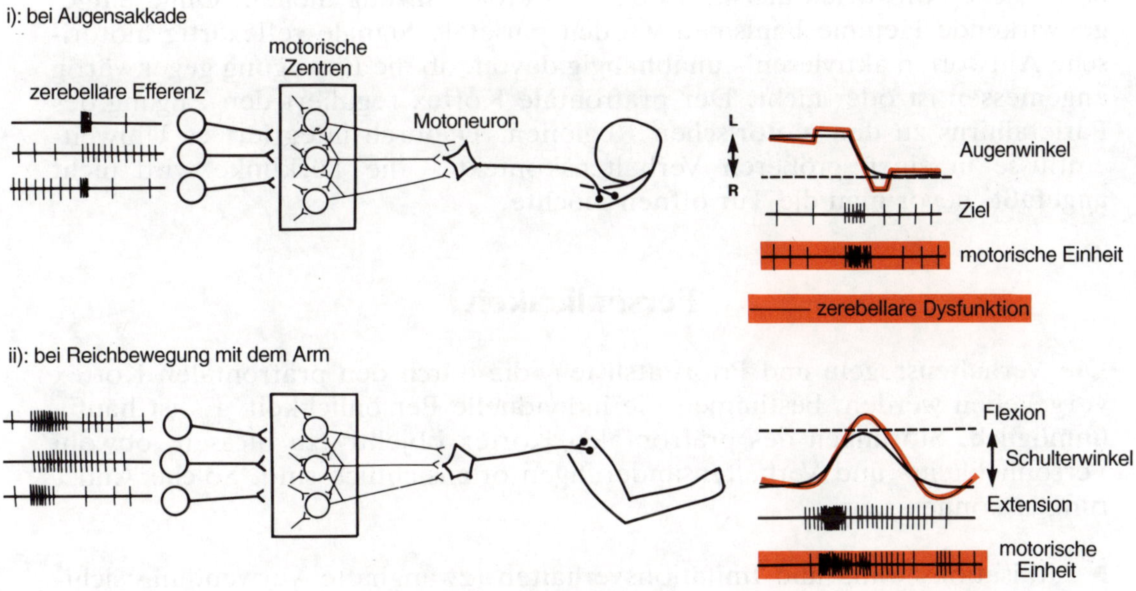

Abb. 19.7B Zerebellare Adjustierung.

20

Mentale Prozesse

20.1. Präfrontaler Kortex

In den Hirnarealen vor dem prämotorischen Kortex (Abb. 20.1 A) erfolgen weitere vorbereitende motorische Funktionen wie z. B. die generelle Planung von Verhaltensstrategien und sozialen Interaktionen.

Antagonismus zwischen frontalen und parietalen Hirnarealen

Im Parietalhirn werden sensorische Signale unterschieden, die spezielle motorische Antworten auslösen oder zu deren Führung dienen. Ohne entgegenwirkende Hemmechanismen würden parietale Signale reflexartig motorische Antworten aktivieren – unabhängig davon, ob die Bewegung gegenwärtig angemessen ist oder nicht. Der präfrontale Kortex reguliert den Zugang des Parietalhirns zu den motorischen Regionen. Dadurch integriert es Umwelteinflüsse in einen größeren Verhaltenskontext – die Türklinke wird nicht angefaßt, bevor man die Tür öffnen möchte.

Persönlichkeit

Die Verhaltensregeln und Prioritätslisten, die durch den präfrontalen Kortex vorgegeben werden, bestimmen die individuelle Persönlichkeit. Es ist häufig unmöglich, Störungen des präfrontalen Kortex objektiv zu messen, obwohl Persönlichkeits- und Verhaltensänderungen offensichtlich sind. Solche Änderungen können sein:

- Utilisationszwang und Imitationsverhalten (zwanghafte Verwendung sichtbarer Objekte und automatische Imitation der Mimik anderer).
- Aufmerksamkeitsstörungen (die Patienten sind leicht ablenkbar und impulsiv).
- Unfähigkeit, länger dauernde zielgerichtete Strategien zu planen; Motivationsverlust.

Korrelate in der Einzelzellaktivität

Präfrontale Aktivität unterstützt zielgerichtetes Verhalten. Automatische, reflexartige Antworten auf Reize fehlen. Viele Neuronen entladen spezifisch bei zielbezogenen visuellen, auditorischen oder anderen Reizen, während identische Reize unbeantwortet bleiben, wenn sie für das Ziel irrelevant sind (Abb. 20.1B).
Viele präfrontale Neurone feuern für lange Zeitperioden (Sekunden bis eine Minute) vor einem erwarteten, zielbezogenen Signal (Abb. 20.1C). Diese Aktivität stellt eine Art Kurzzeitgedächtnis dar, das die Aufmerksamkeit auf das erstrebte Ziel richtet, so daß andere Reize nicht stören.

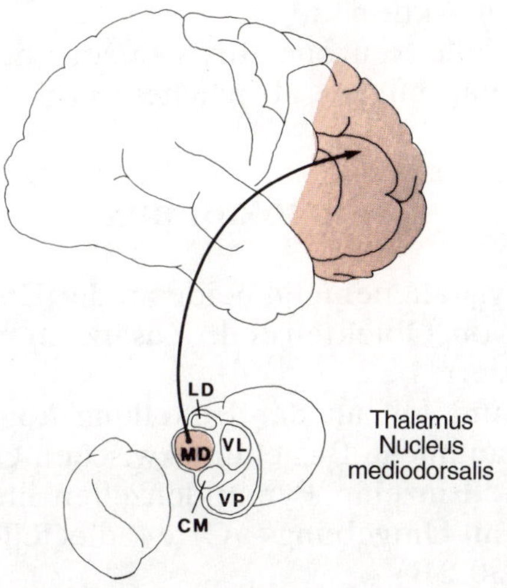

Abb. 20.1A Präfrontaler Kortex (nach: Nieuwenhuys R, Voogd J, van Huijzen C. The human central nervous system. Heidelberg: Springer 1981; 10).

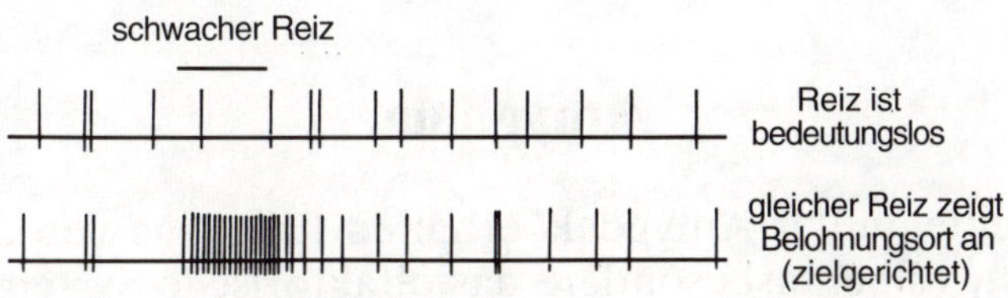

Abb. 20.1B Präfrontale Diskrimination von zielgerichteten Reizen.

Abb. 20.1C Präfrontale Aktivität, wenn geplantes Verhalten vorbereitet wird.

20.2. Gedächtnis

Es gibt zwei Typen von Gedächtnis: das kognitive (deklarative) und das Gewohnheitsgedächtnis (reflexives Gedächtnis). Wahrscheinlich sind die zellulären Mechanismen der Gedächtnisspeicherung in beiden Systemen die gleichen, der Prozeß der Gedächtnisbildung unterscheidet sich jedoch.
Das **kognitive Gedächtnis** erfordert die Mitwirkung des limbischen Systems (vgl. 20.5), insbesondere des Hippokampus, der Amygdala, des vorderen Thalamus und der Corpora mamillaria (Abb. 20.2A). Das limbische System wird nur für die Festigung des kognitiven Gedächtnisses benötigt: die Abspeicherung selbst erfolgt wahrscheinlich in denselben Kortexarealen, in denen auch die sensorische Perzeption stattfindet.
Das **Gewohnheitsgedächtnis** oder **motorische Gedächtnis** (motorische Programme) erfordert lediglich die Wiederholung von sensorischen Reizen und assoziierten motorischen Aktionen.
Möglicherweise können alle Neurone durch entsprechende Aktivität verändert werden und somit »Erinnerungen« abspeichern (vgl. 6.18; 6.19).

Hippokampus

Hippokampus und Amygdala nehmen beide an der Erstellung von Gedächtnis zum Wiedererkennen von Objekten teil. Zusätzlich sind beide auf verschiedene Bereiche spezialisiert:
Der Hippokampus nimmt teil an der Erstellung **kognitiver Landkarten.** Er wird benötigt, um die räumliche Beziehung zwischen Umgebungsobjekten und dem Körper zu lernen. Einzelne Pyramidenzellen im Hippokampus (Cornu ammonis) entladen, wenn Umgebungs-»Orte«, die Teile der »Landkarte« sind, erkannt werden (Abb. 20.2B).
In der linken Hemisphäre ist der Hippokampus wichtig für die Erstellung von Beziehungen zwischen der Sprache, Erfahrungen und Konzepten. Er ist unentbehrlich, um zu wissen, ob man etwas kennt oder nicht kennt (Inhaltsverzeichnis für das Gedächtnis).

Amygdala

Verschiedene Nuklei in der Amygdala erhalten Eingänge von den sensomotorischen Systemen, wobei insbesondere das olfaktorische System direkt hierher projiziert (Abb. 20.2C). Dies ist der Grund, warum die Amygdala eine kritische Rolle für die Herstellung intermodaler Assoziationen spielt, so daß beispielsweise ein bestimmter Geruch ein assoziiertes visuelles Bild hervorruft. Die Amygdala ist auch wichtig für die Verbindung zwischen sensorischen Perzeptionen und emotionalen Zuständen (vgl. 20.5).

Konsolidierungsbahnen

Um neuronale Assoziationen zu verstärken, müssen die vom Hippokampus und der Amygdala verarbeiteten Signale auf die sensorischen Areale zurück-

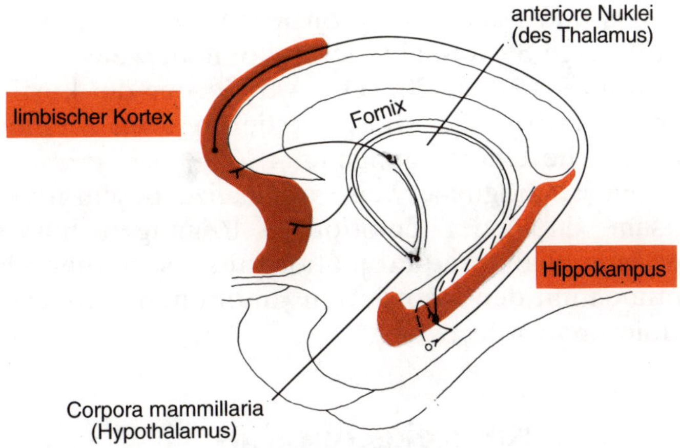

Abb. 20.2 A Hippokampale Gedächtnisschleife (Papez-Kreis) (nach: Nieuwenhuys R, Voogd J, van Huijzen C. The human central nervous system. Heidelberg: Springer 1981; 214).

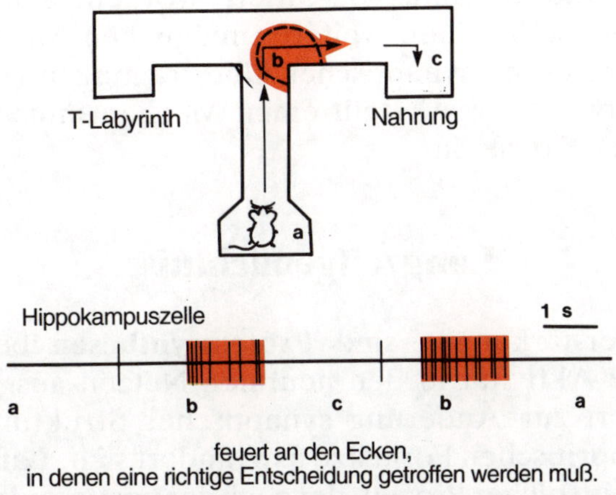

Abb. 20.2 B Hippokampale Pyramidenzellen (nach: Nieuwenhuys R, Voogd J, van Huijzen C. The human central nervous system. Heidelberg: Springer 1981; 209).

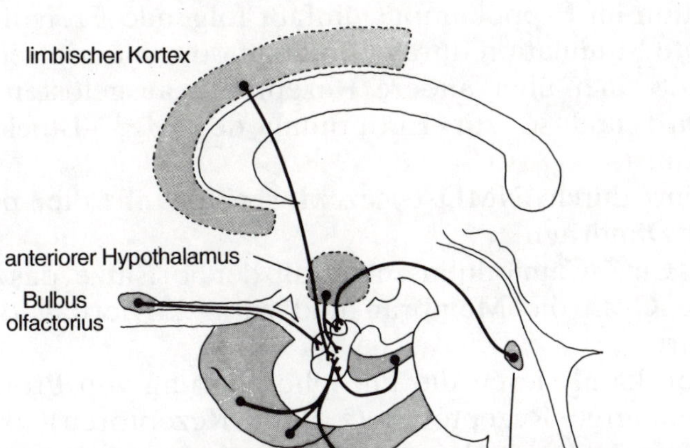

Abb. 20.2 C Eingänge der Amygdala.

wirken. Hippokampus und Amygdala projizieren beide zum basalen Vorderhirn, wo sie das cholinerge System aktivieren können, welches wiederum zum zerebralen Kortex projiziert (Abb. 20.2D). Aktivierung der kortikalen muskarinischen Rezeptoren bewirkt die Phosphorylierung von Membranproteinen und erleichtert synaptische Übertragungen.
Das kognitive Lernen ist möglicherweise auf Reize beschränkt, die für das Verhalten bedeutsam sind oder emotionale Regungen hervorrufen. Die Amygdala hat eine enkephalinerge Projektion zu sensorischen »Perzeptions«-Arealen, die zusammen mit den assoziierten Emotionen aktiviert wird und die Gedächtniskonsolidierung fördert.

Kurzzeitgedächtnis

Mit einer Dauer von maximal 1 bis 2 Stunden beruht das erste Gedächtnis auf präsynaptischen Faszilitations- und Inhibitionsprozessen. Es erfordert keine Proteinsynthese. Kreisende Erregungen, z. B. im limbischen Kreis von Papez, sind als möglicher Mechanismus diskutiert worden. Die erste Phase der Langzeitpotenzierung stellt einen weiteren möglichen Mechanismus dar. Die posttetanische Potenzierung synaptischer Übertragungen (vgl. 6.19), die eine Zeitkonstanz von etwa 90 s hat, stellt einen Mechanismus für die kurzzeitige Verstärkung neuraler Kreise dar.

Langzeitgedächtnis

An anhaltenden Verstärkungen sind **Proteinsynthesen** beteiligt, die wahrscheinlich durch die Aktivität in den neuralen Netzen ausgelöst werden. Die Proteinsynthese führt zur Änderung synaptischer Strukturen: Die Zahl der Rezeptoren, der dendritischen Fortsätze usw. ändert sich. **Langzeitpotenzierung** (LTP) (vgl. 6.20) ist ein solcher Prozeß, der nach der posttetanischen Potenzierung entstehen kann, insbesondere wenn die Erregung mehrmals wiederholt wird. Sie ist deutlich ausgeprägt in den hippokampalen Körner- und Pyramidenzellen (Abb. 20.2E, F), wo sie bis zu 13 Tagen oder länger anhalten kann. Sie stellt damit eine mögliche Basis für Gedächtnisprozesse dar.
Die LTP-Induktion im Hippokampus umfaßt folgende Ereignisse:

1. Hochfrequente Stimulation durch Glutamat oder niedrigfrequentere Stimulation, die mit einer über andere Rezeptoren ausgelösten Depolarisation gekoppelt wird und so zur Entfernung des Mg^{2+}-Blocks der NMDA-Rezeptoren führt.
2. Ca^{2+}-Einstrom durch NMDA-Rezeptorkanäle in die postsynaptischen Fortsätze der Dendriten.
3. Erhöhung des Ca^{2+}-Calmodulins innerhalb der Fortsätze, das zur Bindung von Proteinkinase C an die Membran und zur Aktivierung der Calmodulin-Kinase II führt.
4. Proteinkinasen katalysieren die Phosphorylierung von Proteinen, wodurch andere glutamaterge Rezeptoren (z. B. Q-Rezeptoren) aktiviert werden. Letztere sitzen auf den gleichen Dendritenfortsätzen wie die NMDA-Rezeptoren.

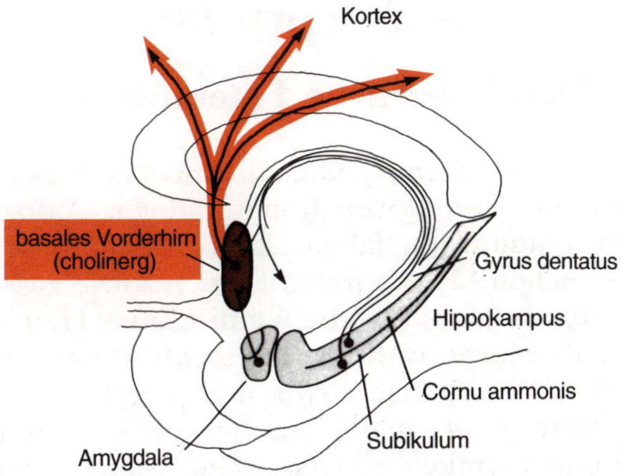

Abb. 20.2D Cholinerge Gedächtniskonsolidierung (nach: Nieuwenhuys R, Voogd J, van Huijzen C. The human central nervous system. Heidelberg: Springer 1984; 214).

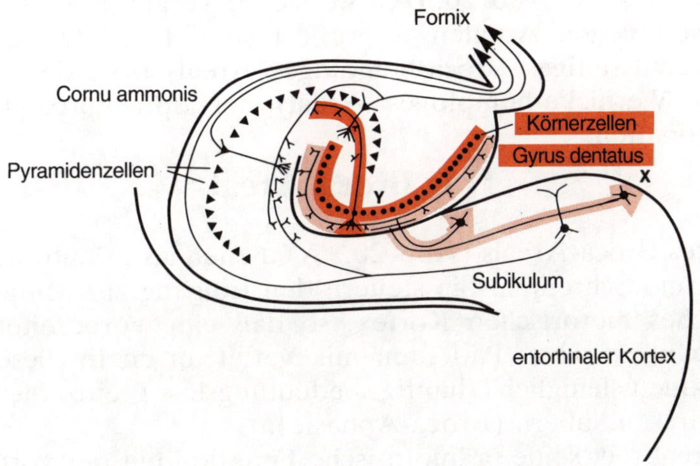

Abb. 20.2E Internes hippokampales Netzwerk.

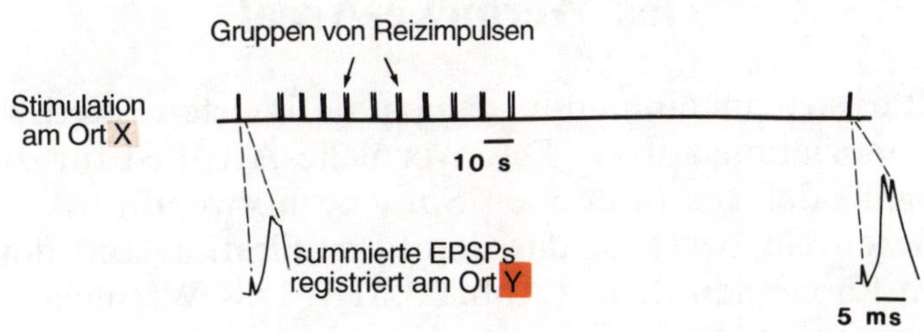

Abb. 20.2F Langzeitpotenzierung im Hippokampus.

20.3. Sprache

Hemisphärische Lateralisation

Rechte und linke zerebrale Hemisphäre unterscheiden sich funktionell: dies gilt insbesondere für die homologen höhergradigen Assoziationsareale, die dichte kallosale Verbindungen haben. Das Ausmaß der Lateralisierung unterscheidet sich zwischen Männern und Frauen sowie zwischen Rechts- und Linkshändern. Im allgemeinen verarbeitet die linke Hemisphäre Signale in genauer zeitlicher Reihenfolge, während die rechte Hemisphäre darauf spezialisiert ist, »räumliche« Beziehungen zwischen parallelen Eingängen zu verarbeiten. Diese Differenz ist analog zu der elementaren Unterscheidung zwischen zeitlicher und räumlicher synaptischer Summation (vgl. 6.18). Zur exakten Verarbeitung in der zeitlichen oder räumlichen Dimension muß der eine Prozeß zugunsten des anderen minimiert werden.
Sprachanalyse und -produktion erfordern eine genaue zeitliche Aufeinanderfolge. Die Hauptareale für die Sprachfunktion sind üblicherweise in der linken Hemisphäre lokalisiert (Abb. 20.3 A), wo sie im Vergleich zu den rechtshemisphärischen homologen Arealen vergrößert sind. Die letzteren dienen der Produktion (rechtsseitiges Broca-homologes Areal) bzw. der Interpretation (rechtsseitiges Wernicke-homologes Areal) der Sprachprosodie, d. h. der affektiven Intonation.

Das Broca-Areal

Große Teile des Broca-Areals (Abb. 20.3 A) dienen als prämotorischer Kortex für Sprechen und Schreiben. Sie steuern den Eingang zur Mundregion (bzw. Handregion) des motorischen Kortex, so daß eine vorbereitete Folge von Phonemen geäußert wird. Patienten mit Verletzungen in diesen kortikalen Regionen können lediglich (häufig bedeutungslose) einzelne Silben statt geordneter Phrasen äußern (Broca-Aphasie).
Das Broca-Areal teilt seine prämotorische Funktion mit der vorderen supplementärmotorischen Area (Abb. 20.3 A), die gleichfalls während des Sprechens aktiviert wird und besonders für die willkürliche Sprachinitiierung bedeutsam ist.

Das Wernicke-Areal

Hierbei handelt es sich um einen nur schlecht definierten Teil des auditorischen und visuellen Assoziationskortex. Das Wernicke-Areal ist für das Verständnis der gesprochenen oder geschriebenen Sprache notwendig. Als solches ist es Teil eines größeren Netzwerkes, das der Identifikation und der Analyse der Anordnung von Phonemen dient (Abb. 20.3 B). Das Wernicke-Areal identifiziert Sprachkomponenten, die ihm durch den auditorischen oder visuellen Assoziationskortex zugeführt werden.
Oberhalb des Sulcus lateralis werden die somatosensorischen Korrelate der Phoneme analysiert, die auch einen wesentlichen Teil der Sprache darstellen. Entsprechend bildet der rostrale Anteil des Broca-Areals, zu dem das Wernicke-Areal projiziert, Phoneme als motorische Ausgangsmuster ab. Das Phonemerkennungssystem ist umgeben von zwei multimodalen kortikalen Territorien, die als Kurzzeitgedächtnis für die Phoneme vor der Verarbeitung dienen (s. Abb. 20.3 B).

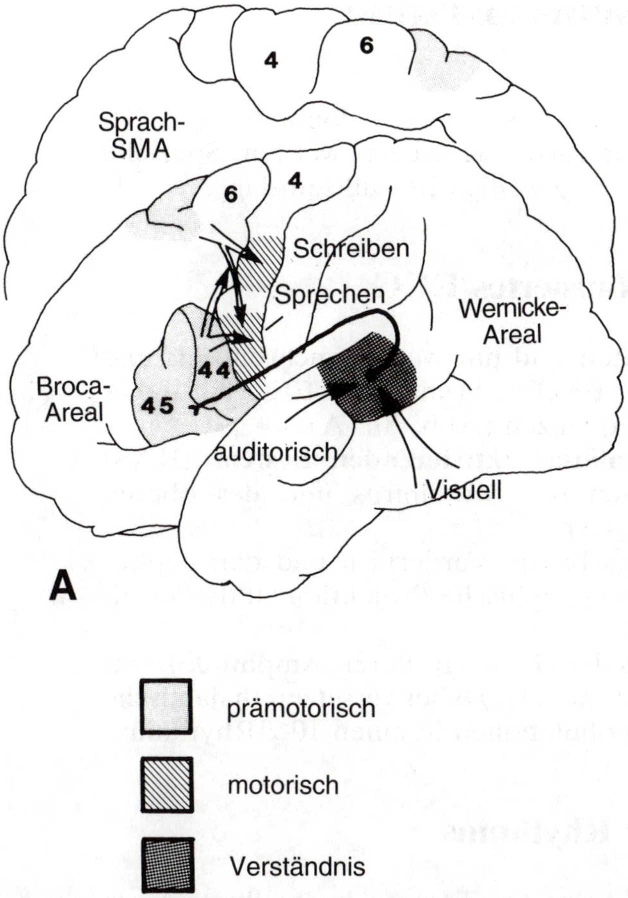

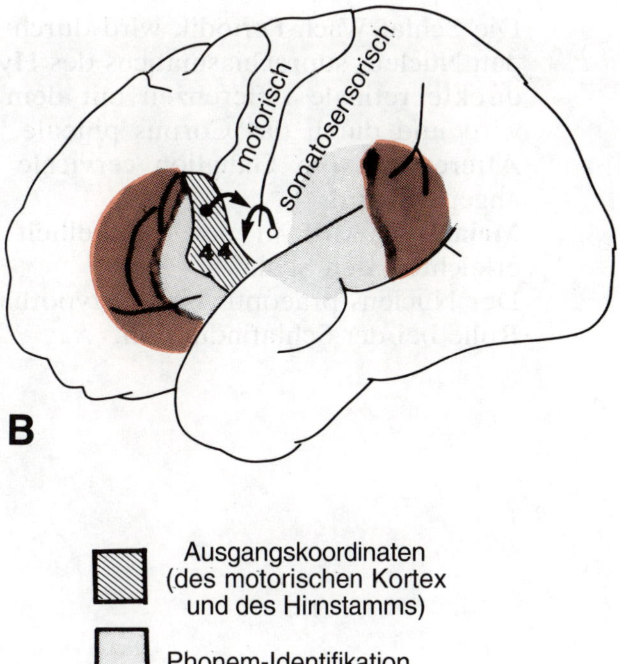

Abb. 20.3 A Hirnareale, die an Sprachanalyse und -produktion beteiligt sind.

Abb. 20.3 B Funktionelle Organisation.

20.4. Bewußtseinszustände

Bewußtseinszustände können mit Hilfe des Elektroenzephalogramms (EEG), das von der Kopfhautoberfläche abgeleitet wird, registriert werden. Spezielle Muster der Hirnaktivität kennzeichnen die jeweilige Bewußtseinslage.

Wach: desynchronisiertes EEG

Die Entladungen der kortikalen Einheiten sind nur wenig synchronisiert und somit summieren sich die Potentiale im EEG nicht auf. Das EEG hat daher eine geringe Amplitude und höhere Frequenzen (Abb. 20.4A).
Dieser Zustand wird von dem **retikulären aktivierenden System** (RAS) unterstützt, das in cholinergen Arealen des Mittelhirns und des oberen pontinen Tegments entspringt (Abb. 20.4B).
Das RAS projiziert über das cholinerge basale Vorderhirn und den peptidergen kaudolateralen Hypothalamus (topographische Projektion zu den kortikalen Laminae I und VI) zum Kortex.
Der Alpha-Rhythmus (synchronisiertes EEG mit größerer Amplitude) tritt auf, wenn das Gehirn in Ruhe ist (Tagträumerei). Dabei versetzen thalamische Oszillatoren große kortikale Neuronenpopulationen in einen 10-z-Rhythmus.

Zirkadianer Rhythmus

Die Schlaf-Wach-Periodik wird durch interne Oszillatoren kontrolliert: durch den Nucleus suprachiasmaticus des Hypothalamus (s. Abb. 20.4B), der durch direkte retinale Afferenzen mit dem Hell-Dunkel-Rhythmus synchronisiert wird und durch das Corpus pineale, dessen Rhythmus durch sympathische Afferenzen vom Ganglion cervicale superior an den Tag-Nacht-Rhythmus angepaßt wird.
Melatonin wird in der Dunkelheit vom Corpus pineale freigesetzt und erleichtert den Schlaf.
Der Nucleus praeopticus des Hypothalamus (s. Abb. 20.4B) spielt auch eine Rolle bei der Schlafinduktion.

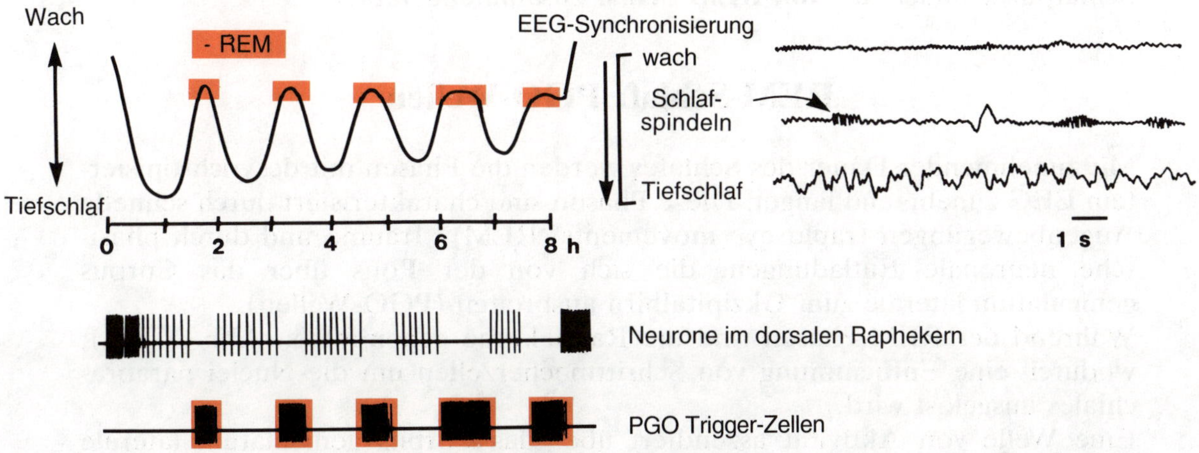

Abb. 20.4 A Schlafzyklus.

Tiefschlaf: synchronisiertes EEG

Verschiedene Schlafstadien sind durch einen zunehmenden Grad der EEG-Synchronisation gekennzeichnet (s. Abb. 20.4A).
Die hohen, langsamen Potentialschwankungen im Tiefschlaf beruhen vermutlich auf synchronisierten thalamischen Entladungen, die große Populationen kortikaler Neurone gleichzeitig depolarisieren. Die langsamen Wellen haben eine Frequenz um 3 Hz (δ-Wellen).
Während einer Nacht werden die verschiedenen Schlafstadien wiederholt durchlaufen; diese Zyklen haben eine Dauer von etwa 90 bis 100 Minuten (s. Abb. 20.4A).
Für den Grad der neuronalen Synchronisation ist zum Teil der Nucleus reticularis thalami verantwortlich (s. Abb. 20.4B); dieser bewirkt rhythmische Hemmungen in vielen thalamokortikalen Zellen und hat damit synchronisierte *Rebound*-Entladungen zur Folge.
In Abgrenzung vom **REM-Schlaf** (s. unten) werden diese verschiedenen Schlafphasen auch als **Non-REM-Schlaf** zusammengefaßt.

REM-Schlaf: PGO-Wellen

Mit zunehmender Dauer des Schlafes werden die Phasen mit desynchronisiertem EEG zunehmend länger. Diese Phasen sind charakterisiert durch schnelle Augenbewegungen (**r**apid **e**ye **m**ovements, REM), Träume und durch phasische neuronale Entladungen, die sich von der **P**ons über das Corpus **g**eniculatum laterale zum **O**kzipitalhirn ausbreiten (PGO-Wellen).
Während der REM-Phasen sind die Raphekerne gehemmt (s. Abb. 20.4A), wodurch eine Enthemmung von Schrittmacherzellen um die Nuclei parabrachiales ausgelöst wird.
Eine Welle von Aktivität aszendiert über das Corpus geniculatum laterale (das enthemmt ist) zum visuellen Kortex und zum basalen Vorderhirn (Abb. 20.4C).
Eine andere Welle deszendiert zu den spinalen Motoneuronen; geht sie vom Nucleus gigantocellularis aus, wirkt sie erregend; kommt sie von der kaudalen Retikulärformation, ist sie hemmend. Hieraus resultiert eine Netto-Hyperpolarisation der spinalen Motoneurone um 10 mV, was eine **statische Atonie** zur Folge hat (s. Abb. 20.4C).
Anmerkung: Das Schlafwandeln tritt während des Tiefschlafs auf, nicht im »Traumschlaf« (REM-Schlaf). Während der Atonie des REM-Schlafes sind keine Körperbewegungen möglich.

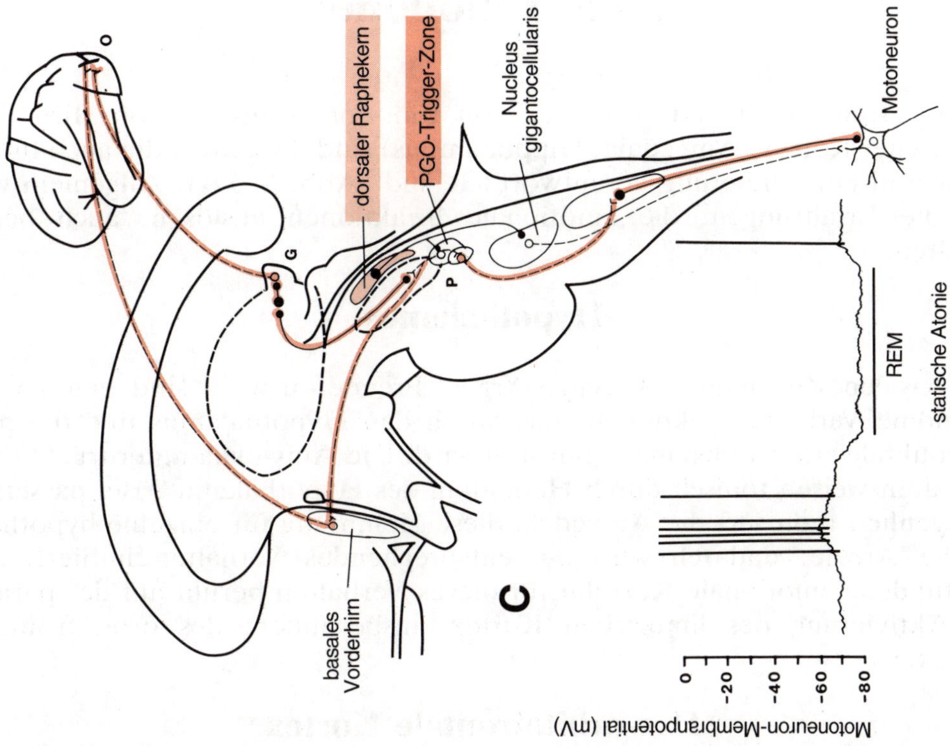

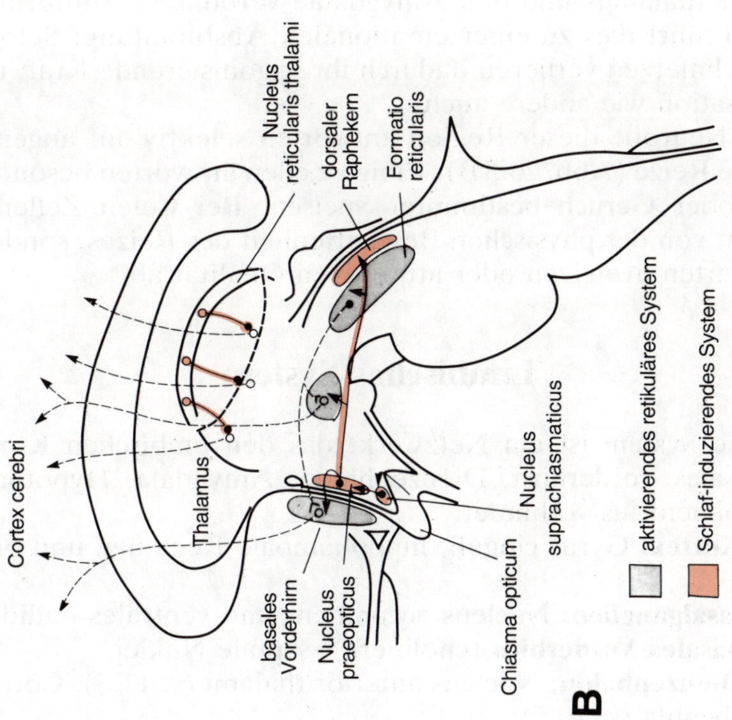

Abb. 20.4B Schlaf- und Wachsysteme (nach: Nieuwenhuys R, Voogd J, van Huijzen C. The human central nervous system. Heidelberg: Springer 1981; 151).

Abb. 20.4C REM-Schlaf (PGO-Wellen) (nach: Nieuwenhuys R, Voogd J, van Huijzen C. The human central nervous system. Heidelberg: Springer 1981; 151).

20.5. Emotionen

Die für Entstehung und Ausdruck von Emotionen zuständigen Hirnareale (limbischer Kortex, Amygdala, Hippokampus) sind dieselben, die auch für die Gedächtniskonsolidierung verantwortlich sind (Abb. 20.5 A). Allgemein werden die Erfahrungen, die emotionale Reaktionen auslösen, auch besser behalten.

Hypothalamus

Die basalen Zustände – Furcht, Ärger, Freude, usw. – sind eng an das autonome Verhalten gekoppelt, das durch den Hypothalamus und die periaquäduktale graue Substanz organisiert wird. Die Amygdala unterdrückt diese Verhaltensweisen tonisch durch Hemmung des Hypothalamus. Bei passender Gelegenheit reduziert die Amygdala diese Hemmung für einzelne hypothalamische Areale; dadurch wird ein entsprechendes Verhalten initiiert. Das empfundene emotionale Korrelat für dieses Verhalten beruht auf der parallelen Aktivierung des limbischen Kortex, insbesondere des orbitofrontalen Kortex.

Der orbitofrontale Kortex

Der Kortex oberhalb der Augen auf der Unterseite der Frontallappen ist eng mit dem Hypothalamus und den Amygdalae verbunden. Entfernt man diese Regionen, so führt dies zu einer emotionalen Abstumpfung: Selbst intensive chronische Schmerzen verlieren dadurch ihre agonisierende Kraft und werden zu einer Sensation wie andere auch.
Die meisten Neurone dieser Region antworten selektiv auf angenehme oder unangenehme Reize (Abb. 20.5 B). Einige Zellen antworten besonders auf den Geschmack oder Geruch bestimmter Speisen. Bei vielen Zellen hängt die Antwort nicht von der physischen Beschaffenheit des Reizes, sondern von der damit assoziierten aversiven oder attraktiven Qualität ab.

Limbisches System

Das limbische System ist ein Netzwerk, das den limbischen Kortex, Basalganglien, basales Vorderhirn, Dienzephalon, Amygdala, Hypothalamus und den Bulbus olfactorius verbindet.
Limbischer Kortex: Gyrus cinguli, hippokampale Regionen und orbitofrontaler Kortex.
Limbische Basalganglien: Nucleus accumbens und ventrales Pallidum.
Limbisches basales Vorderhirn (cholinerg): septale Nuklei.
Limbisches Dienzephalon: Nucleus anterior thalami (s. 11.3), Corpora mamillaria und Habenula (s. 19.5).

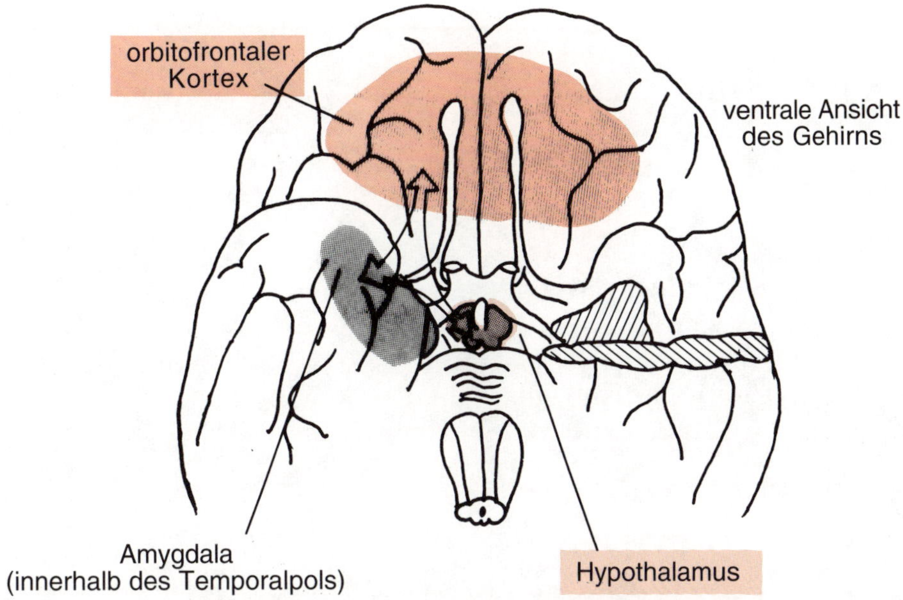

Abb. 20.5 A Emotionsbezogene Hirnareale.

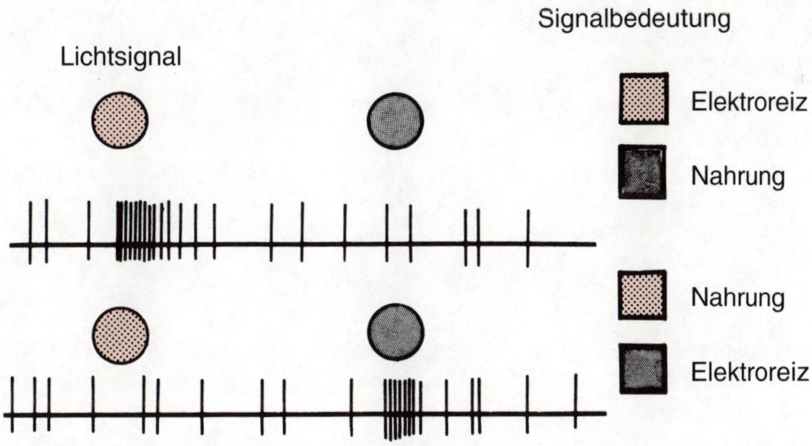

Abb. 20.5 B Aversive Zelle im orbitofrontalen Kortex.

Glossar

Adenohypophyse: Der vordere Teil der Hypophyse mit sekretorischen Zellen, die Hormone in die Blutbahn freisetzen. Auf diese sekretorischen Zellen wirken Freisetzungs- (releasing) und freisetzungsinhibierende (release-inhibiting) Hormone des Hypothalamus.

Afferenz: Axon, das zu einem Ort im Zentralnervensystem hinprojiziert, z. B. primäre sensorische Axone, die in das Rükkenmark eintreten.

Agonist bei Muskeln: Muskel, der hauptsächlich eine Bewegung bestimmt.
Bei Rezeptoren: wirkende Substanz.

Akkommodation: (a) Fähigkeit der Augenlinse, die Brennweite an Objekte in verschiedener Entfernung anzupassen. (b) Abnahme der Feuerrate eines Neurons während anhaltender Depolarisation (meistens aufgrund von Inaktivierung der Na^+-Kanäle).

Alpha-adrenerger Rezeptor: Rezeptor für Noradrenalin (und Adrenalin), an einen Ionenkanal gekoppelt und bevorzugt geblockt durch Phentolamin.

Alpha-Motoneuron: Motoneuron, das extrafusale Muskelfasern innerviert.

Antagonist bei Muskeln: Muskel, der der Bewegung des Hauptmuskels entgegenwirkt und somit die Bewegung verlangsamt.
Bei Rezeptoren: blockierende Substanz.

Assoziationskortex: alle Teile des Neokortex, die weder primär- noch sekundär-sensorisch noch motorisch sind.

Astrozyten: Gliazellen mit vielen Fortsätzen im zentralen Nervensystem, die das Strukturgerüst für die Neurone bilden.

Autorezeptor: Rezeptor auf einem transmitterfreisetzenden Neuron, der Rückmeldung über den freigesetzten Transmitter gibt.

Bahnung: (a) verstärkte synaptische Transmission, die aus früherer Impulsaktivität im präsynaptischen Neuron resultiert. (b) Räumliche Bahnung bedeutet erhöhte Wahrscheinlichkeit der Impulsentstehung in einem Neuron, das zwei oder mehrere synaptische Eingänge an verschiedenen Orten kurz hintereinander erhält.

Basilarmembran: membranöse Struktur der Kochlea, auf der Haarzellen sitzen, die für Schall empfindlich sind.

Beta-adrenerger Rezeptor: Rezeptor für Noradrenalin (und Adrenalin), mit Second-messenger-System (Adenylatzyklase) verbunden und bevorzugt geblockt durch Propanolol.

Darmnervensystem: Neuronensystem in den Darmwänden mit intrinsischer Aktivität, das aber vom autonomen Nervensystem reguliert wird.

Depression: Abnahme des postsynaptischen Potentials nach wiederholter Transmitterfreisetzung (Feuern des präsynaptischen Neurons).

Desensitivierung: Verlust der vom Rezeptor vermittelten Antwort, wenn über längere Zeit der Agonist am Rezeptor des postsynaptischen Neurons vorliegt.

dorsale Kolumne (Säule): Bündel sensorischer Axone (nur Mechanorezeptoren), die vom Rückenmark in die dorsale weiße Substanz in zwei Kolumnen aufsteigen. Im Fasciculus gracilis steigen Axone des unteren Teils des Körpers und im Fasciculus cuneatus Axone der Arme und des Brustkorbes auf.

Efferenz: vom Zentralnervensystem wegprojizierendes Axon, z.B. das Rückenmark verlassende Motoaxon.

Endplattenpotential: Spannungsänderung an der muskulären Endplatte der Muskelfaser, die zustande kommt durch die Wirkung der freigesetzten Transmittersubstanz auf verfügbare ligandenspezifische Rezeptoren.

EPSP (exzitatorisches postsynaptisches Potential): Potentialveränderung, die durch Freisetzung von Transmittersubstanz aus einem exzitatorischen Neuron bewirkt wird. Wird vermittelt über die Wirkung des Transmitters am Rezeptor des empfangenden (postsynaptischen) Neurons.

Exozytose: Vorgang, bei dem, durch Fusion von Vesikeln mit der Membran, Material aus der Zelle freigesetzt wird.

extrafusale Muskelfaser: außerhalb der Muskelspindel gelegene Muskelfaser (bildet Mehrheit der Fasern in fast allen Muskelfasern).

Formatio reticularis: Netzwerk neuronaler Zellkörper und axonaler Bündel, die über das Innere des Hirnstammes zu Medulla und Mittelhirn projizieren.

Freisetzungshormone (releasing hormones): Hormone, die vom Hypothalamus zur Hypophyse über den Pfortaderkreislauf getragen werden. Sie bewirken die Freisetzung von Hypophysenhormonen aus sekretorischen Zellen.

freisetzungsinhibierende Hormone (release inhibiting hormones): Hormone, die vom Hypothalamus zur Adenohypophyse über den Pfortaderkreislauf der Hypophyse getragen werden. Sie hemmen die Freisetzung von Hypophysenhormonen aus sekretorischen Zellen.

Gamma-Motoneuron: Ein Motoneuron, das intrafusale Muskelfasern innerviert.

Gap junction: Kontakt zwischen zwei Zellen. Die Lücke (gap) wird durch periodisch im Spalt zu findende Partikel überbrückt, die elektrische Ströme sowie kleine Moleküle zwischen den Zellen passieren lassen.

Gating: Vorgang, wodurch mit Ionenkanälen assoziierte Membranpartikel die Bewegung der Ionen durch den Kanal kontrollieren. Kanäle können sowohl offen als auch geschlossen sein aufgrund der Membranspannung sowie entsprechender Ionen oder Liganden.

Glandotrope Hormone: Hormone, die von der Hypophyse ausgeschüttet werden und auf eine oder mehrere endokrine Drüsen im Körper wirken.

Gleichgewichtspotential: Potential einer bestimmten Ionenart, bei dem kein durch dieses Ion getragener Nettostrom über die Membran fließt. (Auf die Ionenart wirkende Diffusions- und elektrische Kräfte entsprechen sich beim Gleichgewichtspotential.)

Gruppe-I-Afferenzen: Nervenaxone mit großem Durchmesser, die von Muskelspindeln (Gruppe Ia) oder Sehnenorganen (Gruppe Ib) stammen; dazu gehören die am schnellsten weiterleitenden Axone der peripheren Nerven.

Gruppe-II-Afferenzen: Nervenaxone mit mittlerem Durchmesser, die von sekundären sensorischen Endigungen in Muskelspindeln stammen.

Hyperkolumne: Einheit des zerebralen Kortex, ca. 1 mm im Durchmesser, dessen Neurone ein gemeinsames rezeptives Feld, gemeinsame Antworteigenschaften oder motorischen Ausgang haben.

Hypophysiotrope Zone: Region des Hypothalamus mit hormonfreisetzenden Neuronen, welche die Hormonfreisetzungsaktivität der Hypophyse steuern.

Inaktivierung: Membrankanäle verlieren ihre Ionenleitfähigkeit trotz einer aufrechterhaltenden aktivierenden Spannung.

Intermediärzone: mittlere Schichten der grauen Substanz des Rückenmarks, zwischen dorsalem und ventralem Horn gelegen.

Intrafusale Muskelfasern: Muskelfasern innerhalb einer Muskelspindel.

Intramurale Ganglien: Ganglien (Neuronenbündel), die in ein Effektororgan eingebettet (häufig parasympathisch innerviert) sind.

Ionophor: transmembranöser Kanal, der Ionen durch die Membran durchläßt. Öffnung und Schließung werden häufig durch einen Rezeptor kontrolliert.

IPSP (inhibitorisches postsynaptisches Potential): die durch Transmittersubstanz eines inhibitorischen Neurons bewirkte Potentialveränderung. Wird vermittelt über die Wirkung auf Rezeptoren des empfangenden (postsynaptischen) Neurons.

Isometrische Kontraktion: Spannung, die von einem Muskel (oder einer motorischen Einheit) ohne Verkürzung produziert wird.

Isotonische Kontraktion: Verkürzung des Muskels zur Kontraktion, während ein Gewicht angehoben wird.

Kapazität: Maß für die Fähigkeit einer Struktur (wie z.B. einer Membran), elektrische Ladung zu speichern. Verhältnis gespeicherter Ladung pro Einheit der angelegten Spannung.

Kinase: Enzym (oft von einem Second messenger aktiviert), das eine Reaktion katalysiert, die ein Substratprotein umsetzt, meistens durch Phosphorylierung.

Kochlea: Anteil des Innenohrs zur Schallaufnahme.

Kollaterale: Seitenzweig eines Axons, das zu einem anderen Zielgebiet als dem des Hauptaxons projiziert.

Kolumne (Säule): ein Zylinder oder Block grauer Substanz im zerebralen Kortex, der sich über alle kortikalen Schichten ausdehnt: verschiedene Subtypen mit verschiedenen Dimensionen. Im Rückenmark entweder ein längliches Band (Funikulus), das sich über die Länge des Marks erstreckt, oder ein verlängerter Nukleus, der sich über viele Segmente der grauen Substanz erstreckt.

Kupula: gelatineartige Masse über den Haarzellen im semizirkulären Kanal des Innenohrs (nimmt Winkelbeschleunigung des Kopfes wahr).

K-Zapfen: Retinarezeptor, der ein für kurze Wellenlängen (blaues Licht) empfindliches Sehpigment enthält.

Leitfähigkeit: Maß für die elektrische Durchlässigkeit einer Membran oder eines Kanals: Verhältnis des über die Membran oder Kanal fließenden Stroms zur angelegten Spannung (reziproker Wert des elektrischen Widerstands).

Lemniskus: bezieht sich auf medialen Lemniskus, der ein großes phylogenetisch junges Axonbündel ist und mechanorezeptive Signale von Nuklei der dorsalen Kolumne zum Thalamus übermittelt.

limbisch: phylogenetisch alter Teil des Gehirns, der mit der Kontrolle autonomer Verhaltensweisen, Emotionen und Gedächtnisbildung zu tun hat.

L-Zapfen: Rezept in der Retina, der ein für lange Wellenlängen (rotes Licht) empfindliches Sehpigment enthält.

magnozellulär: Region mit großen Zellen in der grauen Substanz.

motorische Einheit: Gruppe von Muskelfasern, die durch ein einzelnes motorisches Axon innerviert werden.

motorisches Programm: Verarbeitungsschema auf verschiedenen Ebenen, für die Übersetzung der bestehenden neuronalen Aktivität in zweckmäßige Körperbewegungen.

muskarinischer Rezeptor: Rezeptor für Azetylcholin, an den bevorzugt Muskarin bindet (z.B. an postganglionären sympathischen Neuronen).

M-Zapfen: Retinarezeptor, der ein bei mittleren Wellenlängen (grünes Licht) empfindliches Sehpigment enthält.

Nachpotential: Spannungsänderung nach einem Aktionspotential.

Neurohypophyse: hinterer Teil der Hypophyse mit Terminalien von Neuronen, die im Hypothalamus lokalisiert sind. Aus den Nervenendigungen werden Hormone in die Blutbahn freigesetzt (ADH, Oxytoxin).

nikotinischer Rezeptor: Rezeptor für Azetylcholin, an den bevorzugt Nikotin bindet (z.B. an der muskulären Endplatte).

Oligodendrozyten: Gliazellen im zentralen Nervensystem, die die Myelinscheiden um die Fortsätze zentraler Neurone herum bilden.

Operkulum: Teil des Großhirns, der die laterale Fissur nach oben und unten begrenzt.

orbitofrontaler Kortex: zerebraler Kortex im ventralen frontalen Lobus, der an die Augenhöhle angrenzt.

Otolith: gelantineartige Struktur mit winzigen Kalkeinlagerungen, die die Haarzellen in der Makula überlagert; oder Statolithenorgan des Innenohrs (nimmt Winkelbeschleunigung wahr).

parvozellulär: Region mit kleinen Zellen in der grauen Substanz.

periaquäduktales Grau: Zylinder aus grauer Substanz im Mittelhirn, der den zerebralen Aquädukt mit dem dritten und vierten Ventrikel verbindet.

phasisch: bezieht sich auf schnelle Aktivitätsänderung von Neuronen oder Muskeln.

postganglionäres Neuron: Neuron mit Zellkörper in einem sympathetischen Ganglion (wo es Synapsen mit präganglionären Neuronen ausbildet), dessen Axon zu einem Effektororgan führt.

präganglionäres Neuron: Neuron, das vom zentralen Nervensystem zum sympathischen Ganglion führt, wo es Synapsen mit peripheren (postganglionären) Neuronen ausbildet.

präsynaptische Hemmung: Verminderung der Transmitterfreisetzung aus der Präsynapse aufgrund der Wirkung einer inhibitorischen Transmittersubstanz auf die Nervenendigungen.

Ramus communicans: kurzes Axonbündel, das den sympathischen Grenzstrang und die peripheren Nervenstämme nahe des Rückenmarks miteinander verbindet.

Refraktärperiode: kurzer Zeitpunkt nach einem Aktionspotential, während dessen das Nervenaxon oder die Muskelfaser auf einen Spannungsreiz nicht mit einem weiteren Aktionspotential reagieren kann.

Retinotopie: räumliche Organisation visueller Neurone mit gleicher relativer Repräsentation des Antwortmusters wie in der Retina.

rezeptives Feld: Feld in der Peripherie oder Umgebung, von wo aus ein adäquater Stimulus eine sensorische Antwort in einem bestimmten Neuron auslöst.

Rezeptorpotential: Spannungsänderung, die in einem sensorischen Rezeptor als Antwort auf einen Stimulus auftritt.

Schwann-Zelle: Gliazelle, die die Myelinscheide um Axonen im peripheren Nervensystem erzeugt.

Somatotopie: räumliche Organisation sensorischer Neurone, die die Teile des Körpers so repräsentiert, daß die Anordnung wie im Körper erhalten bleibt.

Summation: Addition zeitlich beieinanderliegender postsynaptischer Potentiale, entweder aufgrund schneller Feuerrate eines einzelnen präsynaptischen Neurons oder aufgrund der beinahe gemeinsamen Ankunft von Aktionspotentialen zweier oder mehrerer präsynaptischer Neuronen.

Synergie: mehrere Muskeln, die funktionell zur Erfüllung einer bestimmten Aufgabe zusammenwirken.

Tektorialmembran: Membranstruktur, die über den Haarzellen der kochleären Basilarmembran liegt; ist für die Schallwahrnehmung verantwortlich.

tetanische Kontraktion: Kontraktion, die innerhalb einer motorischen Einheit (oder eines gesamten Muskels) durch eine Impulsfolge im Motoaxon ausgelöst wird.

tonisch: bezieht sich auf anhaltende neuronale oder muskuläre Entladung.

Tonotopie: räumliche Organisation des auditorischen Nerven, die die individuellen Schallfrequenzbanden aufeinanderfolgend repräsentiert.

Umkehrpotential: Membranpotential, bei dem der Nettostrom durch aktivierte Membrankanäle gleich Null ist (d. h., Einwärtsstrom ist gleich und entgegengesetzt dem Auswärtsstrom).

zentrale Mustergeneratoren: Netzwerk von Nervenzellen im zentralen Nervensystem, das, bei entsprechender Triggerung autonom Bewegungssequenzen induziert.

Zuckungskontraktion: Kontraktion, die in einer motorischen Einheit durch einen einzigen Nervimpuls hervorgerufen wurde, oder die Kontraktion eines gesamten Muskels, die durch einen Reiz des motorischen Nerven hervorgerufen wurde.

Sachverzeichnis